临床实用技能学

主　编　曹蘅　陈斌

副主编　童九翠　姚　凯　何莲芝　徐国成　陈方满

　　　　浦　春　吕建萍　余结根

编　委（以姓氏笔画为序）

丁伯应　王明海　王　莹　史良会　刘少峰　刘策刚

吕建萍　江　峰　何莲芝　余结根　吴　佩　张卫东

张士发　张　莹　张道友　张永军　李小宁　李　倩

杨　浩　汪平君　汪正宇　沈伊娜　陈方满　陈花花

陈　斌　武其文　俞咏梅　姚　凯　姚应水　施　松

夏朝红　徐国成　徐　艳　浦　春　谈文霞　郭文俊

陶秀彬　曹蘅　黄后宝　黄　鹤　储照虎　彭　辉

童九翠　潘大彬　戴　睿

秘　书　潘大彬　余小文

人民卫生出版社

图书在版编目(CIP)数据

临床实用技能学/曹蘅,陈斌主编. —北京:人民卫生出版社,2016

ISBN 978-7-117-22059-0

Ⅰ.①临⋯ Ⅱ.①曹⋯ ②陈⋯ Ⅲ.①临床医学 Ⅳ.①R4

中国版本图书馆 CIP 数据核字(2016)第 029561 号

| 人卫社官网 | www.pmph.com | 出版物查询,在线购书 |
| 人卫医学网 | www.ipmph.com | 医学考试辅导,医学数据库服务,医学教育资源,大众健康资讯 |

临床实用技能学

主　编:曹　蘅　陈　斌

出版发行:人民卫生出版社(中继线 010-59780011)

地　址:北京市朝阳区潘家园南里 19 号

邮　编:100021

E - mail:pmph @ pmph.com

购书热线:010-59787592　010-59787584　010-65264830

印　刷:北京铭成印刷有限公司

经　销:新华书店

开　本:787×1092　1/16　印张:25

字　数:624 千字

版　次:2016 年 4 月第 1 版　2024 年 2 月第 1 版第 7 次印刷

标准书号:ISBN 978-7-117-22059-0

定　价:55.00 元

打击盗版举报电话:010-59787491　E-mail:WQ @ pmph.com

质量问题联系电话:010-59787234　E-mail:zhiliang @ pmph.com

序 >>>

皖南医学院弋矶山医院建院于 1888 年,迄今已有 120 多年历史,是安徽省皖南及皖江地区最大,集医疗服务、临床教学、医学科研、疾病预防和康复及急救为一体的省级医学中心和医学技术指导中心。全院教职医护员工深入学习贯彻习近平总书记系列重要讲话精神,认真贯彻落实《国家中长期教育改革和发展规划纲要(2010-2020)》和《中共中央国务院关于深化医药卫生体制改革的意见》以及第二次全国医学教育改革工作会议精神,全面实施临床医学教育综合改革方案,以培养高质量、高素质、高水平的优秀医学人才为宗旨,按照"早临床、多临床、反复临床"的临床医学教育改革要求,深化医学教育改革,全面实施临床医学教育教学综合改革方案,创新临床医学教育实践教学模式,提升临床医学专业教育和教学水平,致力于培养临床适用的具有创新能力的医学专门人才。近年来,我校招生规模不断扩大,教学质量逐年提高,执业医师资格考试通过率位次逐次前移,在全国高等医学院校大学生临床技能竞赛中连年冲入国家赛场,并取得了一系列优异成绩。取得好成绩的因素固然很多,但其中一个重要因素就是我校在临床医学教学上开展了一系列卓有成效的教改与教研活动,诸如增设了临床技能训练课,实行临床实习导师制,规范实习中期检查和督导,实施客观结构化毕业技能考试,开展临床技能竞赛,建立临床实践教学师资队伍等一系列临床实践教学活动,使医学生的临床思维能力和临床技能都有了很大提高,取得了令人赞美的可喜成绩。

医学源于实践和经验,无论中医还是西医,其理论体系均构建于实践基础之上。现代临床医学更是一门实践性很强的学科,除了要求具有扎实的理论基础,还必须具有丰富的临床实践能力。因此,临床思维和临床动手能力是培养医学生的重点内容。全国医学教育改革工作会议已确定的"5+3"为主体的临床医学教育综合改革方案,国家卫生计生委在《医药卫生中长期人才发展规划(2011)》中明确规定,新医生均要经过住院医师规范化培训。为切实贯彻落实全国教育工作会议精神和《国家中长期教育改革和发展规划纲要(2010-2020)》,加强医学生临床实践课教学、指导医学生进行临床实习以及更好地开展临床医学硕士专业学位研究生与住院医师规范化培训并轨培养,主编组织编写了这部系统地介绍临床实用技能的专业教科书,以满足开设临床实践课、指导医学生进行临床实习和开展临床医学硕士专业学位研究生与住院医师规范化培训的需要,实乃恰逢其时。

曹蘅和陈斌两位教授是我校临床医学学科带头人。他们医术精湛,学风严谨,为人谦和持重,工作踏实,持之以恒,创新意识强,学术水平已颇有建树,多年来从事医疗、教学和临床医学研究,并取得了可喜的成就。他们在繁忙的工作中不忘教学改革和提高临床教学质量,潜心研究教学,将教材与临床实践相结合,探讨临床实践教学新方法、新技术和新手段。数年前,两位教授多次与我谈起组织编写《临床实用技能学》一书之事,恰与我不谋同辞,当即表示赞赏和支持,但唯虑其条件所限,困难不少,恐非易事。令人欣慰的是,两位教授带领他们的团队总结临床实践教学经验编写了《临床实用技能学》一书,实为难能可贵。在该书付梓之际,请我审阅并为之写序,看过书稿,欣慰尤加。该书立足临床实践,目视未来医学。其内容翔实、资料丰富、文字简明、图文并重、通俗易懂,对医学生的临床思维能力和临床技能等专业知识做了全面阐述,尤其针对各专科的基本理论知识、基本操作技能以及人文医学执业技能等。专科基本技能、急诊急救等部分也详而有要,简繁妥当,是开展临床实践课教学和指导医学生进行临床实习以及实施临床医学硕士专业学位研究生与住院医师规范化并轨培养理想的教科书。该书不但可作为临床医学专业本科生、专业学位研究生、住院医师规范化培训的临床实践教学的教材,又可作为广大医护人员临床技能竞赛和临床护理技能训练的指导用书,还可供临床一线医护人员在临床技能培训工作中学习参考。该书是皖南医学院弋矶山医院长期临床实践教学的结晶,更是临床教师临床实践教学改革的一项重要成果。为此向该书全体作者致敬,并郑重地向大家推荐这本好书,以期它能为高等医学教育和临床实践教学发挥更好的作用。

新作问世,硕果飘香,可喜可贺,欣然为序!

李朝品

2015 年 10 月于芜湖

前　言 >>>

　　人类教育学日趋完善，而医学教育始终走在前列。对于医学生，如果仅仅接受课堂理论教育，而不进行临床技能和临床思维训练以及实际临床实践经验积累是难以成为一个合格医生的。欧洲医学奠基人、"医学之父"希波克拉底（Hippocrates）曾说过"人生短促，技艺长存"。于此，他始终践行"观察一切；观察患者本人而非疾病本身"两大基本原则。另一位医学实践教学的倡导者是荷兰医生弗朗西斯克斯·席尔维斯（Franciscus Sylvius，1614～1672），他始终坚持每天将学生带去观察病人，现场对学生进行提问，让学生按其观察发现提出疾病诊断和治疗原则。此举开辟了医学教育 CBL（case based learning）之先河。加拿大的威廉·奥斯勒（Sir Willian Osler，1849～1919）医师则率先在美国约翰·霍普金斯大学医院建立了首个住院医师制度，并借此将床边教学（bedside teaching）制度化，因此被世人尊为现代医学教育的始祖和临床医学的泰斗。"学习临床医学，如果没有书本作为导读，就像是没有导航图来引导海上的航行。但如果只学书本，而没有从病人身上来学习医学，就像学习航海却从未出海航行。"这些名言至今给我们以启迪。

　　医学是一门实践性很强的学科。亲临床边、亲身实践是成就一个合格、称职的临床医师不可或缺的重要环节，此乃"工欲善其事，必先利其器"。临床实践技能既是每位医学生从业的必备条件，也是所有临床医师必须掌握的基本功。然而，目前教育体系设计的现状、临床实践资源的匮乏难以为众多医学生提供全面实践机会，同时也缺乏指导实践操作的实用教材。此次在获批安徽省规划教材的基础上，有机会编写这本《临床实用技能学》，将分别在各学科理论课习得的临床基础理论、基本知识和基本技能加以重组、凝练和拓展，力求成为一部真正实用的临床基本技能及相关知识理论的教材和实用参考资料。

　　本书分八个篇幅编写，即：内科篇、外科篇、儿科篇、妇产科篇、检验篇、影像篇、护理篇、人文篇，共二十一章。各篇分别从基本知识、基本技能和急诊急救入手，尝试凝集诊断学和临床各学科与该专业相关的临床基础理论、常用基本操作以及急救技术内容，同时也参考了全国大学生临床技能竞赛和执业医师考试的内容。内科篇以临床基本诊疗程序为纲，有序又重点地讲述了从问诊、体格检查要点、医嘱和处方、医疗文书书写、交班查房等诊疗患者的全过程，并将一些常用穿刺等临床基本操作作为基本技能操作编写，常用急诊急救技能则单独作为一章。外科篇以无菌术、水电解质紊乱等处理作为基础知识。重在外科基本操作，同时将外科其他系统基本技能和操作共成一章。妇产科篇除简要基本知识外，按临床实践归类为产科技能和妇科技能。儿科篇的基本知识集中了小儿生长、喂养、体液疗法的特点，除儿科基本技能外,还着重强调了儿童急诊急救操作技能。检验篇重点诠释了常用实验室诊断项目该如何解读及临床常见疾病的实验室检查项目的选择。影像篇对常用影像诊断技术进行了简介,强调掌握读片方法和影像诊断原则,并对一些常见疾病的影像表现进行浓缩和集中介绍。护理篇从现代护理视角出发,就年轻医师所应掌握和了解的一些护理知识及操作进行组合和编写,同时涵盖了有关医院感染的相关知识和内容。人文篇欲普及当今很多年轻医(学)生所欠缺的人文教育的知识、医患沟通原则和技巧以及医学伦理等常识,为行医先做人打下基础。

临床医学教育的三部曲,就是"由病人开始,自病人引申,于病人完成"。本书以"三基"为出发点,紧扣基础和实用的宗旨,将临床医师所需的基本诊断技能和诊疗操作的内容集中、概括和拓展,具有系统性以及较强的实用性,既可作为临床医学专业各层次学生的临床技能课程教材和教师用书,又可在整个实习中作为临床技能学习指导,也是执业医师考试的备考用书,同时也适用于各层次医师在医疗工作中参考,并可作为医学生技能竞赛的实用参考资料。

本书编写过程中参考了各学科最新版教材、前沿临床资料、有关技能操作的专著和指南等,同时也汇总了编者们长期积累的临床实践经验。在此感谢全体编委、所有专家和工作人员的精心撰写及辛勤付出,感谢我校临床教学部和教务处的大力支持及帮助,尤其是副校长李朝品教授的悉心指导,不仅为本书增辉添色,更是保证了本书的质量。

修路、求索难免出错。鉴于经验需不断更新和积累,万望读者在使用过程中提出宝贵意见和建议,以利今后修正和完善。

主　编
2015 年 10 月于安徽芜湖

目 录 >>>

内 科 篇

外 科 篇

妇 产 科 篇

儿 科 篇

医学检验篇

人 文 篇

内科篇

　　内科学(internal medicine)是临床医学中的核心学科,内科既是临床学科的基础学科,又与各学科之间有着密切的联系,素有"医学之母"之称。其内容涉及面很广,具有普遍性、基础性和代表性,集中体现了临床医学诊疗中所需的诊断共性、治疗思维。内科包括多个亚专科,而广义上的内科则包含了非外科治疗的所有学科,内科疾病也是临床上最常见的疾病。内科篇中所选的基本知识、基本操作技能和急诊急救的内容,是临床医师赖以诊疗疾病的基本常识和工具,通过学习和掌握将对于夯实临床工作的根基、培养正确的临床思维、掌握共性的诊疗方法、规范临床诊疗行为均有所裨益,同时也为其他各学科的学习奠定了基础,是所有从医者必备的基础临床知识和技能。

第一章　临床基本知识 >>>

在这高新科技迅猛发展的时代,医疗技术和手段日新月异,临床医师时常会因过分依赖先进的医疗设备而忽略了对临床基本技能的要求和重视,而日益细化的临床专业分科以及实际操作培训的匮乏也使得基本技能的掌握受限。本章从最基本的临床诊疗程序入手,将问诊和体格检查要点、医嘱以及常用医疗文书的应用逐一整理并加以陈述,旨在协助临床医师尽快掌握临床基本知识技能、拓展横向思维、构建正确合理的诊疗方案。

第一节　临床基本诊疗程序

结束了医学院校理论课的学习踏入病房,作为医院最基层的一线医师,即将独自面对患者,进而参与和完成对患者的全程诊疗工作,这对年轻医师既是期待又是考验。临床工作绝非是通过医学理论课以及实践课的学习就能很好胜任,需要进一步熟悉和了解临床基本诊疗的内容、程序以及具体操作方法。作为住院医师应首先掌握住院患者和门、急诊患者的接诊处理程序和方法。

一、病房诊治工作规程

【概述】

住院患者管理包括从患者入院到出院(或死亡)的全过程,可分为:新患者处理、床位患者管理、出院患者处置三个阶段。这三个阶段的一些内容可能会交叉重叠或重复进行,是住院医师最基本的日常工作,需要熟练掌握、灵活应用并切实执行。

【主要知识点】

1. 准备工作

(1)熟悉基本情况:进入病房工作,首先要了解即将工作的整个病区环境、医疗布局、抢救室、监护室、护士站、工作台、值班室等情况。熟悉各种物品的放置尤其是抢救和操作物品摆放和存储处。

(2)了解分组安排:病房医师的工作都是分治疗组进行的,每个治疗组由主任(副主任)为组长、组内有主治医师、住院医师以及实习医师、进修医师和研究生等各级医师,是病房医疗工作的基本单元。治疗组分管一定数量的床位,负责所分管床位患者住院期间的所有诊疗工作。住院医师是治疗组的一线工作人员,是几乎所有医疗活动的直接实施者。

(3)准备基本用品:合体整洁的白大衣、口罩和帽子,基本诊疗用品如听诊器、叩诊锤、手电筒、尺,简单的专科工具如耳镜、检眼镜等,还有必要的个人防护用品。

2. 新入院患者处理

(1)询问病史:病史是患者心理、生理健康相关事件的记录,是医师从患者就诊的自发叙述中整理、提炼、归纳、评价后记录的医疗专业文献。医师通过问诊得到相关的病史,需要有一定程序、方法、技巧和内容(详见本章第二节)。

(2)体格检查:系医师运用感官和简便工具、了解和评估被检查者身体状况的基本检查方法。通过完整的问诊和体格检查可以得到大部分疾病的初步诊断。通常体格检查从问诊后开始,但其实在被检查者进入诊室或病房时就开始被视诊了(详见本章第三节)。

1)全身体格检查:住院患者需要进行全身系统的体格检查,要求既全面系统、分段有序,又有重点深入、灵活调整。体格检查通常需要遵循一定的顺序,原则是不遗漏和尽量不重复变动患者的体位。

2)重点体格检查:根据患者病情针对重点部位进行必要简化的体格检查。如危重患者不宜搬动需争分夺秒地完成重要部位的体检,同时迅速作出判断和实施救治措施。其他一些特殊患者:如精神病、残疾人、瘫痪者等;以及在特殊情况下:如条件、时间不许可等都需要先进行重点体格检查,以后有机会和条件允许时再补缺补差。

3)专科体格检查:除进行全身体格检查外,一些专科需要进行深入的专科特有体格检查,并在病历中详细记录,如:神经系统检查、眼科检查、精神鉴定、意识评分、妇科测量等。这些内容将会在各科轮转学习中或分科后不断充实完善。

(3)辅助检查:是诊断疾病所需的重要辅助手段。常用的基本方法包括各种实验室检查、心电图检查、影像学检查(X线、超声、CT、磁共振、放射性核素)、肺功能检查等。各科住院患者入院后需要进行的常规辅助检查项目的选择有所不同,应根据各科的特点和需求有所侧重。依据病情可选择立即或择日进行急诊或常规检查。危重患者应将治疗和安全放在首位,不应为了做检查而中断抢救,以防发生意外,一些有风险又必须进行的检查需要征得家属同意、由医护陪同前往并备好救治措施。

(4)初步诊断:诊断的含义是医师在诊察患者后做出的疾病判断。准确的诊断是为患者提供良好治疗的前提。初步诊断由住院医师拟定,内容包括病因诊断、病理诊断、病理生理诊断等。从接触患者开始,医师就在脑海中对产生症状的疾病提出设想,又不断做出修正和匹配,逐步将获得的所有资料(症状、体征、辅助检查等)分析、综合、联想、推理、拟定,从而得出对疾病的初步诊断,即初级诊断。在此后诊疗过程中,将通过观察病情和充实资料逐步完善诊断,由上级医师指导并签署:入院诊断、修正诊断、最后诊断等。

(5)拟定医嘱:医嘱是医师在诊疗活动中下达的医疗指令,用表格形式记录在电脑和病历中,现多为电子版。需要为所有新入院患者拟定长期医嘱和临时医嘱,明确初始诊疗措施。开具的医嘱需要认真思考和核对无误,并签字后方生效。住院期间须根据检查结果和病情再修改和完善医嘱。当抢救危重患者时可以下"口头医嘱",由护士复述后执行,随后应及时补充记录(详见本章第四节)。

(6)治疗处理:有针对性按照医嘱进行与诊断和治疗相关的操作。如各种穿刺、静脉插管、手术、介入、换药等。在实施各种操作前需要掌握适应证、禁忌证和操作方法。一些操作则需要在上级医师指导或带领下进行。

3. 住院患者管理

(1)早交班:即科室晨会,是每天医疗工作开始时的重要医疗活动。全科室(或病区)各级医师、护士(除护士站留守外)汇集交班和进行必要事项的简明扼要的讨论或通知等。早交班让所有人都了解新患者和重点患者的情况,是每日医疗工作的开端和必需,也是年轻值班医师需要不断演练和掌握的基本功。

1)交班程序:护士交班→实习医师交班→住院医师交班→住院总交班→上级医师补充→主持人(主任或副主任医师)总结。依据交班规模和参加人员的不同,交班程序会有适当调整。

2)交班内容:各级医师和护士的交班内容是不同的,各有侧重。作为实习医师或住院医师交班的内容相对较为详细,但也应根据具体情况灵活调整。需要在交班前做好准备,在充分了解情况的基础上,填写好交班本,并加以浓缩和记忆,以便能当众流利交班。具体内容如下:①一般内容有患者人数(原有总数;出院、入院、死亡、转科、手术或介入人数;现有总数),出院患者床号等;②新入院患者需逐一交代新入院(含转入)患者的床号、姓名、年龄、性别、诊断、主诉、简要病情以及值班期间的病情和处理情况;③交重点患者,包括手术、介入、危重病患者的病情变化、值班时的处理、目前病情以及提醒治疗组和值班医师所需要注意的事项;④其他需要交代的事项,如对特殊患者需要特别交代的一些除病情以外的事项,如家庭、经济、纠纷、建议、其他事件等。

除早交班外,在临床上还有多种形式和内容的交接班,可随时灵活进行,如各时段值班交接班、节假日及上下班交接班、危重疑难患者床头交接班、医护诊治方案调整交接班等,主要是对所负责床位患者病情和注意事项的交代。形成良好交接班习惯对观察病情、处理好随时发生的情况以及医患沟通等十分重要。

(2)查房:是医师在患者病床边进行的诊疗和教学行为,是每日医疗工作的开始,也是最为基本和常用的医疗手段和步骤。

1)常规查房:是每位医师最重要和最基本的医疗行为,是各级医师在病床边就患者前一天的病情变化和辅助检查资料进行问诊、体格检查、分析、综合、完善诊治方案的一种医疗形式,是临床医疗活动的核心内容之一。

规范和认真的查房保证医院医疗工作能够有序进行,利于加强医患之间沟通和交流,及提高医疗水平和质量。三级查房(主任医师/副主任医师、主治医师、住院医师查房)制度是医院核心制度,需要严格执行,是完善医疗质量的重要保证。具体要求:①查房前需要做好充分准备,包括掌握病情、诊断、治疗情况等,并备好病历、检查报告等相关资料。②主查房医师以下的各级医师均应参加,主任查房时病区护士长须参加。③主查房医师站在病床右侧,住院医师站在病床左侧,其他医师依次站在病床两边,护士长站在床尾。④各级医师查房内容各有侧重点,主任医师/副主任医师查房侧重于危重和重点患者,内容同时兼顾教学;住院医师查房需查看患者的辅助检查资料,了解前日医嘱执行情况及其疗效,开具当日长期和临时医嘱,确定下一步检查项目,对危重、疑难、手术等重点患者需要随时巡视查房。将查房所得病情资料及时向上级医师汇报。⑤住院医师每天应早晨和下午查房各1次,必要时上、下班均应查房。⑥查房结束后应在规定时限内记录病程记录,对危重、手术、疑难患者的查房信息需要及时记录。上级医师查房后需要将查房内容详细记录并执行。

2)教学查房:每个行医者都具有三种身份,即临床医学的实践者、教育者和探索者。临床医师也应是很好的临床医学教师。教学查房就是在临床教师组织和带领下,以学生为主的师生互动、以真实病例为教授内容并行归纳总结的一种临床教学活动。临床各级医师都可以进行不同层次的教学查房,教学查房的形式是传授临床综合医学知识的重要途径。

教学查房有别于常规查房,特征为:学生为主体、临床医师为引导及组织者、临床医学教学为目的。主要过程为:①做好准备工作。临床医师需明确查房目标和相应目的(重点体现基本理论、基本知识、基本技能培养);设计查房程序、过程和方式;选择典型病例并取得本人同意和配合;准备病历、检查器具、教具、参考资料、临床教案;将查房内容提前告知学生;医学生应熟悉查房内容、病历、相关理论知识、相关技能。②按照一定程序进行,根据教学目的和病例特点选择相应教学程序。可以先在床边询问病史、体格检查,后集中到办公室查看病历和相关辅助资料,进行分析、综合、讨论诊断及鉴别诊断、拟定诊治方案等;也可先集中介绍情况、查看病历,然后再去床边询问病史及体格检查、再回到办公室进行讨论。③结束前需总结,教师就学生的讨论情况进行分析和引导,需对整个过程和每个同学的表现进行评价和总结,肯定长处,同时指出病史汇报、体格检查、诊疗讨论等具体细节的不足之处,以及今后需要注意的事项。并聆听学生提出的建议和意见。

(3)值班:临床值班通常是指在法定工作时间之外,各级医师轮流排班负责临床医疗活动的一种工作方式,是考验和历练年轻医师及每个临床医师的必经过程。病房和急诊门诊均实行24小时医护值班制。值班医师需负责本科室所有新、老患者的临时处理。

住院医师实行24小时值班制,需要注意事项:①提前做好准备,如休息充分、带好所需相关物品;②提前到岗,既防误事,又有充分时间接班;③做好接班,掌握危重、手术、重点患者病情及其变化;④巡视病房,重点掌握疑难危重和交班的患者病情资料;⑤及时处理,对危重或病情急剧变化患者以及突发事件等,需及时处置并做好相关病程记录;⑥及时请示汇报,必要时需向上级医师或医院总值班汇报相关情况;⑦做好交班,下班时需要向接班医师交班后方可离开病房。

(4)会诊:是指其他科室或医师共同参与诊断和治疗某个病症,通常是疑难危重症或需要转科(转院)治疗的患者。可以分为:科内会诊、科间会诊、紧急会诊、全院会诊、院外会诊、现场会诊和远程会诊等。

1)会诊前准备:普通会诊时,需告知患方并填写好会诊单,将患者病情、诊疗情况、存在相关科室疾病等疑惑问题、会诊目的、会诊科室等逐一填写清晰,签名盖章后(发)送给会诊科室(或医师)。

科间或全院会诊则需了解会诊目的并向患者和家属交代获得同意,准备好患者所有相关资料,包括各种影像资料,写好病情摘要并安排好场地及相关科室。

紧急会诊则根据患者的病情,可在抢救的同时打电话简单介绍情况并请求会诊,同时告知会诊方是否需要插管等紧急处理以及一些紧急救护设备的准备。

2)会诊的处理:做好科内、科间及全院会诊记录(包括时间、地点、参加人员、会诊患者信息、会诊内容、会诊结论、记录人)。会诊后综合会诊意见适当调整诊疗方案,再次向患者及家属交代会诊情况及处理意见。在病历中反映会诊情况同时及时反馈会诊意见执行情况及结果。

(5)转诊:是根据病情需要,将在本科(或本院)诊疗的患者转到另一科室或医院诊疗或处理的一种制度;当明确转诊后需要告知患者并书写转诊记录。

4. 出院患者处置

(1)正常出院:住院患者病情痊愈或好转遵医嘱办理出院手续后离开医院,一些需要转院治疗的患者也需要办理出院手续。经治医师办理"出院记录"一式两份,一份交给患者,交代出院的注意事项;另一份入病历归档。患者需要复印时按规定交由病案室给予复印病历的客观部分,加盖医院章后方有效。

(2)自动出院:当病情不容许但患者及家属坚持要求出院时称为自动出院。患者有随时出院的自由和权力,医师无法阻拦,但应告知病情及继续留院治疗的必要性,同时请示上级医师;办理手续时需要详细记录当时病情、患方要求以及医师告知患方的内容,并由患方(患者及受委托人)在"自动出院申请书"或相关病程记录上签字;经医师签字后方可办理出院。当患者系精神病人或有意识障碍等情况时则应由其法定监护人签字办理。

(3)死亡处置:死亡是疾病的一种转归,是患者离开医院的方式之一,是临床医师值班时难以避免的情况,需要严肃认真地加以处置。对临终患者需要医疗和人文关怀,尽量减轻患者痛苦,并告知家属病情危重和死亡的可能,让患者家属有必要的心理和相关准备。切不可说得太绝对以及预测死亡时间。确认患者死亡需看瞳孔、听心音、记录心电图,记录和通报家属患者死亡的具体时间,并尽量争取家属同意尸体解剖。死亡通知书需要及时填写,各项信息要准确无误,诊断要请示上级医师后确认;死亡通知书一份交付给患者家属,以备注销户口、殡葬等;另一份入病历归档。所有相关的资料(包括死者的姓名、性别、年龄、身份证号、病区、床号、诊断、死亡原因、死亡时间等)均需仔细核对无误。

死亡病例讨论要求在患者死亡后的7天内完成并将讨论记录在病历中保存。讨论时医护均应参加,这既是对逝去生命的尊重更是吸取经验和教训难得的素材。

【要点提示】

1. 病房工作是住院医师工作的重点,必须熟练掌握程序和规则。

2. 工作的主要内容是接诊新入院患者和对住院患者进行日常及出院管理。

3. 新入院患者接诊包括病史采集、体格检查、初步诊断、拟定医嘱、处理医嘱;住院患者的管理包括交班、查房、治疗、值班、会诊、出院等工作。

二、门诊诊疗工作规程

【概述】

门诊是医院的窗口,其特点是人流量大、时间紧、变化快、涉及面广,需要有相应资质、技术熟练、临床经验丰富的医师承担。通常分为急诊门诊、普通门诊、专科门诊、专家门诊、知名专家门诊(特需门诊)等。住院医师需要了解门急诊的工作程序和规则,因随时会承担普通门诊或急诊门诊工作。

【主要知识点】

1. 门诊工作规程 门诊的一切工作均需遵循相关的法律法规、各种医疗保险等政策及医院相关规定进行。严格要求认真行医、注重个人仪表;不得在工作时间抽烟和接听手机聊天等;不得迟到、早退;缺席需要提前请假。

(1)准备:诊室、检查床、听诊器、叩诊锤、压舌板、电脑、单据等必需物品一应就绪。

(2)接诊:顺序接诊患者,询问病史、体格检查(通常是重点体检以及专科体检)、化验或特殊检查、处理意见。接诊期间要及时书写病历,同时须与患者进行有效沟通。门诊时间有限,须在解决最主要问题的同时,尽可能了解本次就诊的相关信息及患者需求;并要做出相应的判断和处理。

(3)处理:即根据患者病情资料做出相应的辅助检查及诊治方案,通常包括辅助检查和医药处方,或门诊手术治疗、住院治疗等。处理也是与患者沟通的过程,需要就诊断、治疗的意义、方法等作出解释,以获得患者的理解和配合。开具病假单、麻醉卡、诊断证明书等均须严格按规定办理。如患者病情危重或突然病情变化,应积极救治,同时通知急诊和相关科室协助或收住院诊治;如患者不理解或不配合可以签字为证(如不住院、不治疗、不检查等)。当患者屡次就诊不能获得明确诊断或治疗不满意时需要及时会诊或转诊。不要随意开具"大处方",如需退药也应按照相关的程序进行。

(4)病历:门诊病历是重要的医疗文书、也是门诊工作的核心内容之一。病历记录要求及时、完整、字迹清晰、准确无误。门诊病历的基本七要素(六有一签名):

1)时间:需要具体记录到时分,尤其是急、危重患者的病历。

2)主诉:本次就诊的主要症状+时间,或者本次就诊的主要原因。

3)现病史:简要记录主要症状、伴随症状、就诊经过、一般情况等,还要记录与疾病相关的月经生育史、手术史、过敏史、家族史、婚姻史等。

4)体检:记录重点体检、专科检查内容和生命体征。

5)诊断:通常为初步诊断,当诊断不明时可以"?"或"待查"。

6)处理:记录所有的医嘱:检查、注意事项、药物、住院、开具证明等。

7)签名:注明科室,签全名需字迹清晰,加盖章;电子病历同样需要手写签名及盖章。

2. 急诊工作规程

(1)分诊:通常由急诊护士负责分内、外科挂号就诊;如不能分辨时医师可协助分诊。危重患者应先实施救治,后办理相关手续。

(2)接诊:确认患者身份,及时接诊患者;如来不及接待时需通知相关部门或上级医师来支援工作。通过询问患者、家属和陪伴的人员等,尽可能明确病情,同时详细、认真做好相关记录,分清轻重缓急,保证患者生命安全。

(3)处理:对每位急诊患者均按首诊负责制接诊,切不可推诿或敷衍。在确定患者安全的情况下做好必要的检查,保留好检查记录。针对病情危重程度进行相应的处理:服药、输液、留观、住院等。危重患者需及时抢救,必要时可请他科协助诊断和抢救;下口头医嘱,抢救时由护士记录用药、生命体征、救治过程,待结束或告一段落时再记录。

(4)转送:对于需要转运的患者,如进行检查、住院、急诊手术等情况,需要先评估是否能够承受转运风险,且需做好转运途中的抢救设备或药品;派专人护送;并由急诊和接受科室的值班医护填写好转送单放置病历中保留。

【要点提示】

1. 掌握门诊工作流程,按规范做好接诊、诊断、处理工作,以及病历的书写。

2. 急诊门诊需要依据急诊的特点,及时、细致、有序地做好患者的接诊和患者的急救处理,一切应以患者生命安全为第一要素。

(曹 蘅)

第二节 问诊要点

【概述】

问诊(inquiry)是医师通过询问患者或知情人,获得病史资料,再经过分析,综合做出临床判断的诊断方法。通过问诊了解疾病的历史和现状,是认识疾病的开始。问诊连同视、触、叩、听、嗅诊这些基本理学检查手段是每位医师必须优先掌握的基础临床技能,通过这些医界代代相承的最基本的方法和流程,医师可以直接得出大多数疾病的初步诊断,而另一些疾病的诊断则需要进行更为深入的检查。

【主要知识点】

1. 相关定义 症状(symptom)一词来自于希腊语,意思是"已经发生的事",通常是指患者自己所感受到的异常,即就诊前某时段的异常感受。体征(sign)是可以被检查者通过体格检查发现的患者身体的异常。症状和体征可以单独或同时存在,即一些症状可以没有体征,而一些异常既是症状又是体征,另一些异常则无症状。问诊是通过询问患者症状、疾病史和家庭生活情况获得与疾病相关的病史资料,是诊疗患者的第一步。

2. 问诊的方法 问诊通常又被称作病史采集,需采取下列具体的方法。

(1)问:是与患者交流的主要方式,有系统问诊和重点问诊。系统问诊主要针对住院患者,其中现病史和既往史是问诊的核心内容;重点问诊主要针对急诊、危重症及门诊患者。

(2)听:是获取患者有价病情信息的被动方式。患者叙述的信息可能很多且凌乱无序,需要医师仔细用"听"来甄别,加以提炼、串联、总结和归类。

(3)记:通过及时"记"录患者提供的病情信息,是病历记载病情的初步方式。需要一个初步的记录表,有利于患者一般信息和病情信息的完整记录。在门诊和急诊时,记录病历,"记"与"写"可以合二为一。但在住院病历里,"记"与"写"不同,"记"简明扼要,"写"较为完整、系统。

(4)写:是将"问"、"听"、"记"所得患者一般信息和病情信息形成病历上的书面文字,必须详尽真实、客观、及时、完整,最终形成具有一定法律效应的医疗文书。

3. 问诊的目的 问诊的目的最终是要解决患者前来就诊的问题,医师将通过问诊努力寻找引起患者不适、疼痛、活动受限等症状的原因,即诊断出导致这些症状的疾病。这需要详细的问诊来获取有价值的病史,在问诊中可以通过逐步实施下列的步骤而达到最终目的。

(1)发现主要症状:要善于从患者叙述或抱怨的一堆问题中依次发现本次就诊的主要症状,即本次就诊的主要目的。一些患者的叙述可能是杂乱无章、非常无序、十分冗长,需要通过仔细询问来识别主要症状,同时也要理顺其他伴随症状及合并症的症状。

(2)获取定性描述:对于主要症状需要仔细询问定性,详细了解其具体的表现、特点、程度、诱因、时间、缓解、就诊、结果等情况。这是诊断疾病的关键性资料。

(3)确定时间顺序:将整个事件发生的情况从头开始进行梳理,排序出明确的事件发生、发展和结果的时间顺序,尤其是有多个症状时更需要明确每个症状发生的前后时间和详细情况。

(4)了解患者需求:患者的需求通常即为医师此次治疗的目的,需要加以重视和理解,并在随后的诊疗过程中根据医方对疾病的认知和该疾病所应当达到的治疗目标与患者不断沟通,以达到共识。

4. 问诊的内容 病史并非只是简单的患者自述,而是一种专业性的文献形式,是经过整理归纳后的患者就医时心理和生理事件的医疗文书。病历的书写遵循着标准化的程序。问诊的过程即是采集病史的过程。

(1)一般项目:涉及患者基本情况,要求尽量详细和准确。

(2)主诉:由一个或数个导致主要不适或感觉最明显的症状构成,如果确实无症状时也可写体征,记录为:本次就诊的主要原因+持续时间。要求简练,一般不超过20个字,当有数个症状时按照时间顺序书写。通常由主诉可以大致定位为哪个系统的疾病。

(3)现病史:是病历的核心部分,应该以时间为顺序简洁明了地描述患病的全过程。具

体内容和顺序为:

1)起病情况:尽可能地询问起病的时间、部位、表现、特点、发展和持续等,需要详细了解患病期间所有的情况,并按照时间的顺序逐一理顺并记录。

2)主要症状:对于患病期间主要症状(即本次就诊的主诉)需要详细了解其特点,如:部位、范围、性质、程度、持续时间、缓解情况等。当有数个主要症状时需要按照起病的时间顺序一一加以详细描述。

3)病因诱因:患病前的所有相关因素均应详细了解,同时进行客观分析,记录可能与疾病相关的病因或诱因。一些患者没有意识到的情况有时需要加以提问。

4)病程进展:尚需要详细了解症状或疾病在就诊前整个发展的全过程,记录病情持续、进展、缓解、反复及加重等各种情况。

5)伴随症状:需询问除主要症状以外的其他症状,包括阳性和主要阴性症状,对诊断及其鉴别有参考价值。

6)诊治过程:即患者发病后具体的诊疗过程,是否就诊、诊断、所有检查及结果、治疗及对治疗的反应等。在记录患者所提供的疾病诊断时需要用引号来标注。

7)一般状况:同时需要通过询问患者日常生活状态,了解疾病对其饮食起居等影响及疾病的严重程度,确认疾病是否降低了患者的生活质量,以及治疗是否改善了生活质量等。

(4)既往史:包括一般健康状况、外伤手术史、输血史、传染病史、地方病史、免疫接种史、输血史、药物过敏史等。尤其是与患者目前疾病可能有关的病史需要详细询问,记录则可以按时间顺序进行。

(5)系统回顾:即通过提问使得患者对自己身体整体健康状况的回顾。需要掌握各系统疾病的常见症状及其临床意义,依次进行不可遗漏。各系统常见症状回顾问诊的内容主要有:

1)呼吸系统:咳嗽、咳痰、咯血、胸痛等。

2)循环系统:心悸、呼吸困难、胸闷、胸痛、气喘、水肿、头晕、晕厥等。

3)消化系统:腹痛、腹泻、食欲、嗳气、反酸、腹胀、恶心、呕吐、呕血、排便情况等。

4)泌尿系统:尿痛、尿急、排尿困难、夜尿、尿量、腹痛等。

5)血液系统:苍白、黄染、出血点、瘀斑、血肿、淋巴结、骨骼痛、乏力、头晕、眼花、耳鸣、恶心、记忆力减退等。

6)内分泌系统及代谢:怕热、多汗、乏力、头痛、食欲、烦渴、多饮、多尿、水肿、发育情况等。

7)神经精神系统:头痛、失眠、嗜睡、记忆力、意识障碍、晕厥、痉挛、瘫痪、视力障碍、感觉及运动异常、性格改变、感觉及定向障碍等。

8)肌肉及骨骼系统:肌肉麻木、疼痛、痉挛、萎缩、瘫痪等。

(6)个人史:包括社会经历、职业及工作条件、习惯与嗜好、冶游史等。

(7)婚姻史:是否结婚、结婚的具体信息、配偶健康情况、与配偶的感情及生活情况。

(8)月经生育史:女性的月经史及生育史参考妇产科篇规范记录。男性需问子女情况、是否节育、相关疾病等。

(9)家族史:与患者有血缘关系家人的健康及疾病情况,尤其是与患者疾病类似的患病情况。血缘关系越近价值越大;致残或致死性疾病需要详细询问,必要时可以绘出家系图。

5. 问诊的技巧　问诊是接触患者、诊治疾病的第一步,问诊的质量直接关系到由此得出的初步诊断。而问诊是要面对可能患有各种疾病甚至伪装疾病的形形色色社会人,这就要求医师必须掌握正确的问诊方法和一定的技巧,这些技巧的涉及面很广,不仅需要有扎实的医学知识和临床经验、丰富的社会阅历和生活常识,还要具备娴熟的交流和沟通的能力以及人文素质、礼仪和人格魅力等等,才能识别和接诊有着各种症状和诉求的各种患者,从中寻找出诊断的线索。问诊的技巧需要在临床实践中不断学习和完善。作为初涉临床的年轻医师,临床经验、社会经验以及问诊的技巧都很稚嫩,需要用功加以弥补。

(1)充分准备:在接触患者之前,最好先了解一下患者的病情、门诊诊断、病历资料等,同时就可能的诊断和鉴别诊断查查资料,做好问诊的准备,甚至可以事先列出想要提的问题,或者是简要的提纲,做到心中有数去问诊。这样就会不遗漏、减少反复问诊的次数、增强自信和患者的信任,以便达到顺利完成病史采集的目的。

(2)掌握技巧:问诊的过程是医患相互沟通和建立信任的过程,问诊的提问、顺序、引导、内容、语言、谈吐、衣着、礼仪、眼神、举止、动作等都很有讲究和技巧,而且学无止境,需要在实践中不断学习和充实,逐渐形成系统而有特色的熟练的问诊方法和技巧。而掌握问诊技巧的目的就是为了获得准确的病史以及患者的信任。

(3)累积经验:在从医的点滴中不断积累经验十分重要,应虚心向上级医师、同行、护士以及其他各科室的医师学习请教,同时要对患者进行追踪随访,不断积累经验,修正诊断,在提高医疗知识和技术水平的基础上,充实和完善技巧,才能提高问诊和诊疗的水平。

(4)因人制宜:要识别和针对不同的患者,分别采取不同的方法和技巧进行问诊。切不可一概而论,不可教条。如对危重患者要尽量简短有的放矢,边抢救边问诊;对老人要有耐心而通俗;对孩子要在逗哄中观察;对唠叨者要巧妙引导和适时打断;对有敌意者要不卑不亢、语言简练准确;对说谎者需仔细加以识别;对门诊患者简单扼要直切主题;对精神病、聋哑人、昏迷者需要询问法定的看护人或陪护者等等。

6. 问诊的注意事项

(1)认真对待患者:要做到一视同仁地对待每位患者,问诊时既认真严肃,又创造轻松和谐的气氛,尊重每位患者,维护患者的尊严。

(2)不随意评价同行:任何时候都不应在患者面前随意评价其他医师的诊断和治疗,这是医者起码的职业道德。问诊时要正确对待患者对其他医院或医师的抱怨,减少矛盾。

(3)尊重患者的隐私:保密患者的秘密和隐私是医师职业的基本素质之一,也是取得患者信任的前提保证。

(4)需要耐心细心:患者的心理是脆弱的,患者对自己所患疾病可能产生急躁情绪,对相应诊治措施及其效果产生强烈的预知渴望,需要医师详细、耐心作出解释和分析。

(5)遵纪守法循规:严格遵循法律法规,时刻用医疗常规来规范自己的从医行为,不为熟人、亲戚而违规,不因偷懒厌烦而敷衍了事。

【要点提示】

1. 问诊是接触和诊疗患者的第一步,正确的问诊是正确诊断的先决条件。

2. 需要熟练掌握问诊方法、内容和技巧,并加以灵活应用。

3. 遵规行事,善待患者,耐心细致,尊重同行。

(曹 蘅 潘大彬)

第三节　体格检查要点

体格检查(physical examination)是医师运用自己的感官以及简单的器具对被检查者进行基本了解和系统评估的最为基本的检查方法。即便是在当今的高科技时代,熟练掌握体格检查也是每位医师的基本功,需要在临床不断学习和实践。本节涉及的是体格检查的方法和全身体格检查的要点。

一、基本检查方法

为了得到疾病体征或判断身体状况,主要有四种依赖感官的检查方法,即视、触、叩、听,在少数情况下会用到嗅、量,有时还会借助简单的器具,如体温计、压舌板、听诊器、叩诊锤、手电筒、视力表、检耳镜等。

【检查方法】

1. 视诊(inspection)　是指医师用裸眼来观察被检查者全身或局部表现的检查方法。

(1)适用范围:视诊适用范围广,用于观察一般状态和许多全身体征,如年龄、发育、意识状态、面容、体位等。局部视诊可了解皮肤、胸廓、关节等局部表现。

(2)注意事项

1)视诊虽简单,但常能提供重要的诊断资料和线索,需要深入细致和敏锐的观察,避免视而不见。

2)光线应充足,最好应用自然光照明,检查室环境温度要适宜。

3)需要充分暴露检查部位,但对特殊部位(如外生殖器、女性胸部等)视诊时注意保护好被检者隐私。

2. 触诊(palpation)　是医师用手指或其他部位的触觉来进行体格检查的方法。

(1)操作方法:用手接触被检查部位产生的感觉(触觉、温度觉、位置感及震动觉)。手的各部位敏感性:手指末端对触觉、掌指关节掌面对震动、手背皮肤对温度更敏感。

1)浅部触诊法:是将手轻放在被检查部位,通过掌指关节和腕关节的协同动作以旋转或滑动的方式轻压触摸。

2)深部触诊法:用单手或双手重叠由浅入深,逐渐加压以达到深部触诊。主要包括:①深部滑行触诊,在被检者腹肌松弛情况下,用右手二、三、四指并拢平放腹壁上,以手指末端逐渐触向腹腔脏器或包块,在被触及包块上作上下左右滑动触摸,如为肠管或索条状包块,应向与包块长轴相垂直的方向进行滑动触诊;②双手触诊法,将左手掌置于被检查脏器或包块的背后部,右手中间三指并拢平置于腹壁被检查部位,左手掌向右手方向托起,使被检查脏器或包块位于双手之间,并更接近体表,有利于右手触诊检查;③深压触诊法,用一个或两个并拢的手指逐渐深压腹壁被检查部位;④冲击触诊法,右手示、中、环手指并拢取70°～90°角,放置于腹壁拟检查部位,作数次急速而较有力冲击动作,指端会有腹腔脏器或包块浮沉的感觉。

(2)适用范围:以腹部检查应用最多。可以发现机体某些部位的具体状况。

1)浅部触诊法适用于检查关节、软组织、浅部血管、神经及精索等浅表病变。

2)深部触诊法适用于检查和评估腹腔病变和脏器情况,其中:深部滑行触诊法用于腹腔深部包块和胃肠病变;双手触诊法用于肝、脾、肾和腹腔肿物;深压触诊法用于探测腹腔深部病变部位或确定腹腔压痛点；冲击触诊法多用于大量腹水时肝、脾及腹腔包块的触诊。

（3）注意事项

1）检查前应与被检查者适当交流，说明触诊目的，以取得密切配合。

2）手需温暖、轻柔，避免肌肉紧张。在检查过程中，应随时观察患者表情。

3）检查腹部时被检查者通常取仰卧位，双手置于体侧，双腿稍屈，腹肌尽可能放松。检查肝、脾、肾时可取侧卧位。检查头颈部时多用坐位。

4）检查腹部前，需嘱被检查者排尿，有时也须排便，以免将充盈的膀胱或肠道粪块误认为包块。

5）触诊时应手脑并用，边查边想，注意病变部位、特点及毗邻关系，以正确判定病变的性质和来源。尽量减少重复次数和对患者的干扰。

3. 叩诊（percussion） 叩击体表使之震动，因体表下组织密度不同而产生不同的音响，根据音响和震动特点来判断被检查部位有无异常的方法。

（1）操作方法

1）直接叩诊法：将右手中间三指并拢，用其掌面直接拍击被检查部位。

2）间接叩诊法：将左手中指第二指节紧贴体表作为叩诊板指，其他手指微微抬起；右手中指作为叩诊锤，指端叩击左手板指指骨远端或末端指关节处，连续叩击 2～3 下。另一种方法是将左手手掌平置于被检查部位的上方，右手握拳，以尺侧叩击左手背部，观察或询问患者有无痛感。

（2）适用范围

1）直接叩诊法：用于胸、腹部范围较广病变，如胸膜粘连或增厚、大量的胸水、腹水及气胸等。

2）间接叩诊法：用于确定肺及心脏界限、肝脾大小、胸腔积液或积气含量及腹水程度、肝区或肾区有无叩击痛等。

（3）叩诊音：因叩诊部位的组织或器官致密度、弹性、含气量及与体表距离的不同，会记录到不同的叩诊音，分为清音、浊音、鼓音、实音和过清音。

1）鼓音可以通过叩击充满气的胃、腹来发出；清音可叩击肺部发出；浊音可叩击被肺覆盖的心、肝部位发出；实音可叩击实质性脏器或大腿发出。

2）病理情况下，过清音见于肺气肿；鼓音见于气胸、肺空洞；浊音见于大叶性肺炎；实音见于大量胸腔积液、肺实变等。

（4）注意事项

1）准备：不要留长指甲，环境要安静，手温、室温要适宜。

2）体位：叩诊胸部时，被检者可取坐位或卧位；叩诊腹部时常取仰卧位；确定有无少量腹水时，可取肘膝位。

3）手法：叩击时腕关节要放松，仅靠腕关节及掌指关节活动来传递叩击，避免肩、肘关节参与；叩击方向应与叩诊部位体表垂直，叩击动作要短促、灵活、富有弹性；用力均匀，叩诊力量视检查部位、范围、位置深浅及病变性质而定。

4. 听诊（auscultation） 利用听觉听取被检查者各部位活动时发出的声音，并判断其正常与否，通常需借助听诊器，听诊需要经常训练来增加准确性和敏感性。

（1）操作方法

1)直接听诊法:检查者将耳直接贴附于被检查者体壁上进行听诊。

2)间接听诊法:通常指用听诊器进行听诊的检查方法。

(2)适用范围

1)直接听诊:用于某些特殊或紧急的情况下,如判定心脏骤停。

2)间接听诊:心脏听诊心音、杂音、心律;肺部听诊正常与病理性呼吸音;外周血管听诊动、静脉杂音;腹部听诊肠鸣音、动脉瘤及肾动脉狭窄杂音等。

(3)注意事项

1)环境要安静,应根据病情和听诊的需要而采取适当体位,必要时被检查者需配合运动、深呼吸、屏气、咳嗽等动作。

2)不要隔着衣服听诊,室温要适宜,如听诊器体件过凉,要用手捂热后再接触体表,以防产生附加音。

3)正确使用听诊器:听诊器软管长度应与医师手臂长度相适宜;听诊前将耳件的方向向前;钟型体件适合听取低音调声音,膜型体件适合听取高音调的声音。

5. 嗅诊 医师通过嗅觉来判断发自被检查者的异常气味与疾病之间的关系。

(1)适用范围:异常气味多来自皮肤、黏膜、呼吸道、胃肠道等。

1)痰液:恶臭味提示厌氧菌感染,见于支气管扩张或肺脓肿。

2)呼吸:有机磷中毒时呼出蒜味;糖尿病酮症酸中毒可呼出烂苹果味;肝性脑病有肝腥味;尿毒症可呼出氨味等。

3)呕吐物:呕吐的胃内容物呈酸味提示食物潴留时间过长,见于幽门梗阻;出现粪臭味见于肠梗阻或腹膜炎所致的长时间剧烈呕吐。

4)汗液:酸性汗液见于风湿热;狐臭味源于腋窝的皮脂腺感染。

5)粪便:恶臭味见于消化不良或胰腺功能不全;腥臭味见于细菌性痢疾。

6)尿液:浓烈的氨味源于膀胱炎时细菌对尿液的酵解。

(2)注意事项

1)气味可迅速提供有价值、直接的诊断线索,不要认为嗅诊不文雅而忽视。

2)通过嗅诊获得有价值线索还必须要结合其他检查方能作出正确诊断。

6. 临床测量 在体格检查中有时需借助简单器具进行一些简单的测量并认真记录:如血压计、计数器、温度计、体重身高测量仪、卷尺等;包括测量基本体征,如身高和体重、体温、血压、心率、呼吸频率等;特殊部位的测量,如心界、胸腹围、头围、肢体长度等。

【要点提示】

1. 必须掌握基本的体格检查的方法:视、触、叩、听(有时还需嗅、量)诊。同时需要在临床实践中不断练习和提高检查的准确性。

2. 检查不同部位时均可按照基本检查的顺序进行,不可遗漏,但具体实施时应结合检查的内容灵活应用。

二、一般检查

一般检查是对被检查者全身状况的基本检查,内容包括全身状态检查、皮肤及淋巴结检查。全身状态检查包括性别、年龄、生命体征、发育与体型、营养、意识状态、语调与语态、面容与表情、体位、姿势、步态等。体温、脉搏、呼吸等生命体征检查见第十九章第一节。这里仅讲述部分全身状况检查以及皮肤和淋巴结检查。

(一) 血压测量

【检查方法】

血压的测量分为直接测量和间接测量,体格检查中的血压测量采用的是汞柱式血压计进行的间接血压测量。

【检查内容】

1. 打开血压计 将血压计汞柱开关打开,确认汞柱凸面水平处于零位。

2. 体位 仰卧位或坐位,被测上肢(常为右上肢)裸露、伸直并外展,使肘部、血压计0点和心脏在同一水平(坐位时平第四肋软骨;仰卧位时平腋中线)。

3. 绑袖带 将血压计袖带缚于上臂,气囊中部对准肱动脉,气囊上两条胶管管于肱动脉两侧,袖带松紧以恰能放进一个手指为宜,下缘应距肘窝横纹以上约2～3cm。

4. 放置听诊器 将听诊器膜型体件置于肘窝部、肱二头肌肌腱内侧的肱动脉搏动处,轻轻施压与皮肤密接。

5. 测量 旋紧充气气球旋钮,向袖带内充气,边充气边听诊,待肱动脉搏动音消失后,汞柱再升高20～30mmHg(部分患者可能存在收缩压和舒张压之间的无声间隔,导致收缩压被低估);松开旋钮开始缓慢放气,同时水平注视下降汞柱的凸面水平,下降速度以2～6mmHg/s为宜。

6. 确定血压数值 根据Korotkoff 5期法,先听到响亮拍击声(第1期)为收缩压;后拍击声减弱出现柔和吹风样杂音(第2期);压力进一步降低,动脉血流量增加,出现较响的杂音(第3期);随后突然音调变得沉闷(第4期);最终声音消失(第5期)时汞柱所示数值为舒张压。

7. 注意事项 ①被检者检查前30分钟内应禁烟、禁咖啡并排空膀胱,在有靠背的椅子上安静休息至少5分钟;②测量时听诊器膜型体件不能塞于袖带下,否则会导致测得的舒张压偏低;③成人标准气袖宽度约12～13cm,袖带内气囊至少应环臂80%。手臂过粗者或测量大腿血压时应更换16～18cm宽度的袖带,否则用标准气袖测值会过高;对手臂过细者或儿童测量血压时应更换8～10cm宽度的气袖,反之,测值会偏低;④对于儿童、妊娠妇女、严重贫血、主动脉瓣关闭不全、甲状腺功能亢进及柯氏音不消失者,以第4期作为舒张压的读数;⑤血压至少测量2次,重复测量应间隔1～2分钟,取两次平均值作为结果;⑥疑为大动脉炎时,应对比双上肢血压;有体位性低血压者应测量下肢血压和直立位血压;⑦结束时应排空气囊,向右侧倾斜血压计使水银进入水银槽后关闭开关。

【结果记录】

血压记录的格式为:收缩压/舒张压 mmHg(有时需要在括号内用kPa为单位表达,1kPa＝7.5mmHg)。成人血压的判定标准(表1-1)。

表1-1 成人血压水平的定义和分类

类别	收缩压(mmHg)	舒张压(mmHg)
正常血压	<120	<80
正常高值	120～139	80～89
高血压	≥140	≥90
1级高血压(轻度)	140～159	90～99

类别	收缩压(mmHg)	舒张压(mmHg)
2级高血压(中度)	160~179	100~109
3级高血压(重度)	≥180	≥110
单纯收缩期高血压	≥140	<90

注:判定高血压至少3次非同日血压测值达到或超过收缩压140mmHg和(或)舒张压90mmHg,根据病因分为原发性高血压和继发性高血压。低血压系血压低于90/60mmHg。

(二) 发育、体型、营养状态

【检查方法】

主要是采用视诊的方法,有时需结合简单的测量。

【检查内容】

1. **发育** 根据年龄、智力、体格成长状态综合评价。成人发育正常指标包括:①头长为身高 1/7~1/8;②胸围为身高 1/2;③双上肢水平展开后左右指端间距约等于身高;④坐高等于下肢长度。

2. **体型** 根据骨骼、肌肉的生长及脂肪分布的状态来判断。

3. **营养状态** 根据皮肤、毛发、皮下脂肪、肌肉等情况进行综合评价。最简便而迅速的方法是查看前臂屈侧或上臂背侧下 1/3 处的脂肪分布状况。

(1)常用测量指标:①理想体重(kg)=身高(cm)−105,或=〔身高(cm)−100〕×0.95(女性×0.9)。②体重指数(BMI)=体重(kg)/身高的平方(m^2),成人正常范围为18.5~23.9。

(2)营养状态的等级:分为①良好;②中等;③不良。

【结果记录】

1. **发育** 如体格异常高大见于巨人症;体格异常矮小见于侏儒症、呆小症、性早熟、营养不良等。

2. **体型** 分无力型(瘦长型)、超力型(矮胖型)、正力型(匀称型)三种。

3. **营养状态**

(1)营养不良:体重<理想体重的10%,BMI<18.5 为消瘦,极度消瘦者称为恶病质。见于慢性消耗性疾病、摄入不足、消化吸收障碍等。

(2)营养过剩:体重>理想体重20%,BMI≥28 为肥胖。原发性肥胖,如体质性肥胖等;继发性肥胖:如库欣综合征、甲状腺功能减退等内分泌疾病。

(三) 面容与表情、体位、意识状态

【检查方法】

多采用问诊、观察、交谈来判断被检者的体位及思维、反应、情感和定向力等方面的状况。

【检查内容】

1. **面容与表情** 常见的有:甲亢面容(甲状腺功能亢进症)、黏液性水肿面容(甲状腺功能减退症)、二尖瓣面容(二尖瓣狭窄)、满月面容(库欣综合征)、苦笑面容(破伤风)、面具面容(Parkinson病)等。

2. **体位** 系观察被检查者身体所处的位置状况。

(1)自主体位:身体活动自如不受限制,见于正常、疾病早期或病情较轻者。

(2)被动体位:极度衰弱和意识丧失患者不能自己调整和变换身体位置。

(3)强迫体位:为了减轻痛苦,患者被迫采取的某种特殊体位。

3. 意识状况 通过视诊和问诊观察被检查者对环境和自身状态的认知及觉察能力。各种情况影响大脑的活动均可能引起不同程度的意识改变如下:

(1)嗜睡:是一种病理性倦睡,被唤醒能正确回答问题,刺激停止后又很快入睡。

(2)意识模糊:患者意识水平轻度下降,能保持简单的精神活动,但对时间、地点、人物的定向能力发生障碍。

(3)昏睡:经强烈刺激方能唤醒,很快又再入睡。醒时答话含糊或答非所问。

(4)谵妄:以兴奋性增高为主的高级神经中枢急性活动失调状态,表现为意识模糊、定向力丧失、感觉错乱、躁动不安、言语杂乱等。

(5)昏迷

1)轻度昏迷:无自主运动,对声、光刺激无反应,但对疼痛刺激有反应。角膜反射、瞳孔对光反射、吞咽反射、眼球运动可存在;

2)中度昏迷:对周围刺激无反应,防御反射、角膜反射减弱,瞳孔对光反射迟钝,眼球无转动;

3)深度昏迷:对一切刺激全无反应,全身肌肉松弛。深、浅反射均消失。

意识障碍临床常见于:①重症急性感染;②脑血管疾病、脑占位、颅脑损伤;③内分泌与代谢疾病;④心血管疾病;⑤水电解质紊乱;⑥药物中毒、中暑等。

(四) 皮肤

【检查方法】

通常采用视诊结合触诊的方法进行皮肤的检查。

【检查内容】

1. 观察内容 皮肤颜色有无发红、发绀、黄染、色素沉着等;皮肤湿度与出汗;有无皮疹、出血点、紫癜、水肿及瘢痕等。

2. 检查水肿 用手指按压被检部位皮肤数秒钟,受压组织发生凹陷为凹陷性水肿;组织明显肿胀,按压后无凹陷称非凹陷性水肿。可分轻、中、重三度。

(1)轻度:指压后凹陷浅,平复较快,仅见于眼睑、眶下、胫前及踝部组织。

(2)中度:指压后出现明显或较深组织下陷,平复缓慢,见于全身疏松组织。

(3)重度:全身组织严重水肿,身体低垂部皮肤紧张发亮,甚至有液体渗出,可伴有多浆膜腔积液,亦可见外阴部严重水肿。

3. 检查弹性 捏取手背或上臂内侧皮肤,1～2秒后松开,观察皮肤皱褶平复速度,能迅速平复为正常,平复缓慢为弹性减退。

【结果记录】

1. 颜色 苍白见于贫血、休克、寒冷、肢体动脉痉挛或阻塞;发绀常见于心、肺疾病;黄染见于黄疸、胡萝卜素增高、服用药物等;色素沉着见于慢性肾上腺功能减退、肝硬化或肝癌等。

2. 皮下出血 根据出血直径的大小分为瘀点(<2mm)、紫癜(3～5mm)、瘀斑(≥5mm)、血肿。见于血液系统疾病、重症感染、血管损伤性疾病及中毒。

3. 水肿 见于心、肾、肝源性水肿;局部静脉、淋巴回流障碍;黏液性水肿见于甲状腺功能减退,象皮肿见于丝虫病。

4. 皮肤弹性减弱　见于慢性消耗性疾病、营养不良、脱水等。

（五）淋巴结

采用触诊的方法对全身浅表淋巴结进行系统检查，需结合视诊。

【检查方法】

1. 视诊　注意局部征象及全身状态。

2. 触诊　检查者将示、中、环三指并拢，指腹分别平放于被检查者的头颈部、锁骨上、腋窝、滑车上、腹股沟及腘窝等浅表淋巴结部位的皮肤上由浅入深进行多方向和转动式的滑动触诊。

【检查内容】

1. 被检查者通常采取坐位或仰卧位。

2. 检查按一定顺序，同时不要有遗漏，依次为：①头颈部淋巴结，为耳前、耳后、枕部、颌下、颏下、颈前、颈后、锁骨上淋巴结；②上肢淋巴结，为腋窝淋巴结（腋尖群→中央群→胸肌群→肩胛下群→外侧群）、滑车上淋巴结；③下肢淋巴结，为腹股沟淋巴结（上群→下群）、腘窝淋巴结。

【结果记录】

正常淋巴结的直径为 0.2～0.5cm，光滑、质软、无粘连，不易触及。

1. 发现淋巴结肿大时，应注意部位、大小与形状、数目与排列、表面特性、质地、有无压痛、活动度及局部皮肤有无红肿、瘢痕、瘘管等。

2. 局限性淋巴结肿大常见于非特异性淋巴结炎、单纯性淋巴结炎、淋巴结结核、恶性肿瘤淋巴结转移等。

3. 全身性淋巴结肿大常见于感染性疾病、非感染性疾病（结缔组织病、血液系统疾病如淋巴瘤和白血病）等。

【要点提示】

1. 需了解全身状态检查的内容，在检查时根据病情，既要完整又要有所侧重。

2. 掌握正确测量血压的方法、注意事项及临床意义。

3. 对全身浅表淋巴结的检查需注意顺序、方法及记录内容。

（夏朝红）

三、头颈部检查

【解剖概要】

头部及其器官是检查者最先和最容易见到的部分，有神经中枢及大多数感觉器官。颈部位于头部与胸部之间，有气管、血管、甲状腺、淋巴结及食管等。

【检查方法】

按照头发、头皮、头颅、眼、耳、鼻、口、颈部的顺序仔细检查。视诊为主要检查方法，辅以触诊、听诊或嗅诊。

【检查内容】

1. 头部检查

(1)头发和头皮：注意头发颜色、疏密度、脱发的类型与特点；头皮检查需分开头发，仔细观察有无异常。

(2)头颅

1）视诊：注意头颅大小、外形和头部活动。头颅大小以头围来衡量。头部活动异常表现为头颅活动受限、不随意颤动（如 Parkinson 病）、与颈动脉搏动一致的点头运动（称 Musset 征，见于严重主动脉瓣关闭不全）。

2）触诊：触诊头颅每一个部位，了解其外形、有无压痛和异常隆起。

（3）颜面及其器官

1）眼：主要检查眼睑（有无下垂、水肿、闭合障碍）、结膜（有无充血、滤泡、黄染、出血）、眼球（外形、运动、有无震颤）、巩膜（有无黄染）、瞳孔（形状、大小、位置、双侧是否等圆、等大）、直接和间接对光反射及集合反射等。

2）耳：检查耳廓外形、大小、位置和对称性。有无畸形、外伤瘢痕、红肿、瘘口、结节等；将耳廓向后向上牵拉观察外耳道皮肤是否正常、有无溢液；触诊双侧外耳及耳后乳突有无压痛、分泌物等；检测听力等。

3）鼻：检查鼻部皮肤颜色、鼻外形改变（如鞍鼻、酒渣鼻、蛙鼻）及鼻翼扇动（见呼吸困难者），鼻腔分泌物、鼻出血；从鼻根部触诊下移至鼻尖及两侧鼻翼，检查有无压痛、畸形。用拇指将鼻尖轻轻上推，用电筒照射观察鼻前庭、鼻中隔。用手指轻压一侧鼻翼并请被检查者吸气，以判断通气状态。检查各鼻窦区有无压痛。

4）口：检查口唇有无苍白、发绀、颜色深红或呈樱桃红色（一氧化碳中毒）、有无口唇疱疹及口角歪斜等。借助压舌板检查口腔黏膜，观察黏膜颜色，有无溃疡、色素沉着、出血点或瘀斑等。相当于第二磨牙的颊黏膜处如出现针尖大小白色斑点，周围有红晕为麻疹黏膜斑（Koplik 斑），是麻疹的早期特征。检查有无龋齿、牙龈、舌的异常变化及咽部和扁桃体有无充血、脓性分泌物和肿大（Ⅰ度：未超过咽腭弓；Ⅱ度：超过咽腭弓；Ⅲ度：达到或超过咽后壁中线）。检查口腔气味。触诊腮腺有无肿大、包块，腮腺导管有无分泌物。

2. 颈部检查 被检查者通常取坐位，松解颈部衣扣，充分暴露颈部和肩部。检查者动作宜轻柔。

（1）视诊：颈部是否对称，姿势及活动，皮肤外观，有无包块等。

（2）颈部血管：一般多取右侧颈静脉进行观察。正常人立位或坐位时颈外静脉常不显露。取坐位或 45°半卧位，颈静脉充盈程度如超过锁骨上缘至下颌角距离的下 2/3 的正常水平则为颈静脉怒张。如按压肿大的肝脏，颈静脉充盈更明显，为肝颈静脉回流征阳性。检查颈动脉有无搏动及怒张。听诊颈部大血管处是否有收缩期杂音（部位、强度、性质、音调、传播方向和出现时间）。

（3）甲状腺

1）视诊：甲状腺位于甲状软骨下方，呈蝶状紧贴在气管的两侧，部分被胸锁乳突肌覆盖，表面光滑，柔软不易触及；观察甲状腺大小和对称性，被检查者头轻度后仰，喝水或做吞咽动作，可见甲状腺随吞咽动作而上下移动。

2）触诊：分别站立于被检查者前面及后面双手触诊甲状腺峡部及侧叶；当触及肿块时，注意肿块有无结节感、不规则及硬度。甲状腺肿大分三度（Ⅰ度：看不出肿大但能触及；Ⅱ度：能看到并能触及肿大，未超过胸锁乳突肌；Ⅲ度：肿大超过胸锁乳突肌外缘）。

3）听诊：用钟型听诊器置于肿大的甲状腺上进行听诊。甲状腺功能亢进时，可听到连续性静脉"嗡嗡"音或收缩期动脉杂音。

（4）气管：正常人气管居中。被检查者取舒适坐位或仰卧位，使颈部处于自然伸直状态；检查者面对被检查者，以示指及环指分别置于左右胸锁关节上，中指置于气管之上，观察中指是否位于示指和环指中间,当气管移位(推向健侧或拉向患侧)时可出现两侧距离不等。

【结果记录】头、颈部检查的结果记录(表 1-2)。

表 1-2　头、颈部检查体征记录

检查项目	正常体征	异常体征
头发和头皮	头发颜色、分布正常	脱发、头癣、疖痈、外伤、血肿及瘢痕
头颅	大小、外形正常、活动自如	外形异常或畸形、活动受限、Parkinson 病、Musset 征
视力	距远视力表 5m(近视力表 33cm)处能看清"1.0"行视标	近视、远视或弱视
眼睑		内翻、上睑下垂、水肿、闭合障碍等
结膜	粉红色	充血、苍白、出血或出血点
巩膜	瓷白色	黄染
眼球	运动自如	突出、下陷、运动受限、斜视、震颤
眼压	正常	增高、降低
瞳孔	圆形,双侧等大等圆,直径约 3~4mm	缩小、扩大、大小不等、光反射、集合反射异常、Horner 综合征
耳耳廓		皮损、结节、畸形和疼痛、外伤瘢痕、红肿、瘘口、压痛溢液、溢脓
鼻		皮肤斑块、鼻翼煽动、酒糟鼻、鞍鼻、出血等分泌物、鼻窦压痛
口	口腔无异味	口唇苍白、发绀、颜色深红、樱桃红口角歪斜等;色素沉着斑、Koplik 斑、异常气味(腥臭味、烂苹果味、大蒜味等)
腮腺	体薄、软,触诊时摸不出轮廓	肿大、包块,导管口有分泌物
颈部	直立、伸屈与转动自如	头不能抬起、斜颈、运动受限伴疼痛、颈部强直
	无包块	有包块(部位、数目、大小、质地、活动度、与邻近器官的关系、有无压痛)
	血管不显露、无杂音	颈静脉怒张、肝颈静脉回流征阳性、搏动及怒张、血管杂音
	甲状腺表面光滑,不突出,随吞咽移动	肿大或包块,闻及"嗡鸣"音或动脉杂音
	气管位于颈部正中	偏移、Oliver 征

【要点提示】
1. 颜面部检查内容较多,其中以视诊较为重要,应了解其对应的相关疾病诊断的价值。
2. 甲状腺疾病较为常见,需熟练掌握甲状腺的检查方法。

(王　莹)

四、胸廓和肺部检查

【解剖概要】

胸部指颈部以下、腹部以上的区域。胸廓由 12 个胸椎、12 对肋骨、左右锁骨及胸骨构成。肺脏位于胸腔内纵隔两侧,左右各一。

【检查方法】

1. 视诊　检查者站立于被检查者的右侧视诊胸部,光线需从上方直接照到检查部位。

2. 触诊　检查者用指腹或手掌尺侧缘触诊被检查者胸部。注意仔细检查视诊发现异常的部位。

3. 叩诊　除胸部病变广泛者使用直接叩诊法外,多采用间接叩诊法。注意扳指与肋间隙平行。叩出肺的界限,注意叩诊音的变化及异常部位。

4. 听诊　是胸部检查的主要方法。用听诊器的膜部听诊呼吸音,钟形部位听诊血管杂音。注意肺部呼吸音有无异常、出现异常的部位。可嘱被检查者微张口作均匀呼吸,必要时作较深的呼吸或咳嗽数声。

以上检查均按前胸部→侧胸部→背部的顺序,上下、左右、对称部位的对比。

【检查内容】

1. 视诊

(1)胸部的体表标志:有助于将检查结果进行定位。注意胸壁有无静脉充盈或曲张、皮下气肿、胸壁压痛及肋间隙的变化。正常成年人胸廓前后径:左右径≈1:1.5。胸廓异常:扁平胸(前后径＜左右径的一半);桶状胸(前后径≥左右径);佝偻病胸;鸡胸;漏斗胸;胸廓一侧或局部膨隆、平坦或下陷。

(2)脊柱:脊柱畸形引起的胸廓变形,如脊柱前凸、后凸或侧凸。

(3)乳房:视诊注意乳房(对称性、皮肤改变)、乳头(位置、大小、两侧是否对称,有无内陷和回缩、出血及分泌物)、皮肤回缩、腋窝、锁骨上窝等。

(4)呼吸运动、频率、节律和幅度:健康人呼吸稳定、有节律和一定的呼吸频率(12～20次/分)。病理因素下,可出现胸式呼吸减弱,腹式呼吸增强,腹式呼吸减弱,代之以胸式呼吸,或胸腹矛盾呼吸(膈肌麻痹或疲劳)。呼吸深度变化包括呼吸浅快、深快(Kussmaul 呼吸)。呼吸中枢兴奋性降低时可出现潮式呼吸(Cheyne-Stokes 呼吸)和间停呼吸(Biots 呼吸)。其他的改变有叹气样呼吸和抑制性呼吸。

2. 触诊

(1)胸廓扩张度:检查者两手置于被检查者胸廓下前侧部和背部第 10 肋骨水平,嘱其深呼吸。观察比较左右胸廓扩张距前、后正中线距离是否对称及两手的动度是否一致。胸膜、肺部等疾病可出现单侧或两侧胸廓扩张度的减弱或增强。

(2)语音震颤又称触觉震颤:检查者将左右手掌或尺侧缘轻放于两侧胸壁的对称部位,嘱被检查者用同等强度重复说 1、2、3 或发"yi"长音,从上到下、从内到外比较两侧相应部位的异同,注意有无增强或减弱。语音震颤减弱或消失可因多种疾病(肺气肿、阻塞性肺不张、大量胸腔积液或气胸、胸膜高度增厚粘连、胸壁皮下气肿)引起。异常语音震颤增强见大叶性肺炎实变期、大片肺梗死、空洞型肺结核、肺脓肿等疾病。

(3)胸膜摩擦感:胸廓下前侧部易触及。多见于急性胸膜炎。特点是犹如皮革相互摩擦。

(4)乳房:用指腹轻柔触诊,先检查健侧→患侧→乳头,右侧逆时针,左侧顺时针。注意乳房硬度、弹性,有无压痛、包块;如有包块,注意包块确切部位、大小、外形、硬度、压痛、活动度、淋巴结。

3. 叩诊

(1)肺界叩诊:肺上界即肺尖宽度(正常为 4～6cm,又称 Kronig 峡),肺尖可高出锁骨上缘近胸骨端3cm,达第 1 胸椎水平。正常胸部叩诊为清音。肺上界变狭或叩诊浊音常见于肺结核、肺萎缩;肺上界变宽,叩诊呈过清音,常见于肺气肿。正常肺前界稍当于心脏的绝对浊音界。心脏等疾病使其扩大而肺气肿使其缩小。肺下界及移动范围:两侧肺下界于平静呼吸时在锁骨中线、腋中线、肩胛线上分别位于第 6、8、10 肋间隙。肺下界降低见于:肺气肿、腹腔内脏下垂。肺下界上升见于肺不张、腹内压升高使膈上升的疾病。肺下界的移动范围相当于呼吸时膈的移动范围(即:分别于深呼气和深吸气时,叩出肺下界之间的距离),正常值为 6～8cm。肺组织病变及膈神经麻痹患者肺下界移动度减弱甚至消失。

(2)叩诊音异常的临床意义:正常肺清音区范围内,如出现浊音、实音、过清音、鼓音或浊鼓音,提示肺、胸膜、膈或胸壁存在病理改变。

4. 听诊

(1)正常呼吸音:分气管呼吸音(无临床意义)、支气管呼吸音(喉部、胸骨上窝、背部第 6、7 颈椎及 1、2 胸椎附近听及)、支气管肺泡呼吸音(胸骨两侧第 1、2 肋间隙、肩胛间区第 3、4 胸椎水平、肺尖前后部听及)、肺泡呼吸音(大部分肺野听及)。

(2)异常呼吸音及临床意义

1)异常肺泡呼吸音的临床意义:①肺泡呼吸音减弱或消失见于胸廓活动受限、呼吸肌疾病、支气管阻塞、压迫性肺膨胀不全、腹部疾病;②双侧肺泡呼吸音增强见于机体需氧量增加、缺氧、血液酸度增高;③一侧肺泡呼吸音增强见于一侧肺病变,健侧肺代偿;④呼气音延长见于哮喘、慢性阻塞性肺气肿;⑤断续性呼吸音又称为齿轮呼吸音,常见于肺结核和肺炎等;⑥粗糙性呼吸音见于支气管炎或肺炎早期。

2)异常支气管呼吸音:在正常肺泡呼吸音分布区域听到支气管呼吸音,又称管样呼吸音,见于肺组织实变、肺内大空腔、压迫性肺不张。

3)异常支气管肺泡呼吸音:正常肺泡呼吸音区域听到支气管肺泡呼吸音。

(3)啰音:呼吸音以外的附加音,非呼吸音的改变,分湿啰音和干啰音。

1)湿啰音(水泡音、爆裂音):粗湿啰音(大水泡音)、中湿啰音(中水泡音)、细湿啰音(小水泡音)和捻发音(细小爆裂音)。昏迷或濒死患者不用听诊器可听到的粗湿啰音,谓之痰鸣。Velcro 啰音:弥漫性肺间质纤维化患者吸气后期出现的细湿啰音,似撕开尼龙扣带时发出的声音。肺部病变局限时出现局部湿啰音,两肺病变可出现两肺散在湿啰音。肺部病变严重广泛或急性左心功能不全者两肺满布湿啰音。

2)干啰音:分高调干啰音(哨笛音)与低调干啰音(鼾音)。发生于主支气管以上大气道的干啰音,有时不用听诊器亦可听及,谓之喘鸣。呼吸道狭窄或不完全阻塞、支气管平滑肌痉挛、管腔内肿瘤或异物阻塞、管壁被管外肿大淋巴结、肿瘤压迫引起管腔狭窄时可出现局部或两肺的干啰音。

(4)语音共振:机制同语音震颤。正常情况下,听到的语音共振,言词并非响亮清晰,音节亦含糊难辨。肺实变患者可出现支气管语音(常伴有语音震颤增强、叩诊浊音和病理性支气管呼吸音),有时可闻及胸语音或耳语音。羊鸣音(中等量胸腔积液的上方,肺受压的区域或在肺实变伴有少量胸腔积液的部位)。

【结果记录】 胸廓和肺部检查结果(表1-3)。

表1-3 胸廓、肺部检查体征记录

	检查项目	正常体征记录	异常体征记录
视诊	体表标志	骨骼标志等	
	胸廓形状	椭圆形,正常成年人前后径与左右径比例约为1∶1.5	桶状胸、扁平胸、鸡胸、漏斗胸、佝偻病胸、脊柱前凸、后凸或侧凸
	肋间隙	两侧对称,无隆起	一侧或局部回缩或隆起
	乳房	乳房对称、皮肤无红肿、破溃及包块	不对称、局部红肿、皮肤呈橘皮样及回缩、包块、肿大的淋巴结、乳头有分泌物或出血
	呼吸运动	均匀一致、双侧对称、有节律,男性以腹式呼吸为主,女性以胸式呼吸为主	胸式呼吸减弱腹式呼吸增强、腹式呼吸减弱代之以胸式呼吸、胸腹矛盾呼吸、三凹征
	呼吸频率	12~20次/分	呼吸过速、过缓、深快、Kussmaul呼吸
	呼吸节律	规则	Cheyne-Stokes呼吸、Biots呼吸
触诊	胸壁	无静脉可见、无皮下气肿及压痛	静脉充盈、皮下气肿、压痛(部位)、包块
	胸廓扩张度	两肺对称一致	一侧受限(气胸、胸腔积液、肺不张等)
	语音震颤	两肺一致	患侧或两侧减弱、消失或增强
	胸膜摩擦感	无	可触及(部位)
叩诊	肺界	肺上界正常为4~6cm 肺前界:心脏绝对浊音界 肺下界始于第6肋骨→锁骨中线第6肋间隙→腋中线第8肋间隙→肩胛线第10肋间隙 肺下界移动范围:6~8cm	肺上界变小或增宽 肺前界缩小或扩大 肺下界降低或上升超过一个肋间隙 肺下界移动范围减弱、消失或不能叩得
听诊	呼吸音	正常肺泡呼吸音、支气管呼吸音、支气管肺泡呼吸音	异常肺泡呼吸音、异常支气管呼吸音、异常支气管肺泡呼吸音
	啰音	无	局部、一侧或两肺出现干、湿啰音
	语音共振	低沉不清晰,含糊难辨	支气管语音、胸语音、羊鸣音、耳语音
	胸膜摩擦音	无	有

【要点提示】

1. 胸部检查系常用且重要的体检项目,应熟练掌握检查手法同时联系各种体征的临床意义,需经常练习。

2. 重点掌握各种正常呼吸音以及异常呼吸音听诊特点及临床意义。

(王 莹)

五、心脏和血管检查

【解剖概要】

心脏呈前后稍扁的圆锥体,位于中纵隔,由四个腔室及与之相连的大血管构成,腔室(相连的大血管)分别为:左心房(4根肺静脉)、右心房(上、下腔静脉)、左心室(主动脉)和右心室(肺动脉)。心尖朝向左前下方,心底朝向右后上方。心脏右缘主要由右房构成,左缘主要由左房和左室构成,下缘主要由右室构成。心前区相当于心脏在前胸壁上的投影。

【检查方法】

1. 视诊　检查者站立于被检查者的右侧面,弯腰平视,视线与被检查者前胸壁皮肤平行,血管视诊则需从切线面观察血管的搏动、充盈情况等。

2. 触诊　检查者先后用手掌、手掌尺侧、手指指腹对心尖区、心前区以及视诊的可疑病变部位进行触摸检查。对体表血管直接采用手指指腹进行触诊检查。

3. 叩诊　心脏检查采用的是间接叩诊法,需轻叩。当被检查者卧位时,将左手扳指与其肋间隙平行,被检查者坐位时,扳指与其心脏边缘平行。叩诊心界顺序为:从左到右、自下而上、由外及内,逐一肋间上移叩诊并记录。

4. 听诊　采用听诊器(膜式、钟式)在心前区听诊,常沿逆时针方向逐一听诊5个心脏瓣膜听诊区:心尖部(二尖瓣区)→胸骨左缘第2肋间(肺动脉瓣区)→胸骨右缘第2肋间(主动脉瓣区)→胸骨左缘第3肋间(主动脉瓣第二听诊区、Erb区)、胸骨左缘3、4肋间(三尖瓣区)。疑问部位重复听,原则是不要遗漏。

【检查内容】

1. 心脏视诊

(1)心前区隆起:注意有无胸廓畸形或心脏本身病变(通常是先天性心脏病或儿童期间所患心脏病)导致的心前区隆起。

(2)心尖搏动:部分正常人可以看到心尖搏动。一些生理性因素(体位、体型、呼吸、妊娠等)和病理性因素(心脏扩大、移位)均可导致心尖搏动的移位,其中左室和双心室扩大时向左下移位、右室扩大时向左侧移位。

(3)其他部位搏动:除心尖搏动外,其他任何部位的搏动均为病理性。心底部搏动多为动脉扩张或高压,剑突下搏动在吸气时增强或搏动冲击从剑突下插入检查的手指尖即为右室扩大,否则为腹主动脉搏动。

2. 心脏触诊

(1)心尖搏动及心前区搏动:验证或明确视诊所见搏动的部位、范围、强度和时相。

(2)震颤:用手感知到的一种细小颤动感。心脏或大血管有器质性病变时可触及,有震颤大多有杂音,可依据震颤的部位、时相来判断其来源和临床意义(瓣膜病、间隔或大血管缺损)。

(3)心包摩擦感:与心包摩擦音一起判定心包炎。

3. 心脏叩诊

(1)相对浊音界:是心脏左右缘的实际大小;心脏本身和心外因素可导致其扩大、缩小或移位。常见形态改变为:靴形(左心室扩大)、普大型(双侧心室扩大)、梨形(二尖瓣狭窄致左房扩大,肺动脉段扩张)、烧瓶形(心包积液)。

(2)绝对浊音界:系心脏未被肺掩盖的部分,叩诊呈实音。右室扩大时增大,而心包积液时可与相对浊音界相似。

4. 心脏听诊

(1)心率:即每分钟心搏的次数。通常可通过计数 10 秒或 15 秒再乘以 6 或 4 测定并记录,当心率很慢时要延长计数时间。

(2)心律:正常窦性心律规则(整齐)。窦性心律不齐可见于正常人,而心律规则也不一定心电图正常。最常见的心律不齐是期前收缩(早搏)和房颤。

(3)心音:心前区能听到成对声音即第一心音(S_1 收缩期开始)和第二心音(S_2 舒张期开始),第三心音(S_3)在部分青少年可闻及。区分 S_1 与 S_2 的方法:S_1 心尖部听最响、音调低、较长、S_1-S_2<S_2-S_1(距离)、S_1 与心脏大血管搏动几乎同步。可先在心底部确定 S_1 和 S_2 后默念并移动听诊器到需辨别部位进行区分。

在一些生理和病理情况下,S_1 和(或)S_2 可发生强度、性质和分裂的改变。心音分裂系房室瓣或半月瓣关闭明显不同步,造成心音的主要组成成分间距拉大,听诊一个心音分裂成两个音的现象。S_2 分裂较为多见,分为 4 种类型,即:生理性分裂(部分正常人深吸气时可闻及)、通常分裂(吸气时明显,见于二尖瓣狭窄、肺动脉高压等)、固定分裂(不受呼吸影响,见于房间隔缺损)和逆分裂(呼气时明显,见于完全性左束支传导阻滞、主动脉瓣狭窄等)。

(4)额外音:正常心音之外的附加心音,多为病理性,与 S_1 和 S_2 构成三音节律或四音节律。收缩早期喷射音见于动脉瓣狭窄或压力增高,收缩中晚期喀喇音见于二尖瓣脱垂,开瓣音见于二尖瓣狭窄,心包叩击音见于心包炎,奔马律见于心功能不全,其中以舒张期额外音较为多见(图 1-1)。

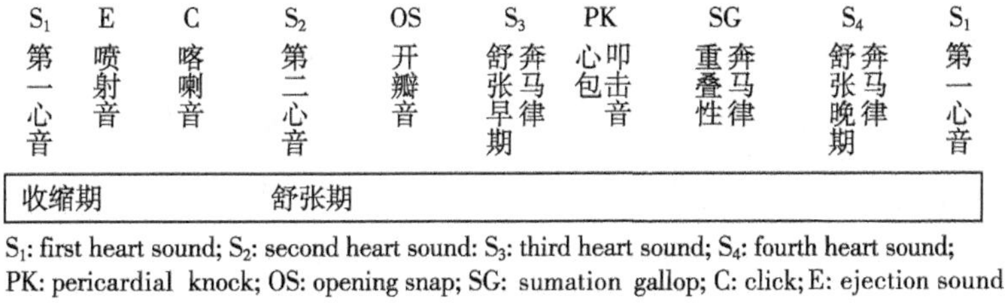

S_1 第一心音	E 喷射音	C 喀喇音	S_2 第二心音	OS 开瓣音	S_3 舒张早期	PK 心叩包击音	SG 重叠性	奔马律	S_4 舒张晚期	奔马律	S_1 第一心音
收缩期			舒张期								

S_1: first heart sound; S_2: second heart sound: S_3: third heart sound; S_4: fourth heart sound;
PK: pericardial knock; OS: opening snap; SG: sumation gallop; C: click; E: ejection sound

图 1-1 常见额外心音示意图

(5)杂音:即心音以外的夹杂音。血液在正常心脏和血管内以正常速度流动时是无声的,当有通道异常、管径异常改变或血流速度加快时会在局部发生湍流,产生振动而形成可以闻及的杂音。杂音有器质性(心脏器质性病变)和功能性杂音(生理性、全身疾病致血流加速、瓣膜相对性狭窄或关闭不全)。需明确杂音时期、部位、强度、性质、传导与体位呼吸关系,并据此判定是否有某些心脏疾患及其类型(表 1-4)。

表 1-4 常见心脏不同部位杂音的临床意义

部位	收缩期杂音(SM)	舒张期杂音(DM)	连续性杂音
心底部	生理性(肺动脉瓣区) 主、肺动脉(瓣)狭窄	主、肺动脉瓣关闭不全 Graham Steell(肺动脉高压)	动脉导管未闭、主肺动脉间隔缺损
胸骨左缘 3、4 肋间	室间隔缺损、肥厚型心肌病		冠状动脉窦破裂
心尖部	生理性、二尖瓣关闭不全、二尖瓣脱垂	二尖瓣狭窄、Austin Flint(相对二狭)	

注:SM systotic murmur;DM diastolic murmur

(6)心包摩擦音:系心脏搏动时心包脏壁两层摩擦产生的声音,见于纤维素性心包炎。按时相可分为收缩期、舒张期和三相(心房收缩-心室收缩-心室舒张)。

5. 血管检查

(1)脉搏:触摸浅表动脉,感知脉率、脉律、强度、脉波(奇脉→心包缩窄或心包压塞、交替脉→心力衰竭、细脉→心房颤动、无脉→动脉闭塞)。

(2)周围血管征:系各种疾病(主动脉瓣关闭不全、甲状腺功能亢进、严重贫血等)导致脉压差增大而出现的体征。包括可检查到(即阳性)毛细血管搏动征、大动脉枪击音、Euroziez双重杂音和水冲脉。

(3)血管杂音:有动脉和静脉杂音。见于动静脉瘘、大动脉炎等。

(4)血压测量:见第一章第三节。

【结果记录】 心脏、血管检查结果的记录(表 1-5)。

表 1-5　心脏、血管检查体征记录

	检查项目	正常体征	异常体征
心脏视诊	心前区隆起	无心前区隆起	可见隆起(具体部位、范围、特点)
	心尖搏动	位于胸骨左缘第五肋间左锁骨中线内侧 0.5~1.0cm,直径 2.0~2.5cm	心尖搏动移位的部位、范围、强度、是否负性搏动
	心前区搏动	无	可见搏动(具体部位、范围、心动周期时相、剑突下搏动的鉴别)
心脏触诊	心前区搏动	确定心尖搏动部位和强度	确定其他搏动的部位和强度
	震颤	未触及震颤	可触及震颤(部位、时相)
	心包摩擦感	未触及心包摩擦感	可触及心包摩擦感(部位、时相、与体位呼吸的关系)
心脏叩诊	相对浊音界	右　　肋间　　左 Ⅱ Ⅲ Ⅳ Ⅴ 左锁骨中线到正中线距离(cm)	向(左侧、右侧、左下、两侧)扩大 具体数值(如左表)、与体位关系等 叩诊心浊音界缩小 心浊音界叩不出
	绝对浊音界	存在或不记录	增大;叩不出(缩小)
心脏听诊	心率	60~100 次/分	具体心率次数
	心律	规则(或齐)	不规则(或不齐) 可闻及期前收缩(早搏),约次/分、是否呈联律;心律绝对不规则(或快慢不一)
	心音	A₂ 与 P₂ 响度的关系 S₂ 生理性分裂	S₁、S₂ 的强度、性质、改变 心音分裂及类型(通常分裂、宽分裂、逆分裂)

续表

检查项目		正常体征	异常体征
心脏听诊	额外音	生理性 S_3 的听诊部位、强度、时相	舒张期额外音:奔马律(舒张早期、晚期、重叠性);开瓣音;心包叩击音;肿瘤扑落音 收缩期额外音:喷射音;喀喇音 医源性:人工瓣膜音、人工起搏音 (记录额外音的部位、时相、性质、与心音及呼吸体位的关系)
	心脏杂音	未闻及(病理性)杂音;生理性杂音的时相(收缩期)、部位(心尖和肺动脉瓣区)、强度和传导	可闻及杂音 (部位、时相、强度、性质、传导、是否合并震颤、与呼吸体位的关系)
	心包摩擦音	未闻及心包摩擦音	可闻及心包摩擦音(部位、时相、与呼吸及体位的关系等)
血管检查	脉搏	60～100 次/分,规则、强、双侧对称	脉率(次/分);脉律;强度;紧张度 脉波:水冲脉、交替脉、奇脉、无脉等
	血压	正常:<120/80mmHg;正常高值:120～139/80～89mmHg	异常血压数值(SBP/DBP);双上肢或四肢血压数值;立卧位血压
	周围血管征	无	水冲脉、枪击音、Duroziez 双重音、毛细血管搏动征

【要点提示】

1. 心脏检查是临床最为常用和重要的体格检查项目,需了解和掌握检查的内容,同时需要掌握血管检查内容。

2. 以心脏听诊最为重要和难以掌握,需要常听常练。

3. 听诊时首先要区分第一心音和第二心音,同时需熟知常见的心音改变、额外音和心脏杂音。

(曹 蘅)

六、腹部检查

【解剖概要】

腹部主要由腹壁、腹腔和腹腔内脏器组成,上起横膈,下至骨盆。体表上以两侧肋弓和胸骨剑突与胸部为界,下至两侧腹股沟韧带和耻骨联合,前面和侧面由腹壁组成,后面为脊柱和腰肌。腹部有两种分区法,即四区分法和九区分法。

【检查方法】

检查腹部时,检查者一般站立于被检查者右侧,面对被检查者。

1. 视诊　检查前嘱被检查者排空膀胱、取低枕仰卧位,两手自然置于身体两侧,暴露全腹。按一定顺序自上而下地观察,有时为了查出细小隆起或蠕动波,诊视者应将视线降低至腹平面,从侧面及切线方向进行观察。

2. 触诊 是腹部检查的主要方法。被检者两腿屈起并稍分开,张口缓慢呼吸。检查肝脏、脾脏时,可分别取左、右侧卧位,检查肾脏时可取坐位或立位,检查腹部肿瘤时还可用肘膝位。以轻动作按顺序触诊,自左下腹开始逆钟向至右下腹,再至脐部,依次检查腹部各区。原则是先触摸健康部位,逐渐移至病变区域。边检查边观察被检者的反应和表情。浅触诊使腹壁压陷约1cm,用于发现腹壁紧张度、表浅压痛、肿块、搏动和腹壁上的肿物等。深部触诊使腹壁压陷至少2cm以上,以了解腹腔内脏器情况,检查压痛、反跳痛和腹内肿物等。包括深压触诊、滑动触诊、双手触诊、冲击触诊及钩指触诊等。

3. 叩诊 多用直接叩诊法;也可用间接叩诊法。

4. 听诊 将听诊器膜件置于腹壁,全面听诊腹部各区。妊娠5个月以上妇女可在脐下听到胎心音。

【检查内容】

1. 腹部视诊

(1)腹部外形:注意是否对称,有无全腹或局部膨隆或凹陷,必要时测量腹围。正常人腹部平坦,坐起时脐下腹部稍前凸。

1)腹部膨隆:平卧时前腹壁明显高于肋缘与耻骨联合平面,外观呈隆起状,可表现为全腹膨隆或局部膨隆。全腹膨隆常见于腹腔积液、腹内积气及腹内巨大肿块;局部膨隆常见于脏器肿大、腹内肿瘤或炎性肿块。

2)腹部凹陷:卧位时前腹壁明显低于肋缘与耻骨联合平面,可表现为全腹凹陷或局部凹陷。全腹凹陷见于消瘦和脱水者,严重者前腹壁凹陷几乎贴近脊柱,肋弓、髂嵴和耻骨联合暴露,称舟状腹;局部凹陷多由于术后腹壁瘢痕收缩所致。

(2)呼吸运动:正常人呼吸时腹壁上下起伏,即腹式呼吸运动。男性及小儿以腹式呼吸为主,女性则以胸式呼吸为主。腹式呼吸运动减弱常见于腹膜炎症、腹水、急性腹痛、腹腔内巨大肿瘤等;腹式呼吸消失常见于胃肠道穿孔所致急性腹膜炎或膈肌麻痹等;腹式呼吸增强偶见于癔症或大量胸腔积液。

(3)腹壁静脉:正常人腹壁皮下静脉一般不显露,腹压增加时可见静脉显露。门静脉高压时于脐部可见曲张的静脉向四周放射,如水母头,此处常可听到血管杂音。可用指压法鉴别腹壁静脉曲张的来源。

(4)胃肠型和蠕动波:正常人腹部无胃肠轮廓及蠕动波形。胃肠道梗阻时,梗阻近端胃或肠道饱满而隆起,显示各自轮廓,称为胃型或肠型伴有该部位蠕动增强,可见及蠕动波。在观察蠕动波时,在侧面观察更佳,也可用手拍腹壁诱发。

(5)腹壁其他情况:皮疹、色素、腹纹、瘢痕、疝、体毛、上腹部搏动等。

2. 触诊

(1)腹壁紧张度:正常人腹壁柔软,病理情况下腹壁紧张度可增加或减弱。

1)腹壁紧张度增加:全腹紧张度增加见于弥漫性腹膜炎时板状腹;结核性腹膜炎时有柔韧感;局部腹壁紧张常见于脏器炎症波及腹膜。

2)腹壁紧张度减低:检查时腹壁松软无力,失去弹性。见于慢性消耗性疾病或大量放腹水后。

(2)压痛及反跳痛:亦称腹膜刺激征。正常人腹部无压痛,重压时仅有压迫感。压痛多来自腹壁或腹腔内病变。腹壁病变比较表浅,腹腔内病变时压痛部位提示病变部位。反跳痛,即用手指触及压痛后,用并拢的示、中、无名指压于原处稍停片刻,使压痛感觉趋于稳定,然后迅速抬起手指,如此时患者感觉腹痛骤然加重,并伴有痛苦表情或呻吟。

(3)脏器触诊:

1)肝脏:常用单手触诊或双手触诊法,偶用钩指触诊法。正常成人肋缘下不可触及肝脏。肝脏病变时,可触及肿大的肝脏或局限性肿块。触及肝脏时,应详细体会并描述大小(测出右锁骨中线肋下缘及前正中线剑突下至肝下缘,以 cm 表示)、质地、边缘和表面状态、压痛、搏动、肝区摩擦感、肝震颤等。

2)脾脏:常用单手触诊或双手触诊法。正常情况脾脏不能触及,内脏下垂或左侧胸腔积液、积气时脾脏下移可触及。除此之外,能触及脾脏提示脾脏肿大为正常 2 倍以上。轻度肿大时仅测左锁骨中线与左肋缘焦点至脾下缘距离;明显肿大时应加测左锁骨中线与左肋缘焦点至脾脏最远点距离及脾右缘与前正中线距离;脾脏高度肿大超过前正中线右侧,测量脾右缘至前正中线最大距离(cm)。

3)胆囊:常用单手滑行触诊法或钩指触诊法。正常时不能触及胆囊,胆囊肿大时可在右肋缘下、腹直肌外侧处触及,一般呈梨形或卵圆形,表面光滑、张力较高、常有触痛,随呼吸上下移动。胆囊疾患时,肿大胆囊未到肋缘下,不能触及胆囊;检查者可以左手掌平放于被检查者右胸下部,以拇指指腹钩压于右肋下胆囊点处,嘱被检者缓慢深吸气,在吸气过程中发炎胆囊下移碰到用力按压的拇指,感疼痛,为胆囊触痛,如剧痛以致吸气中止称 Murphy 征阳性。

4)肾脏和输尿管:常用双手触诊法,可取平卧位或立位。正常人肾脏一般不易触及,有时可触及右肾下极。肾脏和尿路炎症或其他疾病时,可在相应部位出现压痛点,分别为季肋点、上输尿管点、中输尿管点、肋脊点及肋腰点。

5)膀胱:常用单手滑行触诊法。正常人膀胱空虚时不易触及,膀胱充盈胀大时可在下腹部触及。膀胱增大多由积尿所致,呈扁圆形或圆形,触之囊性感。

(4)腹部肿块

1)易误诊为肿块的正常结构:如腹肌发达者腹直肌肌腹及腱划、消瘦者腰椎椎体、乙状结肠粪块、横结肠、盲肠。

2)异常肿块:触及异常肿块时,表示为病理性病变,应明确其部位、大小、形态、质地、压痛、搏动、移动度等。

(5)液波震颤:被检查者平卧,检查者以一手掌面贴于被检者腹壁,另一手四指并拢屈曲,用指端叩击对侧腹壁,如有大量液体存在,则贴于腹壁的手掌有被液体波动冲击的感觉,即波动感。

(6)振水音:被检者仰卧,检查者以一耳凑近其上腹部,同时以冲击触诊法振动胃部,可听到气、液撞击的声音。正常人在餐后或饮多量液体时可有振水音、若在空腹或餐后 6～8 小时以上仍有此音,提示胃排空障碍,如幽门梗阻或胃扩张。

3. 叩诊

(1)叩诊音:正常人腹部大部分区域为鼓音,只有肝、脾、增大的膀胱和子宫占据的部位以及两侧腹部近腰肌处叩诊为浊音。

(2)肝脏及胆囊:叩诊肝上界一般沿右锁骨中线、右腋中线和右肩胛线由肺区向下叩向腹部。叩诊用力应适当,当由轻音转为浊音时,即为肝上界,称相对浊音界。再向下叩 1～2 肋间,则浊音变为实音,称肝绝对浊音界,也是肺下界。胆囊大小不能叩及,胆囊区叩击痛为胆囊炎重要体征。

（3）脾脏：当触诊不满意或在左肋缘下刚触到脾缘时用叩诊确定其大小。

（4）移动性浊音：是腹腔积液的重要检查方法。被检查者仰卧，腹中部鼓音，两侧呈浊音。嘱被检者分别左、右侧卧位，原先浊音区变换为鼓音，这种因体位不同而出现的浊音区变动的现象，称移动性浊音。

（5）膀胱：在耻骨联合上方开始，从上往下。

4. 听诊

（1）肠鸣音：肠蠕动时，肠管内气体和液体随之流动，产生断断续续的咕噜声（气过水声）称肠鸣音。听诊点为右下腹部，正常时 4～5 次/分。病理情况下肠鸣音可呈现活跃、亢进或减弱。

（2）血管杂音：有动脉性和静脉性杂音。动脉性杂音常在腹中部或腹部两侧；静脉性杂音无收缩期与舒张期性质，常出现于脐周或上腹部。

（3）摩擦音：正常人无摩擦音。在脾梗死、脾周围炎、肝周围炎或胆囊炎累及局部腹膜时，可在深呼吸时于各相应部位听到摩擦音，严重者可触及摩擦感。

【结果记录】　腹部检查结果的记录（表 1-6）。

表 1-6　腹部检查体征记录

	检查项目	正常体征记录	异常体征记录
视诊	腹部外形	平坦，坐起时脐下稍前凸	膨隆、凹陷
	呼吸运动	腹式呼吸、胸式呼吸	减弱、消失、增强
	腹壁静脉	皮下静脉一般不显露	显露（腹压增加）、水母头（门静脉高压）
	胃肠型蠕动	无	胃型或肠型隆起（肠梗阻）
	其他情况	无	皮疹、色素、腹纹、瘢痕、疝、体毛等
触诊	腹壁紧张度	柔软	增加（腹膜炎）、减低（消耗性疾病等）
	压痛	无	压痛（腹壁或腹腔内病变）
	反跳痛	无	反跳痛（腹膜刺激征）
	脏器触诊	肝、脾、胆囊：正常肋缘下不能触及 肾脏和输尿管：不能触及 膀胱：空虚时不易触及	肝、脾、胆囊：肿大或位置下移时肋缘下可触及，有触痛；胆囊疾患：Murphy 征阳性；输尿管点压痛、触及肿大或下移的肾脏、膀胱
	液波震颤	无	有
	振水音	无	有
叩诊	肝脏及胆囊	肝上、下界、无叩痛	胆囊区叩击痛（胆囊炎）
	脾脏	正常不叩及	可叩及
	移动性浊音	阴性	阳性（腹腔积液）
	膀胱	正常不叩及	叩及膀胱（积尿）
听诊	肠鸣音	正常大约 4～5 次/分	活跃、亢进或减弱
	血管杂音	无	动脉性杂音、静脉性杂音
	摩擦音	无	有：腹膜炎等

【要点提示】

1. 触诊是腹部检查最为常用的方法,需熟练掌握腹部触诊的方法、顺序,及实质脏器触诊所要描述的内容。

2. 掌握腹部叩诊的适用范围及方法。

（张道友）

七、肛门和直肠检查

【解剖概要】

直肠位于盆腔后部,全长约 12～15cm,下连肛管,直肠和肛管交界线为齿状线,是重要的解剖学标志。肛管下端为肛门,位于会阴中心体与尾骨尖之间。

【检查方法】

1. 常用体位

(1)肘膝位:常用于前列腺、精囊及内镜检查。具体为患者两肘关节屈曲、两膝关节屈曲成直角着力于检查台上,胸部尽量靠近检查台,臀部抬高。

(2)左侧卧位:适用于病重、年老体弱或女性患者。具体为患者取左侧卧位,右腿向腹部屈曲,左腿伸直,臀部靠近检查台右边。

(3)截石位:适用于重症体弱患者或膀胱直肠窝的检查。患者仰卧于检查台上,臀部垫高,两腿屈曲、抬高并外展。也可进行直肠双合诊。

(4)蹲位:适用于检查直肠脱出、内痔及直肠息肉等。患者下蹲呈排大便的姿势,屏气向下用力。

2. 操作方法　肛门与直肠的检查以视诊及触诊为主,可辅以内镜检查。

(1)视诊:根据患者病情及检查目的取适当体位,医师用手分开患者臀部,观察患者肛门及其周围皮肤,嘱患者提肛肌收缩及做排便动作。

(2)触诊:通常称为肛诊或直肠指诊。嘱患者取肘膝位、左侧卧位或截石位。医师右手示指戴指套或手套,涂以润滑剂(如肥皂液、凡士林、液状石蜡),将示指置于肛门外口轻轻按摩,等患者肛门括约肌适应放松后,再徐徐插入肛门、直肠内,检查肛门及括约肌的紧张度,再检查肛管及直肠的内壁。

【检查内容】

1. 肛门视诊　肛门及其周围皮肤颜色及褶皱,肛门处有无红肿、脓、血、黏液、肛裂、外痔、瘘管口、脓肿及脱垂等。

2. 直肠指诊　肛门周围肿块、压痛,皮下有无疣状物,有无内痔等;肛门及括约肌紧张度;肛管直肠壁有无触痛、波动、肿块及狭窄;抽出手指后,观察指套有无血迹或黏液。

【结果记录】　肛门和直肠的检查结果(表 1-7)。

表 1-7　肛门及直肠检查结果记录

方法	检查项目	正常体征记录	异常体征记录
视诊	肛门及周围皮肤	正常颜色较深,褶皱自肛门向外呈放射状。提肛肌收缩时括约肌褶皱更明显,作排便动作时褶皱变浅	肛门及周围有红肿、脓、血、黏液、肛裂、外痔、瘘管口、脓肿及脱垂等

续表

方法	检查项目	正常体征记录	异常体征记录
直肠指诊	肛门周围	无异常	肿块及肿块大小、形状、位置、硬度及能否推动 压痛的程度及位置 可触及外痔等
	肛管及直肠壁	无异常	触痛、波动、肿块及狭窄 肿块大小、形状、位置、硬度及能否推动

【要点提示】

1. 肛门和直肠体检的体位及其适用的检查内容。

2. 肛门和直肠触诊所要了解的内容。

(储照虎)

八、脊柱和四肢检查

【解剖概要】

脊柱是支撑体重、维持躯体各种姿势的重要支柱,由7个颈椎、12个胸椎、5个腰椎、5个骶椎、4个尾椎组成。有四个生理弯曲:颈段稍向前凸;胸段稍向后凸;腰椎明显向前凸;骶椎明显向后凸。四肢及关节应左右对称,活动自如。

【检查方法】

1. 视诊 从各方位观察脊柱及肢体的外形有无异常和畸形、肢体两侧是否对称、活动度有无受限及步态有无异常。

2. 触诊 对脊柱、关节、肌肉及周围组织触摸、按压,检测是否有畸形、压痛。

3. 叩诊

(1)直接叩击:检查胸椎与腰椎。用中指或叩诊锤垂直叩击各椎体的棘突。

(2)间接叩击:嘱被检查者取坐位,检查者将左手掌置于其头部,右手半握拳以小鱼际肌部位叩击左手背,了解被检查者脊柱各部位有无疼痛;或肢体检查时,远离伤处,沿肢体纵轴叩击,了解能否诱发出伤处疼痛。

4. 听诊 让被检查者做相应的肢体活动,如发现有异常的响声,应同时观察有无相应伴随的临床症状。

5. 量诊 被检查者两侧肢体置于对称的位置,用皮尺测量肢体长度、肢体及关节周径;让患者配合行屈曲、后伸、侧弯、内收、外展及旋转等动作,用目测法或量角规测量关节的活动度。

【检查内容】

1. 视诊

(1)脊柱弯曲度

1)侧面视诊四个生理性弯曲,背面视诊脊柱是否位于后正中线,有无侧弯。

2)病理性弯曲:①脊柱后凸,常见于佝偻病、椎体结核、强直性脊柱炎及脊椎退行性变等;②脊柱前凸,可见于妊娠、大量腹水、腹腔巨大肿瘤及髋关节屈曲畸形等;③脊柱侧凸,姿势性侧凸见于姿势不良、椎间盘脱出症、脊髓灰质炎后遗症等;器质性侧凸见于佝偻病、慢性胸膜增厚等。

(2)四肢及关节的形态

1)四肢形态异常:①杵状指(趾)常见于呼吸系统疾病、发绀型先天性心脏病、亚急性感染性心内膜炎、营养障碍性疾病等;②匙状甲见于缺铁性贫血、高原疾病等;③肢端肥大见于巨人症、垂体瘤;④骨折可见肢体缩短或肿胀变形;⑤肌肉萎缩见于脊髓灰质炎、骨骼肌疾病、周围神经病。

2)关节形态异常:①肿胀常见于外伤、关节炎、结核、肿瘤、关节腔积液及缺血性坏死等;②畸形如方肩见于肩关节脱位或三角肌萎缩;膝外翻及膝内翻见于小儿佝偻病;腕垂症见于桡神经损伤;猿掌见于正中神经损伤;爪形手见于尺神经损伤、进行性肌萎缩等;餐叉样畸形见于 colles 骨折;膝反张见于小儿麻痹后遗症、膝关节结核。

3)步态异常:①跛行见于关节痛、小儿麻痹症后遗症、下肢动脉硬化症等;②鸭步见于先天性双侧髋关节脱位、髋内翻、小儿麻痹症;③呆步见于髋关节强直,化脓性髋关节炎。

2. 触诊

(1)压痛

1)脊椎局部压痛:见于脊椎结核、肿瘤、椎间盘突出、外伤或骨折。

2)椎旁肌压痛:见于急性腰肌劳损。

3)四肢及关节局部压痛:常见于创伤或骨折、炎症、肿瘤、关节退行性变、肌腱及软组织损伤等。

(2)肿块:对四肢及关节周围的肿块,应注意大小、硬度、活动度、压痛及波动感;常见于囊肿、滑囊炎、骨软骨瘤,如伴有同步动脉搏动,见于动脉瘤。

(3)骨擦感:多见于膝关节。检查者一手置于患膝前方,另一手持被检查者小腿做膝关节伸屈动作,膝部有摩擦感,提示膝关节面不光滑;或推动髌骨作上下左右活动,如有摩擦感,提示髌骨表面不光滑,见于炎症及创伤后遗留的病变。

3. 叩诊

(1)脊柱的叩击痛:叩击痛的部位多为病变部位,见于脊柱结核、脊椎骨折及椎间盘突出等;如有颈椎病变时,间接叩诊时可出现上肢的放射性疼痛。

(2)四肢及关节的叩击痛:间接叩诊能诱发出伤处疼痛,表示伤处骨折或炎症。让患者下肢伸直,医师以拳叩击足跟,如髋部疼痛,提示髋关节炎或骨折。

4. 听诊

(1)骨擦音:脊柱和四肢骨骼的骨擦音见于骨折时。

(2)关节活动音:髋关节检查行屈髋和伸髋动作时,股骨大粗隆上方闻及明显"咯噔"声,系紧张肥厚阔筋膜张肌与大粗隆摩擦声;伸屈膝关节时发出低沉弹响见于盘状半月板;手指伸屈时发出清脆弹响见于狭窄性腱鞘炎。

5. 量诊

(1)脊柱活动度:让被检查者作前屈、后伸、侧弯、旋转等动作,以观察脊柱活动情况。已有脊柱外伤可疑骨折或关节脱位时,应避免活动,以防损伤脊髓。活动受限见于局部肌纤维织炎及韧带受损;颈椎病、椎间盘突出;结核或肿瘤浸润;脊椎外伤、骨折或关节脱位。

(2)关节活动度:让被检查者行屈曲、后伸、内收、外展及旋转等动作,用目测法及量角规测量关节活动度。量角规有三种:双臂式量角规,测量大关节活动度;罗盘角规,测量前臂旋转活动度;指关节量角规,测量指关节活动度。活动受限常见于关节脱位、炎症、结核、肿瘤、退行性变及软组织损伤等。

(3)肢体长度:目测法适用于不合作的患儿;尺测法简便、准确,测量的两侧肢体应置于对称位置,用笔划出骨性标志,避免皮肤滑动。肢体长度改变常见于骨折、关节脱位及先天性畸形等。

6. 脊柱、四肢检查的几种特殊试验

(1)Jackson压头试验:患者取端坐位,检查者双手重叠放于其头顶部,向下加压,如出现颈痛或上肢放射痛即为阳性。多见于颈椎病及颈椎间盘突出症。

(2)直腿抬高试验:被检查者仰卧位,双下肢伸直,检查者一手握被检查者踝部,一手置于大腿伸侧,分别做双侧直腿抬高动作,腰与大腿正常可达 80°～90°,若不足 70°,且伴有下肢后侧的放射性疼痛,则为阳性。见于腰椎间盘突出症、单纯性坐骨神经痛。

(3)股神经牵拉试验:患者俯卧,髋、膝关节完全伸直,检查者将一侧下肢抬起,使髋关节过伸,如大腿前方出现放射痛为阳性,见于高位腰椎间盘突出症。

(4)浮髌试验:被检查者平卧位,下肢伸直,检查者一手虎口卡于其膝髌骨上极,加压压迫髌上囊,使关节液集中于髌骨底面,另一手示指垂直按压髌骨并迅速抬起,按压时髌骨与关节面有碰触感,松手时髌骨浮起,即为浮髌试验阳性,提示有中等量以上关节积液。

【结果记录】脊柱、四肢检查结果记录(表 1-8)。

表 1-8　脊柱、四肢检查体征记录

	检查项目	正常体征记录	异常体征记录
视诊	脊柱弯曲度	四个生理性弯曲	病理性弯曲(脊柱后凸、前凸、侧凸)
	四肢及关节形态	左右对称,活动自如	四肢形态异常(杵状指(趾)、匙状甲、肢端肥大、骨折、肌肉萎缩) 关节形态异常(肿胀、畸形)
	行走步态	步态自然、稳健	步态异常(跛行、鸭步、呆步)
触诊	压痛	无	确定脊椎、椎旁肌及四肢关节局部有无压痛
	肿块	无	触及四肢及关节周围的肿块(注意大小、硬度、活动度,有无压痛及波动感)
	骨擦感	未触及骨擦感	可触及骨擦感(多见于膝关节)
叩诊	脊柱、四肢及关节叩击痛	无叩击痛	确定叩击痛为局部还是间接叩击痛
听诊	骨擦音	无	脊柱、四肢骨骼局部骨折时可闻及骨擦音
	关节活动音	髋关节检查行屈髋和伸髋动作时可闻及	在伸屈关节时注意发出弹响的部位、音调(通常膝关节发出低沉而手指关节发出清脆的弹响)
量诊	脊柱活动度	活动自如	脊柱活动受限度(行前屈、后伸、侧弯、旋转动作时)
	关节活动度	活动自如	关节活动受限度(行屈曲、后伸、侧弯、内收、外展及旋转等动作时,用目测法或量角规测量)
	肢体长度、周径	两侧肢体匀称	一侧肢体缩短的尺寸、局部肢体及关节肿胀时的周径

【要点提示】

1. 脊柱和四肢检查是全身体格检查的一部分,可根据病情选择灵活应用。

2. 了解脊柱的触诊方法及其阳性结果的意义。脊柱、四肢检查的特殊试验的方法和意义。

(夏朝红)

九、神经系统检查

【解剖概要】

神经系统包括中枢神经系统和周围神经系统两部分,前者包含脑和脊髓,主管分析、综合内外环境传来的信息并作出反应,后者指脊髓和脑干软脑膜以外的所有神经结构,即除嗅、视神经以外的所有脑神经和脊神经,主管传导神经冲动。

【检查方法】

检查前需准备一些必要工具,常用工具:叩诊锤、大头针、音叉、棉签、电筒、压舌板、试管、软尺、听诊器、视力表、视野计等;特殊用具:嗅觉试验瓶(盛有薄荷水、松节油、香水等)、味觉试验瓶(盛有糖、盐、奎宁、醋酸等)、失语症试验箱(梳子、牙刷、火柴、笔、刀、钥匙、图画本、各种颜色及各式的木块)等。在体检前首先对被检查者的精神状态进行检查,一般情况下,应按身体自上而下部位顺序检查。对于肢体而言,常按运动、感觉和反射的顺序检查。

【检查内容】

神经系统体格检查包括七部分:高级神经活动、脑神经、运动系统、感觉、反射、特殊体征和自主神经功能。

1. 脑神经检查

(1)嗅神经:先观察鼻腔是否通畅,以排除局部病变。嘱被检查者闭目,检查者用拇指堵住一侧鼻孔,将装有挥发性气味但无刺激性液体(如香水、松节油等)的小瓶,或牙膏、香皂、樟脑等,置于患者另一侧鼻孔下,让被检查者说出闻到的气味名称。再按同样方法检查对侧。嗅觉正常时可正确区分各种测试物品气味。

(2)视神经:包括视力、视野和眼底检查。

(3)动眼、滑车和展神经:合称眼球运动神经,故同时检查。检查被检查者眼裂和眼睑是否对称、增大或变小、上睑下垂,眼球运动有无缺损或受限、辐辏运动;注意有无复视及眼震;观察瞳孔大小、形态、对光反射、调节和辐辏反射。

(4)三叉神经:检查面部感觉是否有障碍,咀嚼肌有无萎缩、运动有无异常,角膜反射是否存在。

(5)面神经:检查面部表情肌运动有无异常,是否有额纹变浅、皱眉不能、闭眼困难、鼻唇沟变浅、鼓腮和吹哨时患侧漏气,示齿口角向健侧歪斜等症状,并检查患者舌前2/3的味觉。

(6)位听神经:包括前庭神经和耳蜗神经。检查患者听力,如发现听力障碍,则行电测听检查;注意被检查者有无平衡障碍、感到眩晕、自发性眼震;对外耳道灌注冷、热水试验或旋转试验,观察有无前庭功能障碍所致的眼震反应。

(7)舌咽、迷走神经:检查时嘱被检者张口发"啊"音,观察两侧软腭是否对称、悬雍垂是否有偏斜;询问患者有无吞咽困难和饮水呛咳;用棉签轻触两侧软腭和咽后壁黏膜检查一般感觉;检查患者舌后1/3味觉;检查咽反射是否存在,有无减弱或消失。

(8)副神经:观察胸锁乳突肌和斜方肌有无萎缩,嘱被检查者作耸肩及转头运动,检查者给予一定的阻力,比较两侧肌力。

(9)舌下神经:嘱被检查者伸舌,观察有无伸舌偏斜、舌肌萎缩及肌束颤动。

2. 运动系统检查

(1)肌力:检查时嘱被检查者作肢体伸屈动作,检查者从相反方向给予阻力,测试患者对阻力克服的力量,注意两侧比较。采用肌力六级分级法记录结果。

(2)肌张力:肌张力是指肌肉松弛状态的肌肉紧张度和被动运动时遇到的阻力。检查时嘱被检查者肌肉放松,检查者根据触摸肌肉的硬度,被动伸屈其肢体感知肌肉阻力,检查有无肌张力增高、减低等情况。

(3)共济运动:观察被检查者穿衣、扣纽扣、取物、写字和步态等动作的准确性以及言语是否流畅。指鼻试验、跟-膝-胫试验、快速轮替动作、闭目难立征等进行共济运动检查。

(4)不自主运动:是指被检查者意识清楚情况下,随意肌不自主收缩所产生的一些无目的的异常动作。主要检查肢体有无震颤、舞蹈样运动、手足徐动等。

(5)姿势和步态:观察行、立、坐及卧姿;观察步态时注意其起步、抬足、落足、步幅、步基、方向、节律、停步及协调动作情况。异常步态有:痉挛性偏瘫步态、痉挛性剪刀步态、蹒跚步态、慌张步态、跨域步态、肌病步态等。

3. 感觉功能检查 检查时被检查者必须意识清晰,检查前让被检查者了解检查的目的与方法,以取得充分合作,并嘱被检查者闭目,以避免主观或暗示作用。注意左右和远近端部位的差别。

(1)浅感觉检查

1)痛觉:用大头针的针尖均匀地轻刺被检查者皮肤,询问是否疼痛,注意两侧对称比较,同时记录痛感障碍类型(正常、过敏、减退或消失)与范围。

2)触觉:用棉签轻触患者的皮肤或黏膜,询问有无感觉。

3)温度觉:用盛有热水(40～50℃)或冷水(5～10℃)的试管交替接触患者皮肤,嘱被检查者辨别冷、热感。

(2)深感觉检查

1)运动觉:检查者轻轻夹住被检查者的手指或足趾两侧,上或下移动,令被检查者根据感觉说出"向上"或"向下"。

2)位置觉:将被检查者肢体摆成某一姿势,请被检查者描述该姿势或用对侧肢体模仿。

3)震动觉:用震动着的音叉(128Hz)柄置于骨突起处(如内踝、外踝、桡尺骨茎突、胫骨、膝盖等),询问有无震动感觉,判断两侧有无差别。

(3)复合感觉检查:复合感觉是大脑综合分析的结果,也称皮质感觉。

1)皮肤定位觉:检查者以棉签轻触被检查者皮肤某处,让被检查者指出被触部位。

2)两点辨别觉:以钝脚分规轻轻刺激皮肤上的两点(小心不要造成疼痛),检测患者辨别两点的能力,再逐渐缩小脚间距,直到患者感觉为一点时,测其实际间距,两侧比较。正常情况下,手指的辨别间距是 2mm,舌是 1mm,脚趾是 3～8mm,手掌是 8～12mm,后背是 40～60mm。

3)实体觉:嘱被检查者用单手触摸熟悉的物体,如钢笔、钥匙、硬币等,并说出物体的名称。先测功能差的一侧,再测另一手。

4)体表图形觉:在被检查者的皮肤上画图形(方、圆、三角形等)或写简单的字(一、二、十等),观察其能否识别,须双侧对照。

4. 神经反射检查　神经反射包括生理反射和病理反射;生理反射又分为浅反射和深反射。检查时被检查者要合作,肢体肌肉应放松。检查者叩击力量要均等,两侧要对比。

(1)浅反射:系刺激皮肤、黏膜或角膜等引起的反应(表1-9)。

表1-9　常见的浅反射

反射	检查方法	正常反应	节段定位
角膜反射	睁眼向内侧注视,以捻成细束的棉絮从患者视野外接近并轻触外侧角膜	被刺激侧迅速闭眼和对侧也出现眼睑闭合反应	三叉神经及面神经
腹壁反射	仰卧,使腹壁松弛,用钝头竹签分别沿肋缘下、脐平及腹股沟上的方向,由外向内轻划两侧腹壁皮肤	对应腹壁出现收缩	上 $T_7 \sim T_8$ 中 $T_9 \sim T_{10}$ 下 $T_{11} \sim T_{12}$
提睾反射	竹签由下而上轻划股内侧皮肤	同侧睾丸上提	$L_1 \sim L_2$
跖反射	仰卧,伸直下肢,钝头竹签划足底外侧,由足跟至近小趾跖关节处转向姆趾侧	各足趾跖屈	$S_1 \sim S_2$
肛门反射	胸膝位或侧卧位,用大头针轻划肛门周围皮肤	肛门外括约肌收缩	$S_4 \sim S_5$

注:T thoracic vertebrae;L lumbar vertebrae;S sacral vertebrae;下同。

(2)深反射(腱反射):是刺激骨膜、肌腱经深部感受器完成的反射(表1-10)。

表1-10　常用的腱反射

反射	检查方法	正常反应	反射中枢
肱二头肌反射	前臂屈曲约90°,左手托住被检查者肘部拇指置于肱二头肌腱,右手持叩诊锤叩击左手拇指	肘关节屈曲	$C_5 \sim C_6$
肱三头肌反射	外展前臂,半屈肘关节,左手托住前臂,叩击鹰嘴上方的肱三头肌腱	肘关节伸直	$C_6 \sim C_7$
桡骨膜反射	前臂半屈旋前位,叩击桡骨茎突	肘及前臂旋前	$C_5 \sim C_8$
膝反射	坐位或仰卧位,双下肢自然下垂,一手托起其膝关节使之屈曲约120°,叩击膝盖髌骨下区	膝关节伸直	$L_2 \sim L_4$
跟腱反射	被检查者仰卧屈膝约90°,下肢外旋外展位,左手将其足部背屈成直角,叩击跟腱	足向跖面屈曲	$S_1 \sim S_2$
Hoffmann 征	左手持被检查者腕部,右手中指与示指夹住中指并稍向上提,拇指迅速弹刮中指指甲	其余四指屈曲	$C_7 \sim T_1$
Rossolimo 征	叩击足趾基底部跖面	足趾跖屈	$L_5 \sim S_1$

注:C:cervical vertebra

(3)阵挛:为腱反射亢进的一种表现。常见的有:

1)踝阵挛:患者仰卧,髋与膝关节稍屈,医生一手持患者小腿,一手持患者足掌前端,突然用力使踝关节背屈并维持之。阳性表现为腓肠肌与比目鱼肌发生连续性节律性收缩,而致足部呈交替性屈伸动作。

2)髌阵挛:患者仰卧,下肢伸直,检查者以拇指与示指控住其髌骨上缘,用力向远端快速连续推动数次后维持推力。阳性反应为股四头肌发生节律性收缩使髌骨上下移动。

(4)病理反射:病理反射阳性提示锥体束病损。

Babinski 征:用竹签沿患者足底外侧缘,由后向前至小趾近跟部并转向内侧,阳性反应为姆趾背伸,余趾呈扇形展开。Chaddock 征、Oppenheim 征、Gordon 征、Schaeffer 征、Pussep 征及 Gonda 征为 Babinski 等位征,意义同 Babinski 征。

(5)脑膜刺激征:脑膜刺激征为脑膜受激惹的体征。

1)颈强直:患者取仰卧位,检查者以一手托患者枕部,另一只手置于胸前作屈颈动作。如感觉到抵抗力增强,即为颈强直。

2)Kernig 征:患者仰卧,一侧下肢髋、膝关节屈曲成直角,检查者将患者小腿抬高伸膝。正常可伸达 135°以上。如伸膝受阻伴疼痛与屈肌痉挛,则为阳性。

3)Brudzinski 征:患者仰卧,下肢伸直,检查者一手托起患者枕部,另一手按于其胸前。当头部前屈时,双髋与膝关节同时屈曲则为阳性。

5. 自主神经功能检查 自主神经分为交感与副交感两个系统,功能为调节内脏、血管与腺体等活动。

(1)一般检查:观察患者皮肤色泽、质地、温度、营养情况及汗液分泌情况;观察毛发及指甲;询问患者有无大小便异常及有无性功能减退或亢进等情况。

(2)特殊检查:

1)眼心反射:嘱被检查者安静卧床 10 分钟,计数 1 分钟脉搏;再嘱其闭眼后双眼保持下视,检查者用左手中指、示指分别置于其眼球两侧,逐渐加压(以患者不痛为限)。20~30 秒后计数脉率,正常可减少 10~12 次/分,超过 12 次/分提示副交感神经功能增强;迷走神经麻痹者则无反应;如压迫后脉率不减慢反而加速,提示交感神经功能亢进。

2)卧立位试验:平卧位计数脉率,然后突然直立,再计数脉率。如由卧位到立位脉率增加超过 10~12 次/分为交感神经功能亢进。再由立位到卧位,脉率减慢超过 10~12 次/分则为迷走神经功能亢进。

3)皮肤划痕试验:用竹签在皮肤上适度加压划一条线,数秒钟后,皮肤出现先白后红的划痕(血管收缩),属正常反应。如白色划痕持续超过 5 分钟,提示交感神经兴奋性增高。如红色划痕迅速出现、明显增宽、隆起,提示副交感神经兴奋性增高或交感神经麻痹。

4)立毛反射:将冰块置于被检查者颈后或腋窝,可见竖毛肌收缩,毛囊处隆起如鸡皮,7~10 秒最明显,15~20 秒后消失。根据竖毛反射障碍的部位来判断交感神经功能障碍的范围。

【结果记录】神经系统检查结果(表 1-11)。

表 1-11 神经系统检查结果记录

检查项目		正常体征	异常体征
脑神经检查	嗅神经	双侧嗅觉正常	嗅觉缺失、幻嗅
	视神经	视力、视野及眼底正常	视力减退或缺失,视野缺损,视乳头、黄斑、视网膜及视网膜血管异常
	动眼、滑车及展神经	双侧眼裂大小正常,无眼睑下垂,眼球运动正常,双侧瞳孔等大等圆,直径约 2~5mm,对光反射、调节和辐辏反射正常	眼裂增大或变小,眼睑下垂,眼球运动受限,瞳孔大小、形状异常,对光放射、调节和辐辏反射迟钝或消失
	三叉神经	双侧面部咀嚼肌运动正常,无肌萎缩,面部感觉正常。角膜反射正常	面部咀嚼肌肌力减退,肌萎缩,面部感觉减退、消失或过敏,角膜反射消失

续表

检查项目		正常体征	异常体征
	面神经	同侧面部表情肌运动正常,舌前2/3味觉正常	同侧面部表情肌运动障碍,舌前2/3味觉消失
	位听神经	听力正常,无平衡障碍,无眩晕	同侧听力减退或消失,平衡障碍,眩晕,眼震
	舌咽及迷走神经	软腭对称,悬雍垂无偏斜,无吞咽困难和饮水呛咳,软腭和咽后壁黏膜感觉及舌后1/3味觉正常,咽反射存在	患侧软腭位置低垂、悬雍垂偏向健侧,有吞咽困难和饮水呛咳,软腭和咽后壁黏膜感觉及舌后1/3味觉减退或消失,咽反射减弱或消失
	副神经	同侧胸锁乳突肌和斜方肌运动正常,无萎缩	同侧胸锁乳突肌和斜方肌的随意运动障碍,向对侧转头及同侧耸肩无力或不能,有同侧胸锁乳突肌及斜方肌萎缩
	舌下神经	伸舌居中,无舌肌萎缩	伸舌向患侧偏斜、舌肌萎缩及肌束颤动
运动系统检查	肌力	正常肌力为5级	根据肌力六级分级法: 0级 完全瘫痪,肌肉无收缩 1级 肌肉收缩,但不能产生动作 2级 肢体能在床面上水平移动,但不能抵抗自身重力,即不能抬离床面 3级 肢体能抬离床面,但不能抵抗阻力 4级 肢体能作抗阻力动作,但不完全 5级 正常肌力
	肌张力	肌张力正常	肌张力增高部位、类型、程度 肌张力减退部位、类型、程度
	共济运动	共济运动正常	共济失调:指鼻试验、跟-膝-胫试验阳性
	不自主运动	无不自主运动	震颤、舞蹈样动作、手足徐动,诱发及缓解情况
	姿势及步态	正常姿势、步态	痉挛性偏瘫步态、痉挛性剪刀步态、蹒跚步态、慌张步态、跨域步态、肌病步态
感觉检查	浅感觉	刺痛觉、温度觉及触觉正常	刺痛觉、温度觉及触觉减退或消失
	深感觉	运动觉、位置觉及震动觉正常	运动觉、位置觉及震动觉减退或消失
	复合感觉	皮肤定位觉、两点辨别觉、实体觉及体表图形觉正常	皮肤定位觉、两点辨别觉、实体觉及体表图形觉障碍
反射检查	浅反射	角膜反射、腹壁反射、提睾反射、跖反射、肛门反射正常	角膜反射、腹壁反射、提睾反射、跖反射、肛门反射减弱或消失
	深反射	肱二头肌反射、肱三头肌反射、桡骨膜反射、膝反射、跟腱反射正常,无踝阵挛、髌阵挛,Hoffmann征阴性	肱二头肌反射、肱三头肌反射、桡骨膜反射、膝反射、跟腱反射亢进、减弱或消失,踝阵挛、髌阵挛阳性,Hoffmann征阳性

续表

检查项目		正常体征	异常体征
	病理反射	Babinskin 征及其等位征阴性	Babinskin 征及其等位征阳性
	脑膜刺激征	颈软,Kernig 征及 Brudzinski 征阴性	颈强直,Kernig 征及 Brudzinski 征阳性
自主神经功能检查	一般检查	皮肤色泽、质地、温度、营养情况、汗液分泌正常,毛发及指甲及大小便正常,无性功能减退或亢进等	皮肤色泽、质地、温度、营养情况、汗液分泌异常,大小便失禁或潴留,性功能减退或亢进等
	特殊检查	眼心反射、卧立位试验、皮肤划痕试验、立毛反射正常	眼心反射、卧立位试验、皮肤划痕试验或立毛反射异常

【要点提示】

1. 了解自主神经功能特殊检查内容、方法及其意义。

2. 需掌握各类神经系统的检查方法及要点。

(储照虎)

第四节 医嘱与处方

一、医嘱

【概述】

医嘱(medical order)是指医师在医疗活动中下达的医学指令。医嘱记录单由具有执业资格的医师撰写,或指导进修、实习医师完成,是医师拟定治疗计划的记录、护士完成治疗计划的依据,护士检查核对后执行。

【主要知识点】

1. 医嘱内容

包括医嘱日期、时间、护理级别、饮食、隔离种类、体位、用药剂量、方法、各种处置措施、检查、治疗、医师和护士签名等。

2. 医嘱种类

(1)长期医嘱:长期医嘱的有效时间在 24 小时以上,在医师开出停止时间后失效。内容包括:护理常规、护理级别、饮食、体位、吸氧、口服药物、肌注药物、静脉注射或静脉滴注药物、病危或病重通知。

(2)临时医嘱:临时医嘱的有效时间在 24 小时以内,有的需立即执行,一般只执行一次。内容包括:各种检查(检验单、心电图、X 线、B 超、CT 等);各种诊断与治疗性操作(腹腔穿刺、胸腔穿刺、胃肠减压等);药物治疗的临时医嘱;手术治疗的临时医嘱(术前准备、麻醉种类、手术名称等)。

(3)备用医嘱:备用医嘱分长期备用医嘱(prn)和临时备用医嘱(sos)两种。长期备用医嘱有效时间在 24 小时以上,写在长期医嘱单上,医师注明停止时间后失效;临时备用医嘱仅在规定时间内使用一次,过期尚未执行则失效。

3. 医嘱注意事项

(1)医嘱应逐项填写,不得省略。

(2)药物要注明剂量,不得笼统写成片、支等,使用途径和用法书写清楚。

(3)医嘱须经医师签名后有效,在抢救或手术时医师下达口头医嘱,护士必须向医师复诵一遍,双方确认无误后才执行,事后医师及时在医嘱单补签名。

(4)如未执行的医嘱需取消或写错需更改时,应以红笔注写"作废"二字,并写明时间、红笔签名,不得涂改或撕毁。

(5)执行医嘱时要做到"三查七对",每班小查对,每天大查对,护士长每周总查对一次。

(6)凡需下一班执行的临时医嘱,要文字交班。

(7)长期医嘱如停止,则在原医嘱的停止栏内注明日期和时间并签名。

(8)手术、转科、分娩后,可在最后一项医嘱的下面用红笔画一横线,表示以上医嘱作废,可根据当时情况重写医嘱。

(9)重整医嘱　住院时间较长、医嘱单页数多不易观察时,可按上法用红线画一横线,写上重整医嘱,然后将原来执行的医嘱按原来日期顺序抄录。

4. 电子医嘱简介

(1)电子医嘱模式:电子医嘱是将传统的人工模式转变为电子化模式。医嘱单录入界面分为长期医嘱单、临时医嘱单。

(2)电子医嘱录入:电子医嘱内容必须准确、清楚,每项医嘱只包含一个内容,时间应具体到分钟。因抢救或手术需要下达的口头医嘱,在抢救或手术结束后即刻据实补记医嘱,并在医嘱中录入"补"字样。

(3)电子医嘱确认:在提交医嘱前医生要查对,确认无错误、遗漏、重复。需紧急执行的医嘱必须向当班护士做特别交代。护士应及时查对、执行医嘱,当查对发现明显违反诊疗常规的医嘱时,应及时通知医师更改,直至确认无疑后执行。护士在抢救患者生命的情况下,应根据心、肺、脑复苏抢救程序等规范对患者先进行紧急处置,并及时报告医生。

(4)电子医嘱系统使用流程:医师登录电子医嘱系统→下达医嘱→审核无误后提交→主班护士登录护理工作站→接收医嘱→查对医嘱→确认医嘱→执行(操作前、操作中、操作后)→疗效及不良反应观察→如需反馈及时通知医师(如皮试结果)。

【要点提示】

1. 医嘱是医师拟定的诊疗计划的记录,要掌握种类及其内容,规范开医嘱。

2. 应熟悉电子医嘱系统使用流程。

二、处方书写

【概述】

处方(recipe)是指由注册执业医师和执业助理医师为患者开具的,由取得药学专业技术职务任职资格的药学专业技术人员审核、调配、核对,并作为患者用药凭证的医疗文书。医师取得麻醉药品和第一类精神药品处方权后,方可在本机构开具麻醉药品和第一类精神药品处方,但不得为自己开具该类药品处方。

【主要知识点】

1. 处方书写要求

（1）处方书写规则

1）患者一般情况、临床诊断、填写清晰、完整，并与病历记载相一致。

2）字迹清楚，不得涂改；如需修改，应当在修改处签名并注明修改日期。

3）每张处方限于一名患者的用药。

4）药品名称应当使用规范的中文名称，没有中文名称的可以使用规范的英文名称；药品名称、剂量、规格、用法、用量要准确规范。

5）填写实足年龄，新生儿、婴幼儿写日、月龄，必要时要注明体重。

6）中药饮片应当单独开具处方。

7）西药、中成药处方，每一种药品另起一行，每张处方不超过5种药品。

8）中药饮片处方的书写，应当按照"君、臣、佐、使"的顺序排列；调剂、煎煮的特殊要求注明在药品右上方，并加括号，如布包、先煎、后下等；对饮片的产地、炮制有特殊要求的，应当在药品名称之前写明。

9）药品用法用量应当按照药品说明书规定的常规用法用量使用，特殊情况需要超剂量使用时，应当注明原因并重复签名。

10）药品剂量与数量用阿拉伯数字书写；剂量应当使用法定剂量单位。

11）给药途径应写明实际需要的用药途径、用药剂量、用药频率、用药时限，可用汉字或相应的拉丁文字表述。

12）除特殊情况外，应当注明临床诊断。

13）开具处方后的空白处划一斜线以示处方完毕。

14）处方医师的签名式样和专用签章应当与院内药学部门留样备查的式样相一致，不得任意改动，否则应当重新登记留样备案。

（2）处方开具要求

1）医师开具处方和药师调剂处方应遵循安全、有效、经济的原则。开具医疗用毒性药品、放射性药品的处方应当严格遵守有关法律、法规和规章。

2）医师开具处方应当使用药品通用名称，开具院内制剂处方时应当使用经省级卫生行政部门审核、药品监督管理部门批准的名称。

3）处方开具当日有效，特殊情况下需延长有效期的，由开具处方的医师注明有效期限，但有效期最长不得超过3日。

4）处方药品用量一般不超过7日；急诊处方一般不超过3日；对于某些慢性病、老年病或特殊情况，处方用量可适当延长，但医师应当注明理由。

5）医师必须按照卫生主管部门制定的麻醉药品和精神药品临床应用指导原则，书写麻醉药品以及第一类精神药品处方。

6）门（急）诊癌症疼痛患者及中、重度慢性疼痛患者需要长期使用麻醉药品和第一类精神药品的，首诊医师必须亲自诊查患者，同时建立相应的病历，要求其签署《知情同意书》。必须在病历中留存相关材料复印件。

7）为门（急）诊患者开具的麻醉药品注射剂，每张处方为一次常用量；控缓释制剂，不得超过7日常用量；其他剂型，不得超过3日常用量。

8）为门（急）诊癌症疼痛患者和中度及重度慢性疼痛患者开具的麻醉药品、第一类精神药品注射剂，每张处方不超过3日常用量；控缓释制剂，不超过15日常用量；其他剂型，不超过7日常用量。

9)住院患者麻醉药品和第一类精神药品处方应当逐日开具,每张处方为 1 日常用量。

10)对于需要特别加强管制的麻醉药品,盐酸二氢埃托啡处方为一次常用量,限二级以上医院内使用;盐酸哌替啶处方为一次常用量,限医疗机构内使用。

2. 处方标准

(1)处方内容

1)前记:包括医疗机构名称、费别、患者姓名、性别、年龄、门诊或住院病历号,科别或病区和床位号、临床诊断、开具日期等。可添特殊要求的项目。

麻醉药品和第一类精神药品处方填写患者身份证号;代办人姓名及身份证号。

2)正文:以 Rp 或 R 标示,分列药品名称、剂型、规格、数量、用法用量。

3)后记:医师签名或者加盖专用签章,药品金额以及审核、调配,核对、发药药师签名或者加盖专用签章。

(2)处方颜色

1)普通处方右上角标注"普通",印刷用纸为白色。

2)急诊处方右上角标注"急诊",印刷用纸为淡黄色。

3)儿科处方右上角标注"儿科",印刷用纸为淡绿色。

4)麻醉药品和第一类精神药品处方右上角标"麻、精一",印刷用纸为淡红色。

5)第二类精神药品处方右上角标注"精二",印刷用纸为白色。

3. 电子处方 随着医院信息化管理的普及,处方开具已由医师手写转变为在工作站输入信息,通过网络系统提交给药房,药房通过计算机上显示的信息,发放药品。

(1)电子处方的优势

1)简化流程,缩短患者就诊时间:患者挂号→就诊→输入电子处方→收费→取药,为电子处方就诊的整个流程。患者初次挂号时填写基本信息。医师输入电子处方时刷卡即可调阅,保证处方前记各项目完整性,节省时间。

2)提高数据和信息的准确性、降低配方的差错率:电子处方格式规范、字迹清楚;如遇缺药,系统会自动提示,便于医师与药剂科联系,及时补充货源。

3)便于数据统计和查阅:能随时统计药剂人员和临床医师的工作量,查阅处方张数及处方金额;有效地落实药物的合理使用;在患者复诊时,便于医师查阅历史处方,为医师提供详细的用药信息。

4)嵌入合理的用药软件:帮助药学人员提高电子处方审核质量。

(2)电子处方存在的问题

1)电子处方打印:医院要在医师工作站配备打印机,增加医疗成本,增大医师工作强度,也不能缩短患者就诊时间。

2)难以达到处方的分色管理。

3)对于超过《处方管理办法》规定的时限(7 日量;3 日量;特殊情况可适当延长),医师难以输入理由。

【要点提示】

1. 处方是医师为患者开具的用药凭证,需熟练掌握处方书写的原则和要求。

2. 应掌握电子处方的流程和应用。

(张道友)

第五节 医疗文书书写

【概述】

医疗文书(medical instruments)是医务人员通过问诊、查体、辅助检查、诊断、治疗、护理等医疗活动获得有关资料,并进行归纳、分析、整理形成的临床诊疗工作全面记录的医学文件,是进行临床诊疗、教学、科研、医疗技术鉴定的重要档案资料。医务人员应及时书写完成相应的医疗文件、不断提高医疗文件书写质量。

【主要知识点】

1. 基本要求

(1)内容真实:记录经过认真、仔细的问诊,全面、细致的体格检查,辩证、客观的分析,正确、科学的判断,客观、真实地反映病情和诊疗经过。

(2)格式规范:住院病历用蓝黑墨水、碳素墨水;门(急)诊病历用蓝黑墨水、碳素墨水、蓝或黑色油水的圆珠笔。按规定格式书写,使用医学术语。文字工整,字迹清晰,表述准确,语句通顺,标点正确。

(3)用词恰当:使用通用的医学词汇和术语,准确、精炼。

(4)记录全面:各项记录应填全,包括姓名、性别、年龄、住院(门诊)号,不留空白。时间具体到年、月、日、时、分钟。

(5)认真修改:病历书写完成后,本人及上级医师可修改,但应保持原记录清楚、可辨,不得涂改。本人修改应当用双线划在错字上,正确的字写在其下方;上级医师审查修改下级医师书写的病历,注明修改日期,并在修改处签名。

(6)按时完成:病历应在规定的时间内完成(包括上级医师修改)。

2. 门(急)诊病历

(1)门诊病历

1)是用于门诊就诊、由患者自己保管的门诊简要病历本,包括门诊病历首页(门诊手册封面)、病历记录、化验单(检验报告)、医学影像检查资料等。

2)门诊病历是患者在门诊就诊时由接诊医师及时完成。

3)门诊病历要填全患者姓名、性别、年龄、职业、住址等诸项内容,患者每次就诊时均应写明科别、年、月、日,内容简明扼要、重点突出。

4)初诊病历内容包括就诊时间、科别、病史、体征、实验室和辅助检查结果、诊治意见和医师签名等。暂时难以确诊者,可写某症待查,如"发热待查"。

5)复诊病历重点记录病情、体征变化及治疗效果,实验室及辅助检查结果,初步诊断及继续诊疗意见,签名。

6)辅助检查报告及实验室检查结果出具后归入病历。

7)诊断证明、病假证明、特别交代有关事项均应记录在病历上。

8)抢救危重患者时,应当书写抢救记录。

(2)急诊病历:书写要求及内容除与门诊病历相同外,还应注意以下几点:

1)就诊时间、每项诊疗处理时间记录到分钟。

2)记录主要病史、体格检查(体温、脉搏、呼吸、血压、神志等有关生命体征,主要阳性体征及有鉴别意义的阴性体征)、初步诊断、诊疗意见、签名。

3)危重疑难的病例应体现首诊负责制,应记录有关专业医师会诊或转接等内容。抢救危重患者时,应当书写抢救记录。

4)对神志不清者应注明病情陈述者与患者关系及对病情的了解程度。

(3)急诊观察室病历:急诊观察室患者要求建立大病历。各项记录内容的具体要求参照住院病历。出急诊观察室时必须有出室小结(或转科记录),格式同住院病历中的出院记录,要说明患者出室去向(入院、转院、回家)及注意事项。

3. **住院病历** 住院病历包括客观性病历资料(住院病案首页、住院志、体温单、医嘱单、检验报告单、医学影像资料、特殊检查同意书、特殊治疗同意书、手术同意书、麻醉记录单、相关手术及手术护理记录单、病理资料、护理记录、出院记录等);主观性病历资料(病程记录、上级医师查房记录、疑难病例讨论记录、会诊意见、抢救记录、死亡病例讨论记录等),是患者入院后,通过问诊、查体、辅助检查获得有关资料,并对这些资料归纳分析书写而成的医疗文书。

(1)完整住院病历:完整住院病历格式规范、内容完整,要求在患者入院24小时内由实习医师或住院医师完成。

1)一般项目:科别、病区、床号、门诊号、住院号、姓名、性别、年龄、婚姻状况、民族、籍贯、职业、工作单位、住址、邮编、病史采集日期、记录日期、病史陈述者、可靠程度等。

2)病史部分:①主诉,患者就诊的主要症状(或体征)+持续时间。简明扼要,高度概括,不超过20个字。不能用诊断或检查结果代替主诉。时间尽量准确,起病短者以小时记述;主诉多于1项者,应按发生的先后顺序分别列出。②现病史,是病史中的主体部分,记述患者患病后的全过程,即患者本次疾病的发生、发展、演变和诊治等方面的详细情况,应按时间顺序书写。具体见本篇第一章第二节。③既往史,见本篇第一章第二节。④系统回顾,见本篇第一章第二节。⑤个人史、月经婚育史、家族史,见本篇第一章第二节。

3)体格检查:T、P、R、BP、一般情况、皮肤、黏膜、全身浅表淋巴结、头部及其器官、颈部、胸部(胸廓、肺脏、心脏、血管)、腹部(肝、脾等)、肛门直肠、外生殖器、脊柱、四肢、神经系统等;记录阳性体征和有鉴别意义的阴性体征,表述要具体、准确;不能写为"淋巴结无肿大","生理反射存在"等。

专科检查,如外科检查、眼科检查、妇科检查等。

4)实验室及其他检查:应记录与诊断有关的实验室及其他检查结果。

5)摘要:将病史、体格检查、实验室检查及其他检查的主要资料摘要综合,提示诊断的根据,使其他医师或会诊医师通过摘要内容能了解基本的病情。

6)初步诊断:根据患者入院时相关资料,综合分析,作出诊断。如初步诊断为多个,应当主次分明。对入院时诊断不明确或诊断不全面者,随着病情演变,逐渐明朗,必须在病程记录中记录修正诊断或补充诊断,并在患者出院时据实填写病案首页上的确诊时间、入院诊断、出院诊断等。

7)医师签名:书写入院记录的医师在初步诊断的右下角签全名,字迹应清楚易认。

(2)表格式住院病历:内容和格式与上述完整病历相同,采用表格式记录,简便、省时,有利于资料贮存和规范化管理。仅限于住院医师及以上职称的医师。初学者应在熟练书写完整病历后,再使用表格式住院病历。

(3)入院记录:入院记录为完整住院病历的简要形式,要求重点突出、简明扼要;在入院

24 小时内接诊医师完成。其主诉、现病史与完整住院病历相同,既往史、个人史、月经生育史、家族史和体格检查可以简要记录,免去摘要。

(4)病程记录:是患者在住院期间病情发展变化和诊疗过程的全面记录,内容包括:患者一般情况、症状、体征等变化;重要辅助检查结果及临床意义;上级医师查房意见、会诊意见、医师分析讨论意见;所采取的诊疗措施及效果;医嘱更改及理由;向患者及亲属告知的重要事项等。

1)首次病程记录:即入院后第一次病程记录,必须在患者入院当日(夜)接诊医师下班前完成,包含入院记录大部分内容。其内容、格式与一般病程记录不同。具体要求如下:记录患者姓名、性别、年龄、主诉及主要症状、体征及辅助检查结果,应简明扼要,突出重点;初步分析,提出最可能诊断、鉴别诊断及其依据;为证实诊断和鉴别诊断还应进行哪些检查及理由;根据患者情况制订的诊疗措施及诊疗计划等。

2)上级医师查房记录:对病危患者,上级医师应在当日首次查房,至少每天一次;对病重患者,上级医师应在次日首次查房,每日或隔日一次,最长小于 3 天;对一般患者,上级医师应在 48 小时内查房,每周 1~2 次。查房记录内容包括补充的病史和体征、诊断依据与鉴别诊断的分析及诊疗计划等。上级医师应有选择的审查、修改下级医师书写的上级医师查房记录并签名。

3)转科记录:患者住院期间出现他科病情,而本科疾病和治疗已告一段落,或他科疾病比本科疾病更为紧急,需要转科诊疗。转科要经过转入科室医师会诊并同意接收。除特殊情况外,转出记录由转出科室医师在患者转出科室前书写完成;转入记录在患者转入后 24 小时内完成。内容包括患者姓名、性别、年龄、入院日期、转出(入)日期、主诉、入院情况、入院诊断、诊疗经过、目前情况、目前诊断、转科目的及注意事项或转入诊疗计划、医师签名等。

4)阶段小结:患者住院时间较长,经治医师应写阶段小结,即病情及诊疗情况的总结,每月 1 次。内容包括入院日期、小结日期,患者姓名、性别、年龄、主诉、入院情况及诊断、诊疗经过、目前情况及诊断、诊疗计划、医师签名等。重点记录本阶段小结前患者的演变、诊疗过程,目前治疗措施及今后准备实施的诊疗方案。交(接)班记录、转科记录可代替阶段小结。

(5)出院记录:患者出院时,由住院医师或进修医师(主治医师审查签名)书写出院记录内容包括:一般项目,如姓名、性别、年龄、入院日期、入院诊断、出院日期、出院诊断、住院天数;入院时主要症状和体征;主要检查结果;各种特殊检查及重要会诊;住院诊疗过程(注明手术名称、日期、输血量及抢救情况等);出院情况;出院医嘱(出院后治疗计划及具体药品);医师签名。

4. 医疗知情同意书　认真落实患者知情同意权,是医务人员的责任和义务。知情:指患者对病情、诊疗措施、医疗风险、费用开支等真实情况的了解、被告知的权利。同意:指患者在知情的情况下有选择、接受或拒绝的权利(自主医疗权)。知情并不等于同意,同意必须以知情为前提。医疗知情同意的范围:各类手术、有创检查或治疗;术中冰冻切片快速病理检查;输血及血液制品;实施麻醉;开展新业务、新技术、临床实验性治疗;对患者实施化疗、放疗、抗结核治疗等;使用贵重药品及用品等,医保患者使用自费药品及材料等;急诊或病情危重,患方或亲属要求终止治疗、出院、转院;拒绝特殊检查、治疗等,特殊患者(如精神异常患者)特别告知;尸检(同意、拒绝)。

【要点提示】

1. 了解和掌握各病历书写特点及要点。

2. 掌握各种医疗文书记录书写格式及要点。

3. 熟记入院记录的内容与格式。

(张道友)

第二章 临床基本技能 >>>

临床诊疗离不开各种操作,技能操作能够体现临床医师的能力和水平,而掌握基本技能操作则是所有临床医师必备的基本功。本章所涉及的操作是临床上最为基本和常用的技能,是临床各科室都会涉及的日常操作,系众多临床基本技能的核心内容,每位年轻医师均应熟练掌握并能独立操作。

第一节 胸腔穿刺术(液体)

【目的】

胸膜腔穿刺术(thoracentesis),简称胸穿,是指对有胸腔积液的患者,为诊断和治疗疾病的需要而通过胸腔穿刺抽取积液的一种技术。主要目的有诊断性(确定胸腔积液的病因)及治疗性(缓解胸腔积液引起的呼吸困难症状、冲洗脓胸、胸腔注射药物等)。

【适应证】

原因未明的胸腔积液、脓胸、须胸腔内冲洗或注射药物。

【禁忌证】

1. 严重出血倾向或大咯血;体质衰弱、病情危重难以耐受操作者。

2. 有精神疾病或不合作、穿刺部位或附近有感染;胸腔积液量少者。

【准备事项】

1. 物品准备 胸腔穿刺包、无菌手套、一次性5ml及50ml注射器、2%利多卡因、碘附、棉签、500ml标本容器、胶布、止血钳、弯盘、靠背椅、抢救车(包括肾上腺素、地塞米松等急救药品),胸腔内冲洗或注射药物。

2. 患者准备 配合操作,避免咳嗽和挪动体位(根据病情可采取坐位或半卧位),不用手触摸消毒的部位,操作中如出现头晕、心慌、胸闷等不适及时告知医师,签署知情同意书。

3. 医师准备

(1)监测患者的生命体征,向患者及家属解释胸腔穿刺的目的、操作过程、可能出现的并发症、操作失败或因病情需要多次胸腔穿刺。对咳嗽较剧者,可口服镇咳药;确认无禁忌证及麻醉药物过敏史;必要时可予患者吸氧并行血氧监测。

(2)临时医嘱:依病情需要,如:胸腔穿刺抽液、2%利多卡因、胸水常规、生化、胸水细胞学检查、胸水细菌培养与药物敏感试验、胸水淋巴细胞亚群检测、胸水基因检测等。

(3)核对患者姓名、住院号、床号、胸片;洗手、戴口罩、帽子。

【操作方法】

1. 选择穿刺点 患者多取直立坐位。面向椅背,两手交叉抱臂置于椅背上,头枕臂上或将前胸靠在床头桌上,使肋间隙增宽;不能坐起者,可采取仰卧位,举起患侧上臂上举抱于枕部。结合胸片选择叩诊实音最明显、呼吸音消失的部位作为穿刺点进行,一般常取肩胛线或腋后线第7~8肋间;也可选腋中线第6~7肋间或腋前线第5肋间为穿刺点。包裹性积液需超声检查确定穿刺点,可用蘸甲紫的棉签在皮肤上标记。

2. 消毒 用棉签蘸碘附消毒穿刺部位3次,从穿刺点由内向外圆形扩展消毒,范围直径≥15cm,每次重复时的范围要略小于前一次消毒范围。

3. 铺巾 查看一次性器械的消毒日期,打开胸穿包并核对,锯开麻醉药(助手),检查包内器械物品,注意检查抽液用的连接乳胶管的穿刺针是否通畅及漏气。取出洞巾。洞巾中心对准穿刺点,在洞巾上方由助手用胶布固定。

4. 麻醉 用5ml一次性注射器抽取2%利多卡因,术者左手固定穿刺点皮肤,右手持穿刺针在穿刺点稍倾斜进针,皮下注射形成一个皮丘,充分麻醉后沿肋骨上缘于穿刺点垂直缓慢进针,逐层依次浸润麻醉至壁层胸膜。每次注射麻醉药前均应回抽,无新鲜不凝固血液方可注射麻醉药,当穿刺针进入胸腔内时,可有脱空感。抽出胸液后停止麻醉,抽出注射器。

5. 穿刺

(1)准备:取尾部连接乳胶管的16号或18号胸腔穿刺针,用血管钳夹闭乳胶管,根据麻醉时进针的深度和方向进行,有脱空感时停止进针(或将乳胶管抽成负压,进入胸腔后乳胶管内可见胸液后停止进针)。

(2)抽液:当穿刺针回吸到胸液时,经穿刺乳胶管连接50ml注射器抽胸液,每次50ml注射器抽满后,助手用血管钳夹住乳胶管,不得漏气,记录抽液量。抽液速度不宜过快。首次穿刺抽液量一般不超过600ml,以后每次穿刺抽液不超过1000ml。诊断性穿刺抽胸液50~100ml,分别装入各个标本瓶内即可停止操作。

6. 拔针 拔出穿刺针,局部消毒,压迫片刻,覆盖无菌辅料,胶布固定。

7. 标本处理 观察标本外观,记录标本量,贴标签,送相关科室检查。清洁器械及操作场所,完成病程记录。

【终止标准】

1. 穿刺成功。

2. 穿刺失败,再次评估胸腔积液量,必要时重新定位穿刺。

3. 穿刺过程中患者咳嗽不能控制、出现生命体征不稳定、不能耐受或不配合。

【注意事项】

1. 应避免在第9肋间以下穿刺,以免穿透膈肌损伤腹腔脏器。操作中应密切观察患者出现胸膜反应或复张性肺水肿等并发症。

2. 一次抽液不应过多、过快。如为脓胸,每次尽量抽尽,疑有化脓性感染时,助手用无菌试管留取标本送检。病理学检查,至少需要100ml标本并应立即送检,以免细胞自溶。

3. 操作中要始终保持胸膜腔负压。

4. 操作前、后监测患者生命体征,操作后嘱患者卧位休息30分钟。

5. 目前对中等以上的胸腔积液患者,为减少多次胸腔穿刺,多采用中心静脉导管行胸腔闭式引流术引流胸腔积液。

【并发症及防治】

1. 胸膜反应　穿刺中患者出现头昏、面色苍白、出汗、心悸、胸部压迫感或剧痛、昏厥血压下降等症状,称为胸膜反应。多见于精神紧张患者,为血管迷走神经反射所致,立即停止操作,嘱平卧、吸氧,皮下注射0.1%肾上腺素0.3~0.5ml。

2. 气胸　穿刺过程中误伤,气体从外界进入胸腔。轻者严密观察、摄胸片、抽气,张力性气胸需行胸腔闭式引流或胸腔镜治疗。

3. 复张性肺水肿　抽液速度过快;抽液量超过1000ml。表现:气促、咳泡沫样或粉红色痰。立即停止操作、吸氧、限制入量、利尿、必要时强心、机械通气。

4. 血胸　穿刺针损伤肋间血管,一般无需处理。如损伤膈肌血管或肋间动脉可引起较大量出血,甚至出现休克,需立即停止操作、止血、监测血压,必要时胸外科处理。刺伤肺组织可引起咯血,依咯血量对症处理。

5. 腹腔脏器损伤　避免穿刺部位过低。

6. 胸腔内感染　是一种严重的并发症,需要严格无菌操作。

【提问要点】

1. 胸腔穿刺术的适应证与禁忌证?

2. 胸腔穿刺点的正确部位与选择?

3. 胸腔穿刺术并发症防治原则?

(王　莹)

第二节　腹腔穿刺术

【目的】

腹腔穿刺术(abdominocentesis)目的有诊断性(明确腹腔积液病因,减轻患者腹腔内压力)及治疗性(腹膜腔内注入药物、腹腔灌洗和腹水浓缩回输)。

【适应证】

1. 腹水病因不明或疑有内脏出血者。

2. 大量腹水引起呼吸困难及腹胀者。

【禁忌证】

1. 肝性脑病先兆、电解质严重紊乱、腹膜广泛粘连、包虫病及巨大卵巢囊肿者。

2. 凝血功能障碍、精神异常或不配合、穿刺部位存在疝、妊娠中后期。

【准备事项】

1. 物品准备　腹腔穿刺包、常规消毒治疗盘、弯盘、消毒杯、消毒碗、尾部连接乳胶管的腹腔穿刺针、2%利多卡因、一次性注射器(5ml、20ml、50ml)、引流袋、碘附、无菌纱布及棉签、皮尺、腹腔内注射所需药品、无菌试管数支、多头腹带、胶布、无菌手套等。

2. 患者准备　穿刺前排空小便或导尿排空膀胱。配合医师根据病情采取适当体位,不用手触摸消毒的部位。术中不要移动体位,如感不适及时告知医师。签署知情同意书。

3. 医师准备

(1)与患者或受委托人谈话沟通:详细说明腹腔穿刺的目的,操作中可能出现的并发症如肝性脑病、休克等;操作不成功或因病情需要多次行腹腔穿刺等。确认无禁忌证及麻醉药物过敏史。

(2)放液前后测量患者生命体征、腹围、体重,检查腹部体征。如放腹水,背部先垫好腹带。

(3)临时医嘱:依病情需要开临时医嘱,如:腹腔穿刺或抽液;2%利多卡因;腹水常规、生化;腹水细胞学检查;腹水细菌培养与药物敏感试验、基因检测等。

(4)核对患者姓名、住院号、床号、腹部平片,洗手、戴口罩和帽子。

【操作方法】

1. 选择穿刺点　根据患者病情采取适当体位,如坐位、平卧、半卧位,对疑为腹腔内出血者行诊断性穿刺,取侧卧位为宜。少量或包裹性腹腔积液需超声定位。

(1)左下腹部穿刺点:脐与左髂前上棘连线的中外 1/3 交界处。

(2)脐与耻骨联合连线的中点上方 1cm、偏左或右 1~2cm。

(3)侧卧位穿刺点:脐水平线与腋前线或腋中线交点处。

2. 消毒　棉签蘸碘附在穿刺部位,自内向外进行皮肤消毒,消毒范围直径约 15cm,待碘附晾干后,再重复消毒一次。

3. 铺巾　检查腹穿包消毒日期,打开腹穿包,戴无菌手套,检查腹腔穿刺包物品是否齐全(注意检查抽液用的连接乳胶管的穿刺针是否通畅)。洞巾中心对准穿刺点铺无菌孔巾,助手用胶布固定孔巾。

4. 麻醉　核对并锯开麻醉药(助手),用 5ml 一次性注射器抽取 2%利多卡因(针头不要碰到药瓶外)。在所选择的穿刺点皮肤局部注射麻醉药至出现皮丘,充分麻醉后逐层浸润麻醉。每次推注麻醉药前先回抽,无新鲜血液、腹水、气体后,再推注麻醉药。

5. 穿刺　操作者左手固定穿刺部局部皮肤,右手持针经麻醉路径逐步刺入腹壁。当有脱空感时,回抽有腹水表明已进入腹腔,可开始抽取或引流腹液。

6. 抽液　诊断性穿刺,直接用 20ml 或 50ml 注射器和 7 号针头抽取腹水送检。需大量放液时,用尾部连接乳胶管的 8 号或 9 号腹腔穿刺针抽取腹水,用输液夹调整速度,记录引入容器中腹水量。若引流不畅,可将穿刺针略移动或变换体位。

7. 拔针　抽液完毕,拔出穿刺针,棉签蘸碘附消毒穿刺点,无菌纱布覆盖并轻压穿刺部位数分钟,胶布固定(如腹水渗漏用蝶形胶布),再腹带包扎。

8. 术后处理　测量患者腹围、脉搏、血压,腹部体征。如无异常,送患者回病房并告知注意事项如卧床休息,以免穿刺伤口腹水外渗。

9. 观察标本外观,记录标本量、颜色、贴标签,送相关科室检查(腹水病理需收集 250ml以上立即送检)。清洁器械及操作场所,完成病程记录。

【终止标准】

1. 穿刺成功。

2. 穿刺不成功　经患者同意后可将穿刺针略移动穿刺点或变换体位。如腹水为血性者于取得标本后,即可终止。

3. 穿刺过程中出现生命体征不平稳、不能耐受检查或不配合者。

【注意事项】

1. 严格无菌操作,防止腹腔感染,防止损伤周围脏器。

2. 操作中应密切观察患者的反应,如有头晕、心悸、恶心、气短、脉搏增快及面色苍白等,立即停止操作,对症处理。注意保暖,放腹水前后需测量腹围、脉搏、血压、检查腹部体征,观察病情变化。

3. 不宜过快、过多放腹水。否则可能引起肝性脑病等并发症。一般每次放腹水不超过3000～6000ml,肝硬化者不超过3000ml(一般放1000ml腹水,补充白蛋白6～8g)。注意腹水的颜色变化,如为血性腹水仅留取标本,不宜放液。

4. 对腹水量较多者,在穿刺时之字形进针。如穿刺孔有腹水持续渗漏时,可用蝶形胶布或火棉胶粘贴。术后嘱患者平卧,并使穿刺点位于上方。

5. 急腹症时穿刺点最好选择在压痛点及肌紧张最明显的部位。避开腹部手术瘢痕部位或肠袢明显处穿刺,妊娠时应在距子宫外缘1cm处穿刺。

6. 诊断性穿刺及腹腔内注入药物,选好穿刺点后,穿刺针垂直刺入。穿刺点一定要准确,左下腹穿刺点不可偏内或偏外,以避开腹壁下血管和旋髂深血管。

【并发症及防治】

1. 肝性脑病和电解质紊乱　术前明确适应证和禁忌证,放液速度不宜过快、过多,如出现症状停止操作,按肝性脑病处理并纠正电解质紊乱。

2. 休克　控制放液速度和量,立即按休克处理。

3. 内脏损伤、肠穿孔、出血　注意穿刺点的正确选择,术前检查凝血功能。

【提问要点】

1. 腹腔穿刺的适应证和禁忌证?

2. 腹腔穿刺点的正确体位及穿刺点如何选择?

3. 腹腔穿刺中的注意事项及并发症处理?

(王　莹)

第三节　骨髓穿刺术

【目的】

骨髓穿刺术(bone marrow puncture)是通过穿刺获取患者的骨髓液,以达到诊断、治疗和判定疗效的目的。

【适应证】

1. 对血液系统疾病、骨髓转移性肿瘤诊断和疗效判断。

2. 不明原因发热和肝脾肿大的鉴别诊断。

3. 一些传染性疾病的病原体检查,需要进行骨髓涂片或培养。

4. 骨髓干细胞培养、骨髓基因检测、骨髓移植等。

【禁忌证】

血友病和严重凝血功能障碍者。

【准备事项】

1. 物品准备　骨髓穿刺包(穿刺针)、无菌手套、一次性注射器、清洁玻片(5～6张)、采血针头、碘附、2%利多卡因、无菌纱布和棉球若干,培养瓶及酒精灯或打火机(骨髓培养用)。

2. 患者准备　配合医生做好穿刺术,术中不要移动体位、不用手去接触已经消毒或正在操作的部位。签署知情同意书。

3. 医师准备

(1)与患者或受委托人谈话沟通,交代病情及操作的必要性,询问过敏史。说明穿刺可能发生的情况如:因病情需要多部位穿刺、穿刺不成功、干抽、穿刺部位出血、感染、麻醉药过敏、穿刺针断裂、需进行骨髓活检等。

（2）核对患者信息，了解操作的目的，做好送检准备。

（3）洗手、戴口罩、帽子。

【操作方法】

1. 选择穿刺点和患者相应体位

（1）髂前上棘：是最常用的部位，位于髂前上棘后1～2cm处的骨平坦处，患者取平卧位。

（2）髂后上棘：位于腰5和骶1水平旁约3cm处，此处骨髓丰富，易于操作，患者取俯卧位。

（3）胸骨：取胸骨体中线平第2肋间处，其他部位不成功时选择。取坐位或平卧位。

（4）棘突：选腰椎棘突的突出处，患者取俯卧位。

2. 消毒 用棉签或棉球蘸碘附消毒穿刺部位3次，从穿刺点由内向外圆形扩展消毒，范围直径要求≥15cm，注意每次重复时的范围要略小于前一次消毒范围。

3. 铺巾 查看一次性器械的消毒日期，打开穿刺包，核对并锯开麻醉药瓶，戴无菌手套，检查包内器械物品，取出洞巾，洞口对准消毒中心的穿刺点。坐位时需用胶布固定洞巾。

4. 麻醉 用注射器抽取2%利多卡因，注意针头不要碰到药瓶的外口壁，在所选择的穿刺点处的局部依次浸润皮肤、皮下、直至骨膜，麻醉骨膜时要变换针头部位，将穿刺点周围充分麻醉。

5. 穿刺 按照要求选择并检查穿刺针，并将穿刺针的固定器固定在适当刻度上（依据不同的穿刺部位），髂骨约1.5cm，胸骨和腰椎棘突约0.5～1.0cm。用左手的示指和拇指固定穿刺部位的皮肤，右手握穿刺针，可用纱布包裹针的末端顶在掌心，与骨面垂直穿刺（胸骨穿刺时针头指向头部方向，针与骨面成70°～80°角），感觉穿刺针触及骨膜后用力按压并左右旋转将穿刺针缓慢刺入骨质，当感觉有脱空感时停止，轻触针柄确定已经固定在骨内到达骨髓腔。若穿刺针仍未固定则继续谨慎刺入一点直达固定状态。

6. 抽液 抽出骨髓穿刺针的针芯，接10ml或20ml干燥注射器抽取骨髓液0.1～0.2ml，注意不要用力过猛致使抽液多了导致骨髓液稀释，影响结果判断。若未能抽出骨髓液可将针芯插入再抽出观察针芯上是否有血迹，如有则继续抽吸即可。若仍抽不出则将针芯插入再少许进针后抽取。

7. 涂片 立即将抽取的骨髓液推出在载玻片上，即刻涂片，推片应与玻片成30°～45°角，推出的玻片应头、体、尾分明，通常4～5张。

8. 其他 若需要进行骨髓细菌培养、干细胞培养、染色体和基因检测等，则在抽液涂片后再继续抽取相应的适量骨髓液。

9. 拔针 将针芯重新插入，左手持无菌纱布轻压穿刺处，右手拔出穿刺针，压迫穿刺点2～3min，并纱布包扎。

10. 血片 取外周血并涂片1～2张与骨髓涂片同时送检。

【终止标准】

1. 穿刺成功。

2. 穿刺不成功 取得患者或受委托人同意后更换部位再次穿刺或终止穿刺，如需要下次再进行穿刺或活检。

3. 穿刺过程中出现意外情况 如出现患者生命体征不稳定、穿刺针断裂、过敏、骨质过硬（骨髓纤维化）、患者不配合等情形，需要暂停或终止操作。

【注意事项】

1. 事先了解患者的血象、出血史、诊断等情况。

2. 熟悉和了解骨髓穿刺包内的物品,准备好需要的其他用品。

3. 穿刺时动作不得粗暴,一定保持在与骨面垂直的方向旋转,不能幅度或角度过大,以免穿透或损伤骨板,同时可能折断穿刺针。

4. 术后将所涂玻片放置纸盒中写上患者姓名、住院号、病区及床号,或在玻片上及培养瓶的标签上标识好患者信息后及时送检。

5. 术后嘱患者平卧 3 小时,注意穿刺处有无出血并嘱保持干燥,3 天不要洗澡。

【提问要点】

1. 骨髓穿刺的适应证和禁忌证?

2. 穿刺点的部位与选择?

3. 单人和双人操作的异同点?

(曹 薇)

第四节　腰椎穿刺术

【目的】

腰椎穿刺术(lumbar puncture)通过穿刺获得患者的脑脊液以检查其性质,对诊断神经系统疾病有重要意义。有时也可用于鞘内注射药物,以及测定颅内压力和了解蛛网膜下腔是否阻塞等。

【适应证】

1. 中枢神经系统感染、炎性及脱髓鞘性病变。

2. 临床怀疑蛛网膜下腔出血而头颅 CT 尚不能确诊者。

3. 颅内某些肿瘤的诊断及鉴别诊断。

4. 脊髓病变和多发性神经根病变的诊断及鉴别诊断。

5. 椎管造影、鞘内药物治疗及减压引流。

6. 测定颅内压力,了解有无颅内压增高或减低。

7. 检查脑脊液动力学,了解椎管内有无梗阻及其程度。

【禁忌证】

1. 颅内压升高有可能形成脑疝者和怀疑后颅窝肿瘤者。

2. 穿刺部位皮肤及脊椎有感染者,脊椎结核、脊髓压迫症的脊髓功能已处于即将丧失的临界状态者。

3. 有出血倾向者。

4. 开放性颅脑损伤。

5. 休克、衰竭或濒危状态。

【准备事项】

1. 物品准备　腰椎穿刺包(包括消毒孔巾、7 号、9 号及 12 号腰椎穿刺针各 1 枚、玻璃测压管、消毒纱布、标本容器等)、无菌手套 2 副、弯盘 1 个、局麻药(2% 利多卡因 0.1g)1 支、5ml 注射器 1 支、碘附、油性画线笔 1 支、无菌棉签 1 包、胶布 1 卷、椅子 1 把。需作细菌培养者,准备灭菌试管及酒精灯。如需腰椎穿刺注射药物,应准备好所需药物及注射器。

2. 患者准备 配合医生做好穿刺术,术中不要移动体位,不用手去接触已经消毒或正在操作的部位。

3. 医师准备 向患者及(或)法定监护人详细说明腰椎穿刺的目的、意义、安全性及可能发生的并发症,简要说明操作过程,取得配合,并签署知情同意书;术者及助手常规洗手,戴好帽子和口罩。

【操作方法】

1. 体位 患者侧卧于硬板床,背部和床面垂直,头颈向前胸屈曲,两手抱膝贴腹部,尽量使腰椎后凸,拉大椎间隙,以利进针。

2. 穿刺点定位 一般以双侧髂后上棘连线与后正中线的交汇处(相当于 L3~L4 棘突间隙)为穿刺点,并用油性画线笔在皮肤上作标记。如果在 L3~L4 棘突间隙穿刺失败,可改在上或下一椎间隙进行。

3. 消毒 以穿刺点为中心,自内向外,消毒范围直径约 15cm,消毒 2~3 遍,注意每次重复时的范围要略小于前一次消毒范围。

4. 铺巾 查看穿刺包的消毒日期,打开穿刺包,术者戴无菌手套,检查穿刺包内器械,注意穿刺针是否通畅,并铺消毒洞巾。

5. 麻醉 用注射器抽取 2% 利多卡因,注意针头不要碰到药瓶外口壁,持针(针尖斜面向上)在穿刺点斜刺入皮内,在穿刺点局部做皮肤和皮下麻醉;将针头刺入韧带后,回吸无血液,边退针边推注麻醉剂。在拔出针头前注意穿刺深度。

6. 穿刺 术者用左手拇指和示指绷紧并固定穿刺部位皮肤,避免穿刺点移位,右手持腰椎穿刺针垂直于脊背平面,针尖斜面朝向上方刺入皮下后,要从正面及侧面察看进针方向是否正确,这是穿刺成功的关键。针头稍斜向头部,缓慢刺入(成人 4~6cm,儿童 2~4cm)。针头穿过韧带时有一定的阻力感,当阻力突然降低时,提示针已穿过硬脊膜进入蛛网膜下腔。将针芯慢慢拔出,可见脑脊液流出。

7. 测压 将穿刺针针头斜面朝向头部,接上测压管测量颅内压力,要求患者全身放松,双下肢和颈部略伸展,平静呼吸,可见测压管内液面缓缓上升,到一定平面后液平面随呼吸而波动,此读数为脑脊液压力。正常侧卧位脑脊液压力为 80~180mmH$_2$O。压力增高可见于脑水肿、颅内占位性病变、感染、脑卒中、静脉窦血栓形成等,压力减低主要见于低颅压、脱水、椎管内梗阻和脑脊液漏等。

8. 放液 撤去测压管,根据要求用试管收集适量(2~6ml)脑脊液送检。

9. 拔针 将针芯重新插入,左手持无菌纱布轻压穿刺处,右手拔出穿刺针,穿刺点消毒,覆盖无菌纱布按压穿刺点。

10. 术毕 嘱患者去枕平卧休息 4~6 小时,多饮水预防穿刺后低颅压性头痛。

【注意事项】

1. 严格掌握适应证与禁忌证,疑有颅内高压必须先做眼底检查,如有明显视乳头水肿或有脑疝先兆者,禁忌穿刺。如果必须穿刺协助诊断,可先用脱水剂降低颅内压,然后选用细穿刺针穿刺,刺入硬脊膜后针芯不要完全拔出,使脑脊液缓慢滴出,以免引起脑疝。

2. 穿刺过程中,注意观察患者意识、瞳孔、脉搏、呼吸的改变,若病情突变,应立即停止操作,并进行抢救。如出现脑疝症状,应立即停止放液,快速静脉给予脱水剂或向椎管内注入生理盐水 10~20ml,如脑疝不能复位,迅速行脑室穿刺。

3. 避免因放液过多、穿刺针过粗脑脊液自穿刺孔处外漏或过早起床所引起的低颅压性头痛。低颅压者可于腰椎穿刺放出脑脊液后,注入等量生理盐水,防止加重。

4. 鞘内注射药物,需放出等量脑脊液,药物要以生理盐水稀释,注射应极缓慢。推入药物时勿一次完全注入,应注入、回抽,每次注入多于回抽,如此反复多次,才可完成。

5. 取脑脊液检查时,选取第 1 管脑脊液作细菌学检查,第 2 管作生化检查,第 3 管作常规、细胞学检查,以免因损伤致细胞检查不准确,根据患者情况取第四管行特异性检查,如怀疑神经梅毒应检测快速血浆反应素环状卡片试验(rapid plasma reagin card test,RPR)以及梅毒螺旋体明胶颗粒凝集试验(treponemal pallidum particle agglutinationtest,TPPA)。

【并发症及防治】

1. 头痛　最常见,多在穿刺后 24 小时出现,可持续 5～8 天。通常是脑脊液放出过多造成颅内压减低,牵拉三叉神经感觉支支配的脑膜及血管组织所致。头痛以前额和后枕胀痛或跳痛多见,站立、咳嗽或喷嚏时加重,平卧或头位低时减轻或缓解,应鼓励患者多饮水和卧床休息,严重者可每日静脉滴注生理盐水 1000～1500ml。

2. 脑疝　是最危险的并发症,在颅内压增高时,当腰椎穿刺放脑脊液过多过快时,可在穿刺时或术后数小时内发生脑疝,造成意识障碍、呼吸骤停甚至死亡。

3. 出血　腰椎穿刺出血大多数为损伤蛛网膜或硬膜的静脉所致,出血量通常不会引起明显的临床症状。如出血较多时需注意与原发性蛛网膜下腔出血鉴别。

4. 神经根痛　如穿刺针刺伤马尾或脊髓圆锥,会引起暂时性神经根痛,一般不需特殊处理。

5. 感染　较少见,如消毒不彻底、无菌操作不当或局部有感染灶等,可能导致穿刺后感染。

【提问要点】

1. 腰椎穿刺的适应证和禁忌证?

2. 腰椎穿刺的正确体位及穿刺点是什么?

3. 如何鉴别血性脑脊液为穿刺损伤还是蛛网膜下腔出血?

（储照虎）

第五节　心包穿刺术

【目的】

心包穿刺术(pericardiocentesis)系穿刺心包腔,抽取(引流)心包积液送检、减轻心包腔压力或者注射入药物,以诊断和治疗心包积液为目的的操作方法。

【适应证】

1. 通过观察抽出液体的性状以及结合实验室检查确定心包积液的性质。

2. 解除心包填塞症状,是急性心包填塞时的急救手段。

3. 必要时可将药物注入心包腔内,达到治疗的目的。

【禁忌证】

1. 血友病和严重凝血功能障碍者。

2. 主动脉夹层伴发的心包积血不可盲目穿刺。

【准备事项】

1. 物品准备　一次性深静脉置管装置一套、无菌手套、一次性注射器(5ml、50ml)、2%

利多卡因、试管、心电监护仪和除颤仪、人工呼吸器、抢救药品等。

2. 患者准备 配合医师做好穿刺术,术中不要移动体位,穿刺时尽量不要咳嗽,不用手去接触已经消毒或正在操作的部位;如有不适及时告知医师;签署知情同意书。

3. 医师准备

(1)术前一定要明确最近的心包积液情况,须亲自观察超声下的心包积液定位,了解积液的量、部位、是否有分隔等,以及进针的部位、深度和方向等。

(2)与患者或受委托人谈话沟通:交代病情及操作的必要性,心包穿刺术有一定的风险性,需要详细交代。说明可能除常见穿刺可能发生的穿刺不成功、出血、感染、过敏等情况外,还可能有严重并发症发生,如心肌损伤、心包填塞、死亡等,如发生上述情况可能需要外科手术开胸抢救。

(3)核对患者信息,了解操作的目的,做好送检准备。

【操作方法】

1. 患者半卧位,暴露前胸,接好心电监护除颤仪,测量血压,确认静脉通道通畅。

2. 选择穿刺点 结合超声检查定位的情况选择穿刺点,通常选择心尖内侧或剑突与左肋缘夹角处。

3. 消毒与铺巾 用棉签或棉球蘸碘附消毒穿刺部位 3 次,从穿刺点由内向外圆形扩展消毒,查看一次性器械的消毒日期,打开穿刺包,核对并锯开麻醉药瓶,戴无菌手套,检查包内器械物品,铺洞巾。

4. 麻醉 用注射器抽取 2% 利多卡因,注意针头不要碰到药瓶的外口壁,在所选择的穿刺点处的局部依次浸润皮肤、皮下等组织直至达心包腔,注射器针头的方向与拟穿刺的方向和深度同,至回抽有积液抽出,拔出注射器。

5. 穿刺 检查穿刺针装置,从剑突下进针时针体与腹壁呈 30°～40°角,针尖指向左肩方向,向上、向后缓慢穿刺进入心包腔。选择心尖部穿刺时依据超声定位的部位进针,通常是在左侧第 5 或第 6 肋间心浊音界内 2cm 左右处进针,垂直与胸壁,指向脊柱方向。达心包腔时有脱空感,立即停止进针,若针头感觉到心脏搏动感则需稍稍退针,防止心脏损伤。

6. 抽液 拔出针芯,将导丝引入,按压穿刺点处将针轻轻抽出,将导丝留置心包腔。沿导丝用扩张鞘管扩张皮肤和皮下后退出扩张鞘管。沿导丝插入引流管,至引流管有液体流出时接注射器抽液,第一次抽液时不宜超过 100～200ml,重复抽液可渐增至 300～500ml。注意液体性状,并准备将所抽出的心包积液送检。

7. 引流管处置 穿刺抽液毕可将引流管拔出,穿刺处纱布固定;如需引流则将引流管末端接引流袋,将引流袋挂床边;如重复抽液,将引流管的开关闭锁,纱布包好后固定,以备下次抽液。

【终止标准】

1. 穿刺成功。

2. 穿刺不成功 重复穿刺时的风险会加大,此时需严密观察患者的生命体征,认真考虑不成功的原因以及是否继续的必要。如必须进行,则在取得患者或委托人同意后更换部位再次穿刺,最好在超声引导下进行。如情况许可择期进行。

3. 如果抽出鲜血需立即停止穿刺并严密观察生命体征,严防心包压塞的发生,一旦出现病情变化须紧急处理。

4. 穿刺过程中出现意外情况 如患者生命体征不稳定、过敏、心包压塞、患者不配合等情形,需要暂停或终止操作。

【注意事项】

1. 心包穿刺术的风险较大,需要严格掌握适应证并在上级医师指导下进行,术者和助手需密切配合。

2. 事先一定要亲自了解心包积液的情况、适应证和禁忌证以及进针的位置、方向;最好能够在床边超声的引导下进行穿刺。

3. 穿刺时动作一定要轻柔,避免损伤心脏及其表面的血管。穿刺时随时观察心电监护和生命体征的变化情况。

4. 防止空气从引流管进入,每次抽液完毕或拔出引流管时需要先夹闭引流管。

5. 术中和术后均需随时观察心电监护和患者生命体征的变化。

【提问要点】

1. 心包穿刺术的适应证和禁忌证?

2. 穿刺点的部位与选择?

3. 初次抽液量有何限制?

(曹 蘅)

第六节 洗 胃 术

【目的】

洗胃术(gastric lavage)是指将一定成分的液体灌入胃腔内,混合胃内容物后再抽出,如此反复多次。主要目的为解毒,即需紧急清除经口服进入胃腔内尚未被吸收的或经胃黏膜重新入胃腔的毒物,阻止毒物进一步吸收。也可用于某些手术或某些检查前的准备。

【适应证】

1. 催吐洗胃法无效或意识障碍不合作者。

2. 需留取胃液标本送毒物分析者。

3. 凡口服毒物无禁忌证者。

4. 某些手术或某些检查前的准备。

【禁忌证】

1. 强酸、强碱及其他对消化道有明显腐蚀作用的毒物中毒者。

2. 有上消化道出血、食管异物、食管静脉曲张、主动脉瘤、严重心脏疾病等。

3. 中毒诱发惊厥未控制者。

4. 乙醇中毒,因呕吐反射亢进,插管时容易发生误吸,需慎用洗胃术。

【准备事项】

1. 物品准备　电动洗胃机、洗胃弯盘、50ml注射器、洗胃溶液(37℃清水)、水温计、橡胶单及治疗单、石蜡油、带有刻度的桶、吸引设备、压舌板、开口器、舌钳、听诊器、屏风等。

检测洗胃机,正确连接各管道,接电源;将3根硅胶管分别和洗胃机连接,进液桶内放入定量的洗胃液,将进液管带有过滤膜一端放入进液桶内,排污管的另一端放入排污桶内,试机,检查洗胃机性能。

2. 患者准备　告知患者及其家属解释操作方法、取得患者配合;在操作过程中,如何做深呼吸、吞咽动作等。

3. 医师准备　评估患者病情、神志、合作情况、核对姓名、核对医嘱等。根据病情实施心肺脑复苏,建立静脉通道,使用相应解毒药。

【操作方法】

1. 体位　清醒患者取左侧卧位,操作者可站在患者的左侧;昏迷患者头偏向一侧,操作者站在患者头偏向的一侧。

2. 铺巾　治疗巾铺在下颌及胸前;放置洗胃弯盘(置 50ml 注射器、标本瓶)、纱布 2 块,倒石蜡油于其中一块纱布上)、压舌板、咬口器;打开洗胃包外包装。

3. 戴口罩,戴无菌手套。

4. 测量胃管长度、标记前发际至剑突(或耳垂至鼻尖再至剑突)距离,约 45~55cm。

5. 再次核对患者相关信息。

6. 插管　将牙垫置于患者口腔,必要时使用开口器;润滑胃管前端,开始插管。插到咽喉部时嘱患者吞咽动作,并观察胃管是否在口腔内盘曲,密切观察患者的反应,插到拟定的长度,验证胃管是否在胃内(抽、看、听三法)。

7. 固定胃管的近端,并从胃管回抽胃液。

8. 连接洗胃管,开机洗胃。

9. 观察患者胃内出入量是否平衡、病情变化、洗胃机运作情况。

(1)出入量不平衡处理:①按"液量平衡"键;②检查胃管、导管有无扭曲;③观察胃管有无堵塞,必要时更换胃管;④判断胃管插入的深度,可移动胃管的位置;⑤检查洗胃机运作是否正常。

(2)病情变化:主要为患者生命体征、神志、瞳孔、面色、有无腹痛等情况。

10. 停止洗胃　洗至抽出无色无味液体均停止洗胃。洗胃完毕前,按"液体平衡"键,在"出胃"完毕后停止洗胃机运作。

11. 拔胃管　戴手套,分离胃管,待胃液流尽,松胶布反折胃管后拔管,拔到咽喉部时嘱患者屏住气,快速拔出,同时将牙垫取下,脱手套。

12. 做好洗胃记录　记录胃液的名称、量、洗出液体的量色性质等。首次灌洗后抽出液应留取标本送入有关化验,以鉴定毒物品种,便于指导治疗。

13. 可酌情给予导泻及相应的解毒药;检测生命体征。

14. 术后处理　洗胃机需消毒、处理:将进液管、洗胃管和排污管放在消毒液中,按"自动"键循环冲洗,做机内消毒,再将其放入清水中,循环 3 次做机内消毒;机内的水完全排净后,按"停止"键关机。同时清理用物,并归还原处。

【注意事项】

1. 急性口服中毒患者,应促使其尽快呕吐出胃内容物,并迅速准备物品,立即实施洗胃术。洗胃时间越早越好,尽快实施;一般原则在 4~6 个小时内最有效。

2. 向胃内置入胃管应轻柔敏捷熟练,确认胃管已进入胃内(以抽出胃液最可靠)后开始灌洗。昏迷和插管时伴呕吐易发生吸入性肺炎,需警惕预防。

3. 洗胃液以温开水最常用且安全有效。洗胃液应根据不同毒物进行选择。清水最常用。2%碳酸氢钠液常用于有机磷农药等中毒,但应注意不宜作敌百虫、水杨酸盐和强酸类中毒;1:5000 高锰酸钾溶液对生物碱、毒蕈碱类有氧化解毒作用,但禁用于对硫磷中毒者。

4. 洗胃时每灌注 300~500ml,即应进行抽吸。防止灌注量过大引起急性胃扩张甚至胃穿孔。一次灌注量过多还易造成多量毒物进入肠内,致毒物吸收增多。

5. 口服毒物的患者有条件时应尽早插胃管洗胃,不要受时间限制。此方法排毒效果好且并发症相对少。

6. 防止通过胃管向胃内送入多量的气体。

7. 防水中毒及电解质紊乱,特别是低钾血症和低氯性碱中毒。

8. 如患者感觉腹痛、流出血性灌洗液或出现休克现象,应立即停止洗胃。

【提问要点】

1. 洗胃术的适应证和禁忌证?

2. 洗胃术需要注意哪些事项?

3. 如何防止洗胃术可能所致的出入量不平衡?

(潘大彬)

第七节　三腔二囊管应用

【目的】

三腔二囊管(sengstaken-blakemore tabe),是由三腔管、胃气囊和食管气囊所组成。三腔管由一个截面是半圆的腔道和两个截面是四分之一圆的腔道构成,胃气囊导管和食管气囊导管分别装在四分之一圆腔道内,胃导管装在半圆腔道内,胃导管可在半圆腔道中活动。在消化道大出血药物治疗无效的情况下,可暂时使用,为后续有效止血争取时间和起到“桥梁”作用。

【适应证】

食管胃底静脉曲张破裂急性出血,药物(输血、补液、止血剂等)和内镜治疗(包括内镜下套扎术和注射硬化剂)无效者。

【禁忌证】

1. 近期胃底-食管下段静脉曲张接受硬化剂介入治疗。

2. 咽喉部或食管肿瘤或近期胃食管结合部手术史,或明确的食管狭窄。

3. 胸腹主动脉瘤。

4. 严重心力衰竭、严重呼吸衰竭。

5. 不能确定静脉曲张破裂出血部位。

【准备事项】

1. 物品准备

(1)插管用物:治疗盘、无菌碗、纱布、短镊子、生理盐水、50~100ml 注射器 2 副、液体石蜡、棉签、胶布或固定套、弹簧夹、血管钳、治疗巾、小弯盘、0.5kg 重沙袋、负压吸引器、血压计、听诊器、护理记录单。

(2)牵引用物:牵引架、滑轮、绷带、牵引物。

(3)拔管用物:治疗盘、小药杯内备石蜡油 20~30ml、松节油、70%酒精、棉签、纱布、弯盘。

(4)三腔二囊管准备:检查气囊密封度、管腔通畅情况、气囊胶皮是否老化,标记好 3 个管腔通道,以及相关的长度标记;测试注气后气囊变化(胃气囊注气量 200~300ml,食管气囊注气量 100~150ml),测定压力,观察注气后是否足够大、外观匀称。

2. 患者准备

(1)检查生命体征(心律、心率、呼吸、血压)、评价意识及精神状态。

(2)向患者及其家属解释进行三腔二囊管操作目的、过程,及可能存在风险。

(3)详细与患者沟通,做好术中医患配合,如术中患者吞咽动作助囊管通过咽喉部;保持平卧位或侧卧位;出血呕吐时,头偏向一侧;如有不适症状,及时告知。

(4)签署相关操作知情同意书。

3. 医师准备

(1)核对患者信息、身高、剑突处与鼻孔的距离、病情、生命体征。

(2)需 2 人或以上操作医师,洗手等严格无菌准备;主操作者与助手分工明确、协调配合。

(3)掌握三腔二囊管操作相关知识、并发症及其处理。

【操作方法】

1. 体位 患者取平卧位、头偏向一侧;或取侧卧位。

2. 润滑 将三腔二囊管的前 60cm 范围内用液体石蜡润滑,用注射器抽尽气囊内气体后夹闭导管。

3. 铺巾 铺放无菌治疗巾,润滑鼻孔。

4. 插管 将三腔二囊管经润滑鼻孔插入,入管 12～15cm 时,需检查口腔,以防进入口腔;远端到达咽喉部时,嘱患者做吞咽动作,利于进入食管;须防进入气管;插管 65cm 处或能抽吸胃管有胃内容物时,提示管远端进入胃内。

5. 固定 用注射器向胃气囊内注入 250～300ml 空气,用血压计测定囊内压力,使压力维持在 40mmHg,并根据此水平,调整气囊内空气量;用止血钳将胃气囊的管口夹住,稳定胃气囊的压力;将三腔二囊管向外牵引,使已经膨胀的胃气囊慢慢向胃底部靠近,并压在胃底部,牵引时感到有中等度阻力时为止;用宽胶布将三腔二囊管固定于患者的面部或用 0.5kg 沙袋拉于床前牵引架滑轮上。

6. 抽液及管理 用注射器经胃管抽吸全部胃内容物后,将胃管连接到胃肠减压器,观察减压器,观察止血是否有效;也可间隔 15～20 分钟用注射器经胃管抽吸胃内容物,了解出血是否停止;每隔 12～24 小时放气 15～30 分钟,防止受压部位黏膜糜烂。减压后定时抽取胃内容物,观察有无再出血。

用注射器向食管气囊内注入 100～150ml 空气,用血压计测定囊内压力,使压力维持在 20～30mmHg,并根据此水平,调整食管气囊内空气量。使气囊压迫食管下 1/3 处。气囊近端管口用止血钳夹住;每隔 8～12 小时放气 30～60 分钟,防止受压部位黏膜糜烂。

7. 拔管 出血停止后 24 小时,先放出食管气囊的气体,然后放松牵引,再放松胃气囊气体,继续观察有无出血;观察 12～24 小时仍无出血,即可考虑拔出三腔二囊管;口服液体石蜡 20～30ml,抽尽食管气囊和胃气囊的剩余气体,然后缓缓拔出三腔二囊管;观察三腔二囊管上的血迹,了解出血的大概部位(图 2-1)。

【并发症及防治】

1. 鼻咽部和食管黏膜损伤、狭窄,或梗阻 应充分用液体石蜡涂抹三腔二囊管;术者动作轻柔;三腔二囊管方向须与鼻孔成一直线;定时放气,每次充气前均须吞入液体石蜡 15ml;拔管后检查鼻腔黏膜,发现问题及时处理。

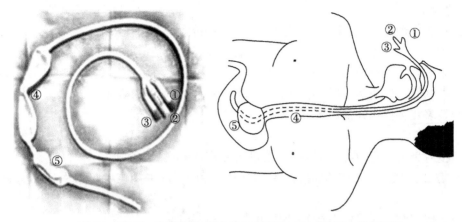

①胃气囊导管；②胃导管；③食管气囊导管；④食管气囊；⑤胃气囊

图 2-1　三腔二囊管

2. 心动过缓等心律失常　是操作过程中迷走神经张力过高所致,多在气囊压迫胃底时出现。应抽出胃囊内的气体并吸氧。还要注意牵引物过重,使胃贲门、膈肌过度牵拉顶压心脏导致心律失常。

3. 呼吸困难　多因三腔二囊管不到位即充气、胃囊破裂漏气、充气不够滑脱所致,须立即放气,或置换三腔二囊管,重新将胃囊送入胃内。

4. 食管穿孔　多为患者不配合、操作者动作不当、三腔二囊管压迫时间过长、压力过大所致。操作者动作须轻柔,要定时放气,牵引重量要适当。

【注意事项】

1. 插管前将气囊内空气抽尽,插管能浅勿深,先向胃囊注气,再向食管囊注气。

2. 压迫止血失败的主要原因是胃囊充气不足、牵拉不紧;但要防止胃囊充气不足又牵拉过紧,很容易引起滑脱,导致窒息。

3. 放气后,将三腔二囊管向胃内送少许,减轻胃底部黏膜压力,改善局部的血液循环。

4. 气囊压迫一般为 3～4 天;必要时可适当延长。

【提问要点】

1. 三腔二囊管的禁忌证?

2. 三腔二囊管的术前准备?

3. 如何防止并发症发生?

（潘大彬）

第八节　心电图检查及判断

一、心电图检查

心电图检查(electrocardiogram operation)可以反映被检查者的心脏电活动情况,是临床上最常用的辅助检查方法。

【目的】

了解和记录被检查者的心脏电活动及其变化情况。

【适应证】

适用于所有患者及健康体检者。

【禁忌证】

一般无禁忌,但需取得患者的配合,一些幼儿需适当镇静后再进行检查。

【准备事项】

1. 物品准备 心电图机,心电图纸,75%的酒精棉球或导电糊等。

2. 患者准备 患者检查前一般先休息10分钟,保持安静状态、肢体放松和平静呼吸等;女性患者要避免穿连衣裙。

3. 医师准备

(1)核对心电图检查申请单(核对患者姓名、性别、年龄、病区、床号、住院号等信息)。

(2)向患者告知心电图检查的目的、方法及注意事项。

(3)检查医师要洗手、戴口罩、帽子、着装整齐,佩戴胸牌。

【操作方法】

1. 接好电源,打开心电图机开关。

2. 患者一般取平卧位,充分暴露手腕、脚腕和胸部皮肤,用75%的酒精棉球或导电糊擦拭电极安放部位的皮肤,要将皮肤擦拭干净,以保持皮肤与电极良好接触及导电性能,同时注意保护患者的隐私部位。

3. 严格按照国际统一的标准方法正确连接常规12导联心电图的肢体导联和胸导联电极,有时临床医师在诊断后壁心肌梗死或右心室心肌梗死时需加做附加导联记录18导联心电图。

(1)肢体导联:

红色肢体导联(RA)—右手腕;黄色肢体导联(LA)—左手腕;

绿色肢体导联(RL)—左脚腕;黑色肢体导联(LL)—右脚腕。

(2)胸导联:

①V_1—胸骨右缘第4肋间; ④V_4—左锁骨中线与第5肋间交接处;

②V_2—胸骨左缘第4肋间; ⑤V_5—左腋前线与V_4同水平处;

③V_3—V_2与V_4之间; ⑥V_6—左腋中线与V_4同水平处。

(3)附加导联:

①V_{3R}—右胸部V_3对称处; ④V_7—左腋后线与V_4同水平处;

②V_{4R}—右胸部V_4对称处; ⑤V_8—左肩胛线与V_4同水平处;

③V_{5R}—右胸部V_5对称处; ⑥V_9—左脊柱旁线与V_4同水平处。

4. 查看心电图机显示屏上常规走纸速度确定为25mm/s,标准电压为10mm/mV。必要时可根据情况调整走纸速度为50mm/s,100mm/s。电压可设置为5mm/mV或20mm/mV。

5. 观察心电图机显示屏上心电图波形稳定后再记录心电图。

6. 记录的心电图需标明患者姓名、性别、年龄、病区、床号、住院号等信息。

7. 检查完成后清洁电极及整理好心电图机导联线,关掉心电图机开关,拔掉电源线,整理物品并洗手。

【注意事项】

1. 要熟悉心电图机各个键钮的功能和标准操作规程,避免粗暴盲目地按键,心电图机应该避免高温、潮湿和日晒。

2. 连接电源应谨慎,应检查使用电源与心电图机要求的电压是否符合。

3. 心电图机必须要有良好的地线。心电图机没有接通地线或地线接通不良,可能产生干扰,特别是心电图机出现漏电或插错电源插头时可能造成检查医师和患者有触电的危险。

4. 正确地操作和使用心电图机非常重要,假如操作不当,不但记录的心电图图形不满意,而且会损坏心电图机,甚至危及检查医师和患者的人身安全。

5. 不可用力牵拉和扭折导联线,以免损坏导联线。定期给心电图机充电以延长心电图机电池使用寿命。

【要点提示】

1. 熟知常规心电图导联的名称及其导联位置的放置。

2. 心电图机的常规走纸速度和电压选择。

(杨　浩　张永军)

二、正常心电图

【概述】

心脏机械收缩之前,先产生电激动,心房和心室的电激动可经人体组织传到体表,利用心电图机从体表记录心脏每一次心动周期所产生电活动变化的曲线图形称为心电图。

【主要知识点】

学习心电图首先要熟知心电图各波段的命名、意义及正常值(表 2-1),掌握正常心电图的图形和表现(图 2-2)。

表 2-1　正常心电图各波段意义及正常值

波段	定位	正常值或形态及方向	意义
P 波	最早出现的心动周期的起始波	时限:<0.12s 振幅:肢体导联<0.25mV、胸导联<0.2mV 形态:钝圆形,在 Ⅰ、Ⅱ、aVF、$V_4 \sim V_6$ 导联向上,aVR 导联向下,其余导联呈双向、倒置或低平均可	代表心房肌除极的电位变化
P-R 间期	P 波的起点至 QRS 波群的起点,测量应取 12 导联中最长间期	时限:0.12~0.20s,在幼儿及心动过速时,PR 间期相应缩短;在老年人及心动过缓时,PR 间期可略延长,但一般不超过 0.22s	代表心房开始除极至心室开始除极的时间
QRS 波群	于 P 波后出现的幅度最大的波群;R 波是首先出现的正向波;S 波是 R 波之后第一个负向波	时限:<0.12s 振幅:$R_I<1.5mV$、$R_{aVF}<2.0mV$;$R_{V1}<1.5mV$、$R_{V5}<2.5mV$。正向波与负向波振幅的绝对值相加在肢体导联≥0.5mV;胸导联≥0.8mV 形态及方向:Ⅰ、Ⅱ 导联的主波向上;aVR 导联的主波向下。V_1、V_2 导联多呈 rS 型;V_5、V_6 导联可呈 qR、qRs、Rs 或 R 型;V_1 的 R/S<1、V_5 的 R/S>1,V_3 或 V_4 导联的 R/S≈1	代表心室肌除极的电位变化

续表

波段	定位	正常值或形态及方向	意义
Q波	R波之前的负向波	时限：<0.04s 振幅：<同导联R波的1/4 形态：除aVR、Ⅲ、aVL可呈Qr型，V₁、V₂导联不应出现Q波，偶尔可呈QS型	
ST段	自QRS波群的终点至T波起点间的线段	抬高：肢体导联及V₄~V₆导联≤0.1mV，V₁~V₂≤0.3mV，V₃≤0.5mV 压低：任一导联ST段下移≤0.05 mV	代表心室缓慢复极过程
T波	心动周期内最后一个主要波形，位于QRS波群后	振幅：不应低于同导联R波的1/10 方向：T波应与QRS主波的方向一致	代表心室快速复极时的电位变化
QT间期	指QRS波群的起点至T波终点的间距，测量取12导联中最长的QT间期	时限：0.32~0.44s。QT间期受心率的影响，常用校正的QT间期（QTc），通常采用Bazett公式计算：$QTc = QT/\sqrt{R-R}$。QTc就是RR间期为1s（心率60次/分）时的QT间期，QTc超过0.44s即认为QT间期延长	代表心室肌除极和复极全过程所需的时间
U波	紧随T波之后出现的振幅很低小的波	时限：0.09~0.34s 振幅：肢体导联<0.05mV、胸导联<0.2mV	代表心室后继电位；U波明显增高常见于低血钾

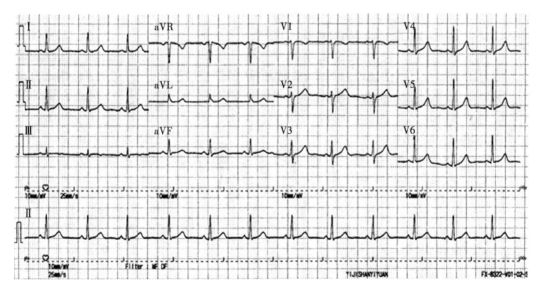

图 2-2　正常心电图

【要点提示】

1. 熟练并精确测量心电图各波段的时限及振幅。

2. 掌握正常心电图各波段的定位、形态与方向、正常值及意义。

（夏朝红）

三、心电图分析方法

【概述】

为更好地发挥心电图检查重要的临床辅助诊断价值,要求熟记正常心电图的正常值及常见异常心电图的诊断要点,熟练掌握心电图分析方法并与临床资料密切结合才能对心电图作出正确的诊断。

【主要知识点】

1. 浏览心电图 看有无心电图伪差现象,常见的心电图伪差有以下 4 点:图形基线不稳;交流电干扰;肌电干扰;导联电极有无连接错误。

2. 心电图分析步骤

(1)首先分析心电图的 P 波,根据 P 波的有无、形状及其与 QRS 波群的关系来进行分析。P 波通常在 Ⅱ 导联和 V_1 导联上最清楚并根据 P 波来判断心电图的心律:窦性心律或异位心律。

(2)测量 PP 间期或 RR 间期,分别计算心房率或心室率。

(3)观察各导联的 P 波、QRS 波群、ST 段、T 波和 U 波的形态、方向、振幅和时间是否正常。

(4)测量心电轴。

(5)测量 PR 间期和 QT 间期。

(6)比较 PP 间期和 RR 间期,找出心房率与心室率的关系,注意有无提前、延迟或异常的 P 波和 QRS 波群,以判定异位心律和心脏传导阻滞的程度和部位。

3. 心电图诊断报告 最后密切结合临床资料,作出心电图诊断报告,报告内容应包括:

(1)患者的一般信息、检查日期、报告日期和时间。

(2)心电图特点的描述,尤其是异常心电图描述要详细。

(3)心电图诊断结论包括:①正常,如窦性心律,(大致)正常心电图;②异常,写出具体诊断,应写出具体异常心电图的诊断结论,例如右房肥大、左室肥厚、急性下壁心肌梗死、室性期前收缩、心房颤动、完全性左束支阻滞等。

(4)诊断医师签名及审核医师签名。

【要点提示】

1. 心电图的描记需规范,不能有伪差现象。

2. 熟记正常心电图的正常值及异常心电图诊断要点。

3. 心电图诊断需与临床资料密切结合。

(杨　浩　张永军)

四、常见异常心电图判断

【概述】

心脏的电活动可以经人体组织传导到体表,心电图是从体表记录心脏产生电活动变化的图形,这种心电图变化有一些形态和数值的改变,并进行定性和定量分析,熟记常见异常心电图诊断要点可发挥心电图对多种疾病重要的临床辅助诊断价值。

【主要知识点】

1. 心房肥大和心室肥厚 心脏的心房肥大或心室肥厚引起心房肌或心室肌的除极综

合向量发生变化,从而引起 P 波或 QRS 波也发生相应的心电变化。

(1) 心房肥大

1)右心房肥大心电图诊断要点:Ⅱ、Ⅲ、aVF 导联 P 波高尖,电压≥0.25mV,又称"肺型 P 波"(图 2-3)。

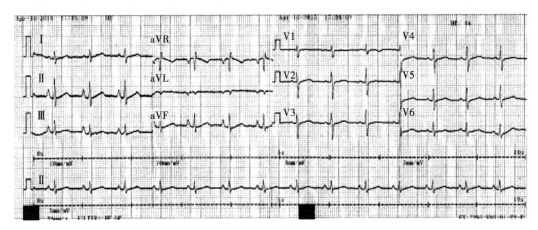

图 2-3 右心房肥大

2)左心房肥大心电图诊断要点:P 波增宽≥0.12s,P 波呈双峰、峰距≥0.04s,通常后峰>前峰,V₁ 导联 P 波终末电势≥0.04mm·s,又称"二尖瓣型 P 波"(图 2-4)。

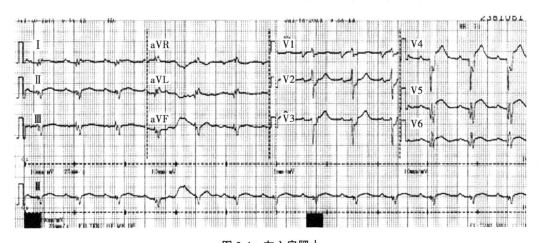

图 2-4 左心房肥大

(2)心室肥厚

1)左心室肥厚心电图诊断要点:R_{V5} 或 R_{V6}>2.5mV;$R_{V5}+S_{V1}$>3.5mV(女)>4.0mV(男);R_I>1.5mV;R_I+S_{III}>2.5mV;R_{aVL}>1.2mV(图 2-5)。

2)右心室肥厚心电图诊断要点:R_{V1}>1.0mV;$R_{V1}+S_{V5}$>1.2mV;V₁ 导联 R/S≥1 或/及 V₅ 导联 R/S<1;R_{aVR}>0.5mV;电轴右偏(图 2-6)。

2. 心肌梗死 在冠状动脉粥样硬化的基础上不稳定斑块破裂致冠状动脉发生完全性或不完全性闭塞,使靠这支冠状动脉供血的心肌发生严重而且持久的缺血、损伤、坏死,从而引起相应的心电图改变。

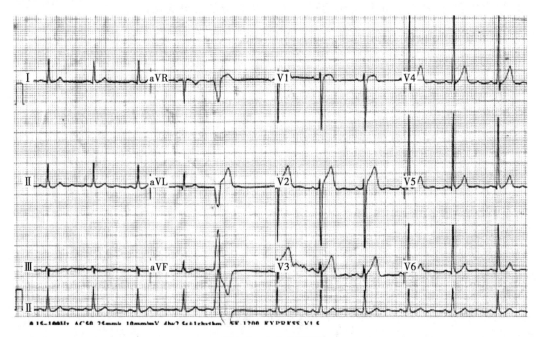

图 2-5 左心室肥厚

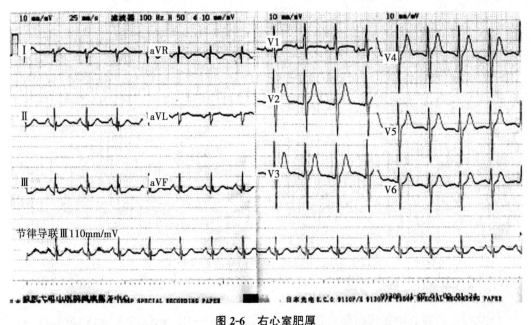

图 2-6 右心室肥厚

(1)典型急性期心肌梗死心电图特征图形:坏死型 Q 波改变;损伤型 ST 段抬高;缺血型 T 波改变(图 2-7)。

(2)心肌梗死心电图的动态演变和分期:心肌梗死发生后,心肌逐渐出现缺血、损伤、坏死和恢复的过程而使心电图表现为一个动态演变规律,根据心电图图形变化分为超急性期、急性期、亚急性期和陈旧期(表 2-2)。

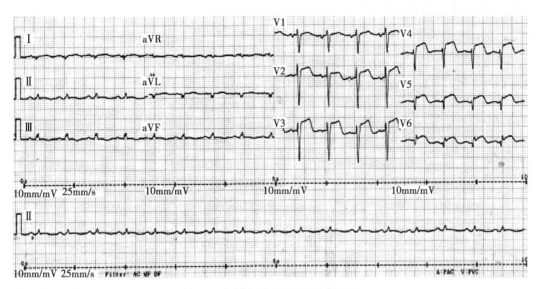

图 2-7　心肌梗死急性期（广泛前壁）

表 2-2　心肌梗死心电图的动态演变和分期

	超急性期	急性期	亚急性期	陈旧期
时间	数分钟～数小时	数小时～数周	数周～数月	数月之后或更久
QRS 波群	未出现坏死型 Q 波，可见 QRS 波群增宽振幅增加	出现坏死型 Q 波	坏死型 Q 波持续存在	坏死型 Q 波持续存在
ST-T	①T 波高尖对称②ST 段斜型抬高，凹面消失，与直立 T 波相连	①ST 段呈弓背向上抬高，继而逐渐下降②T 波由直立开始倒置，并逐渐加深	①抬高的 ST 段恢复至基线水平②T 波倒置逐渐加深再缓慢恢复	①ST 段恢复至基线水平②T 波恢复直立或持续倒置、低平

　　（3）心肌梗死心电图的定位诊断：根据急性期心肌梗死心电图特征图形出现在哪些导联作出心肌梗死的定位诊断，可初步判断相关的"罪犯"血管（表 2-3）。

表 2-3　心肌梗死心电图的定位诊断

导联	Ⅰ	Ⅱ	Ⅲ	aVR	aVL	aVF	V_1	V_2	V_3	V_4	V_5	V_6
下壁	−	+	+	−	−	+	−	−	−	−	−	−
广泛前壁	−	−	−	−	±	+	+	+	+	+	+
前间壁	−	−	−	−	−	−	+	+	+	−	−	−
前壁	−	−	−	−	−	−	−	+	+	+	±	−
侧壁	+	−	−	−	+	−	−	−	−	−	+	+

　　3. 心律失常　正常窦性心律激动起源于窦房结，心电图示窦性 P 波在Ⅱ、Ⅲ、aVF 导联直立，aVR 导联倒置，PR 间期 0.12～0.20s，频率 60～100 次/分，心律失常指心脏激动起源异常和（或）传导异常。

（1）心律失常的分类

1）窦性心律失常：窦性心动过速、窦性心动过缓、窦性停搏、窦房传导阻滞。

2）房性心律失常：房性期前收缩、房性心动过速、心房扑动、心房颤动。

3）房室交界性心律失常：交界性期前收缩、阵发性室上性心动过速。

4）室性心律失常：室性期前收缩、室性心动过速、心室扑动、心室颤动。

5）心脏传导异常：室内阻滞、房室阻滞、预激综合征。

（2）窦性心律失常

1）定义：窦房结激动形成和（或）传导异常。

2）窦房结激动异常心电图特点（表2-4，窦性停搏心电图见图2-8）。

表 2-4　窦房结激动异常心电图特点

	窦性心动过速	窦性心动过缓	窦性心律不齐	窦性停搏
特点	窦性 P 波 频率＞100 次/分 一般＜150 次/分	窦性 P 波 频率＜60 次/分	窦性 P 波 不同 PP 间期的差异 ＞0.12s	窦性 P 波 长间期较正常 PP 间期 无整倍数关系

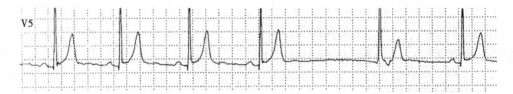

图 2-8　窦性停搏

（3）房性心律失常

1）定义：起源于窦房结以外心房其他部位的激动异常。

2）心房激动异常心电图特点（表2-5及图2-9、图2-10、图2-11、图2-12）。

表 2-5　心房激动异常心电图特点

	房性期前收缩	房性心动过速	心房扑动	心房颤动
特点	①提前出现房性 P′波，与窦性 P 波不同，PR 间期≥0.12s ②常不完全性代偿间歇	①无窦性 P 波 ②P′形态与窦性 P 波不同，频率 150～200 次/分	①无窦性 P 波，代之规律锯齿状 F 波，等电位线消失 ②F 波频率 250～350 次/分 ③心室律规则或不规则	①P 波消失，代以大小不规则 f 波，f 波频率 350～600 次/分 ②RR 间期绝对不齐

（4）房室交界性心律失常

1）定义：起源于房室交界区的激动形成异常，房室交界区可出现折返性心动过速。

2）房室交界性心律失常心电图特点（表2-6及图2-13，图2-14）。

表 2-6 房室交界区性心律失常心电图特点

交界性期前收缩	阵发性室上性心动过速
特点　①无窦性 P 波 ②逆行 P′波可在 QRS 波群之前（PR 间期＜0.12s）、之中、之后（RP 间期＜0.20s）	①无窦性 P 波，逆行 P′波不明显，常埋藏于 QRS 波群内或位于其终末部分，与 QRS 波群保持固定关系 ②频率 160～250 次/分，心室律绝对规则 ③有突发、突止的特点

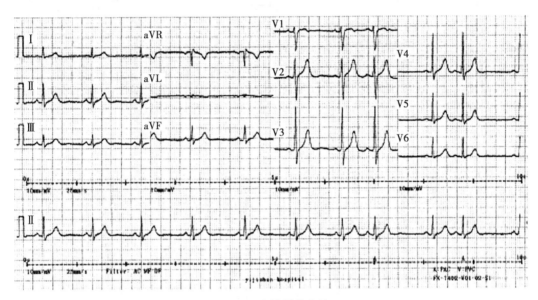

图 2-9 房性期前收缩

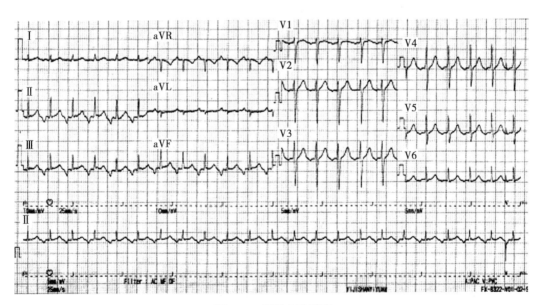

图 2-10 房性心动过速

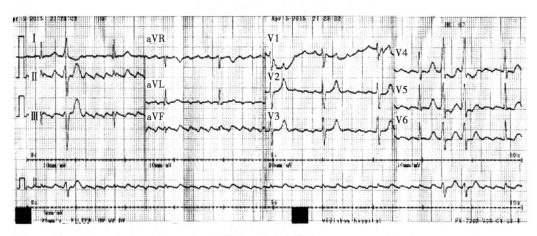

图 2-11　心房扑动

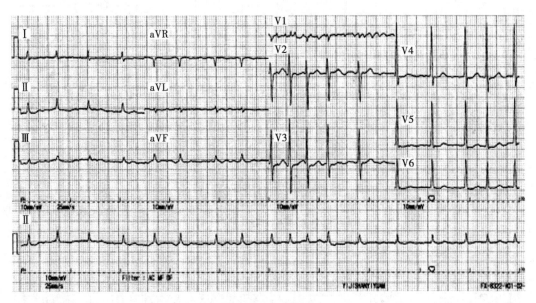

图 2-12　心房颤动

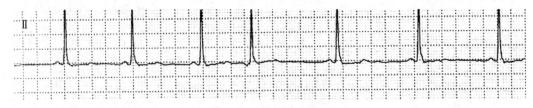

图 2-13　交界性期前收缩

(5)室性心律失常

1)定义:起源于心室希氏束分叉以下部位激动形成异常。

2)室性心律失常心电图特点(表 2-7 及图 2-15、图 2-16、图 2-17)。

表 2-7 室性心律失常心电图特点

	室性期前收缩	室性心动过速	心室颤动
P 波	无窦性 P 波或前无相关窦性 P 波	无窦性 P 波,偶有无关窦性 P 波(房室分离)	无窦性 P 波
QRS 波群	提前出现宽大畸形的 QRS 波群,时限≥0.12s	①≥3 个室早连续出现 ②心室率可规则或不规则,频率 140~200 次/分 ③房室分离 ④心室夺获或室性融合波	波形、波幅、频率极不规则,无法分辨 QRS 波和 ST-T
ST-T	与 QRS 波群的主波方向相反	与 QRS 波群的主波方向相反	无法分辨 ST-T

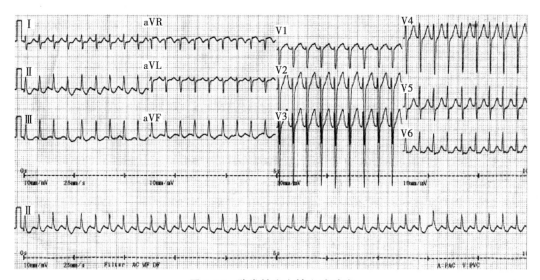

图 2-14 阵发性室上性心动过速

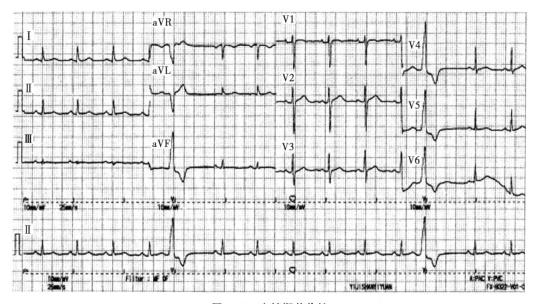

图 2-15 室性期前收缩

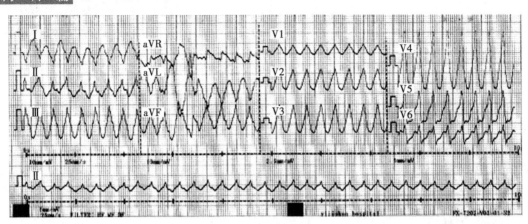

图 2-16　室性心动过速

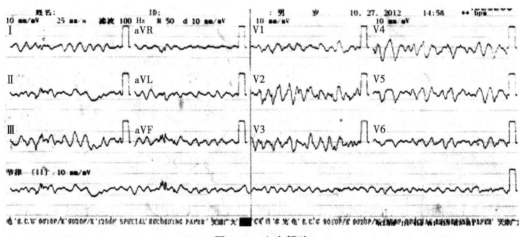

图 2-17　心室颤动

（6）心脏室内阻滞

1）定义：激动在心室内（希氏束分叉以下）传导异常。

2）心脏室内阻滞心电图特点（表2-8及图2-18、图2-19、图2-20）。

表 2-8　室内阻滞心电图特点

	完全性右束支阻滞	完全性左束支阻滞	左前分支阻滞
QRS 波群	①时限≥0.12s	①时限≥0.12s	①电轴显著左偏—45°～—90°
	②V_1、V_2 导联呈 rsR 或 M 型，R 波粗钝	②V_5、V_6 导联	②Ⅱ、Ⅲ、aVF 导联呈 rS 型，$S_Ⅲ > S_Ⅱ$
	③V_5、V_6 导联呈 RS 型，S 波粗钝	③V_1、V_2 导联	③Ⅰ、aVL 呈 qR 型，$R_{aVL} > R_Ⅰ$
ST-T	T 波与 QRS 波群的主波方向相反	T 波与 QRS 波群的主波方向相反	ST-T 无变化

（7）心脏房室阻滞

1）定义：激动在心房和心室间的部位（常见房室结和希氏束）传导异常。

2）心脏房室阻滞心电图特点（表2-9及图2-21、图2-22、图2-23、图2-24）。

表 2-9 房室阻滞心电图特点

	一度房室阻滞	二度 I 型房室阻滞	二度 II 型房室阻滞	三度房室阻滞
P 波	窦性 P 波	窦性 P 波	窦性 P 波	可有窦性 P 波 P 波与 QRS 波群无关
PR 间期	>0.20s	PR 间期逐渐延长,直至一个 P 波受阻不能下传心室	PR 间期固定	心房率快于心室率 PR 间期不固定
QRS 波	均有 QRS 波群,形态一般正常	部分 P 波后无 QRS 波群,形态一般正常	部分 P 波后无 QRS 波群,形态一般正常	QRS 波群形态取决于阻滞部位

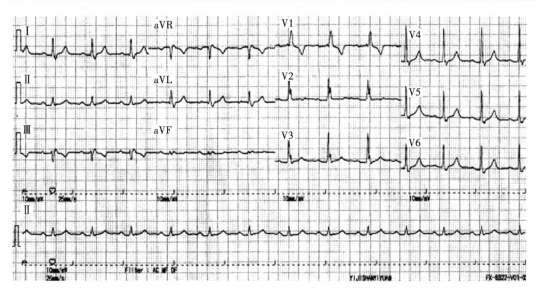

图 2-18 完全性右束支阻滞

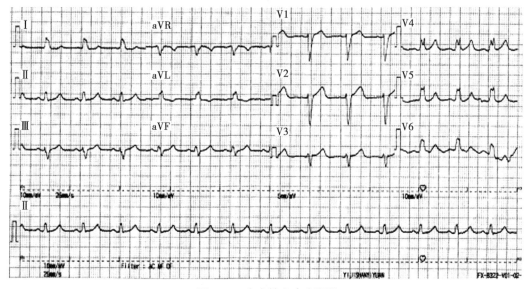

图 2-19 完全性左束支阻滞

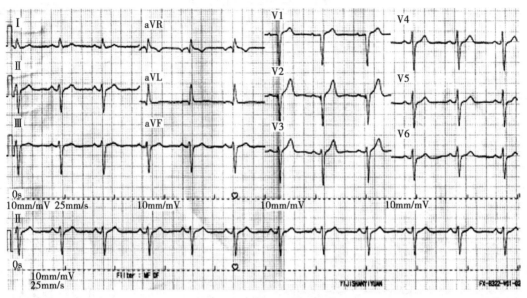

图 2-20　左前分支阻滞

(8)预激综合征

1)定义:在正常的房室结传导路径以外,存在附加的房室传导束(旁路)。

2)经典型预激综合征心电图特点:PR 间期缩短<0.12s;QRS 波群起始部有预激波(delta 波);QRS 波群增宽≥0.12s(图 2-25、图 2-26)。

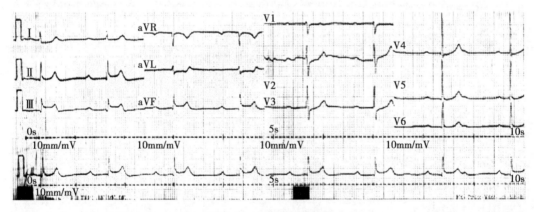

图 2-21　一度房室阻滞

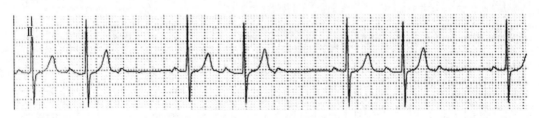

图 2-22　二度Ⅰ型房室阻滞

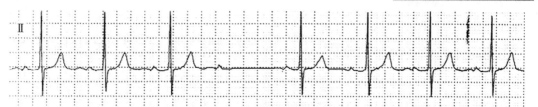

图 2-23 二度Ⅱ型房室阻滞

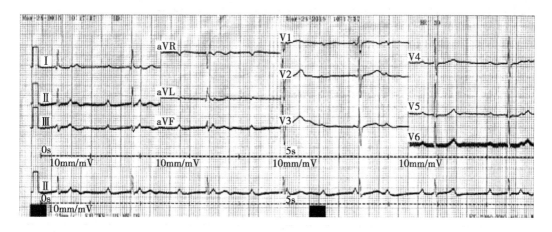

图 2-24 三度房室阻滞

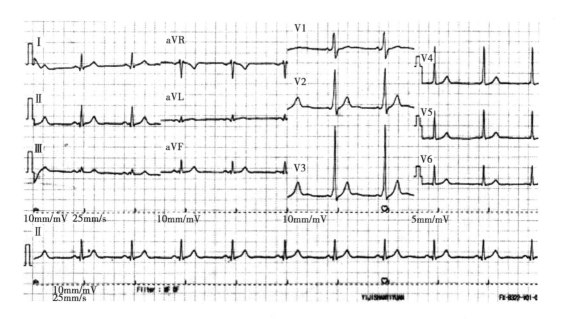

图 2-25 预激综合征 A 型

4. 心脏起搏心电图

人工心脏起搏器的脉冲发生器发放脉冲电流,通过导线和电极传导至电极所接触的心房肌和(或)心室肌,使心肌细胞受到电流刺激产生激动而形成的心电图。

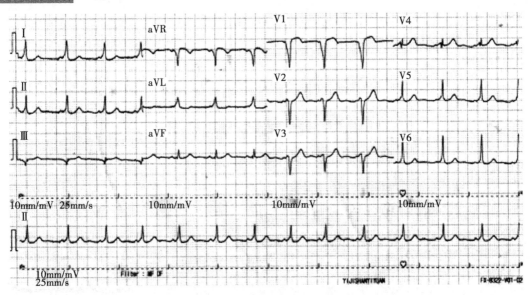

图 2-26 预激综合征 B 型

（1）心脏起搏器代码及其含义（表 2-10）。

表 2-10 心脏起搏器代码及其含义

代码位置	1	2	3	4	5
含义	起搏心腔	感知心腔	对感知的反应	频率调节	多部位起搏
使用的字母	O-无	O-无	O-无	O-无	O-无
	A-心房	A-心房	T-触发	R-频率调节	A-心房
	V-心室	V-心室	I-抑制		V-心室
	D-(A+V)	D-(A+V)	D-(T+I)		D-(A+V)

（2）起搏心电图的 P 波和（或）QRS 波群前有"钉子"样起搏信号（图 2-27）。

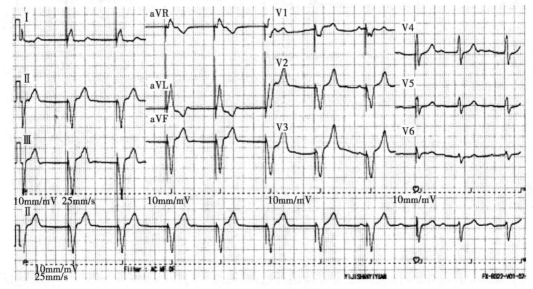

图 2-27 起搏心电图

【要点提示】

1. 熟记常见异常心电图诊断要点并结合典型图谱反复练习。

2. 心电图诊断需结合临床资料综合分析,才能作出正确的诊断结论。

(张永军　杨　浩)

第三章　常用急诊急救 >>>

内科篇所选的急诊急救内容是临床上最为基础和常用的急救技能和常识,是所有临床医师必备的临床技能,更是年轻医师应熟练掌握并可随时应用的技能。

第一节　心肺复苏术

心肺复苏(cardio-pulmonary resuscitation,CPR)术,亦称基本生命支持(basic life support,BLS),是针对各种原因导致呼吸、心跳停止的患者所实行紧急抢救措施,即用心脏按压或其他方法形成暂时人工循环,恢复心脏自主搏动和血液循环,用人工呼吸代替自主呼吸,达到恢复复苏醒和挽救生命的目的。2010年国际心肺复苏指南提出一个完整的心肺复苏概念,由生存链五个环节所组成,即早期识别和呼救、早期心肺复苏、早期除颤、早期高级血管生命支持、高级生命救治,2015年更新的指南仍将这五个环节作为院外心脏骤停救治的生命链。任何一个环节如不能高质量完成,心肺复苏均不会成功。

【适应证】

因各种原因所造成的呼吸、循环骤停;其中最为常见的是心脏骤停(sudden cardiac arrest),指原来并无严重器质性病变的心脏因一过性的急性原因而突然中止搏血所致呼吸和循环停顿的临床死亡状态,临床上又称为循环骤停,表现为突然意识丧失及颈动脉或股动脉搏动消失、呼吸呈喘息状或呼吸停止、惊厥、瞳孔扩大、眼球偏斜、皮肤黏膜呈死灰色、心跳停止。

【急救步骤】

1. 早期识别和呼救(early access)　一旦发现患者无应答、喘息或无呼吸、大动脉搏动消失须立即启动心脏骤停心肺复苏方案,并立即就近呼救,医护人员应继续检查呼吸和脉搏,然后再启动应急反应系统(或请求支援);有条件立即使用自动除颤设备(automated external defibrillator,AED),尽可能早启动紧急医疗服务体系(emergency medical service system,EMSS)。

(1)判断意识:抢救者双手拍患者双侧肩部并呼唤患者,看患者反应情况。

(2)判断呼吸:观察患者无呼吸动作、喘气或无正常呼吸。

(3)检查脉搏:抢救者(医务人员,或经过相关培训的人员)用手的示指和中指触及患者颈动脉或股动脉,感受其搏动。10秒内完成呼吸和脉搏检查。

2. 早期心肺复苏(early CPR)　即初级心肺复苏,或基础生命活动的支持(BLS)。主要步骤有人工体外心脏按压、开通气道、人工呼吸。

（1）心脏按压（circulation，C）：建立有效的人工循环（图 3-1）。

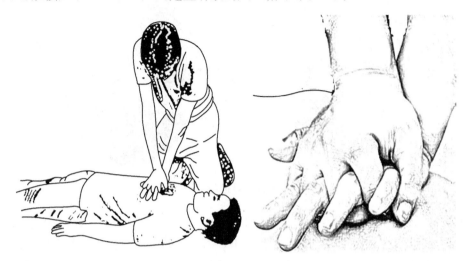

图 3-1　体外心脏按压部位及手法

1）患者体位：将患者立即摆放为平卧位或放在平坦的地方，托颈、撤出头及身下物品、扳肩放正患者。

2）按压部位：两乳头连线中点。

3）按压手法：一手掌根部放于按压部位，另一只手平行重叠于此手背上，手指上翘，双肘关节伸直，利用上身重量垂直下压。保证每次按压后胸廓能完全回弹，尽可能减少按压中断并避免过度通气。

4）按压幅度：使胸骨下陷大于 5cm，但不超过 6cm。

5）按压频率：100～120 次/分钟。

6）按压：放松时间比例：1∶1。

（2）开通气道：保持呼吸通畅（airway，A）。

1）清除患者口中的异物和呕吐物，若有义齿应取下。

2）保持呼吸道通畅：多采用仰头抬颏法开通气道，抢救者将一手置于患者的前额用力加压，使头后仰，另一手的示指、中指抬起下颌，使下颌尖、耳垂的连线与地面呈垂直状态。另一种方法为推举下颌法，如怀疑患者有颈椎损伤采用此法，即抢救者位于患者头侧，两手拇指置于患者口角旁，余四指托住患者下颌部，保证头部和颈部固定，用力将患者下颌角向上抬起。（图 3-2）

（3）人工呼吸（breathing，B）

1）口对口人工呼吸：在先行心脏按压的前提下，开通气道后立即进行 2 次人工呼吸。合适潮气量 500～900ml，使胸廓起伏。单人操作时两次人工呼吸后立即胸外按压，双人操作时心脏按压不停止。具体操作：①用按前额手的拇指和示指捏紧患者鼻孔；②抢救者自然吸气后，将患者的口完全包在抢救者的口中，将气吹入患者的气道和肺内，给予患者足够的通气，每次须患者的胸廓隆起，持续吹气时间 1 秒以上；③吹气完成后，抢救者口部离开患者口部，并同时松开捏紧鼻孔的手指，观察患者胸部向下恢复。继之完成第二次人工呼吸。

2）**球囊面罩通气**：球囊面罩由单向阀、球体、出气阀、储气囊组成，又称"简易呼吸器"。

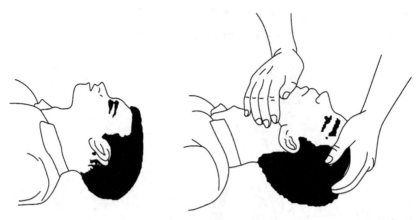

图 3-2　畅通呼吸道(仰头抬颏法)

将面罩与球囊连接,并接通氧气源(氧气流量调整为 12～15L/min)。具体操作:①抢救者一手持球体,另一手持面罩;②将面罩贴紧扣在患者的口鼻处,尖端朝向患者额部,宽端向患者下颌部;③固定面罩,使之与患者皮肤连接处不漏气;④按压球囊,是气体进入患者气道和肺内,挤压时间不能少于 1 秒。

3)心脏按压与人工呼吸比例为 30：2。

4)上述通气方式只是临时性抢救措施,尽早争取气管内插管,以人工呼吸机辅助呼吸。

3. 早期除颤(early defibrillation)、复律、起搏治疗　心脏骤停时最常见的心律失常是心室颤动,其次为缓慢性心律失常或心跳停搏。终止心室颤动最有效办法是电除颤,时间是关键。尽早检测患者心律,一旦发现为心室颤动、心室扑动,立即启动电除颤。双相波型电击能量设定 200J,或 360J 单相波型电击,电除颤成功率相当或更高。如果 1 次电击不能消除心室颤动,再次进行电击的递增优势很小;应立即恢复胸外按压(详见第二章第二节)。在未受到监控的情况下发生心脏骤停,或不能立即取得 AED 时,应立即开始心肺复苏;同时获取和准备 AED。起搏治疗:对于有症状的心动过缓患者,或高度房室传导阻滞发生在希氏束以上时,要考虑或立即实施起搏治疗。

4. 高级心脏生命支持(advanced cardiac life support)　患者入院后仍没有恢复自主呼吸,需立即予以气管插管、呼吸机辅助呼吸,过去需要根据患者血气分析结果进行呼吸机参数的调整,通气频率建议简化为每 6 秒一次呼吸(每分钟 10 次呼吸)。现在需立即应用连续定量二氧化碳仪,持续二氧化碳波形图是确认和监测气管插管位置最可靠方法;根据呼气末二氧化碳值监护心肺复苏质量和检测是否恢复自主循环。另外,除非技术熟练做到尽量减少胸外心脏按压停顿,否则不再强调早期气管插管。

5. 复苏药物(drug)　心肺复苏过程中,急救箱内备用急救药品,须根据患者当时的病情选择用药。

(1)肾上腺素:是心肺复苏的首选药物,具有 α-肾上腺素能受体激动剂的特性,可增加心肌和脑的供血,对心肺复苏有利。对于不可电击心律引发的心脏骤停后,应尽早给予肾上腺素;可用于电击无效的心室颤动及无脉室性心动过速、心脏骤停或无脉性电活动。

严重低血压可以给予去甲肾上腺素、多巴胺、多巴酚丁胺等。

(2)碳酸氢盐:适用于复苏过程中产生的代谢性酸中毒、高钾血症患者。早期用胸外按压、除颤、建立人工气道、辅助呼吸、血管收缩剂无效,抢救 10 分钟后,才考虑应用碳酸氢钠。

用药方法 1mmol/kg 起始量,根据血气分析结果,调整碳酸氢钠的用量。

（3）抗心律失常药

1）胺碘酮:对给予 CPR、2～3 次除颤、肾上腺素或血管加压素抢救治疗后仍为心室颤动/无脉性室性心动过速的患者,考虑给予胺碘酮,首剂 300mg 稀释后静脉推注或脊髓腔内注射,必要时追加 150mg/次。

2）利多卡因:因心室颤动/无脉性室性心动过速导致心脏骤停,恢复自主循环后,可以考虑立即开始或继续给予利多卡因。多用于心肌梗死患者出现的心脏骤停、心室颤动/无脉性室性心动过速。用药方法:心脏骤停患者,起始剂量为静注 1.0～1.5mg/kg;如心室颤动/无脉性室性心动过速仍持续存在,可每隔 5～10 分钟追加 0.5～0.75mg/kg,最大量为3mg/kg。

3）β-受体拮抗剂:对于一些难治性多形性室性心动过速、尖端扭转型室性心动过速、快速单形性室性心动过速或心室扑动(频率大于 260 次/分)及难治性心室颤动患者,可考虑试用 β-受体拮抗剂。对于因心室颤动/无脉性室性心动过速导致的心脏骤停而入院后,也可以尽早开始或继续口服 β-受体阻滞剂。但医护人员应该评估患者个体是否适用 β-受体阻滞剂,因 β-受体阻滞剂可能引起或加重血流动力学不稳定、加剧心力衰竭,引起缓慢性心律失常。

（4）镁剂:当心室颤动/无脉性室性心动过速与长 QT 间期的尖端扭转型室性心动过速相关时,可以用镁剂。方法 1～2g 硫酸镁加入 10ml 5%葡萄糖液中,5～20 分钟内静脉或脊髓腔内注射;如果尖端扭转性室性心动过速患者脉搏存在,可将 1～2g 镁加入 50～100ml5%葡萄糖液中,5～60 分钟内缓慢静脉滴注。

（5）腺苷:对于规则的、单型性、宽 QRS 波群心动过速的早期处理中,建议使用腺苷。腺苷禁用于非规则宽 QRS 波群心动过速,会导致室颤。

（6）纳洛酮:对于已知或疑似阿片类药物成瘾的患者,如果无反应且无正常呼吸,但有脉搏,可给予患者肌内注射或鼻内给予纳洛酮。

6. 心脏骤停后综合征（post-cardiac arrest care，PCAC）　心脏骤停后综合征是指心脏骤停患者经复苏救治自主循环恢复后显现一种复杂独特的病理生理状态,可引起机体多脏器的损伤和衰竭,及继发性炎症反应、肺部感染等病症综合征;是由于全身躯体完全和持久的缺血与再灌注所致。防治心脏骤停后综合征是心肺复苏的重要环节之一。实施多学科的综合治疗方案,包括心肺复苏、肝、肾、胃肠、免疫和神经系统功能支持等治疗。具体为稳定血流动力学,纠正低血压,应该避免低血压,如出现低血压,应立即矫正低血压(收缩压低于90mmHg,平均动脉压低于 65mmHg);维持灌注压;通气,供氧以支持肺功能;控制血糖,血钾及其他生化指标;预防及控制感染。应根据指征和相关条件提供低温治疗,目标稳定选定在 32～36℃之间,并至少维持在 24 小时;确定并治疗可逆病因,如经皮冠状动脉介入术等。对昏迷患者恢复自主循环后应进行脑电图多次或持续地进行监测,预测可能继发癫痫等症状,及时明确诊断,并采取相关治疗。应将吸氧浓度调整到需要的最低浓度,以保证氧合血红蛋白饱和度≥94%即可。

对于疑似心源性心脏骤停,且心电图 ST 段抬高的院外心脏骤停患者,应紧急实施冠状动脉血管造影。对于选定的(如心电或血流动力学不稳定的)成人患者,若在院外发生疑似心源性心脏骤停而昏迷,且无心电图 ST 段抬高的情况,实施紧急冠状动脉造影是合理的;对于需要冠状动脉血管造影的心脏骤停后患者,无论其是否昏迷,都应当实施冠状动脉血管造影。

7. 复苏有效指征　主要指征有：①可触及大动脉搏动；②面、口唇颜色由发绀转为红润；③瞳孔变化由大到小，对光反射逐渐恢复；④出现功能恢复迹象，如体动，吞咽反应，自主呼吸恢复；⑤收缩压在 60mmHg 以上；⑥听诊可闻及规则而持续的心音。

8. 终止复苏指标

(1)复苏成功：转入复苏后的生命支持，脑复苏、脏器功能恢复阶段。

(2)复苏失败：心脏死亡。经过基础生命支持和高级生命支持抢救，患者心脏毫无电活动，持续时间超过 30 分钟，被认为是确认临床心脏死亡，可考虑终止心肺复苏。

【注意事项】

1. 为尽快实施复苏，取消通过"看"胸部起伏、"听"呼吸音、"感"呼吸气流判断呼吸停止。

2. 2010 年国际心肺复苏指南提出早期心肺复苏的步骤为 C-A-B，而非原先的 A-B-C 顺序；并一再强调实施心脏按压的重要性，未经训练者实施单人复苏时可以仅仅做不间断地心脏按压，不强调立即实施人工呼吸。2015 年更新后的指南再次肯定了 C-A-B 的重要性。

3. 人工呼吸时，不宜送气过快、过强，因为可能造成气管、口鼻腔内的压力突然升高，超过贲门关闭压，使气体进入胃内。

【提问要点】

1. 心肺复苏胸外心脏按压及人工呼吸的基本要点？

2. 心肺复苏的有效指征？

3. 心肺复苏过程中的药物选择？

（潘大彬）

第二节　心脏直流电复律

心脏直流电复律(cardioversion)，简称心脏电复律，是指应用心脏除颤仪释放高能脉冲直电流使心肌在瞬间同时除极，从而中断折返激动和抑制异位兴奋灶，利于心脏起搏系统中具有最高自律性的窦房结恢复主导地位，从而控制心搏，恢复窦性心律，使多数快速心律失常转复为窦性心律的方法。有同步电复律和非同步电复律之分。心脏直流电复律是急诊急救的基本技能之一，目的是尽可能恢复窦性心律挽救生命。

【适应证】

1. 非同步电复律　临床上用于已无心动周期、也无 QRS-T 的心室颤动和心室扑动。能瞬间放直流电。有时快速性室性心动过速或预激综合征合并快速性心房颤动，出现宽大的 QRS 波群和 T 波，除颤仪在同步工作方式下无法识别 QRS 波群，而不放电，可选择低能量非同步电复律，以免耽误病情。

2. 同步电复律　即与心电图 R 波同步发放直流电，适用于经去除诱因或药物治疗不能恢复窦性心律且有严重血流动力学障碍者，适应证包括：①新近出现的心房颤动、心房扑动；②非洋地黄中毒引起的室上性心动过速；③室性心动过速患者；④性质不明或伴有预激综合征的异位快速性心律失常。

【急救步骤】

1. 非同步电复律　要求迅速完成首次非同步电复律，不超过 3 分钟。

（1）患者体位：患者仰卧，最好是硬板床上，暴露患者前胸。

（2）准备：在准备除颤仪的同时，持续胸外心脏按压；使患者身体不接触任何金属物器；须确认操作人员及其他人确实不再接触患者、病床以及同患者相连接的仪器；与患者家属简明扼要沟通；连接除颤仪上的心电监护仪，打开除颤仪电源开关，将两个电极板涂上均匀、适量导电糊（通常"非同步"是除颤仪仪表所默认，故不需再按按钮，以节约时间）。

（3）除颤仪充电：按下机上或手柄上"充电"按钮，进行除颤仪充电：单相波型充电至360J，双相波型充电至150～200J。

（4）除颤仪电极板的安放：分别将两个电极板置于胸骨右缘第2、3肋间（心底部），另一电极板置于左锁骨中线第5肋间（心尖部）；两个电极板之间的距离不小于10cm；电极板放置要紧贴皮肤，没有空隙即可。

（5）除颤仪的放电：按下"放电"按钮，除颤仪放电后再放开"放电"按钮。

（6）电复律成功后措施：立即观察心电监护，如转为窦性心律时，应持续严密观察患者的生命体征和神志，密切观察患者心电图变化，直到患者病情稳定。

（7）电复律失败后处理：如果1次电击不能消除以上恶性室性心律失常，应立即恢复胸外按压；可增加转复电量，间隔2～3分钟再次进行非同步电复律；反复电复律3次或放电能量达到300J以上仍未转为窦性心律，应停止电复律治疗。

（8）除颤仪复位：完成电复律后，关闭电源、复原按钮、清洁电极板、盖好保护罩，按规定位置停放。

2. 同步电复律

（1）物品准备：将电极板导线插头插入除颤仪插座，电极板上均匀涂上适量导电糊备用。准备好各种复苏设施，如氧气、吸引器、急救车、血压监测、心电监护仪以及选择以R波为主心电示波导联。

（2）患者准备：电复律前，应进行体格检查，评定心功能、相关实验室检查（包括电解质、肝肾功能、血凝常规、心腔内是否存在血栓等）；建立静脉通道、仰卧于木板床或背垫木板；吸氧10分钟左右。

（3）医师准备

1）掌握操作流程、预知可能出现的并发症及其处理；并和其他协作配合的工作人员充分沟通操作过程中和过程后所需注意事项。

2）和患者及其家属详细沟通，并签写知情同意书。

3）告诫其他人员在电复律过程中，不能与患者及与患者相连的物品接触。

（4）麻醉：在患者电复律前，须让患者进入蒙胧或嗜睡状态，以患者睫毛反射消失为度，不宜诱导过深。静脉快速注射地西泮20～30mg，若注射后仍清醒可追加10mg；目前还被常使用的药物有丙泊酚或咪达唑仑，可直接静脉注射。

（5）除颤仪准备：在麻醉成功后按下机上或手柄上"充电"按钮，将除颤仪充电；电极板放置位置与非同步电复律相同。

（6）选择放电能量：心房颤动患者为100～200J；心房扑动50～100J；室上性心动过速为100～150J；室性心动过速100～200J。若1次复律不成功可间隔2～3分钟重复进行或稍增加电量，直至复律3次或电量达300J为止。

（7）电复律成功后措施：立即观察心电监护并记录，测血压、呼吸，观察神志情况，直至完全清醒。转复窦性心律后视窦性心律稳定情况酌情给予其他抗心律失常药物治疗。

（8）除颤仪复位：同非同步电复律。（图3-3）

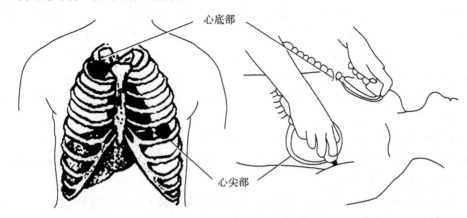

图3-3　心脏除颤仪电极板放置图

【并发症及防治】

1. 心律失常　转复后可能有窦性心动过缓、交界性逸搏及房性期前收缩，此为窦房结受到抑制或迷走神经张力增高所致，往往在短时间自行消失，一般无须特殊处理。若长时间存在缓慢性心律失常，则可能为窦房结功能障碍，须采取措施。室性心律少见；若出现心脏停搏或室颤等严重情况，按心肺复苏处理。

2. 体循环栓塞和肺动脉栓塞　发生率<1％常见于电复律后1周内。有栓塞史者在复律前后须抗凝治疗，新近栓塞史或超声检查疑有巨大血栓者禁忌。

3. 皮肤烧伤　电极板放电区出现红斑或水疱，严重者可涂以烫伤油膏；在操作时须将电极板导电糊适量涂匀，并按压贴紧皮肤，可预防出现皮肤烧伤。

【注意事项】

1. 除颤仪及急救器材检查：检查除颤仪地线、示波器、充电放电性能、电极板、导联线等是否齐备及其功能状态。急救药品、氧气、吸引器、气管插管、心电图机、背垫木板等须准备齐全。

2. 心室颤动等急救治疗，每延迟1分钟，成功率将下降7％。

【提问要点】

1. 心脏电复律的并发症及其处理？

2. 心脏电复律的注意事项？

3. 心脏电复律的适应证？

（潘大彬）

第三节　简易呼吸器使用

简易呼吸器，又称加压给氧气囊（air-shields manual breathing unit，AMBU），其使用是一项简便易行、较为可靠的通气技术。简易呼吸器由面罩、单向阀球体、氧气储气阀、氧气储气袋及氧气导管几部分组成。使用目的为维持和增加机体通气量，纠正威胁生命的低氧血症。

【适应证】

1. 各种原因所致的呼吸停止或呼吸衰竭需要呼吸支持的情况，包括心肺复苏抢救及麻醉期间的呼吸管理。

2. 运送患者时用于机械通气患者作特殊检查,进出手术室等情况。

3. 临时替代呼吸机 遇到呼吸机因故障、停电等特殊情况时,可临时应用简易呼吸器替代。

【急救步骤】

1. 操作前准备

(1)简易呼吸器的球囊及所供气体:抢救时要根据患者的身材选择合适大小的面罩及球囊。球囊分成人与儿童两种,面罩则有不同型号,适用于面部不同大小的患者。通常球囊会常规连接中等型号的面罩,以适应更多的意外情况。在没有氧气源的情况下,可以直接通气,此时给患者提供的是含氧量在21%的空气。在有氧气源时,将氧气导管连接氧源,调节至15L/min流量,待储气囊充满后面罩连接患者,此情况下简易呼吸器可提供浓度约100%的氧气。

(2)患者体位:在进行心肺复苏时,被抢救者取仰卧位,去枕,双手置于身体两侧,予仰头抬颏或双手托颌法开放气道,清理气道内分泌物或其他异物,特别注意去除义齿等。如有大量痰液或呕吐物应予以清除,注意保持颈椎不受损伤。如患者存在可疑颈椎损伤时,禁用仰头抬颏法开放气道,此后可置入口咽通气道或鼻咽通气道保持气道开放。对于其他需要呼吸支持患者,不限制体位,可以根据患者的实际情况进行操作。

2. 操作方法 球囊面罩通气时,既需要开放气道,还需要同时挤压通气。这两个操作可以一个人完成,也可以两个人共同完成(图3-4)。

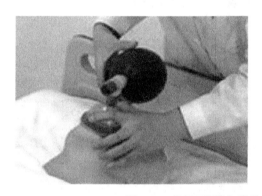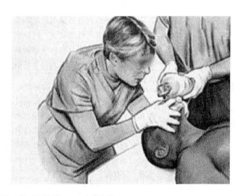

图3-4 球囊面罩通气操作法(单人操作、双人操作)

(1)单人操作手法:单人进行球囊面罩通气时,应一手采用"EC"手法,即示指与拇指环绕面罩,其余三只抬起下颌骨性结构开放气道,注意该手法不适用于颈椎损伤患者。另一手充分挤压球囊,见患者胸廓起伏,并保证通气大于1秒。

(2)双人操作手法:双人时可一人双手行双手"EC"法紧压面罩于口鼻处,或者使用双手托颌法双手拇指紧压面罩,另一人负责挤压球囊,仍然视胸廓起伏并通气大于1秒为有效通气。通气频率同单人操作,应注意切勿通气过猛、过快。

【注意事项】

1. 面罩放置 患者在进行通气时应注意保持面罩与口鼻处紧密贴合,通常情况面罩一侧为尖头状,另一侧为圆弧状,连接患者时应尖侧紧贴近鼻侧,另一侧贴近下颌。

2. 通气浓度 球囊面罩通气为一项应急措施。因提供较高吸入氧浓度,不易长时间使用。

3. 通气频率 在进行心肺复苏时,建立高级气道之前以 30∶2 的比例进行通气。如果患者有心跳,但没有呼吸,此时应给予 10～12 次/分的通气,若患者已建立高级气道,可给予 8～10 次/分的通气频率。

4. 患者体位 应时刻注意,如患者存在可疑颈椎损伤,则不应使用仰头抬颏法或单人 EC 手法,因可能会加重颈椎损伤,当怀疑颈椎损伤存在时,可先行予颈托固定后再进行球囊面罩通气。

【提问要点】

1. 简易呼吸器使用的适应证?

2. 简易呼吸器使用的操作方法?

3. 简易呼吸器使用的注意事项?

（李 倩）

第四节 气管插管术

气管插管术(endotracheal intubation)是将合适的导管插入气管内,来建立人工气道的可靠方法。目的:①便于清除气管支气管分泌物;②便于呼吸管理或进行辅助或控制呼吸;③减少无效腔和降低呼吸道阻力从而增加有效气体交换量;④便于气管内用药(吸入或滴入),以进行呼吸道内的局部治疗;⑤防止呕吐或反流致误吸窒息的危险。气管插管术在危重患者呼吸循环的抢救与治疗中有极其重要的作用。

【适应证】

1. 气道保护性机制受损 患者意识改变(尤其是昏迷)以及麻醉时,正常的生理反射受到抑制,导致气道保护性机制受损,易发生误吸及分泌物潴留,可能导致严重肺部感染。患者虽然清醒,但呼吸不能满足生理需求。较长时间的全身麻醉或是使用肌松药的大手术。

2. 上呼吸道梗阻 口鼻咽及喉部软组织损伤、异物或分泌物潴留均可引起上呼吸道梗阻。

3. 气道分泌物潴留 咳嗽反射受损时,使分泌物在大气道潴留,易导致肺部感染及呼吸道梗阻。及时建立人工气道,对气道分泌物清理是必要的。

4. 实施机械通气 需要机械通气的患者,首先应建立人工气道,提供与呼吸机连接的通道。

经口气管插管无绝对禁忌证,但患者存在以下情况时,可能导致插管困难或有引起上呼吸道黏膜和脊髓严重损失的可能,应慎重操作或选择其他人工气道建立的方法。相对禁忌证:口腔颌面部外伤;上呼吸道烧伤;喉及气管外伤,部分气管横断的患者;颈椎损失。不稳定颈椎损伤不是禁忌证,但是插管时颈椎必须保持严格的呈线性固定。

【急救步骤】

插管术分为经口腔和经鼻腔插管;亦可根据插管时是否用喉镜显露声门,分为明视插管和盲视插管;患者清醒,在表面麻醉下进行插管,为清醒插管;还可行全麻下插管等。但临床急救中最常用的是经口腔明视插管术。

1. 物品准备

(1)喉镜准备:喉镜镜身主要有两种:Machintosh 型(弯型)及 Miller 型(直型)。3 号或 4 号 Machintosh 型及 2 号或 3 号 Miller 型适用于大多数的成年患者。

(2)其他用品:手套、口罩、吸引器(插管前检查是否正常)、球瓣面罩(连接好氧气源)、10ml 注射器、气管内导管夹(也可用布胶带代替)、气管插管及管芯、合适镜身的喉镜。

(3)检查套囊:注入气体使套囊膨胀,检查套囊是否漏气。

(4)插管型号:插管型号取决于气管内径,7.0mm、7.5mm 或 8.0mm 的气管内插管适用于大多数成年人,插管可以选择有套囊或无套囊的插管。有套囊的插管适用于成年或大龄儿童。插入有套囊的插管后,应注入气体使套囊膨胀,封闭气管和插管之间的腔隙,可以避免漏气及胃内容物的吸入。

(5)导管塑形:把导管管芯插入气管导管,保持导管正常的曲度。切勿使管芯的末端露出导管。必要时,管芯还通过类似"曲棍球"的方法来重塑气管导管,使其易于进入上咽喉部。

(6)准备吸痰器,备用。

2. 患者准备

(1)插入喉镜前,如佩戴义齿者,应先全部取下义齿。

(2)调整病床的高度,尽量与操作者的胸骨下缘水平相平齐。

(3)颈部向后屈曲,头部过伸使口腔、咽部、喉部成一直线,使声带充分暴露。无禁忌证时,把枕头或折叠的毛巾置于患者枕部使其成吸气位。

(4)若患者情况允许,可于插管前用面罩给予患者至少 3min 以上的 100% 氧气。这样可以用氧气取代被氮气占据的肺泡,还可大大减少插管时正压通气的时间,从而进一步降低误吸胃内容物的风险。

(5)若患者昏迷状或被镇静状,助手用力压迫环状软骨,这种方法(Sellick 方法)可以压迫处于环状软骨和颈椎之间的食管,避免胃内容物反流。若气道扭曲,则应减少压力以充分暴露声门。

3. 操作方法

(1)调整体位:术者双眼与患者保持足够距离以便双目直视患者仰卧,患者头后仰,颈上抬,使口腔、咽部(声门)和气管成一直线以便直视插管。左手握住喉镜,右手使患者口腔张开。把喉镜镜身插入病人右舌侧。逐渐移动镜身到口中央,把舌压到左侧。缓慢插入镜身定位到会厌。

(2)放置喉镜镜身:如果是弯型,则要把它放到会厌软骨前方,即舌根和会厌之间。如果使用的是直型,则要把它放到会厌后方。

(3)摆放镜片正确的位置:将喉镜向前上提 45°,就可以看到声带。手腕不要弯曲,移动镜片时防止病人牙齿咬合,这时候要避免损伤牙齿和软组织。右手握住气管插管,维持声带视野清楚显露,气管插管从病人口右侧进入。插管显露的视野不应被声带遮挡,这是操作的关键部分。插管通过声带进入气管直到球囊消失。抽出针芯,气囊通过声门 5~6cm(把气管导管轻轻送至距声门成人 4~6cm,儿童 2~3cm)。通常男性患者插入深度为距离门齿 24~26cm,女性为 20~22cm。调整并确认插管深度后,往气管导管前端的套囊内充气 5~10ml(也可以用气压计进行测压,20~30mmHg)。

(4)连接呼吸器:连接简易呼吸器通气的同时,胸部听诊确定气管插管的位置和深度,辨认困难时,可摄床旁 X 线片。

(5)固定好插管位置,吸出气道分泌物(图 3-5)。

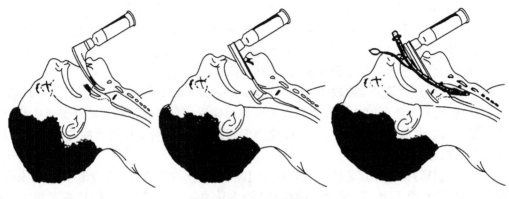

图 3-5　气管插管

【注意事项】

1. 插管后验证

(1)气管导管末端应位于气管中段,隆突上 3~7cm。一般来说,中等身材成年人,将气管导管的 22cm 刻度对准门齿。

(2)判断是否误插入了食管,可以再正压通气时听诊腹部,没有气流声提示置入正确。

(3)在两侧腋中线听诊两肺呼吸运动是否对称,如果左肺在插管后呼吸音降低,那么可能插入了右主支气管,缓慢退出气管导管直到两侧听诊呼吸音对称。

2. 导管固定　一旦证实气管插管在合适位置,立即把导管固定在患者头部。用气管内插管固定器来固定导管,可以防导管突发移位。还可加用胶带或布的气管插管固定带。在确定导管位于气管内后再进行外固定:用两条胶布十字交叉,将导管固定于患者面颊部;第一条胶布应把导管与牙垫分开缠绕一圈后,再将两者捆绑在一起。

3. 气管插管的管理

(1)固定好插管,防止脱落移位,管理好牙垫,防止导管被咬阻塞气道。

(2)为减少插管对咽喉壁的压迫刺激作用,头部取稍后仰位,定时转动头部,以减少由于导管及气囊长时间压迫固定部位而造成黏膜损伤。

(3)做好口腔护理,定时气道冲洗、吸引气道湿化。

(4)气囊的管理,掌握气囊的充气量,用气压计进行测压达 20~30mmHg 即可。

(5)决定拔管前充分清除气道内的分泌物,同时也清除囊上呼吸道内分泌物,清理口腔内分泌物;然后放置吸痰管入气管插管内,稍长于气管插管,边拔管边吸引。

4. 更换气管插管的指征

(1)气囊漏气或破裂,不能有效封闭气道,或选用的导管和气囊与气管比较相对较小完全充气后仍漏气过多。

(2)导管被痰痂或黏液栓堵塞,经滴注 2％碳酸氢钠或生理盐水后多次吸痰仍无明显效果,吸痰管不能插入。

(3)插管保留一段时间后该侧发生鼻窦炎,中耳炎或插管持久压迫后鼻道严重溃烂,需引流分泌物。

(4)为了重新放置较粗的导管以减轻过高的气流阻力,或为了经气管导管插入纤维支气管镜进行必要的检查和治疗,而原来的气管导管过细,不能容纳纤维支气管镜的插入。

5. 插管过程的关键

(1)如果在调整好喉镜镜身位置后仍不能观察到声带或会厌,可能是由于镜身插入太深或未准确地放置于正中线,可慢慢地在正中线退出镜身,直至声带或会厌出现在视野。

(2)用右手处理好喉头,或者让助手给喉头施加一个稳定的向后、向上、向右的压力,这样更便于观察声带。

(3)助手可以轻轻地牵拉患者唇及颊的右侧缘,增加声门的可视度。

(4)如果仍不能清晰地看到声带,助手应轻轻地缓解环状软骨的压力。

6. 气管插管保留时间 通常主张可保留 2～3 周。在气管插管 2 周后,应进行评估,再过 1～2 周是否病情能取得明确稳定的进展和是否有拔管的可能,如果有可能,则继续保留气管插管;否则应行气管切开。撤机困难和意识障碍的患者是气管切开的最常见适应证。

【并发症及防治】

1. 损伤 有口腔、舌、咽喉部的黏膜擦伤、出血,牙齿脱落和喉头水肿。动作应规范,不应用喉镜冲撞上门齿,并依此为杠杆,导致牙齿缺损。

2. 气道出血 常见原因包括气道抽吸、肺部感染、急性心源性肺水肿、肺栓塞、气道腐蚀和血液病等。

3. 缺氧 每次操作时间不超过 30～40 秒,监测血氧饱和度,一旦低于 90%,应停止插管,保证氧供。

4. 插管位置不当 导管远端开口嵌顿于隆突、气管侧壁或支气管,多见于导管插入过深或位置不当等。立即调整气管插管位置。

5. 误吸 插管时可引起呕吐和胃内容物误吸,导致严重的肺部感染和呼吸衰竭。必要时在插管前放置胃管,尽可能吸尽胃内容物,避免误吸。

6. 痰栓或异物阻塞管道 应进行有效的人工气道护理,如充分湿化、保温、气道抽吸等。

【提问要点】

1. 气管插管的适应证?

2. 气管插管的操作方法?

3. 气管插管的并发症及防治?

（李 倩）

第五节 人工呼吸机应用

人工呼吸机(artificial respirator)应用,即指借助人工装置机械力量产生或者辅助患者的呼吸动作,达到增强和改善呼吸功能目的的一种治疗措施。应用机械通气的目的为:通过改善肺泡通气使动脉血二氧化碳分压($PaCO_2$)和 pH 得到改善;通过改善通气、提高吸入氧浓度(FiO_2)、增加呼气末肺容积和减少呼吸功消耗等方法纠正低氧血症;对于呼吸道阻力增加、呼吸系统顺应性降低和存在内源性呼气末正压的患者,通过机械通气减少呼吸肌做功,缓解呼吸肌疲劳;此外,机械通气还用来预防和治疗肺不张以及为使用镇静药和肌松药的患者提供通气保障。

【适应证】

1. 各种原因所致的心搏、呼吸停止。

2. 中毒 中毒所致的呼吸抑制和呼吸衰竭。

3. 神经-肌肉系统疾病 能造成中枢或周围性呼吸抑制和停止,包括外伤引起的高位截瘫等,呼吸机应用不但能使这些患者的生命得以保全,还可以让他们依靠呼吸机长期维持着生命,并使生活质量得以提高。

4. 脑部疾患 脑卒中(出血和缺血)、脑外伤、脑炎(细菌、病毒、原虫、寄生虫等)、脑部手术、癫痫持续状态(原发或继发)、各种原因所致的脑水肿,脊髓、神经根、呼吸肌肉等受损造成的呼吸抑制、减弱和停止等,均可依赖呼吸机纠正缺氧。

5. 胸、肺部疾病 急性呼吸窘迫综合征、严重肺炎、胸肺部大手术后,包括慢性阻塞性肺疾病、严重哮喘等。胸部外伤如肺挫伤、开放性或闭合性血气胸,多发多处肋骨骨折所致的连枷胸,只要出现无法纠正的低氧血症,均是应用呼吸机的适应证。

6. 循环系统疾病 虽然急性肺水肿是呼吸机治疗的适应证,但由于心源性肺水肿多为心脏疾病引起,以往认为呼吸机治疗会加重心脏负担、减少回心血量,将急性心肌梗死、心衰导致的缺氧排除在呼吸机治疗之外。随着呼吸机临床应用的普及,心源性肺水肿也成为呼吸机治疗的适应证;心脏大手术后的常规呼吸机支持就更加显得必要。

机械通气没有绝对禁忌证,但是在下列情况时机械通气可能使病情加重:气胸以及纵隔气肿未行引流;肺大泡和肺囊肿;低血容量性休克未补充血容量;严重肺出血;气管食管瘘等。但是在出现致命性通气和氧合障碍时,应该在积极处理原发病(如尽快行胸腔闭式引流,积极补充血容量等),同时不失时机地应用机械通气。

【急救步骤】

1. 人工气道的建立 机械通气患者建立人工气道首选经口气管插管,还可以经鼻气管插管或者气管切开。不同的人工气道建立方法有其特点(表 3-1)。

表 3-1 人工气道的选择

人工气道	特点
经口气管插管	操作简单 插管的管径相对较大,便于气道内分泌物的清除 影响会厌的功能,患者耐受性也较差 在声门无法暴露的情况下,容易失败或出现并发症
经鼻气管插管	较易固定,舒适度优于经口气管插管,患者较易耐受 管径较小,导致呼吸功增加 不利于气道及鼻窦分泌物的引流
气管切开	管腔较大,导管较短,因而气道阻力及通气死腔较小 易于固定及引流呼吸道分泌物,降低呼吸机相关肺炎的发生率 能够经口进食,可做口腔护理 患者耐受性好

2. 有创机械通气的基本模式 呼吸机模式和功能很多,各种不同类型呼吸机上拥有的模式和功能更多,符号也多。同样模式和功能在不同类型的呼吸机上却可能应用不同的名

称。选择和应用各种通气模式和功能时,首先要对呼吸机拥有的通气模式和功能的设计原理有初步的认识和理解,其次要分析和掌握患者的病理生理状况,应用过程中还应根据病情变化,不断调整和改变通气模式和功能。最常用的机械通气模式及其特点如下(表 3-2)。

表 3-2 常用的机械通气模式

通气方式	定义	特点	缺点
辅助控制通气(A-CV)	通气靠患者触发,以预设条件提供通气辅助,并以控制通气的预设频率作为备用	当吸气用力不能触发或者触发通气频率低于备用频率时,呼吸机以备用频率取代,可以保证每次通气的容量(或压力)。如果触发灵敏度和流量设置恰当,可以降低患者呼吸功	如果辅助频率过快,可以导致通气过度和发生自发性呼气末正压,久用易致呼吸肌萎缩
同步间歇指令通气(SIMV)	呼吸机按照指令、间歇对患者提供正压通气,间歇期患者行自主呼吸	避免呼吸性碱中毒,降低气道平均压力,避免患者呼吸肌萎缩和对呼吸机的依赖,利于撤机	自主呼吸时不提供通气辅助,需要克服呼吸机回路阻力进行。频率设置过慢,可致疲劳、自主呼吸急促和高碳酸血症
压力支持通气(PSV)	患者吸气时,呼吸机提供一恒定的气道正压以帮助克服吸气阻力和扩张肺脏	配合患者吸气流速需要,减少呼吸肌用力。人机协调性好,较舒适,防止呼吸肌萎缩,有利于撤机	压力支持水平需要恰当,否则不能保证适当的通气量,中枢驱动受抑制者不宜应用

3. 调整机械通气参数 临床上实施机械通气治疗,最主要应该根据患者的病理生理基础和临床具体情况,以明确的治疗终点作为指导来选择和调整呼吸机参数及通气模式,并且根据呼吸机机上的监测和报警参数,尤其是根据定期测定的动脉血气结果,兼顾患者的心脏功能和血流动力学状态来调整参数(表 3-3)。

表 3-3 常用机械通气参数的设置

参数项目	参数的主要指标
潮气量(V_T)	在容量控制通气模式下,V_T 的选择应保证足够的气体交换及注意患者的舒适度,通常依据体重选择 8~15ml/kg,近年越来越主张使用低潮气量,即 6~8ml/kg,并结合呼吸系统的顺应性和阻力进行调整,避免气道平台压超过 30cmH_2O
呼吸频率	频率选择根据分钟通气量及目标动脉氧分压(PaO_2)水平确定,成人通常设定为 12~20 次/min。急、慢性限制性肺疾病时也可根据分钟通气量和目标 PaO_2 水平超过 20 次/min。准确调整呼吸频率应依据动脉血气分析的变化综合调整
吸气流速	理想的峰流速应能满足患者吸气峰流速的需要,否则患者有"空气饥饿感",成人常用的流速设置为 40~60L/min,根据分钟通气量和呼吸系统的阻力和顺应性进行调整,流速波形在临床常用减速波
吸气时间与吸/呼比	吸/呼比的选择是基于患者的自主呼吸水平、氧合状态及血流动力学,适当的设置能保持良好的人机同步性。机械通气患者通常设置吸气时间为 0.8~1.2s,或吸/呼比为 1.0:1.5~1.0:2.0。限制性通气障碍患者适当延长吸气时间,阻塞性通气障碍患者可适当延长呼气时间

参数项目	参数的主要指标
触发灵敏度	压力触发常为 $-1\sim2cmH_2O$，流速触发常为 $1\sim3L/min$，合适的触发灵敏度设置将使患者更加舒适，促进人机协调。流速触发较压力触发更接近于生理，能明显减低患者的呼吸功。若触发灵敏度过高，会引起与患者用力无关的误触发；若设置触发灵敏度过低，将显著增加患者的吸气负荷，消耗额外呼吸功
吸气压力	呼吸机均是应用正压吸气，以抵消胸、肺的弹性阻力使肺膨胀，一般为能达到满意潮气量的最低通气压力（$15\sim20cmH_2O$）为妥，应用呼吸机治疗时，通气压力不需设置，而只要在呼吸机工作压力正常前提下，完成潮气量的设置，就等于设置了合理的通气压力
FiO_2	接受呼吸机治疗初期，为迅速纠正低氧血症，可将 FiO_2 设置为 100％，但应控制在 $0.5\sim1$ 小时内；随低氧血症纠正，再将 FiO_2 逐渐降低至 60％ 以下的相对安全的水平
呼气末正压（PEEP）	常规设置低水平 PEEP（$3\sim5cmH_2O$）。当分析缺氧无法纠正与肺内分流存在有关时，及时应用适当水平的 PEEP 对纠正缺氧至关重要。以往主张 PEEP$\leqslant15cmH_2O$，肺开放／复张策略提出后，高水平 PEEP（$20\sim25cmH_2O$）的临床价值得到证实，目前主张 PEEP$\leqslant25cmH_2O$

4. 人工气道的管理

（1）机械通气时应实施气道湿化，要求近端气道内的气体温度达到 34℃，相对湿度 100％，以维持气道黏膜完整，纤毛正常运动及气道分泌物的排出，以及降低呼吸机相关性肺炎的发生率。

（2）机械通气患者应及时评估气道内是否有分泌物，包括听诊呼吸音、在容量控制机械通气时气道峰压是否增加、在压力控制机械通气时潮气量是否减少、患者是否不能进行有效咳嗽、气道内可否见到分泌物等、通过气道吸引确保分泌物的充分引流。有条件的情况下，建立人工气道的患者应进行持续声门下吸引。

（3）高容低压套囊不需要间断放气，应常规监测人工气道的气囊压力，压力在 $25\sim30mmH_2O$（$1cmH_2O=0.098kPa$）时既可有效封闭气道，又不高于气管黏膜毛细血管灌注压，可预防气道黏膜缺血性损伤和气管食管瘘，以及拔管后气管狭窄等并发症。

（4）呼吸机管路不必频繁更换，频繁更换呼吸机管路会增加呼吸机相关性肺炎的发生率，但是一旦发现管道污染则应及时更新。

5. 呼吸机的撤离指征和步骤

（1）撤离指征：引起呼吸衰竭的病因已完全地得到控制；患者自主呼吸已恢复至平稳；患者变得神志清醒、咳嗽反射恢复至正常；除慢性阻塞性肺病之外，血气分析检测指标已经正常或基本正常；合并肺病感染已得到基本控制，患者的咳痰量显著减少。

（2）撤离步骤：首先在白天试行间断性辅助呼吸，随后再过渡到夜间并逐渐延长停用的间歇时间，直至在完全停止呼吸机后患者自主呼吸为止；在呼吸机间歇观察期间，须注意患者脉搏、呼吸、血压和血气分析的变化，一旦缺氧和（或）二氧化碳潴留再度发生，应及时地使用或调整机械性呼吸机。通常，呼吸机使用时间越久，完全撤离所需要的时间也就越长。

6. 无创通气 呼吸机漏气补偿功能增强、呼气阀不断改进等机械以及电子性能的进步，使患者可不经过气管内插管就可以接受机械通气，被称之为无创通气。

无创通气方法很多，其中无创正压通气为常用的无创通气形式，越来越广泛应用于急危重病的救治。原则上条件允许时先试用无创通气,如效果欠佳及时转为有创通气。有创通气撤机时可通过无创通气过渡。

其优点为可以避免人工气道的不良反应和并发症,如气道损伤、呼吸机相关性肺炎等;其缺点是不具有人工气道的部分作用,如气道引流、良好的密封性等。可以应用无创通气的患者应具备的条件:意识清楚;有自主咳痰能力和自主呼吸能力;血流动力学稳定并且能够耐受无创通气。无创通气常用通气参数的调节参考值见表3-4。

表 3-4　无创通气常用通气参数的参考值

参数	参考值
潮气量	7~15ml/kg
呼吸频率	16~30 次/分
吸气流量	递减型,足够可变,峰值 40~100L/min
吸气时间	0.8~1.2s
吸气压力	10~25cmH$_2$O
呼气压力(PEEP)	依患者情况而定(常用 3~5cmH$_2$O)

经有效的无创通气治疗,大多数轻、中度呼吸衰竭在4~6小时后病情会明显好转。通常建议治疗1~2小时后复查动脉血气,如果临床情况改善,PaCO$_2$下降>16%,pH>7.30,PaO$_2$>60mmHg,提示初始治疗有效,建议继续无创通气治疗,否则应该及时转为有创通气。

【并发症及防治】

1. 呼吸机相关性肺炎　是临床呼吸机治疗过程中十分棘手的难题。呼吸机相关性肺炎的病原学特征是多种细菌和真菌同时存在的混合感染,诱发因素很多,如气道开放时空气和环境因素、抵抗力下降、医疗器械污染等。加强气道护理,是预防和治疗肺部感染的主要措施。

2. 气压伤　气胸和皮下、纵隔气肿是常见临床类型。多为闭合性,胸内压高低取决于破裂口类型;处理方法是排气减压或停止呼吸机治疗。避免所有可能诱发气胸的因素,如慎用 PEEP 和 PSV 等主要预防措施。皮下和纵隔的气体可来源于肺组织,也可来源于呼吸道呼出的气体,如气管切开引起的皮下和纵隔气肿。

3. 气管及邻近组织损伤

(1)血管损伤:甲状腺损伤时的出血,气管导管或套管对周围黏膜压迫损伤、感染等侵蚀邻近的大血管。

(2)喉损伤:是气管插管的重要并发症,主要临床类型是喉部水钟,多发生在拔管数小时至 24 小时左右,产生的原因是导管与喉部黏膜的机械性摩擦和损伤。

(3)气管食管瘘:气管与食管之间相通,气体由瘘口进入胃肠道,胃肠道消化液也可经瘘口进入呼吸道,是十分危险的并发症,常见于气管与食管的直接损伤。

(4)气管损伤:引起出血、气管食管瘘、狭窄。

4. 胃肠道系统并发症　主要是胃肠道充气,尤其当应用面罩连接呼吸机、气管插管误入食管、并发气管食管瘘等时,更容易发生;预防的方法是及时放置胃管和应用胃肠减压。

【注意事项】

1. 加强护理　患者接受呼吸机治疗时,要有专人护理,严密监测其运转状态,如果发现故障要及时排除;定时测量和掌控患者的血压、脉搏、心率、呼吸、神志的变化等。最好能使用两台呼吸机轮番进行,并且要备有简易呼吸器,一旦出现呼吸机故障时即予以替代。

2. 防治感染　不断清洁气管插管和气管切开套管,防止患者的呕吐物吸入和伤口感染;定期湿化呼吸道和吸痰排痰,如需经常翻身、拍背、吸痰、保持气道的畅通;反复采集气管分泌物进行细菌培养和药物敏感试验等。

3. 器械管理　注意加强消毒和管理　呼吸机使用环氧乙烷定时对管道、呼吸活瓣和雾化装置进行消毒,气管插管套管消毒应当每 6 小时进行 1 次;胶类制品要用 0.1% 苯扎溴铵(新洁尔灭)浸泡 1～2 小时消毒;塑料类制品用 10% 甲醛或 0.2% 过氧乙酸消毒;吸痰用管和手术中使用的镊子一定要保持无菌状态,用后也要马上进行消毒。针对曾经经过浸泡消毒的物品,最后还要用无菌水冲洗干净。对患者房间的消毒,要用 1%～2% 过氧乙酸、每日 1 次,也可使用紫外线照射消毒,每日 1～2 次。

【提问要点】

1. 机械通气的适应证?

2. 机械通气常用参数的设置?

3. 机械通气的注意事项?

(李　倩)

参 考 文 献

1. 葛俊波,徐永健. 内科学. 第 8 版. 北京:人民卫生出版社,2013

2. 万学红,卢雪峰. 诊断学. 第 8 版. 北京:人民卫生出版社,2013

3. 德高文. 诊断性检查(DeGowin's Diagnostic Examination). 第 7 版. 北京:科学出版社,2003

4. 教育部医学教育临床教学研究中心专家组. 中国医学生临床技能操作指南. 第 2 版. 北京:人民卫生出版社,2012

5. 陈灏珠,林果为,王吉耀. 实用内科学. 第 14 版. 北京:人民卫生出版社,2013

6. 杜长江,赵庆春. 新病历书写基本规范. 西安:第四军医大学出版社,2010

7. 李润保. 处方管理办法. 北京:中国医药科学出版社,2011

8. 张文武. 急诊内科学. 第 3 版. 北京:人民卫生出版社,2012

9. 陈新. 黄宛临床心电图学. 第 6 版. 北京:人民卫生出版社,2009

10. American Heart Association. Guidelines Update for CPR and ECC. Circulation. 2015；Volume 132：313～589, Issue 18 suppl 2

外科篇

在我国传统医学中，早在公元前 14 世纪商代就有关于外科的记载，在周代已有主治属于外部疾病的分科。英文称外科为 surgery，来自拉丁文 chirurgia，由希腊文"手"和"工作"两个词根组成，其意义不言而喻：由"手"完成的相关"工作"是外科治疗疾病的最主要手段。外科按病因分类，主要救治的是损伤、感染、肿瘤、畸形和其他需要手术的患者，要求外科医师在较短的时间内做出正确决策，采取恰当的手术操作解除病痛，拯救生命。显然，外科更加注重技能的训练。扎实的医学理论知识、娴熟的操作技能、危急情况下的果断处置能力是优秀外科医师必备的基本素质。本篇由外科基本知识、外科基本技能和外科急诊急救三部分组成，重点介绍了外科临床必须掌握的基本操作和急救技能，同时也涵盖了外科医师所必须掌握的基本知识与基础理论。

第四章 外科基本知识 >>>

外科学是以手术作为主要治疗手段的医学科学,高质量的手术操作是患者治疗成败的关键。对手术的重视,对操作娴熟、技艺精湛的追求是外科不变的主题。但是片面地强调手术的作用,认为手术就能解决一切的想法也是错误的,因为我们医治的是病情各不相同的患者,同样一个手术,在不同合并症的患者身上可能会有不同的结局,若围术期处理不当,甚至会给患者带来灾难性的后果。"知其然,知其所以然",我们不但要掌握怎样做手术,更要掌握为什么要做手术,是否可以不做手术,做完手术后如何处理能让患者更快地恢复等等。加强基础理论和基本知识的学习,可以更加深入地理解外科,掌握外科的基本原则,对外科技能的学习将会有很大帮助。本章将对外科学中最基本的无菌术、水电解质酸碱平衡、外科营养、围术期处理、麻醉作简要阐述,相信会对临床医师和医学生有所裨益。

第一节 无 菌 术

微生物广泛存在于人体及周围环境,在外科手术及各种医疗处置操作的过程中,微生物可通过直接接触、飞沫或空气侵入伤口,引起感染。无菌术(aseptic technique)是临床医学的一个基本操作规范,是针对可能的感染来源和途径所采取的一系列预防措施。遵守无菌操作原则是每一位医务人员必须具备的基本素质。

【概述】

灭菌法(asepsis)、抗菌法(antisepsis)、无菌操作规程及管理制度组成无菌术的基本内容。灭菌(sterilization)是指用物理或化学的方法杀灭传播途径上一切活的微生物。抗菌法,临床上常称之为消毒(disinfection),是指杀灭病原微生物和其他有害的微生物,使其达到无害化的处理。无菌操作规程和管理制度则是在医疗实践过程中总结出来并被确定应用的医疗行为规范,其目的是保证灭菌的物品、已做消毒准备的手术人员和手术区域不再被污染,所有医务人员都必须自觉遵守、严格执行这些规则及制度,确保无菌术的实施。外科无菌术包括手术器械、物品的灭菌、消毒,手术人员和患者手术区域的准备,手术进行中的无菌原则和手术室的管理四个方面的内容。

【主要知识点】

1. 常用灭菌法 包括物理和化学药剂法,其中物理方法的应用更加普及。常用物理方法有高温、紫外线、电离辐射等。高温灭菌法具有价格低廉、效果确切、一次性灭菌物品多等优点,因而被广泛使用,包括高压蒸气灭菌、煮沸灭菌、干热灭菌和火烧灭菌等,主要用于杀灭手术器械、医疗布单、敷料等物品上的微生物,机制是高温能凝固菌体蛋白质,也可能与细菌 DNA 单螺旋断裂、细胞膜功能受损及菌体内电解质浓缩等有关。

(1)高压蒸气灭菌法:目前在各级医院广泛应用,是各种医疗物品灭菌的最主要手段,需要依靠高压蒸气灭菌器完成。高压蒸气灭菌器分为下排气式和预真空式两类。早年应用的是下排气式灭菌器,灭菌条件是:蒸气压力 104.0～137.3kPa,温度 121～126℃,维持 30 分钟。现多采用预真空式灭菌器,具有速度快、单次灭菌物品多、物品损害轻等优点。灭菌参数为:压力 205.8kPa,温度 132～134℃,器械、敷料所需最短灭菌时间 4 分钟。

(2)干热灭菌法:用于不能被湿热气体穿透,并能耐高温的物品灭菌。如玻璃器材、油性软膏(凡士林)、粉状化学药品等。干烤箱为常用的干热灭菌器,其杀菌机制是通过脱水干燥和大分子变性完成的。

(3)煮沸灭菌法和火烧灭菌法:适用于紧急情况下使用。100℃沸水中持续 15～20 分钟可杀灭一般细菌,杀死芽孢菌则至少需要煮沸 1 小时。火烧灭菌法易使器械损坏,一般不采用,但可应用于销毁乙肝、破伤风、气性坏疽、铜绿假单胞菌感染等患者使用的一些物品。

(4)化学灭菌剂法:灭菌机制是促进菌体蛋白质变性或凝固,损伤细菌的细胞膜等。适用于不耐高温、湿热的物品,如:腹腔镜、内镜、各类导管和其他塑料、橡胶制品。环氧乙烷气体灭菌法具有不损伤拟灭菌的物品,穿透力强,可杀灭各种微生物的优点,因而使用最广。其他还有过氧化氢等离子体低温灭菌法,甲醛熏蒸法和戊二醛浸泡法等。

2. 消毒法　指利用消毒剂杀灭病原微生物和其他有害的微生物,达到无害化的效果,如医疗环境消毒、某些特殊的手术器械、手术人员的手臂、患者手术区皮肤等。包括清洗和消毒两个基本步骤:清洗是用肥皂水或其他洗涤材料,洗去拟消毒物品或皮肤上的污垢、附着微生物,提高消毒剂的使用效能;消毒则是用化学消毒剂浸泡或涂擦来杀灭微生物。

手术人员手臂消毒包括洗手和涂擦消毒剂两个步骤。手术前,医务人员先用肥皂(皂液)和流动水洗手,采用"七步洗手法",清洗后用无菌巾擦干至肘上 1/3 处,再涂擦手消毒剂。目前常用的手消毒剂有异丙醇、氯己定、碘附等,需取得卫生行政部门卫生许可,在有效期内使用。

传统的手术区皮肤消毒方法是用 2.5%～3% 碘酊涂擦手术区,待干燥后再用 70% 乙醇脱碘两次,效果确切可靠,缺点是对皮肤刺激较大,不适用于特殊部位如面部、肛门及外生殖器的消毒。近年多采用含活性碘的新型皮肤消毒剂,具有对皮肤、黏膜刺激小,使用方便,消毒抑菌作用持久等优点。

3. 人体皮肤上的微生物　皮肤上的微生物可分为常居菌和暂居菌两大类。

常居菌(resident flora):也称固有性细菌,是皮肤上持久的固有寄居者,能从大部分人的皮肤上培养出来,不易被简单地清洗清除。主要存在于甲沟、皮肤皱褶、毛囊和皮脂腺等皮肤深部。常见菌种包括凝固酶阴性葡萄球菌、棒状杆菌类、丙酸菌属、不动杆菌属等。一般情况下不致病。

暂居菌(transient flora):也称污染菌或过客菌丛,是医务人员在工作中接触患者或被污染的物体临时污染的细菌,寄居在皮肤表层,常规洗手容易被清除。暂居菌的菌种组成与从事的工作密切相关,可随时通过手传播,造成医院内感染。

外科手消毒和患者手术部位皮肤的消毒,实质上就是清除或杀灭暂居菌和减少常居菌的过程。

【临床处理】

1. 完善的手术人员术前准备

(1)一般准备:进手术间前,手术人员需要做好下列准备:①取下手、前臂上的各种饰物;②剪短指甲,去除甲沟污垢;③更换清洁洗手衣、裤和拖鞋;④戴好口罩、帽子,盖好口、鼻孔和全部头发;⑤双袖卷至肘上 12cm,上衣的下摆要放在裤腰内。凡上呼吸道感染、手臂皮肤破损或有化脓感染者,均不能参加手术。

(2)外科手消毒:按"七步洗手法"用洗手液彻底清洗手、前臂、肘上 10cm 皮肤,去除表面各种污渍,然后涂擦手消毒剂 1~2 次作皮肤消毒。

(3)穿无菌手术衣、戴无菌手套:手臂消毒完成后,需按无菌术的要求,穿无菌手术衣,戴无菌手套。

2. 正确的患者手术区准备

(1)备皮:应在手术当天进行,术前除了洗澡、更衣等一般性的清洁卫生外,还应重视手术区皮肤的清洁,特别是清除腋窝、脐或会阴部的污垢,确需去除手术部位毛发时,应当使用不损伤皮肤的方法,如化学脱毛法、备皮器剪毛法等,避免使用刀片刮除毛发。

(2)皮肤消毒:采用合适的消毒剂以正确的方法消毒手术部位皮肤,消毒范围应至少包括手术切口周围 15cm 的区域,若估计术中可能延长切口,需要适当扩大消毒范围。新作切口或缝合切口前,应再次消毒皮肤,理由是在手术过程中,皮肤深处的常居菌会逐步移出。

(3)铺无菌单:手术区皮肤消毒后,需要铺无菌手术单。目的是遮盖除手术切口区域外的其他任何部位,减少术中的污染。一般切口周围至少需要铺 4~6 层手术巾,术野周边则需要有 2 层手术巾遮盖。头侧覆盖要超过患者头部和麻醉头架,下端则超过患者脚部,侧方则应覆盖超过手术床边 30cm。

3. 认真执行手术进行中的无菌原则

在手术进行中,手术区无菌环境的保护直接关系到手术效果,参加手术的所有人员都必须遵循下列无菌原则:①手术人员穿无菌手术衣和戴无菌手套后,肩部以下,腰部以上的身体前区及双侧手臂认为是无菌区域,背部、腰部以下和肩部以上被认为是有菌区域,手术台平面以下亦作为有菌区域,均不能触碰。②术中手套破损或被污染,需立即更换无菌手套,而不能用消毒液涂擦。前臂或肘部手术衣触碰到有菌地方,应作更换无菌手术衣处理。手术野无菌布单如被水湿透,则失去了保护作用,应加盖干的无菌单。③经手术切口两侧、主要手术者手臂下传递手术器械,不可在手术者背后传递手术器械和无菌物品,坠落到手术台平面以下的器械、物品,即使没有落地,包裹在手术巾中,也不准拾回再用。④手术过程中,同侧手术人员如需更换位置,应后退一步,背靠背进行交换。⑤手术者擦汗或去除头面部血污需将头偏向一侧,由台下护士代为擦拭。⑥切皮肤用的刀、镊等器械不能再用于体腔内,应重新更换。⑦参观手术的人员不能太多,应与手术人员和无菌器械台保持 30cm 以上的距离,尽量减少人员在手术间的走动。

4. 严格的手术室管理制度　手术室的无菌条件、所采用的无菌原则、灭菌方法无不和外科手术部位感染息息相关,手术室需要有严格的管理制度以保证其洁净的环境,所有进出的医务人员都必须无条件地遵守。

【要点提示】

1. 灭菌是指用物理或化学的方法杀灭传播途径上一切活的微生物。各种灭菌方法中,高温灭菌法应用最为普遍,而其中应用最广泛的则是高压蒸气灭菌法。消毒是利用清洗和消毒剂杀灭病原微生物和其他有害的微生物,使其达到无害化的处理。

2. 常居菌也称固有性细菌,是皮肤上持久的固有寄居者,能从大部分人的皮肤上培养出来,不易被简单地清洗清除,一般情况下不致病。暂居菌也称污染菌或过客菌丛,是医务人员在工作中接触患者或被污染的物体临时污染的细菌,可随时通过手传播,造成院内感染。外科手消毒和患者手术部位皮肤的消毒,实质上就是清除或杀灭暂居菌,减少常居菌的过程。

(姚 凯)

第二节　水电解质紊乱及酸碱平衡失调的处理

正常的体液容量、渗透压、电解质含量及酸碱度是维持人体细胞、组织及各器官功能的必要条件。疾病、限制饮食、创伤和手术均可能导致体液中水、电解质紊乱和酸碱平衡失调。任何一种严重的水、电解质或酸碱平衡失调都可能导致患者死亡,所以熟悉其病因和临床表现,及时诊断和正确处理这些紊乱是外科临床工作的一项重要任务。本节主要介绍外科临床常见的水钠代谢紊乱类型、钾代谢紊乱和酸碱平衡失调的诊断和处理。

一、水和钠的代谢紊乱

【概述】

细胞外液中水和钠关系密切,水和钠的代谢紊乱常同时发生。不同原因引起的水和钠代谢紊乱可导致细胞外液容量和渗透压发生不同的变化。由于 Na^+ 构成细胞外液渗透微粒的 90%,因此 Na^+ 浓度的变化,常伴随细胞外液渗透压的相应变化。根据细胞外液容量、渗透压及 Na^+ 浓度变化的不同,水和钠代谢紊乱可分为:①等渗性缺水;②低渗性缺水;③高渗性缺水;④水中毒(高容量性低钠血症);⑤高容量血症或水肿;⑥等容量性高钠血症;⑦等容量性低钠血症;⑧高容量性高钠血症(盐中毒)。在此仅对前四种水钠代谢紊乱的临床表现、常见病因、诊断及治疗作介绍。

【主要知识点】

1. 等渗性缺水(isotonic dehydration)　其特征是水和钠等比例丢失,血清钠和细胞外液渗透压仍在正常范围,血清 Na^+ 浓度 135~145mmol/L,血浆渗透压 280~310mOsm/L,但细胞外液容量减少,又称急性缺水或混合性缺水,是外科患者最容易发生的水钠代谢紊乱。如不及时处理,可因经皮肤和呼吸继续丧失水分转变为高渗性缺水,继发细胞内液丧失;如补液不当可以转变为低渗性缺水。

(1)病因:①消化液的急性丧失,如肠外瘘、大量呕吐等;②体液的重新分布,如肠梗阻、烧伤、重症胰腺炎、腹膜后感染等。

(2)临床表现:①尿量减少、乏力、恶心、厌食;②可有口渴感,但常不明显;③皮肤干燥松弛、舌干、眼球内陷;④若丧失量达到体重的 5%(相当于细胞外液的 25%),会有脉搏细速、肢端湿冷、血压波动或下降等血容量不足症状;⑤若丧失量达体重的 6%~7%(相当于细胞外液的 30%~35%),可出现明显的休克症状;⑥继发代谢性酸中毒;⑦如果患者丧失的体液主要为胃液,则可出现代谢性碱中毒。

(3)诊断:①依据病史和临床表现常可作出诊断;②实验室检查可见:红细胞计数、血红蛋白含量和血细胞比容均明显增高等血液浓缩现象,血清 Na^+、Cl^- 一般无明显降低,血浆渗透压正常,尿比重增高,代谢性酸中毒或代谢性碱中毒。

(4)治疗:首先应积极处理发病原因,然后静脉输注平衡盐溶液或等渗盐水,使血容量尽快得到补充。补液时应注意以下三点:①单纯输注等渗盐水有导致高氯性酸中毒的可能,应注意避免;②应监测心功能,防止急性心衰发生;③缺水纠正后注意补钾,一般在血容量补充使尿量达40ml/h后,即应开始补钾。

2. 低渗性缺水(hypotonic dehydration) 其特征是失钠多于失水,血清钠和细胞外液渗透压均低于正常范围,血清钠浓度<135mmol/L,血浆渗透压<280mOsm/L,又称慢性缺水或继发性缺水。如不及时处理,容易继发脑细胞水肿和休克。

(1)病因:①胃肠道消化液持续丢失,如反复呕吐、长期胃肠减压或慢性肠梗阻;②大创面的慢性渗液,如大面积烧伤;③应用排钠利尿剂时,未注意补给钠盐;④等渗性缺水治疗时补充水分过多。

(2)临床表现:①早期多尿,中晚期少尿;②无口渴感;③根据缺钠严重程度,其临床表现分三级:轻度缺钠:Na^+<135mmol/L,患者感疲乏、头晕、手足麻木,尿中Na^+减少。中度缺钠:Na^+<130mmol/L,患者除有上述症状外,尚有恶心、呕吐、脉搏细速、血压波动或下降、脉压变小、浅静脉萎陷、视力模糊、体位性低血压,尿量少,尿中几乎不含钠和氯。重度缺钠:Na^+<120mmol/L,患者神志不清,肌痉挛,腱反射减弱或消失,出现木僵,甚至昏迷,常伴有休克。

(3)诊断:①根据病史、临床表现可以初步诊断;②实验室检查可见尿Na^+、Cl^-降低,血清Na^+降低,血浆渗透压降低,红细胞计数、血红蛋白含量、尿素氮和血细胞比容等升高,可据此判定其严重程度。

(4)治疗:首先应积极处理发病原因,然后静脉输注含Na^+溶液或高渗盐水,以纠正细胞外液的低渗状态和补充血容量。静脉输液应遵循如下原则:①当日补给钠丢失量的1/2,再加生理需要量4.5g,次日再补给另外1/2;②输注速度应先快后慢,总输入量应分次完成;③每8～12小时根据临床表现及化验资料,包括血Na^+、Cl^-浓度、动脉血血气分析和中心静脉压等,随时调整输液计划,使血钠以0.5～1mmol/(L·h)上升为宜,24小时血钠升高不超过12mmol/L;④缺水纠正后注意补钾,一般在血容量补充使尿量达40ml/h后,即应开始补钾。Na^+丢失量计算公式如下:

Na^+丢失量(mmol)=[正常血钠值(mmol/L)−实测值(mmol/L)]×体重(kg)×0.6(女性为0.5)。

关于补液种类,如果无高氯血症,则可以给予生理盐水或5%葡萄糖氯化钠溶液;如果有补液限制,可用微量泵经深静脉持续输注10%的氯化钠溶液。

3. 高渗性缺水(hypertonic dehydration) 其特征是水和钠的同时丢失,但失水更多,血清钠浓度>150mmol/L,血浆渗透压>310mOsm/L,因渗透压作用可致细胞内、外液量均有减少,又称原发性缺水。如不及时处理,可因脑细胞缺水而导致脑功能障碍。

(1)病因:①水分摄入不足,见于食管癌导致的吞咽困难、水源缺乏、高浓度肠内营养等;②水分丧失过多,见于大量出汗、烧伤创面暴露、未控制的糖尿病、严重感染、酸中毒过度通气等。

(2)临床表现:缺水程度不同,症状亦不同。①轻度缺水:仅有口渴,缺水量为体重的2%～4%;②中度缺水:极度口渴,乏力、尿少和尿比重增高,唇干舌燥,皮肤弹性降低,眼窝下陷,常有烦躁不安,缺水量为体重的4%～6%;③重度缺水:除上述症状外,出现躁狂、幻觉、谵妄、甚至昏迷,缺水量超过体重的 6％。

(3)诊断:根据病史、临床表现可初步诊断,实验室检查可见血钠浓度＞150mmol/L、尿比重升高、血液浓缩等。

(4)治疗:首先应积极处理发病原因,然后针对性补液治疗,应遵循如下原则:①能口服者,首选口服补液;②不能口服者,应静脉输注 5％葡萄糖溶液或 0.45％氯化钠溶液。当日补给缺水量的 1/2,再加上生理需要量 2000ml,次日再补充另外 1/2;③注意防止低血钠,因血液浓缩,体内总钠量仍有减少,故补水的同时应适当地补充钠盐,以血钠下降 1mmol/(L·h)为妥;④尿量达 40ml/h 后应注意补充钾盐。补液量计算公式如下:

所需液体量(ml)＝现有体重(kg)×[实测血钠浓度(mmol/L)－目标血钠浓度(mmol/L)]×4(男性)或 5(女性)。

4. 水中毒(water intoxication) 指机体摄入水总量超过了排出水量导致水分在体内潴留、细胞外液量明显增加、血清钠浓度和渗透压降低,又称稀释性低钠血症。

(1)病因:①急性肾衰竭;②各种原因所致的抗利尿激素分泌过多;③各种原因导致摄入水分过多或过多的静脉输液。

(2)临床表现:①急性水中毒发病急骤,患者常出现头痛、嗜睡、躁动、精神紊乱、定向力失常、谵妄、昏迷,严重时可出现脑疝,是脑细胞水肿致颅内压增高的后果;②慢性水中毒的患者有软弱无力、恶心、呕吐、嗜睡等;③体重明显增加,皮肤苍白而湿润;④实验室检查可见红细胞计数、血红蛋白含量、血细胞比容和血浆蛋白含量均降低,血浆渗透压降低,红细胞平均容积增加和红细胞平均血红蛋白浓度降低,提示细胞内、外液量均增加。

(3)诊断:根据病史、临床表现和实验室检查可作出诊断。

(4)治疗:①立即停止水分摄入;②轻症患者,在机体排出多余的水分后,水中毒即可解除;③重症急症患者,除禁水外需给予脱水剂,如 20％甘露醇或 25％山梨醇 200ml 静脉内快速滴注(20 分钟内滴完),或静脉注射呋塞米、依他尼酸等袢利尿剂,可增加水分排出并减轻脑细胞水肿。

需要指出的是,对水中毒应重视预防。疼痛、失血、休克、创伤及大手术可导致抗利尿激素的分泌过多,故存在这些因素的患者应避免输液过量;急性肾功能不全和慢性心功能不全者,应注意限制入水量。

二、低钾血症与高钾血症

【概述】

钾是生命必需的电解质之一,体内含钾量的 98％存在于细胞内,2％分布在细胞外液中,正常血钾浓度为 3.5～5.5mmol/L。人体经消化道摄入钾,经肾、汗液和粪便排出钾,经肾(尿)排钾量占 90％,经汗液和粪便排钾量占 10％。钾代谢异常包括低钾血症和高钾血症。肾排钾的特点是多吃多排,少吃少排,不吃也排,即使无钾摄入,每天也排出钾 20～40mmol。故临床上以低钾血症更为多见。

【主要知识点】

1. 低钾血症(hypokalemia) 血清钾浓度＜3.5mmol/L 称为低钾血症。

(1)常见病因:①摄入不足,见于进食不足和静脉补液含钾不足;②经肾丢失过多,见于利尿剂应用不当、肾小管酸中毒、急性肾衰多尿期、醛固酮过多;③经肾外途径丢失过多,见于呕吐、肠瘘、持续胃肠减压及大量出汗;④钾向细胞内转移,见于低钾性周期性麻痹、大量输注葡萄糖和胰岛素、机体发生碱中毒时及甲状腺功能亢进时。

(2)临床表现：①肌无力、肠麻痹。低钾可导致神经-肌肉兴奋性降低，使患者出现四肢无力、肌张力降低，腱反射减弱或消失，以下肢肌肉为甚，常伴有肠蠕动减弱，肠鸣音减少和腹胀。严重时可发生弛缓性麻痹，麻痹性肠梗阻，甚至呼吸肌麻痹而致死。②心电活动异常。典型的心电图改变是早期 T 波低平或倒置，继之出现 ST 段降低，QT 间期延长和 U波，但此种心电图变化并非一定出现，故不能单凭心电图异常来诊断低钾血症。③代谢性碱中毒和反常性酸性尿。④肾功能异常。慢性缺钾使肾集合管和远曲小管上皮细胞损害，对 ADH 反应性降低，造成病变的肾小管重吸收 Na^+、水减少，尿浓缩功能障碍，出现多尿、夜尿和低密度尿等。

(3)诊断：血清钾浓度<3.5mmol/L 有确诊意义。心电图具有辅助性诊断价值，掌握病史和临床表现有助于判断低钾原因和程度。

(4)治疗：积极处理病因，合理补充钾盐。补钾原则如下：①能口服或管饲则首选口服和管饲；②经静脉补钾时，浓度不可超过 40mmol/L，必须按低浓度（30～40mmol/L）、慢速度（10～20mmol/h）、见尿量（每日大于 500ml）、有心电图监护等原则进行。

2. 高钾血症（hyperkalemia）　血清钾浓度>5.5mmol/L 称为高钾血症。

(1)常见病因：①钾摄入过多，见于口服过多、静脉输入过多和大量输入保存过久的库存血；②肾排钾功能减退，是高钾血症的最常见原因，见于急性或慢性肾衰、保钾利尿剂使用不当和醛固酮分泌不足等；③细胞内钾移出，见于溶血、挤压综合征、严重组织挫伤、组织缺氧、酸中毒、高血糖以及高钾性周期性麻痹等。

(2)临床表现包括：①神志模糊、感觉异常和四肢无力。②严重高钾血症时有皮肤苍白、发冷、青紫、低血压等微循环障碍表现。③心电活动异常，表现为各种心律失常甚至心脏骤停。心电图形态改变有 T 波高尖、P 波低平、QRS 波增宽、窦室传导。④细胞外液酸中毒和反常性碱性尿。

(3)诊断：对于有高钾血症危险因素的患者，应警惕高钾血症的发生。血清钾浓度>5.5mmol/L 可以确诊，但应注意排除因静脉穿刺不当或标本溶血所致的假性高钾血症。心电图具有辅助诊断价值。

(4)治疗：高钾血症可能导致心脏骤停，因此一经诊断，应积极予以处理。首先立即停用一切含钾的药物或溶液。其次设法降低血钾浓度：①促使 K^+ 向细胞内转移：可输注碳酸氢钠溶液（先静脉注射 5％碳酸氢钠溶液 60～100ml，再持续静脉滴注 100～200ml），或输注葡萄糖和胰岛素（25％葡萄糖溶液 100～200ml，每 5g 葡萄糖加入胰岛素 1U 静脉滴注），如患者有肾功能不全，可用 10％葡萄糖酸钙 100ml＋11.2％乳酸钠溶液 50ml＋25％葡萄糖溶液 400ml，加入胰岛素 20U，作 24 小时持续静脉滴注；②促使 K^+ 排出体外：可口服阳离子交换树脂，每次 15g，每日 4 次；③透析治疗，包括血液透析和腹膜透析，能可靠地降低血钾浓度。必要时，可静脉输入钙剂（如葡萄糖酸钙）和钠剂（如乳酸钠或 $NaHCO_3$ 溶液），发挥 Ca^{2+}、Na^+ 对 K^+ 的拮抗效应，可以对抗心律失常。

三、酸碱平衡失调

【概述】

在化学反应中，凡是能释出 H^+ 的物质称为酸，如 HCl、H_2CO_3、NH_4^+ 等；凡是能接受 H^+ 的物质称为碱，如 OH^-、NH_3、HCO_3^- 等。体液中的酸性物质主要由物质代谢产生，少量经食物摄入。物质代谢主要产生 H_2CO_3，它可以作为酸释放出 H^+，也可以分解为 H_2O 和 CO_2 气体，后者经肺排出体外，称为挥发酸；另外产生少量硫酸、磷酸、尿酸、甘油酸、丙酮酸、乳酸、三羧酸、β-羟丁酸、乙酰乙酸等，这类酸不能由肺排出，只能通过肾由尿液排出，称为非挥发酸，也称为固定酸。相反，体液中碱性物质主要来自食物，极少量来自代谢过程。普通饮食条件下，体内酸性物质的产生量远远超过碱性物质的产生量。肺对挥发酸的调节称为酸碱平衡的呼吸性调节，肾对固定酸和碱性物质的调节称为酸碱平衡的肾性调节。

体液的酸碱度通常以 pH 表示，pH 是 H^+ 浓度的负对数，其正常范围是 7.35～7.45。血液 pH 值取决于 HCO_3^- 与 H_2CO_3 的浓度之比，正常成人血浆 HCO_3^- 的浓度为 24mmol/L，H_2CO_3 的浓度为 1.2mmol/L，二者比值为 20/1，此时对应的血浆 pH 值为 7.40。人体通过体液内强大的缓冲体系以及肺和肾的调节功能来维持酸碱平衡稳态。当上述调节机制不能维持体液酸碱平衡稳态时，称为酸碱平衡失调。

HCO_3^- 含量主要受代谢性因素影响，由 HCO_3^- 浓度原发性降低或升高引起的酸碱平衡失调，称为代谢性酸中毒或代谢性碱中毒（简称代酸或代碱）；H_2CO_3 含量主要受呼吸性因素的影响，由 H_2CO_3 浓度原发性降低或升高引起的酸碱平衡失调，称为呼吸性酸中毒或呼吸性碱中毒（简称呼酸或呼碱）。机体可以只发生一种酸碱平衡失调，称为单纯性酸碱平衡失调；也可以同时发生两种或两种以上的酸碱平衡失调，称为混合性酸碱平衡失调。此时，血浆 pH 值处于正常范围，但并不表示不存在酸碱平衡失调。

【主要知识点】

1. 临床判断酸碱平衡状态的常用检测指标

（1）动脉血 pH 值或 H^+ 浓度：血气分析仪可以直接用 pH 电极测出，其正常范围和意义如前述。

（2）动脉血 CO_2 分压（$PaCO_2$）：表示血浆中物理溶解状态的 CO_2 分子产生的张力，是反映呼吸性因素对酸碱平衡影响的重要指标，正常值为 4.39～6.25kPa，平均值为 5.32kPa。如果 $PaCO_2$<4.39kPa 表示肺过度通气，CO_2 排出过多，见于呼碱或代偿性代酸；如果 $PaCO_2$>6.25kPa，表示肺通气不足，CO_2 潴留，见于呼酸或代偿性代碱。

（3）标准碳酸氢盐（standard bicarbonate，SB）：SB 是在标准条件下测得的血浆中的 HCO_3^- 量，不受呼吸影响，是判断代谢性因素的指标。其正常范围是 22～27mmol/L，平均值为 24mmol/L。代酸时 SB 降低，代碱时 SB 升高。但在呼酸或呼碱时由于肾脏的代偿，SB 可以继发性升高或降低。

（4）实际碳酸氢盐（acutal bicarbonate，AB）：AB 是在实际条件下测得的血浆中的 HCO_3^- 量，受呼吸和代谢两方面因素影响，正常时 AB 与 SB 相等。两者均低表明有代酸；两者均高表明有代碱。若 SB 正常，当 AB>SB 时，表示 CO_2 潴留，见于呼酸；当 AB<SB 时，表示 CO_2 排出过多，见于呼碱。

（5）缓冲碱（buffer base，BB）：是血液中一切具有缓冲作用的负离子碱的总和。正常值为 45～52mmol/L，平均值为 48mmol/L。BB 也是反映代谢性因素的指标，代酸时 BB 降低，代碱时 BB 升高。

（6）碱剩余（base excess，BE）：是指在标准条件下把全血标本滴定至 pH 值为 7.40 时所需的酸或碱的量（mmol/L）。若需要用酸滴定，表示被滴定血液的碱过多，BE 用正值表示；若需要用碱滴定，表示被测血液中碱缺失，BE 用负值表示。BE 正常值范围为 -3.0～3.0mmol/L，BE 不受呼吸因素影响，是反映代谢性因素的指标，代酸时 BE 负值增加，代碱时 BE 正值增加。

(7)二氧化碳结合力(carbon dioxide combining power,CO₂-CP):是指血浆中以 HCO_3^- 形式存在的 CO_2 含量,代表血液中碱储备量,临床意义与标准碳酸氢盐相似,受代谢性与呼吸性两个因素的影响,正常值 20～30mmol/L。CO₂-CP 增高提示代谢性碱中毒或代偿后的呼吸性酸中毒。CO₂-CP 减低提示碱储备不足,为代谢性酸中毒,亦可为代偿性呼吸性碱中毒。

以上指标临床上使用血气分析仪可以直接检测到。

(8)阴离子间隙(anion gap,AG):是指血浆中未测定阴离子和未测定阳离子的差值,它是一个计算值,不能直接测得。AG 值降低对判断酸碱失衡意义不大,可见于低蛋白血症等;AG 升高可帮助区分代酸的类型和判断是否存在混合性酸碱平衡失调。目前将 AG>16mmol/L 作为判断有 AG 增高代酸的界值。AG 增高有时与代酸无关,如脱水、输入大量钠盐时或骨髓瘤患者。

2. 代谢性酸中毒(metabolic acidosis) 指细胞外液 H^+ 浓度增加和(或)HCO_3^- 丢失而引起的以血浆 HCO_3^- 减少为特征的酸碱平衡失调,是外科临床最常见的酸碱平衡失调类型。

(1)病因:①代谢性产酸太多:缺血、缺氧导致乳酸性酸中毒;②急性肾衰竭:排 H^+ 过程受阻;③高氯性酸中毒;④碳酸氢根丢失过多:见于肠瘘、胆瘘、胰瘘等。

(2)临床表现:轻度代酸无明显症状,重度者可出现①疲乏、嗜睡、眩晕、感觉迟钝或烦躁;②最突出的表现是呼吸深而快,呼吸肌收缩明显,呼吸频率有时可达每分钟 40～50 次(称为酸中毒大呼吸),呼气中带酮味;③面色潮红,心率加快,血压偏低,神志不清甚至昏迷。

(3)诊断:病史和临床症状可以提供诊断线索,血气分析可以确诊并可了解代偿情况。血气变化特点为:AB、SB、BB 均下降,pH 正常或接近正常,BE 负值增大,PaCO₂ 下降。若失代偿时血 pH 下降、HCO_3^- 下降、CO₂-CP 下降。另外可见尿 pH 下降,血清钾升高。

(4)治疗:①首先是病因治疗;②轻症患者在补液、纠正休克后酸中毒可自行纠正,不必补碱;③对于血浆 HCO_3^-<10mmol/L 的重症患者应立即补液和输注 5% NaHCO₃;④必须及时复查血气分析,边治疗边观察,逐步纠正酸中毒;⑤注意防止高钠血症、低钙血症和低钾血症。

3. 代谢性碱中毒(metabolic alkalosis) 指细胞外液碱增多或 H^+ 丢失而引起的以血浆 HCO_3^- 增多为特征的酸碱平衡失调。

(1)病因:①胃液丢失过多导致 H^+、Cl^- 大量丧失,见于持续性呕吐、长期胃肠减压;②低血钾导致 H^+ 向细胞内转移,引起细胞内酸中毒及细胞外碱中毒;③利尿剂使用不当,呋塞米、依他尼酸等可造成低氯性碱中毒;④碱性物质摄入过多。

(2)临床表现:轻症患者无明显症状,随碱中毒程度加深可出现①呼吸变浅变慢;②神志异常,包括谵妄、精神错乱、嗜睡等;③腱反射亢进、手足抽搐;④低钾血症和缺水的临床表现;⑤严重时可发生昏迷。

(3)诊断:主要根据病史和血气分析作出诊断。血气变化特点为:AB、SB、BB 均升高,pH 接近正常,BE 正值增大,PaCO₂ 升高。若失代偿时血 pH、HCO_3^- 升高,PaCO₂ 正常或降低。可伴有低氯血症和低钾血症。

(4)治疗:首先积极治疗原发病。其次,补液并纠正碱中毒:①对胃液丧失所致的碱中毒输注等渗盐水或葡萄糖盐水,必要时应用盐酸精氨酸;②碱中毒几乎都同时伴存低钾血症,故必须同时补钾,但应在尿量超过 40ml/h 时才可补钾;③对于严重的碱中毒(血浆 pH>7.65)可以输给稀盐酸溶液(浓度为 0.1～0.2mmol/L),注意必须经中心静脉缓慢滴注,切记不可经外周血管输注,因一旦渗漏可造成严重后果;④血液透析:用低 HCO_3^- 和高 Cl^- 透析液。治疗过程中应及时复查,不宜过快纠正,也不要求完全纠正碱中毒。关键是解除病因(如完全性幽门梗阻)。

4. 呼吸性酸中毒(respiratory acidosis) 指二氧化碳排出障碍或吸入二氧化碳过多引起的以血浆 H_2CO_3 浓度原发性增高($PaCO_2$ 升高)为基本特征的酸碱平衡失调类型。

(1)病因:各种原因引起的呼吸功能障碍导致通气不足 CO_2 潴留均可导致呼酸,包括:镇静剂过量、中枢神经损伤、气胸、急性肺水肿、呼吸机使用不当、慢性阻塞性肺病等。

(2)临床表现:与起病速度和严重程度、原发病密切相关。可出现:①胸闷、气促、呼吸困难、缺氧、发绀;②持续性头痛、昏迷;③心律失常;④慢性呼吸性酸中毒常出现睡眠失常,人格改变,肌震颤等;⑤脑缺氧严重时可发生脑水肿、脑疝甚至呼吸骤停。

(3)诊断:根据病史和症状可初步诊断,血气分析可确诊。急性呼酸时,$PaCO_2$ 升高,pH下降,HCO_3^- 多正常,AB 正常或略升高,BE 基本正常。慢性呼酸时,$PaCO_2$ 升高,pH 正常或下降,HCO_3^- 多正常,AB 升高,AB>SB,BE 正值增大。

(4)治疗:①急性呼吸性酸中毒的治疗主要包括保持呼吸道通畅、处理原发病、改善通气功能,必要时使用呼吸机;②慢性呼吸性酸中毒的治疗主要包括控制感染、扩张小气道、促进排痰,目的在于改善肺功能。需要指出,引起慢性呼吸性酸中毒的疾病大多难以治愈。

5. 呼吸性碱中毒(respiratory alkalosis) 指肺泡通气过度引起的以血浆 H_2CO_3 浓度原发性减少($PaCO_2$ 降低)为特征的酸碱平衡失调。临床发生率相对较低。

(1)病因:癔症、感染、发热、疼痛、创伤、忧虑、中枢神经系统病变、肝衰竭、呼吸机使用不当等。

(2)临床表现:①呼吸急促、心率加快常见;②眩晕、手足及口周麻木和针刺感、手足抽搐,腱反射亢进;③严重时有意识障碍。

(3)诊断:根据病史和临床表现可作出诊断。血气变化特点:$PaCO_2$ 下降,pH 正常或升高,AB 在急性呼碱时正常或轻度下降,在慢性呼碱时明显下降,AB<SB,BE 负值增大。肾代偿后 HCO_3^- 下降,可伴有低氯血症和低钙血症。

(4)治疗:①积极治疗原发病;②用纸袋罩住口鼻,可减少 CO_2 的呼出,提高血 $PaCO_2$;③吸入含 5% CO_2 的氧气比较有效,但临床上一般难以获得这种气源,故实用价值不大;④如因呼吸机使用不当所致,应调整呼吸机参数。

【要点提示】

1. 临床上水、电解质代谢紊乱及酸碱平衡失调常同时存在或先后发生且互相影响,处理时应做到:充分掌握病史、仔细体格检查、尽早进行急诊实验室检查,综合病史、体征及实验室检查结果及时做出诊断。

2. 处理水、电解质紊乱及酸碱平衡失调应注意轻重缓急,有序处理。必须优先做到:①积极恢复血容量;②积极纠正缺氧状态;③严重的酸中毒或碱中毒应立即纠正;④重度高钾血症应立即纠正。另外,绝不能完全依靠某一公式决定补充量;公式计算出的缺失量只是一种估计,临床上总是先快速补充一部分,以缓解危急症状,同时密切观察临床症状的变化和实验室检查结果的变化,及时调整治疗方案。

3. 低钾血症较高钾血症更容易发生,但高钾血症更为危险。在补钾时必须控制浓度和速度,每 1000ml 输液中 K^+ 的含量不能超过 40mmol(相当于氯化钾 3g),每小时进入体内的 K^+ 不能超过 20mmol(相当于氯化钾 1.5g)。

(张卫东)

第三节 营养代谢与支持治疗

营养科学在临床实践中有补充、支持和治疗三个层面,大多数情况属于营养支持。营养支持被誉为 20 世纪末的一大重要医学进展,它的重要性最先是为解决外科患者的营养需要而凸显出来的,所以最初阶段称它为"外科营养"。但随着对营养及其作用的进一步认识,发现营养支持不单单是为机体提供营养,更重要的是恢复机体正常的代谢,以维持器官、组织的功能和结构,最终达到修复组织及恢复机体的各种生理功能。

一、外科患者营养代谢的特点

【概述】

正常人体所需的营养物质主要有:碳水化合物、蛋白质、脂肪、水、电解质、维生素和微量元素,它们是机体组织、细胞代谢的物质基础。其中三大营养物质的代谢是维持人体生命及内环境稳定最重要的因素。当机体处于饥饿、感染、创伤和手术应急状态时,患者的营养代谢会发生改变。

【主要知识点】

1. 人体基本的营养代谢

(1)人体三大物质代谢

1)碳水化合物代谢:人体内的碳水化合物主要有三种形式,分别是葡萄糖、糖原和含糖复合物。其中葡萄糖属于单糖;糖原属于多糖,主要储存于肝脏和肌肉组织中。碳水化合物是人体内主要的供能物质,葡萄糖通过氧化酵解为机体提供能量,正常情况下大脑和神经组织则完全依赖于葡萄糖的供能。

2)蛋白质代谢:蛋白质是生命存在的载体,不仅是构成人体组织器官的主要组成部分,而且在人体生理活动中也起着重要的作用,它参与机体的生长、组织的修复,并作为酶参与机体的各种代谢活动。蛋白质的基本组成单位是氨基酸,分别为必需氨基酸和非必需氨基酸。特殊类型的氨基酸如谷氨酰胺可以作为信号因子在转录水平调节细胞代谢,直接促进机体蛋白质合成。支链氨基酸可以增加肌肉蛋白的合成和促进谷氨酰胺从骨骼肌中释放,从而提高谷氨酰胺的利用率。

3)脂肪代谢:脂肪是人体内最大的能源库,它的主要生理功能是为机体提供能量,供给必需脂肪酸。除供能以外,有一些不饱和脂肪酸具有降低血脂、抑制血小板聚集、延缓血栓形成、抗癌等特殊的生物效应。

(2)人体基本的能量代谢:人体三大营养物质在代谢过程中所产生的能量释放和利用称为能量代谢。1g 葡萄糖能产生 4kcal 的热量;1g 蛋白质能产生 4kcal 的热量;1g 脂肪能产生 9kcal 的热量。每天正常人所消耗的能量主要是人体基础代谢所产生的能量消耗,目的是维持人体正常生理功能和内环境稳定等。每天机体所需的热量大约是 20~25kcal/kg。一个体重为 70kg 的男性,每天需要基本营养物质为:葡萄糖 225g,脂肪 100g,氨基酸 70~100g。

2. 外科患者的代谢变化

(1)饥饿时患者代谢变化

1)糖代谢变化:为了维持血糖在正常范围内,储存于肝脏和肌肉组织内的糖原,在禁食情况下开始分解为葡萄糖。24小时机体内的糖原全部消耗殆尽,然后机体依赖糖异生作用产生葡萄糖氧化供能。

2)蛋白质代谢变化:饥饿24小时后,机体内肝脏和肌肉的蛋白质开始分解为氨基酸,为糖异生提供前体物质,通过糖异生以保证机体血糖水平能维持在正常范围。蛋白质是机体早期饥饿时血糖的主要来源。

3)脂肪代谢变化:在饥饿的第三天,机体内储存的脂肪开始分解成甘油和脂肪酸。甘油可以作为糖异生的前体物质通过糖异生产生葡萄糖;游离的脂肪酸在肝脏内产生酮体,为周围组织提供能量,随后大脑也使用酮体作为能源。机体对酮体的使用是适应长期饥饿的重要环节,这能减少机体内蛋白质的分解。

(2)外科感染、手术或创伤后患者代谢变化:外科感染、手术或创伤使机体处于应激状态,这会导致机体代谢紊乱和异常。应激早期,机体处于分解代谢的状态。

1)糖代谢变化:机体在应激状态下,出现高血糖血症。主要因为机体葡萄糖耐量降低和内源性糖异生作用增强导致。

2)蛋白质代谢变化:应激状态时,机体蛋白质分解增加,血液中蛋白质含量下降和氨基酸浓度降低。

3)脂肪代谢变化:脂肪水解加速,血液中甘油三酯升高,游离脂肪酸含量增加,酮体、乳酸和丙酮酸增加。

【处理原则】

患者的营养状况在临床实践中已经不容忽视,应该对患者的营养状况进行准确评估,依据患者的病史特点,及早采用适当的人工营养干预措施。合适的营养支持治疗已经成为临床上主要的治疗措施之一,与手术和药物治疗手段一样具有重要地位,它能改善机体营养状态,减少并发症,促进康复和提高生命质量。营养支持能改变很多疾病的预后,使许多患者受益。因此,所有门诊和住院的新患者,都应该有营养状况的评估和相应的营养支持。

1. 评估机体营养状态

(1)病史收集:收集包括既往史、用药史、生理功能史及进食情况等,分析可能导致营养不良的潜在原因。

(2)体格检查

1)体重:体重指数(Body Mass Index,BMI)被认为是反映蛋白质热量营养不良的可靠指标。计算公式为:BMI=体重(kg)/身高^2(m^2)。轻度营养不良:17.0~18.5;中度营养不良:16~17;重度营养不良:<16。患者在3个月内体重减轻超过5%或6个月内体重减轻超过10%,提示存在营养不良。

2)皮皱厚度与臂围:三头肌皮皱厚度、上臂周径低于标准值10%,则提示存在营养不良。

(3)实验室检查:

1)血浆蛋白:常见的血浆蛋白有白蛋白、前白蛋白、转铁蛋白和视黄醇结合蛋白等。其中,白蛋白的半衰期为20~22天,前白蛋白、转铁蛋白和视黄醇结合蛋白比白蛋白的半衰期要短,能更敏感的反映机体营养状况。

2)免疫功能:周围血淋巴细胞的绝对值能反映机体细胞免疫状态。排除血液系统疾病后,$(1.5\sim1.8)\times10^9$/L为轻度营养不良;$(0.9\sim1.5)\times10^9$/L为中度营养不良;低于0.9×10^9/L为重度营养不良。

3)氮平衡:正氮平衡为机体氮的摄入量大于排出量,意味着合成代谢大于分解代谢;负氮平衡为机体氮的摄入量小于排出量,意味着分解代谢大于合成代谢。氮的摄入量通过计算 24 小时摄入机体的含氮量;氮的排出量通过计算 24 小时尿液中尿素氮含量(要加上常数,因为正常情况下,粪便和皮肤也有氮的排出)。

2. 营养支持治疗依据其营养状况及病史特点 早期采取相应的营养干预措施,是治疗营养不良患者的重要原则。这能直接或间接降低患者并发症的发生率与病死率,改善患者的预后。目前人工营养干预措施主要有肠内、肠外营养支持治疗两大类。"当患者需要营养时,首选静脉营养"的标准已经过时,当前的标准是"当患者有营养风险时,采用全营养支持,首选肠内营养,其次是肠内与肠外营养联合方案,再则是全肠外营养方案"。

(史良会)

二、肠内营养

营养支持已经成为临床上重要的治疗方法之一。肠内营养(enteral nutrition,EN)具有价廉而有效、简单又合乎生理的优势,因而成为外科临床营养支持的首选方法。

【概述】

肠内营养是指通过胃肠道途径提供给机体代谢所需营养物质的方式。肠内营养符合机体生理状态,可改善肠黏膜屏障功能,为肠黏膜细胞提供特需营养物质谷氨酰胺等。此外,肠内营养还可以促进肠功能恢复、胃肠道激素分泌、门静脉系统的血液循环等。另外,肠内营养治疗并发症少,费用低,容易实施和监护。

【主要知识点】

1. 肠内营养适应证 肠内营养实施的前提是患者的肠道必须有消化和吸收营养的功能。有些患者胃肠道功能完全正常但无法正常从口摄入或经口摄入的营养量无法满足机体的需要;另一些患者因为肠道长度不够或有胃肠道疾病而只存有部分消化吸收的功能。这些患者都需要积极实施肠内营养支持治疗。

(1)胃肠道功能正常者:意识障碍者(如脑外伤昏迷患者、大面积烧伤患者);咀嚼或吞咽困难者;慢性消耗性疾病者(非胃肠道疾病);重症急性胰腺炎稳定期。

(2)胃肠道功能部分正常者:短肠综合征者;胃疾病肠道正常者(如胃癌晚期患者);消化道瘘者。

2. 肠内营养禁忌证 胃肠道的消化和吸收功能暂时或长期丧失的患者(如急性肠梗阻);消化道活动性出血;肠道严重感染和腹泻;急性胰腺炎急性期等。

3. 肠内营养制剂 一些疾病或大的手术常常会导致机体内某些重要营养物质耗竭,因此选择合理的肠内营养素制剂,不仅起到有效补充营养底物的作用,也会达到治疗并预防相应并发症的作用。

(1)非要素膳:是以整蛋白为主的均浆制剂,渗透压较低,口感好,耐受性强,需要经过消化才能吸收。胃肠道功能较好的患者可选择该制剂输注。

(2)要素膳:曾经因为被宇航员的使用而称为太空饮食。是以氨基酸单体或短肽类、单糖、必需脂肪酸、矿物质和维生素为主的制剂,不需要消化就可直接或接近直接吸收。胃肠道功能部分受损的患者可选择该制剂输注。

(3)组件膳:是以某类营养物质为主的制剂,主要有糖类组件、蛋白质组件、脂肪组件和维生素组件等。这类制剂是为那些完全膳食仍不能满足个体需要的患者而制作的,能为这些患者提供特别需要的营养支持。

(4)特殊膳:是为一些专科疾病的患者而设计的专用制剂,如糖尿病、肾病、肝病膳食等,有利于患者的个体化营养支持。

4.肠内营养输入途径

(1)经口途径:这是最理想的营养输入途径,但只适用于那些能口服且愿意分次经口摄入要素饮食的患者。

(2)经鼻胃管或鼻肠管途径:临床上较常用,主要适合较短时间(2周内)肠内营养的患者。其中,经鼻胃管输入营养途径的优势在于胃容量大,对营养液的渗透浓度不太敏感,可以适用于各种肠内营养液的输入,但有反流和误吸的危险,对于易产生这种情况的患者,应采用经鼻肠管输入营养的途径。另外,有胃疾病的患者短期内也适宜使用经鼻肠管途径进行肠内营养。

(3)经造瘘管途径:即通过咽造口、胃造口(术中)、空肠造口(术中)、经皮内镜胃造口、经皮内镜空肠造口进行肠内营养支持。主要适用于较长时间(大于2周)肠内营养的患者。其中空肠造口输入营养途径在临床上使用较多。

5.肠内营养输注方式肠内营养输注方式有注射法、滴注法、泵入法三种,需根据患者的病情选择合适的输注方式。

(1)注射法:使用注射器,将肠内营养液通过喂养管缓慢注入胃肠道内,每日6~8次,每次约200~300ml。该法对需要长期家庭肠内营养支持的患者非常便利,常用于胃造口患者,因为胃的容量大,对营养液的量和渗透浓度不太敏感。一部分肠造口患者也适合此方法。

(2)滴注法:借助重力原理,将营养液通过喂养管缓慢滴入胃肠道内,每日4~6次,每次约250~400ml。此法类似正常饮食的规律,适用于需要肠内营养支持且病情稳定的住院患者。

(3)泵入法:使用输液泵,在12~24小时内将一天量的营养液持续均匀输注体内。此法是临床推荐使用的肠内营养输注方式,胃肠道反应小,营养效果好,尤其适用于需要肠内营养支持且病情严重的住院患者。

6.肠内营养并发症

(1)局部并发症

1)局部损伤:喂养管插入或压迫导致患者鼻咽部和食道的损伤。

2)局部炎症:造口处皮肤化学性皮炎或感染;吸入性肺炎,这与误吸所致肺部感染有关,主要发生于幼儿、年老体弱及意识障碍的患者。

3)消化道并发症:如腹胀、腹泻、肠痉挛等,这主要与所选的制剂,以及输入营养液的温度、速度和浓度有关。

(2)全身并发症

1)代谢紊乱:水、电解质及酸碱平衡紊乱;维生素、微量元素和必需脂肪酸的缺乏。

2)全身感染:严重肺部和肠道感染导致脓毒症时,会出现全身感染表现。

【处理原则】

营养支持的首选方法是肠内营养。对于营养不良的患者,如果有正常的胃肠道功能或有部分的胃肠道功能,就当遵循"当肠道有功能且能安全使用时,应用它"的原则,及早建立肠内营养支持。在实施肠内营养时,要根据患者营养状况进行个体化的肠内营养干预,选择适合患者的制剂、途径、输注方式。

输注营养液时,应避免污染,温度应当与体温保持相当,浓度要由低到高、剂量要由少到多、速度要由慢到快,从而使患者的胃肠道逐渐适应肠内营养液。

(王明海)

三、肠外营养

虽然肠内营养是营养支持的首选方法,但并不能低估肠外营养(parenteral nutrition, PN)在临床中的作用。这两大营养支持途径相得益彰,使得患者无论是否有胃肠道障碍,消化和吸收功能是否存在,营养支持都能实施。尤其是治疗那些肠道功能严重受损的患者,肠外营养支持途径即凸显出绝对的优势。

【概述】

肠外营养是指通过静脉途径为机体输注代谢所需的营养物质,并提供能量。根据患者对肠外营养支持的依赖程度,分为完全肠外营养和部分肠外营养。完全肠外营养是因为肠内营养无法实施,只能通过静脉途径提供给机体所需的全部营养物质;部分肠外营养是为了弥补患者通过肠内营养无法达到预期营养目标所不足的营养部分,即对这些患者来说,单纯的肠内营养并不能达到维护细胞代谢、修复组织、调整器官功能、改善生理功能等目标。

【主要知识点】

1. 肠外营养适应证

(1)肠内营养不能实施者:不能通过胃肠道进食者;胃肠道功能障碍者(如肠道炎性疾病、中重度急性胰腺炎急性期等);肠内营养无法耐受者等。

(2)肠内营养不能完全满足需要者:营养不良者的术前准备;消化道瘘;短肠综合征;应激、高消耗状态;恶性肿瘤放、化疗期间等。

2. 肠外营养禁忌证　主要是完全肠外营养的禁忌证。

(1)胃肠道功能正常的患者。

(2)血流动力学不稳定的患者(如心源性休克,感染性休克等)。

(3)预后极差的患者(如临终期,不可逆性昏迷等)。

3. 肠外营养制剂

(1)葡萄糖制剂:葡萄糖是肠外营养主要的能源物质。每日需要为机体提供葡萄糖约$3\sim3.5g/kg$,所产生热量约占总热卡的50%。严重应激状态时,需要减少葡萄糖的供应量,每日提供葡萄糖约$2\sim3g/kg$。

(2)氨基酸制剂:氨基酸是合成蛋白质的基本单位。每日需要为机体提供氨基酸$1.2\sim1.5g/kg$。严重负氮平衡状态时,每日需提供氨基酸$2\sim2.5g/kg$。

(3)脂肪乳制剂:脂肪乳可供能和提供必需脂肪酸。每日提供$0.7\sim1.3g/kg$甘油三酯,所产生热量约占总热卡的$30\%\sim40\%$。严重应激状态时,每日提供甘油三酯约$1.5g/kg$。高脂血症患者,甘油三酯的摄入量应该减少,甚至停用。

(4)电解质制剂:根据需要,每日为机体提供足量钾、钠、钙、镁和磷。

(5)维生素制剂:体内维生素虽然含量很低,但它在调节机体物质代谢和维持机体生理功能方面发挥着重要的作用。维生素的缺乏与许多疾病有着密切的关系。为此,根据机体的需要,每日需要提供足量的水溶性和脂溶性维生素。

(6)微量元素制剂:每日需提供$1\sim2$支含锌、铜、锰、铁、铬、碘等微量元素的复方注射液。

4. 肠外营养途径

(1)周围静脉途径:即通过对周围浅表静脉穿刺,进行肠外营养。该营养途径实施方便,安全有效,适用于短期(2周内)需要肠外营养支持的患者。

(2)中心静脉途径:即通过对颈内静脉或锁骨下静脉穿刺,或经头静脉、贵要静脉插入中心静脉导管,进行肠外营养。该营养途径实施起来,并发症相对较多,适用于长期(超过2周)需要肠外营养支持的患者。

5. 肠外营养输注方式

(1)持续输注法:是指在24小时内通过输液泵,将一天的营养制剂持续均匀的输入体内。此法适用于病情严重,需要长期卧床的患者。

(2)循环输注法:是指在24小时内的不同时段里,将一天量的营养液分次输入体内,使患者在24小时内有几段不输液的时间。此法适用于病情稳定,能下床活动的患者。输注营养液的频率要根据患者的病情及实际耐受情况来决定。

6. 肠外营养并发症

(1)局部并发症

1)局部损伤:中心静脉穿刺置管时,可出现气胸、空气栓塞、血管和胸导管损伤、神经损伤等。

2)局部感染:导管周围皮肤可出现感染;周围静脉感染可导致血栓性静脉炎。

(2)全身并发症:

1)代谢紊乱:水、电解质及酸碱平衡紊乱;维生素、微量元素和必需脂肪酸的缺乏;高血糖或低血糖;高脂血症;氨基酸代谢紊乱。

2)全身感染:主要是中心静脉导管感染所致导管性脓毒症;肠源性感染可致全身炎症反应综合征。

3)组织、器官功能障碍:长期肠外营养可导致代谢性骨病、肝损害、胆囊结石形成、肠屏障功能减退;严重全身感染最终导致多器官功能障碍。

【处理原则】

任何原因导致不能经胃肠道营养或营养支持不足时,均应考虑肠外营养。使用肠外营养支持时,要提供完整充分的营养供给。要根据患者的营养状况,计算出患者所需的糖、脂肪酸、氨基酸、蛋白质、维生素等物质,再按比例将各种营养物质配制成全营养混合液,这将更有利于机体对营养的吸收,也解决了各种肠外营养成分单独使用时的高渗和刺激问题。

肠外营养输注途径可选择中心静脉或外周静脉,危重患者多采用中心静脉输注途径。接受部分肠外营养支持的患者,如果营养液浓度不高、容量不大,则可选择外周静脉途径输入。

经过肠外营养支持治疗一段时间,只要患者的胃肠道功能恢复或部分恢复,如能安全使用,则应积极采用肠内营养支持或联合肠内营养支持。

【要点提示】

1. 人体三大物质代谢包括碳水化合物、蛋白质和脂肪代谢。当机体遭遇饥饿、感染、创伤和手术时,就会出现糖、蛋白质和脂肪代谢的改变。

2. 临床上主要通过肠内和肠外营养的途径来进行营养支持。肠内营养是临床上首选的营养支持治疗方式。主要适用于胃肠道功能正常或部分正常,且需要营养支持的患者。

3. 肠外营养支持主要适用于肠内营养不能实施或肠内营养无法达到机体所需要的营养目标量。

（王明海）

第四节 围术期处理

围术期处理(perioperative management)是指从决定需要手术治疗开始,至术后康复出院这段时期采取的各项治疗措施。围术期处理以手术为中心,包含着手术前、中、后三个阶段的处理,目的是将这三个阶段的处理贯穿起来作为一个整体,使患者能够获得最佳的手术治疗效果。

一、术前准备

【概述】

在手术前除了要尽量明确诊断、严格把握手术指征以及选择手术时机、制订合理的手术方案外,外科医生还要对患者的全身状况有全面的了解,了解可能影响整个病程的各种潜在因素,从而对患者手术的耐受力进行评估,尽可能纠正术前存在的病理生理紊乱,提高手术安全性。

【主要知识点】

1. 患者心理准备 手术本身可以解除患者的痛苦,但可能会给患者带来身体的痛苦和心理刺激。手术前的患者难免有恐惧、紧张、焦虑等不良情绪,或对手术及预后存在各种顾虑,恶性肿瘤的患者甚至有绝望情绪。此时,医务人员应理解患者的这种心态,要耐心、细致地做好解释工作,缓解他们对手术的焦虑和恐惧,增强患者战胜疾病的信心,以利于能很好地配合完成手术。

2. 患者生理一般准备 使患者能在较好的状态下安全度过手术和术后的治疗过程,是对患者生理状态的调整。

1)对手术后变化的适应性锻炼:术后短期内不能下床的患者,术前应练习在床上大小便。甲状腺手术患者要练习头颈部后仰等。

2)纠正体液失衡和备血:通过术前补液和输血,对有水、电解质及酸碱平衡紊乱和贫血的患者予以必要纠正,有助于降低手术风险。

3)营养供应:为了预防手术创伤和手术前后的饮食限制而导致的机体消耗增加、营养物质摄入不足,患者术前应补充足够的热量、蛋白质和维生素。

4)预防感染:手术前,应采取多种措施提高患者的体质,预防感染。下列情况需要预防性应用抗生素:①肠道手术;②操作时间长、创伤大的手术;③涉及感染病灶或切口接近感染区域的手术;④开放性创伤,创面已污染或有广泛软组织损伤,创伤至实施清创的间隔时间较长,或清创所需时间较长以及难以彻底清创者;⑤恶性肿瘤手术;⑥涉及大血管的手术;⑦使用植入人工制品的手术;⑧脏器移植术。

5)胃肠道准备:成人一般术前禁饮 2 小时、禁食 6 小时。胃肠道手术者术前 1~2 日改流质饮食,术前置胃肠减压管。有幽门梗阻的患者,术前需洗胃 3 天。行结直肠手术,术前一天无渣饮食,手术前一日下午口服肠道清洁剂,直至解水样无渣大便即可视为肠道准备良好,可不用灌肠。可在术前 2~3 天开始口服肠道制菌药物,以减少术后并发感染的机会。

6)其他:手术前一日,应认真检查确定各项工作是否完善。手术前夜可给予镇静剂,如发现患者有与疾病无关的体温升高,或妇女月经来潮等情况,手术应延期。进手术室前,应排尽尿液;估计手术时间长,或实施盆腔手术应导尿。

3. 患者特殊准备

(1)营养不良:营养不良的患者常伴有低蛋白血症,低蛋白状况可引起组织水肿,影响愈合。若血浆白蛋白<30g/L 或转铁蛋白<0.15g/L,则需术前行肠内或肠外营养支持,以纠正营养不良。

(2)心血管病:高血压者应继续使用降压类药物。对于伴有心脏疾病的患者,施行手术的死亡率明显高于非心脏病者,有时需要外科医生、麻醉医生和内科医生共同对心脏危险因素进行评估和处理。

(3)肺功能不良:危险因素包括吸烟、年老、肥胖、急性呼吸系统感染、慢性阻塞性肺疾病。对高危患者,术前肺功能检查具有重要意义。急性呼吸系统感染者,择期手术应推迟至治愈后1~2 周。

(4)脑血管病:近期有脑卒中史者,择期手术应至少推迟2 周,最好6 周。围术期脑卒中不常见,大多发生在术后,多因低血压、心房纤颤的心源性栓塞所致。

(5)肾疾病:因为麻醉、手术创伤都会加重肾的负担,如果需要透析,应在计划手术24 小时以内进行,术前准备需要最大限度地改善肾功能。

(6)糖尿病:糖尿病本身不是手术禁忌证,但这种患者对手术的耐受力差。糖尿病能够影响伤口愈合,感染并发症增多,且常伴发无症状的冠状动脉疾患。糖尿病患者术前血糖控制的策略是既要防止手术麻醉应激造成的高血糖症,又要避免禁食带来的低血糖症。

(7)凝血功能障碍:术前2~3 天停用非甾体类抗炎药,术前7 天停用阿司匹林,术前10 天停用其他抗血小板药。对于需要抗凝治疗的患者,术前处理较为复杂,需要与相应专科医师共同决定抗凝药物如何使用和更改,权衡术中出血和术后血栓形成的利弊。

二、术后处理

【概述】

术后处理是围术期处理的一个重要阶段,术后处理得当,能使手术应激反应减轻到最小程度。术后大多数患者可返回原普通病房,对于危重患者可以送进重症监护室(ICU)。最基本的生命体征的监测项目是指神志、体温、血压、心率、呼吸率和尿量等。

【主要知识点】

1. 术后重要器官功能的监测

(1)中心静脉压(CVP)测定:CVP 的正常值为8~12cmH_2O,低于8cmH_2O 提示血容量不足,应尽快补足血容量。超过12~15cmH_2O 则提示血容量过多或心功能不全,应限制输液量并加用强心药物。

(2)呼吸功能监测:危重患者常有呼吸功能不良,应定期做患者的动脉血气分析测定。若动脉血氧分压(PaO_2)<60mmHg 则提示存在低氧血症,应找出原因并提高吸入氧浓度(FiO_2)浓度,或改用呼气末正压通气(PEEP),纠正缺氧状态。

(3)肾功能的监测:肾功能监测主要包括尿量和尿比重、血肌酐和血尿素氮、血钾测定等。正常人尿量不应少于800ml/24h。尿量<400ml/24h 者称为少尿,尿量<100/24h 则为无尿,都提示存在肾功能问题。

(4)体液平衡的监测:往往外科患者发生术后体液平衡失调的机会较多,如果患者有产生体液失调的原因,则应提高警惕,定期做血电解质测定,若有缺乏则应及时予以补充纠正。做动脉血气分析可及时发现有无酸碱平衡失调,以便做相应处理。

2. 术后止痛 手术后切口受到刺激时都会出现疼痛。术后疼痛可引起呼吸、循环、胃肠道及骨骼肌功能变化,甚至引起并发症。有效的止痛会改善大手术的预后,常用的止痛措施有镇痛药止痛、神经阻滞、镇痛泵止痛。镇痛泵止痛是近年来普遍应用的止痛措施,部分具有患者自控镇痛功能。

3. 术后饮食和静脉输液 对于局麻或小范围神经阻滞的患者,术后一般普通饮食,无特殊限制。术后不能立即进食的患者均应静脉输液,术后输液的用量、成分和输注速度,取决于手术的大小、患者器官功能状态和疾病严重程度。判断估计恰当的输液量非常重要,如果输液过量可能导致肺水肿和充血性心力衰竭。

4. 导管和引流管 多数患者在术后留置某些导管或引流管,作为观察病情或实施治疗的途径。包括留置导尿管、胃肠减压管、胸腔引流管等。在换药时要妥善固定引流管,防止其落入体内或脱出。要记录和观察引流物的量和性质,据此帮助判断有无出血或瘘等并发症发生。

5. 手术创口 不同手术的创口术后处理不同。清洁手术创口一般只需在术后第三天做一次换药。有引流管的创口则需每天换药,若覆盖的辅料被渗液浸透,则应立即更换。术后创口感染是常见并发症,应每天检查创口情况,局部是否有红肿、压痛等,做到及时发现并引流创口下的积液及脓液。

6. 给氧和祛痰 外科手术合并有慢性阻塞性肺病变的患者并不少见,术后应根据患者的清醒程度、自主呼吸状态及血氧饱和度测定等做相应的针对性处理。术后祛痰可以采用雾化吸入和使用化痰药。如果基本情况比较稳定,可给予鼻导管吸氧。若患者有缺氧或急性呼吸窘迫综合征,应立即将患者转入重症监护病房,采用积极的呼吸支持措施,包括呼吸机辅助通气。

7. 抗生素的应用 围术期抗生素的应用分为预防性和治疗性。前者是指在一些污染手术(主要是胃肠道或胆道手术)应用广谱抗生素 1～2 次(一般术前 30 分钟开始使用)以预防感染的发生。后者则是针对已有感染的患者(如急性阑尾炎穿孔腹膜炎),选用敏感的抗生素并持续到感染被控制为止。

8. 营养支持 营养支持对于外科患者尤其重要。对术后无法正常进食超过一周者,应给予营养支持,以保证伤口的愈合和器官功能的恢复。营养支持有肠内营养和肠外营养两种,可根据患者的具体情况而定。如果患者胃肠道功能存在,则应首选肠内营养。

三、常见并发症的防治

【概述】

手术后可能发生各种并发症,可分为一般并发症、手术专有并发症及患者个体并发症三大类,掌握其发生原因及临床表现,如何预防以及发生后应采取的治疗措施,是术后处理的重要组成部分。

【主要知识点】

1. 术后发热与低体温

(1)发热是术后最常见的症状,非感染性发热通常比感染性发热来得早。感染性发热的主要原因有肺部并发症、伤口深部血肿或脓肿、腹腔脓肿、泌尿系感染、血栓性静脉炎、药物热和恶性高热。

(2)轻度低体温也是常见的术后并发症,与麻醉药阻断了机体的体温调节过程,开腹或开胸手术热量散失,术中以大量低温液体冲洗腹腔,输注冷的液体或库存血液有关。术中应监测体温,可通过加温装置加热输注的液体,用温盐水反复灌洗体腔,术后注意保暖,预防术后低体温。

2. 术后低血压与高血压

(1)术后低血压:术后低血压常伴有心动过速,原因很多,需注意鉴别。

1)术后缺水是常见情况,表现为直立性低血压、心动过速和少尿。治疗方法是补等渗晶体液和胶体液。

2)术后出血可以发生在手术切口、空腔器官及体腔内。造成术后出血的原因,主要包括术中止血不完善,创面渗血未完全控制,原痉挛的小动脉断端舒张,结扎线脱落,凝血障碍等。临床有内出血的患者可以出现休克体征(脉速、出冷汗、烦躁不安、呼吸困难、皮肤苍白或呈蜡黄色),或有黑便、呕血、腹腔或胸腔出血体征。B超检查及腹腔穿刺,可以明确诊断。一旦确诊为手术后出血,都必须再次手术探查,彻底止血。

(2)术后高血压:往往在既往有高血压病史者发生,可用硝酸甘油注射液小剂量静脉点滴治疗,视病情及血压变化而调整。

3. 术后呼吸系统并发症 呼吸系统并发症占术后死亡原因的第二位,也是术后最初几天发热的主要原因。多数是因机械通气时间太长或通气不当、咳嗽无力所致。

(1)肺膨胀不全:常见于老年、肥胖、有吸烟和呼吸系统疾病的上腹部手术患者,多数能自愈。叩击胸背部、鼓励咳嗽和深呼吸、经鼻或口腔吸痰,是预防和治疗措施。

(2)术后肺炎:易患因素有肺膨胀不全,异物吸入和大量的分泌物。主要见于重症患者,常见菌是革兰阴性杆菌。术后肺炎的处理关键是吸痰、清洁呼吸道、大剂量抗生素和全身营养支持。

(3)肺脂肪栓塞:常见但临床表现不典型。一旦有神经系统功能异常,呼吸功能不全,腋窝、胸部和上臂出现瘀斑,在痰和尿中可见脂肪微滴,血细胞比容下降,血小板减少,血凝常规异常等临床表现,应立即行呼气末正压通气和利尿等治疗。

4. 术后泌尿系统并发症

(1)术后尿潴留较为多见,凡是手术后 6~8 小时无尿或少尿者,都应在耻骨上区叩诊检查,如明确有尿潴留,应协助患者排尿,或者在无菌条件下进行导尿。

(2)下泌尿道感染:是最常见获得性医院内感染。预防在于术前处理泌尿系污染,处理尿潴留,注意无菌操作观念。治疗包括足量的液体,膀胱引流和使用敏感抗生素。

5. 术后切口并发症

(1)血肿、积血和血凝块:是最常见的并发症,伤口浅层出血诊断容易,深层出血需与深部感染的鉴别,超声和穿刺可协助诊治。治疗方法可以采用无菌条件下清除凝血块,结扎出血血管,再次缝合伤口。

(2)切口裂开:系指手术切口的任何一层或全层裂开。切口全层裂开伴内脏脱出者应立即用无菌敷料覆盖切口,在良好的麻醉条件下清洗伤口,重新对伤口做全层减张缝合;不伴内脏脱出者也应早期重新缝合。

(3)切口感染:受细菌侵入、血肿、异物、局部组织供血不足、全身抵抗力削弱等因素的影响,表现为伤口局部炎症反应,可见分泌物,伴有或不伴有发热和白细胞数增加。局部穿刺,或拆除部分缝线后撑开切口有助于诊断。分泌物应做细菌培养和药敏试验;累及筋膜和体腔的感染需尽早切开引流。

【要点提示】

1. 患者的术前准备与疾病的轻重缓急、手术范围的大小均有密切关系。手术前,要对患者的全身情况有相当的全面了解,掌握可能影响整个病程的各种潜在因素,包括心理、营养状态和各系统功能。要求必须详细询问病史,全面地进行体格检查,除了常规的实验室检查外,还需要进行一些涉及重要器官功能的检查,评估患者对手术的耐受力。

2. 术后处理是围术期处理的一个重要组成部分,术后处理及时到位,能使手术应激反应减轻,加速患者术后快速康复。

3. 手术后可能发生各种并发症,掌握其发生原因及临床表现,一旦发生后早期判断和识别,及时采取干预治疗措施,在术后处理环节中显得相当重要。

(黄 鹤)

第五节 常用麻醉技术

麻醉学(anesthesiology)是指运用药物,通过麻醉学技术使患者暂时性、可逆的感觉或意识丧失,在安全、无痛、肌松、舒适的状态下接受手术或医学检查的一门学科。本节内容分局部麻醉、椎管内麻醉和全身麻醉三部分阐述。

一、局部麻醉

【概述】

局部麻醉(local anesthesia)简称局麻,指在患者意识清醒状态下,将局部麻醉药(简称局麻药)注射于目标神经丛(干)或末梢,使其支配部分的神经传导功能暂时被阻断的状态。这种阻滞完全可逆,无明显组织损害。优点在于患者清醒、简便易行、安全、并发症少、对患者生理影响小、应激反应轻及恢复快等,必要时可实施术后镇痛。对于不宜单独使用局部麻醉的小儿、精神病或神志不清等患者,应结合基础麻醉或全麻;局部麻醉可作为全身麻醉的辅助手段,增强麻醉效果,减少全麻药用量。目前临床使用神经电刺激仪、B超等仪器可进行精确的神经定位,减少神经损伤,提高成功率。

【主要知识点】

1. 表面麻醉(topical anesthesia)

(1)概念:将渗透作用强的局麻药用于黏膜表面,通过黏膜接触,阻滞浅表神经末梢,产生局部黏膜无痛状态。

(2)适应证:适用于角膜、鼻腔、咽喉、气管及支气管、尿道等部位。根据部位不同可采用滴入法、喷雾法、灌入法和贴敷法等。

(3)禁忌证:局部有损伤不宜实施。

(4)注意事项:①黏膜保持干燥,避免分泌物影响局麻药接触,必要时预先给阿托品;②黏膜吸收局麻药的速度与静脉注射相等,应严格控制剂量,挤去棉片上多余药液;③表面麻醉起效需要时间,表面麻醉后不宜立即手术。

119

2. 局部浸润麻醉(local infiltration anesthesia)

(1)概念:将局麻药沿手术切口分层注射于手术部位的组织内,阻滞其中的神经末梢。

(2)适应证:适用于体表短小手术、有创伤的检查和治疗。皮内推注局麻药液,形成橘皮样皮丘,经皮丘逐层刺入注药。注射局麻药时需加压,使其在组织内进行张力性浸润,与神经末梢广泛接触,以提高麻醉效果。

(3)禁忌证:感染及癌肿部位不宜用局部浸润麻醉,以免炎症、肿瘤的局部扩散。

(4)注意事项:①注入局麻药要逐层深入浸润,腹膜、脑膜、肌膜下和骨膜等处神经末梢分布最多,常有粗大神经通过,应加大局麻药剂量或提高浓度。②注射局麻药前应抽吸,以防注入血管。局麻药液注射后须等待 4～5 分钟,待局麻药作用完善后,方可实施手术。③注意各种局麻药的一次性极量,避免局麻药毒性反应。④穿刺针进针应缓慢,改变穿刺针方向时,应先退针至皮下,避免针干弯曲或折断。

3. 区域阻滞麻醉(field block anesthesia)

(1)概念:围绕手术部位,在其四周及底部注射局麻药,以阻滞进入手术区的神经干和神经末梢。

(2)适应证:适用于短小手术及身体情况差的虚弱患者或高龄患者。

(3)禁忌证:巨大瘤体手术不宜使用,避免局麻药过量及麻醉效果不全。

(4)注意事项:与局部浸润麻醉不同的是局麻药环绕被切除的组织作包围性注射,或环绕基底部注射(如带蒂肿瘤)。主要优点在于避免穿刺病理组织。其他注意事项与局部浸润法相同。

4. 神经及神经丛阻滞(nerve block)

(1)颈丛神经阻滞(cervical plexus block):将局麻药注入颈丛神经周围,使其支配的区域产生神经传导阻滞作用。

1)适应证:适用于颈部手术。如颈部肿块、甲状腺、颈部淋巴结疾病、甲状舌骨囊肿、颈动脉内膜剥脱术、气管切开手术、神经性疼痛治疗等。结合臂丛神经阻滞可适用于锁骨手术。

2)禁忌证:高血压患者;困难气道患者;凝血功能障碍患者;穿刺部位感染者;不能合作患者;小儿需要在基础麻醉下行颈丛神经阻滞。

3)注意事项:①颈丛阻滞患者术中意识清楚,手术刺激可导致患者不适、烦躁等症状,导致不配合手术、血压升高,心率增快。因此,可在术中给予辅助药物,必要时改为全身麻醉完成手术。②不宜同时行双侧颈深神经丛阻滞:以免双侧膈神经阻滞导致呼吸抑制或喉返神经阻滞导致双侧声带关闭,出现呼吸道梗阻。

4)常见并发症:局麻药中毒反应、全脊髓麻醉与高位硬膜外阻滞、喉返神经阻滞、霍纳综合征、膈神经麻痹、颈部血肿。

(2)臂丛神经阻滞(brachial plexus block):将局麻药注入臂丛神经干周围使其所支配的区域产生神经传导阻滞作用。最常用的穿刺路径为:肌间沟径路、锁骨上径路和腋径路。

1)适应证:肩部、上臂、前臂及手等部位手术。

2)禁忌证:穿刺部位有感染或肿瘤、凝血功能异常、双侧上肢同时手术、精神高度紧张不能配合患者、小儿需在基础麻醉下实施。

3)常见并发症:蛛网膜下腔或高位硬膜外阻滞、喉返神经或膈神经阻滞、局部血肿、气胸、局麻药不良反应、霍纳综合征、感染。

二、椎管内麻醉

椎管内麻醉(intravertebral anesthesia)属于广义局部麻醉,由于其操作特点、麻醉效果和对机体生理的影响具有独特性,因此将其从局部麻醉中单独列出。

【概述】

椎管内麻醉根据局麻药注入的腔隙不同分为蛛网膜下腔阻滞(spinal anesthesia)和硬膜外阻滞(epidural anesthesia)。椎管内麻醉能有效的阻断手术刺激引起的应激反应,麻醉效果确切,减少术中失血,实施硬膜外术后镇痛等优点,在临床上广泛使用,能满足大部分手术需要。

【主要知识点】

1. 椎管内麻醉对机体生理机能的影响

(1)对循环系统的影响:①阻滞交感神经节前纤维,扩张阻滞区域的小动、静脉,使血压下降;扩张周围血管,使皮肤温暖红润。②阻滞心加速神经、静脉心脏反射等机制使心率减慢。③由于回心血量不同程度减少、心率减慢可使心输出量降低,单位时间心脏做功下降,冠状动脉灌流量不同程度减少,但由于心脏做功减少,氧耗量减低,一般不发生心肌缺血。

(2)对呼吸系统的影响:随着阻滞平面的上升,对呼吸的影响越严重。低位阻滞影响较轻,当平面达到颈部时,可阻滞膈神经、肋间肌肉,导致严重的呼吸抑制。

(3)对胃肠道的影响:阻滞交感神经节前纤维,使迷走神经占主导地位,胃肠运动增强,分泌增多,可出现恶心呕吐。

(4)对泌尿系统影响:由于排尿反射弧阻滞,腰麻患者术后易于出现尿潴留。

2. 椎管内麻醉操作属于盲探性操作,麻醉效果取决于正确定位和穿刺成功率。

3. 椎管内麻醉并发症及其预防处理正确判断椎管内麻醉并发症,采取预防措施,减少对机体的损伤,保证患者生命安全。

4. 椎管内麻醉分类

(1)蛛网膜下腔阻滞:将局麻药注入蛛网膜下腔,使局麻药进入脑脊液,作用于相应脊神经前根、后根和脊髓,产生阻滞作用,使支配区域感觉、运动功能暂时消失。根据阻滞平面分为:高位脊麻(感觉阻滞平面高于 T_4)、中位脊麻(感觉平面 T_4-T_{10})、低位脊麻(感觉阻滞平面低于 T_{10})和鞍麻(阻滞范围仅限于会阴、臀部)。

1)适应证:下腹部、盆腔、肛门会阴部及下肢手术。

2)禁忌证:休克、血容量不足、恶病质、中枢系统疾病、高颅压、脑膜炎、严重高血压、脊柱外伤畸形、全身严重感染或穿刺部位感染、凝血功能障碍和小儿等不合作患者。

3)常见并发症:头痛、低血压、呼吸抑制、恶心呕吐、尿潴留、神经系统并发症等。

(2)硬脊膜外阻滞:将局麻药注入硬脊膜外腔,阻滞脊神经根部,使相应的神经支配区域产生暂时性的感觉、运动阻滞。临床常用连续硬膜外阻滞,能满足长时间手术需要。可与全麻联合运用胸部和腹部手术,可减少全麻用药,麻醉更加平稳。

1)适应证:可满足颈部及以下部位手术。

2)禁忌证:与腰麻相同。

3)常见并发症:全脊髓麻醉、局麻药注入血管、低血压、心率慢、脊髓损伤、神经根损伤、硬膜外血肿、硬膜外脓肿等。

三、全身麻醉

全身麻醉(general anesthesia)具有可使患者意识消失、肌肉松弛、感觉消失等特点,在临床麻醉使用日益增多,也是大型、疑难手术最常用的麻醉方法。

【概述】

全身麻醉是将麻醉药物通过呼吸道、静脉、肌肉或直肠等途径进入病人体内,使中枢神经系统抑制、病人意识消失、反射抑制的一种可逆的状态。根据手术需要可使肌肉松弛。围术期进行严密的监测和调控,保证患者安全。术毕患者可完全恢复至术前的清醒状态。

【主要知识点】

1. 全身麻醉的特点　主要是患者从意识清醒状态通过诱导,意识丧失,术毕患者意识恢复的过程。患者在意识消失状态下完成手术,可抑制不良的神经反射,提供良好的肌松条件,保证充分的氧供,可适用于临床各种手术,是目前采用最多的麻醉方式。

2. 全身麻醉的方法　全身麻醉根据麻醉药物进入体内的途径不同,分为吸入麻醉、静脉麻醉、基础麻醉和复合麻醉。

3. 围术期管理　良好的围术期管理是保证患者术中安全,为手术提供良好条件,保证患者术后尽快恢复的基础。要求围术期认真观察,及时发现病情变化并进行有效处理,减轻并发症所致的损害。

4. 全身麻醉的分类

(1)吸入麻醉:麻醉药物经呼吸道吸入,产生全身麻醉作用。优点是吸入麻醉药在体内代谢、分解少,大部分以原形从肺排出体外,因此可控性强、安全、有效。但吸入麻醉需要一定的麻醉装置,如挥发罐。吸入麻醉药的麻醉强度与麻醉药的油/气分配系数成正比,与肺泡最小有效浓度(minimal alveolar concentration,MAC,指挥发性麻醉药和纯氧在一个大气压同时吸入时在肺泡内能达到50%的病人对手术刺激不会引起摇头、四肢运动等反应的肺泡浓度)成反比。

(2)静脉麻醉:将麻醉药物经静脉注入人体,通过血液循环作用于中枢神经系统产生麻醉作用。优点是不刺激呼吸道、无污染;起效迅速,多数静脉全麻药经过一次臂脑循环时间即可发挥麻醉效应;麻醉效能强、患者易于接受。主要缺点是可控性较差,麻醉效应的消除依赖病人的肝肾功能状态及内环境的稳定。

(3)基础麻醉:使用麻醉药物使病人处于熟睡或浅麻醉状态,主要用于不合作小儿或控制病人的情绪,是一种非常浅的全身麻醉状态,不能满足手术需要,必须复合其他麻醉方法。最常使用的药物为氯胺酮。

(4)复合麻醉:在麻醉过程中使用两种及以上麻醉药物,以满足外科手术条件。目前尚无任何一种麻醉药物能完全满足理想麻醉状态的要求,常采用多种药物进行组合,提高麻醉质量。如静脉复合麻醉、静吸复合麻醉。

(5)联合麻醉:在麻醉过程中使用两种及以上的麻醉方法,发挥各种方法的优越性,达到满意的麻醉要求,如全身麻醉联合硬膜外麻醉。

5. 全身麻醉的实施:全身麻醉实施过程分为诱导、维持、苏醒。使用药物使患者意识丧失,在患者无意识状态下完成手术,术毕使患者意识恢复。

(1)麻醉诱导:麻醉诱导是使用镇静药、镇痛药、肌松药等静脉药物或吸入性麻醉药物使病人由清醒到神志消失的过程。分为静脉快速诱导、吸入麻醉诱导等。多数患者需要气管插管,进行人工通气。

(2)麻醉维持:麻醉维持是指在麻醉诱导后继续给药以维持麻醉全过程。维持期间需保持患者生命体征平稳和内环境稳定,抑制过度的应激反应,调控麻醉深度满足手术刺激的改变,保证满意的全麻状态。

(3)麻醉苏醒:麻醉苏醒是指停止使用麻醉药到患者意识完全恢复的过程。要求患者自主呼吸恢复,拔除气管导管,各种神经反射恢复,生命体征稳定。

【要点提示】

1. 局部麻醉的适应证和禁忌证。

2. 椎管内麻醉方法、并发症及处理原则。

3. 全身麻醉的概念及各种全麻方法的特点。

(郭文俊)

第五章 外科基本技能 >>>

掌握扎实的医学知识和精湛的临床技能是一名合格的医师所必备的专业修养,外科基本技能对临床医师和医学生来讲是非常重要和实用的,也是成为外科医师所必备的基本功。将理论学习与临床实践相结合,规范地掌握外科基本操作,是提高临床实践能力的重要途径和方法。本章重点介绍了外科常用的九项基本操作,并将与基本操作相关的临床知识贯穿其中,使各项操作规范化、标准化,同时把每项操作中的重点、难点和容易出错之处在基本操作的注意事项中交代清楚,便于师生学习和掌握。

第一节 手术基本操作

一、外科手消毒、穿无菌手术衣、戴无菌手套

外科手消毒、穿无菌手术衣、戴无菌手套是手术最基本、最重要的操作之一,在任何条件下,都要采取各种相应措施,做好无菌技术操作。

【目的】

1. 外科手消毒是指在外科手术或其他依照外科手术要求的操作前,清除指甲以及手、前臂的污物和杀灭暂居菌,减少常居菌的过程。

2. 保证在穿上无菌手术衣后肩部以下、腰部以上、腋前线前、双上肢为无菌区。

3. 保证已戴无菌手套的双手为无菌状态。

【适应证】

任何参加手术的人员都必须进行外科手消毒、穿无菌手术衣、戴无菌手套。

【禁忌证】

1. 患急性上呼吸道感染者。

2. 手部、臂部有破损或化脓性感染者。

【准备事项】

1. 更换手术室提供的清洁洗手衣。

2. 戴好帽子、口罩,帽子要遮住全部头发,口罩要盖住口鼻。

3. 修剪指甲、锉平甲缘,清除指甲下的污垢。

【操作方法】

1. 外科手消毒

(1)流动水冲洗双手、腕部、前臂和上臂下 1/3。

(2)取适量皂液或其他清洗剂依七步洗手法清洗双手、腕部、前臂和上臂下 1/3,用无菌巾擦干。

(3)取适量手消毒剂依七步洗手法揉搓双手、腕部、前臂和上臂下 1/3,至消毒剂干燥。

(4)取适量手消毒剂依七步洗手法再次揉搓双手至腕部,至消毒剂干燥。

2. 穿无菌手术衣

(1)后开襟式手术衣穿法

1)手臂消毒晾干后,从已打开的无菌衣包内取出手术衣,在手术室内找一较空旷的地方穿衣。

2)认出衣领,双手提起衣领两端,充分抖开手术衣,让手术衣反面朝向自己,有腰带的一面向外,注意远离胸前及手术台和其他人员。

3)看准袖筒入口,将手术衣略向上抛起,双手迅速同时伸入袖筒内,两臂向前平举伸直。

4)由巡回护士在身后协助拉紧衣带,穿衣者双手伸出袖口,同时巡回护士拉开手术衣衣领两角并系好衣领和背部衣带。

5)穿衣者稍稍弯腰,使手术衣腰带悬空,两手在身前交叉提起腰带,由巡回护士在背后接过腰带并协助系好。

(2)全遮盖式手术衣穿法

1)手臂消毒晾干后,从已打开的无菌衣包内取出手术衣,在手术室内找一较空旷的地方穿衣。

2)认出衣领,双手提起衣领两端,充分抖开手术衣,让手术衣反面朝向自己,有腰带的一面向外,注意远离胸前及手术台和其他人员。

3)看准袖筒入口,将手术衣略向上抛起,双手迅速同时伸入袖筒内,两臂向前平举伸直。

4)由巡回护士在身后协助拉紧衣带,穿衣者双手伸出袖口,同时巡回护士拉开手术衣衣领两角并系好衣领和背部衣带。

5)戴好无菌手套。

6)穿衣者解开腰部衣带的活结,捏住与三角部相连的腰带,递给器械护士或由巡回护士用无菌持物钳接取,将腰带由穿衣者身后绕到前方,或穿衣者原地自转一周,接传递过来的腰带并于胸前系好。

3. 戴无菌手套

(1)传统戴手套法:①手术者先穿手术衣,后戴手套;②分清手套左右手,用相应左右手自手套袋内捏住手套套口翻折部内面,取出手套;③对好手套,使两只手套的拇指对向前方并靠拢;④一手持手套翻折部内面,另一手五指对准戴上手套;⑤戴好手套的手指插入另一只手套的翻折部外圈内,同法将另一只手套戴好;⑥最后将左右手手套套口翻折部翻转包盖于手术衣袖口之上,不可露出手腕。

(2)无接触戴手套法:①手术者先穿手术衣,后戴手套;②穿无菌手术衣后双手不伸出袖口,隔着衣袖取无菌手套放于另一只手的袖口处;③手套的手指向下,与各手指相对;④放上手套的手隔着衣袖将手套的一侧翻折边抓住;⑤另一只手隔着衣袖捏住另一侧翻折边将手套翻于袖口上,手迅速伸入手套内;⑥用已戴手套的手同法戴另一只手套。

【注意事项】

1. 外科手消毒在冲洗时,保持肘关节于最低位,擦手毛巾应从指间向上擦,绝不能来回擦手；洗手消毒完毕后，均应保持拱手姿势，手臂不能下垂，也不可接触未经消毒的物品。

2. 穿无菌手术衣取手术衣时，应一次整件拿起，不能只抓衣领将手术衣拖出无菌区，注意不要污染下面的手术衣；穿衣者穿好手术衣，带好无菌手套后，双手应放在手术衣胸前的夹层或双手互握举在胸前位置，双手不可在无菌范围之外任意摆动。

3. 未戴手套的手，只允许接触手套套口向外翻折部分，不可接触手套外面，而已戴无菌手套的手则不可接触未戴手套的手或另一手套的里面，操作过程中要严格按操作规范进行。

二、切开、止血、结扎、缝合

无论是简单的小手术或复杂的大手术，都由切开、止血、缝合、结扎等基本操作组成。

【目的】

1. 切开是为了充分显露手术视野，便于操作。

2. 止血为使手术区域清晰，便于手术操作，保证手术安全进行。

3. 结扎是用各种打结方法将人体某些管道和组织扎紧。

4. 缝合是将已经切开或外伤断裂的组织、器官进行对合或重建其通道，恢复其功能，帮助伤口尽早愈合。

【操作方法】

1. 切开

(1)消毒皮肤后铺巾，仅暴露切口区域。

(2)切开前固定皮肤，较大的切口由术者和助手用手在切口两旁或上下将皮肤固定，小切口可由术者用拇指及示指在切口两侧固定。

(3)术者拿手术刀，将刀腹刃部与组织垂直，刀尖垂直刺入皮肤。

(4)将刀柄转至与皮面成45°斜角，用刀均匀切开皮肤及皮下组织，直至预定切口的长度终点。

(5)再将刀柄转成90°与皮面垂直方向，将刀提出切口。

2. 止血

(1)结扎止血法：常用的止血方法，有单纯结扎和缝合结扎两种。

1)单纯结扎法：对可能出血的部位或已见的出血点，用止血钳对出血点精确钳夹，然后用丝线结扎，钳夹时应尽量少夹周围组织，减少不必要的损伤。对较大的血管，分离清楚后，用两把止血钳夹住血管，钳间切断，然后结扎血管断端，如果血管已被切断而出血，则需用止血钳夹住出血点再予以结扎。

2)缝合结扎法：多用于钳夹组织较多，结扎有困难或线结容易滑落时，适用于较大血管或重要部位的止血。在不易用止血钳夹住做单纯结扎的出血点，也需采用缝合止血的方法。

(2)电凝止血法：利用电凝器产生的高频电流，使出血处组织凝固达到止血的目的。在止血时，电凝器械可直接电灼出血点，也可先用止血钳、小的镊子或尖头镊子直接精确夹住出血点，然后再通电止血，也可用单极或双极电凝镊直接夹住出血点止血。

(3)压迫止血法：可用一般纱布压迫或采用40～50℃的温热盐水纱布压迫止血，6分钟左右再轻轻取出纱布，必要时重复2～3次。还可用纱布填塞压迫，其方法是采用无菌干纱布或绷带填塞压迫，填塞时要做到有序的折叠，填塞物一般在手术后2～3天逐步松动后取出,并做好处理再次出血的一切准备。

(4)止血带止血法:用于肢体的手术和外伤。包括棉布类止血带止血法、橡皮止血带止血法和充气式气压止血带止血法三种方法。一般常使用充气式气压止血带止血法,其步骤是:①绑扎气压止血带,可外加绷带绑紧一周固定防止松动;②在气压止血袋绑扎牢靠后再抬高肢体;③使用驱血带由远端向近端拉紧缠绕加压;④向气压止血带充气至所需压力并保持;⑤最后松开驱血带。

(5)局部药物或生物制品止血法:用一般方法难以止血的创面或肝、脾、胰等渗血的伤口内可填塞促凝物质,如明胶海绵、纤维蛋白泡沫体、氧化纤维素、胶原丝,或中草药止血粉等止血,使用时应吸干积血,再在出血处敷以药物,然后用干纱布压迫片刻即可。

3. 结扎　打结的方法可分为单手打结法、双手打结法及器械打结法三种。

(1)器械打结法:用血管钳或持针器打结,适用于深部、手术野小的结扎或缝线过短用手打结有困难时,或为了节约用线或皮肤缝合等相对不重要部位的打结,腹腔镜手术及显微手术时也可使用器械打结。具体操作时可以节省缝线,节约穿线时间及不妨碍视线;在缝合有张力时,第一结易出现松滑,需助手帮助固定第一结才能扎紧。防止松滑的办法是改变结的方向或者助手给予辅助。

(2)单手打结法:简单、迅速,左右两手均可进行。打结时,一般一手持线,另一手完成打结动作,拇指、示指、中指三指参与动作完成。迅速运用手指末节近指端处完成"持线"、"挑线"、"钩线"动作,拉线作结时要保持线结和两线保持在同一条直线方向。此法适用于各部位的结扎。

(3)双手打结法:两只手同时运动来完成两种不同的打单结的动作,较单手打结法更为稳固,不易形成滑结,运用手指末节近指端处完成"持线"、"绕线"、"拉线"动作。此法多用于深部打结及张力较大或重要部位的打结。

4. 缝合

(1)单纯缝合法

1)单纯间断缝合:每缝一针单独打结,各结互不干扰,不影响创缘的血液供应,多用于皮肤、皮下组织、肌肉、腱膜的缝合,对于有感染的创口缝合也可以采用此方法。

2)连续缝合法:从切口一端开始,完成第一针缝合后打结,不剪线,继续使用该缝线缝合完整个创口,在后一针缝合完毕后再打结。此法常用于腹膜胃肠等组织的缝合,不宜用于张力较大组织的缝合。

3)连续锁边缝合法:使用连续缝合法,在缝合过程中每次要将线交锁穿出,常用于胃肠道断端的关闭缝合和皮肤移植时的缝合。

4)"8"字缝合法:缝合时缝线斜着交叉缝合,行程如"8"字,其缝线交叉处可在组织深面或浅面,此法能减少结扎次数,不影响创缘的血液供应,具有二针缝合的效力,多用在筋膜的缝合和组织止血。

5)贯穿缝合法:多用于在钳夹的组织较多,单纯结扎有困难或线结容易脱落时,在钳夹组织处贯穿组织缝合后打结,多用在血管断端处理。

(2)外翻缝合法

1)间断垂直褥式外翻缝合法:两次间断垂直创缘缝合,在创缘的近端进针,从对侧的创缘相应位置出针,然后在出针侧创缘的远端进针,对侧创缘远端出针,最后打结。缝合时进针为"外进外出",打结后缝线也与创缘垂直,多用于松弛皮肤的缝合。

2)间断水平褥式外翻缝合法:两次间断垂直创缘缝合,在创缘一端进针,对侧相应位置出针,随后再距创缘相等的距离进针达对侧创缘相应位置出针打结。缝合时进针为"外进外出",打结后缝线与创缘平行,可用于腹膜缝合。

3)连续水平褥式外翻缝合法:又叫弓字形缝合法。在水平褥式缝合的基础上,不需要打结而以同样的方法连续缝合下去,形成弓字形,直至完全闭合创口后再打结。连续平行于创缘缝合,缝合时进针为"外进外出",多用在血管壁的吻合。

(3)内翻缝合法

1)间断垂直褥式内翻缝合法:先在一侧离创缘较远处进针,穿过该侧浆膜肌层,在同侧离创缘较近处出针,然后在对侧创缘按前面进出针的方向,由离创缘进出进针,在较远处出针,将两线端拉紧打结。间断垂直创缘缝合,缝合时进针为"内进内出",常用于胃肠道吻合时缝合浆肌层。

2)间断水平褥式内翻缝合法:间断平行创缘缝合,缝合时进针为"内进内出",多用于胃肠道浆肌层缝合。

3)连续水平褥式浆肌层内翻缝合法:连续平行创缘浆肌层缝合,缝合时进针为"内进内出",可用于胃肠道浆肌层缝合。

4)连续全层水平褥式内翻缝合法:连续平行创缘全层缝合,缝合时进针为"内进内出",多用于胃肠道全层缝合。

5)荷包缝合法:在组织表面以环形连续缝合一周,结扎时可中心内翻包埋。常用在胃肠道小创口或针眼的关闭、阑尾残端的包埋处理、造瘘管在器官内的固定等。

(4)皮内缝合法:分为皮内间断和皮内连续缝合两种。使用小三角针,缝合时从切口的一端进针,然后交替经过两侧切口边缘的皮内穿过,至切口的另一端穿出抽紧,两端可用扣子或纱布小球垫固定。常用于体表外露皮肤切口的缝合,其缝合的好坏与皮下组织缝合的密度、层次对合和缝线松紧有关。此缝合法愈合疤痕小,较为美观。

(5)减张缝合法:缝合线选用较粗的丝线或不锈钢丝,在距创缘2～3cm处进针,经过腹直肌后鞘与腹膜前间隙,由腹膜外向皮外出针,这样可以确保避免损伤腹腔内脏器。缝合间距3～4cm左右,所缝合的组织应较皮肤缝合宽,使之承受更多的切口张力,结扎前缝线穿过一小段橡皮管或纱布做的圈垫保护,防止皮肤割裂。

【注意事项】

1. 皮肤和皮下组织切开后,须按解剖层次逐层切开;对深筋膜、腱膜,应先切小口,用止血钳在其下面分离后,再用剪刀剪开;注意保持切口从外向内大小一致。

2. 钳夹止血时应看清出血的血管,不可盲目乱夹,钳夹血管以外的组织也不宜过多;单纯结扎止血时,止血钳不能松开过快,防止结扎部位的脱落或结扎不完全而酿成出血,避免因结扎不准确导致术后出血;电凝止血适用于表浅的小的出血点止血,但不适用于较大血管的止血;纱布填塞压迫止血法填塞处勿留死腔,要保持适当的压力,填塞时纱布数及连接一定要准确可靠,填塞物取出时要做好处理再次出血的一切准备;上止血带部位要准确,缠在伤口的近端,与皮肤之间应加衬垫;止血带松紧度要合适,以远端出血停止、不能摸到动脉搏动为标准。

3. 结扎打结应在直视下进行,便于打结者观察、掌握结扎的松紧度,又可以使其他手术人员了解打结及结扎的确切情况;在打结的过程中,两手的力度要均匀一致,两手用力点及结扎点三点成一线,对结的牢固性及安全性很重要。第一及第二结的方向不能相同,否则可能变成滑结,或者割线导致线折断。

4. 缝合分层进行,按组织的解剖层次进行缝合,使组织对合良好,不留残腔。缝合的创缘间距及针间距尽量一致,使受力及张力一致并且缝合严密,不至于发生泄漏;结扎缝合线的松紧度应以切口边缘紧密相接为准,不宜过紧,过紧血供差,过松对合不好,都可以影响愈合。缝合处张力过大时应进行减张缝合。

【提问要点】

1. 穿上无菌手术衣后的无菌区范围?

2. 打结的方法有哪些?

3. 术中止血的方法有哪些?

（黄　鹤）

三、外科引流

外科引流是指通过外科操作,将积存于体腔内、器官或组织内的液体,包括血液、脓液、炎症渗液、消化道渗漏液等引出体外(外引流)或改道流至体内别处(内引流)的过程。外引流在外科手术前后被广泛应用,是外科重要的一项基本操作技能。根据引流方式,外引流分为开放式引流和闭合式引流;根据引流动力分为被动式引流和主动式引流;根据引流的作用外引流又分为治疗性引流、预防性引流和诊断性引流等。

【目的】

1. 针对感染性液体(脓液)的引流,可以减轻局部压力、缓解疼痛,减轻炎症,有利于炎症消散。

2. 针对非感染性液体(血液、渗出液及组织分泌液等)的引流,可以减轻局部压力、减少液体对周围组织的损害,减少合并感染的可能,有利于伤口愈合。

3. 手术后通过观察引流物变化,及时发现病情变化。

4. 通过引流为后续治疗预留通路,如胆道术后,可通过 T 形管进行胆道镜取石。

【适应证】

1. 体腔、器官或组织内存在严重感染或已有脓肿形成。

2. 有积液、积血的手术创面。

3. 减轻组织愈合张力。

4. 空腔脏器吻合后预防吻合口漏。

5. 观察手术并发症。

【准备事项】

1. 物品准备　根据不同的引流方式选择对应的引流物。开放式引流主要适用于浅表的伤口、切口或浅表脓肿的切开引流,引流物可选择薄胶皮片、盐水纱条、凡士林纱布等。体腔、器官内或深部组织的引流多采用闭合式引流,引流物多选用各种类型的硅胶、橡胶管。理想的引流管应具备如下特点:①引流效果确切,不易堵塞;②质地柔软、组织相容性好、无毒害;③不易压瘪、不易折断、易于拔除;④不透 X 线;⑤价格低廉、易于消毒。闭合式引流还需准备固定装置、引流袋或负压吸引器等。

2. 患者准备　包括:①与患者或其委托代理人详细交代放置引流的必要性、观察要点、护理方法及可能产生的并发症;②签署相关手术知情同意书。

3. 医师准备　包括:①选择合适的引流方法、引流物;②按无菌操作原则进行手术前准备。

【操作方法】

1. 放置引流　引流物放置大多是相关手术操作的一个组成部分,手术结束前由手术者放置,一般开放式引流引流物直接从切口引出,闭合式引流引流物多根据手术具体情况另戳孔引出体腔,并妥善固定。

2. 引流物放置遵循的原则　包括:①低位、捷径的原则。引流条(管)应放在引流区域的最低位,理论上引流管在体内走行的距离越短越好、越直越好;②避免引流管扭曲、受压,保持引流通畅;③避免对血管、神经的压迫;④闭合式引流尽量避免从手术切口直接引出,以免造成切口感染;⑤空腔脏器吻合后放置的引流,引流管应放在吻合口附近;⑥引流脓肿时,应考虑脓腔有分隔可能,用手指或器械探查,务必打开分隔;⑦根据引流物的性质,选择合适直径的引流管和引流方式,如腹腔存在严重感染或大量积液时,单一引流管可能无法达到引流目的,可选择放置多根引流管,也可以放置双腔、三腔引流管,引流的同时进行冲洗、治疗;⑧引流物必须固定牢靠,防止滑脱。

3. 引流物拔除　操作细节包括:①正确掌握拔除时间,根据引流物性状、引流目的、不同手术要求及引流量来决定引流物拔除时间。皮片、纱条、烟卷引流需在术后1～2天拔除,橡胶、硅胶引流管可延至数日;引流感染性液体(脓液)的引流物则需在脓腔消失、引流量显著减少后拔除;预防性引流则根据不同手术要求决定:引流手术渗血、渗液可在术后2～3天引流量减少后拔除,预防吻合口漏的引流管则要在术后5～7天后拔除;而引流量的显著减少也是拔除引流物的一个独立参考指标。②正确掌握拔除方法,拔除引流物切忌使用暴力,可平稳用力缓缓向外拔出,若有阻力可能是引流物与周围组织粘连,或邻近组织嵌入,可旋转引流管并适当用力;若仍不能拔出,也可能是引流物被缝合或组织缠绕,此时应停止操作并寻求帮助。③所有引流物拔出后均应检查其完整性,防止在体内残留。④根据病情需要,引流物可逐步拔出(每日拔出一部分),多根引流物也应分次拔出。

【注意事项】

1. 引流观察的注意事项包括:①定期检查引流管是否通畅;②密切观察引流液的变化,如腹腔手术后短时间内从引流管中流出大量新鲜血液,提示腹腔内有活动性出血可能;③每日记录引流量、引流液色泽、性状、是否含有气体等,如腹腔感染患者,引流量逐渐减少,色泽变淡,提示感染趋于消散;消化道手术后数日,从引流管中引出气体,提示存在吻合口漏的可能;④应从引流液的变化中敏感地分析出病情变化,及时调整治疗方案。

2. 外科引流潜在的风险包括:①感染。开放式引流本身即能使皮肤表面的细菌进入体内;闭合式引流若处置不当,引流物会将体表细菌带入体腔、组织深部,故原则上各种引流物均应尽快拔除;②各种引流物进入人体均会引起排异反应,导致局部炎症的发生,继而造成粘连、瘢痕形成;③体腔表面的引流口若过大,日后有发生引流口疝的可能;④引流物存在折断、坠入体腔的风险。

【提问要点】

1. 外科引流的目的?

2. 引流物放置应遵循的原则?

3. 引流观察的注意事项?

(姚　凯)

第二节　换药与拆线

换药与拆线是外科临床工作中常用的基本技术。换药(dressing change)又称为敷料更换,是处理创口最常用的方法。换药时应当根据创口的具体情况,选择恰当的方式。拆线(suture removal)是指去除创口皮肤缝合线的操作。换药与拆线关系到患者创口的愈合,应予以重视。

一、换药

【目的】

观察创口愈合情况,判断有无异常并更换敷料。如有异常,给予针对性的处理,促使其更快更好地愈合。

【适应证】

1. 一期缝合的无菌手术创口,通常于术后第 3 天第一次换药,观察创口有无异常。

2. 创口辅料有异常渗液或患者主诉创口异常疼痛时,应给予换药并检查创口有无出血、渗液、血肿、感染及切口裂开等情况。

3. 对放置烟卷、皮片、纱条等引流物的创口应根据渗出情况每日换药一次至数次,以保证引流有效和维持患者舒适。

4. 留置创口内的引流物或单独放置的引流物需要松动、更换、部分拔除或全部拔出者。

5. 感染创口需要通过换药来清除坏死组织、脓液、异物,以达到充分引流、促进愈合的目的。

6. 创口敷料松脱、移位,或包扎、固定失去应有的作用或者造成患者明显不适或影响肢体血液循环者需要给予调整。

7. 创口敷料被尿、粪、消化道分泌物或其他污物污染者。

8. 管状引流物的周围需要适时换药以防感染。引流物拔除后留有较深的窦道,需改用纱条引流防止皮肤过早愈合,使其自底部逐渐愈合。

9. 外科缝合创口已愈合,需要拆除缝线者。

【准备事项】

1. 物品准备

(1)换药包内应有治疗碗 2 只,镊子 2 把(或血管钳 2 把),拆线包还包括拆线剪刀 1 把。

(2)换药用品:碘附或 75%酒精棉球、生理盐水棉球、灭菌的干棉球、纱布、棉签、无菌手套、胶布。

(3)其他可能用到的物品,如:手电筒、探针、注射器、局麻药、汽油、松节油、引流条、胸带、腹带、造口袋、酒精灯、打火机等,应根据创口情况酌情选择。

(4)物品摆放以便于取用,尽可能减少污染机会为原则。通常先用的物品后取放在上面,后用的物品先取放在下面。

2. 患者准备

(1)告知患者将要进行的换药的目的、大致过程及可能出现的不适,使其有所准备。

(2)协助患者采用舒适、创口暴露充分、便于操作的体位,同时注意保护患者隐私、避免不必要的身体暴露。

（3）如估计换药过程较复杂或可能引发严重的疼痛,可酌情给予镇痛或镇静药物以解除患者的恐惧及不安。

3. 医师准备

（1）告知患者的同时,应当了解创口的情况,包括:位置、长度或大小、渗出量、有无引流物等,以便做好恰当的物品准备。

（2）穿工作服,戴帽子、口罩,修剪指甲,洗手。

（3）合理安排换药时间:应避开病室清扫、患者进餐及亲属探视时间,并要求无关人员回避。

（4）选择合适的换药地点:可根据换药操作的复杂程度、参与人员多少等选择病房、换药室进行,必要时可进入手术室换药。

【操作方法】

1. 轻柔地揭开胶布,避免指甲损伤患者皮肤或引起疼痛,用手移去外层敷料,将其内面（污染面）向上放在弯盘内。

2. 用镊子将内层敷料顺创口方向轻轻揭去,如果因为分泌物干结而黏附在组织上,不可暴力揭去,应使用生理盐水棉球充分浸润后除去。如创口内还有纱条等引流物,也应同法除去。

3. 两把镊子（或止血钳）用法:通常右手持一把镊子直接用于接触创口,左手持另一把镊子专用于夹取和传递换药碗中清洁物品,两把镊子不可混用,不可直接碰触,不可逆向传递物品。

4. 消毒创口及周围皮肤,用碘附或75%酒精棉球适当用力平行于创口方向擦拭创口及周围皮肤,范围大约距切口3～5cm,擦拭3遍。对于清洁创口由内向外擦拭,感染创口则反之。用盐水棉球清洁创面,轻沾拭去分泌物。棉球的一面用过后,可翻过来用另一面,然后丢弃。

5. 检查创口并根据其具体情况做相应处理,此为换药的核心内容。

（1）缝线反应:术后2～3天针眼及缝线附近皮肤发红,不一定是感染,局部消毒后,可以酒精纱条湿敷,继续观察。

（2）缝线针眼感染:针眼部红肿、硬结或溢脓。应拆除缝线,扩大引流,多能自愈,不提倡局部应用抗菌药物。

（3）创口疼痛、红肿或局部渗液:应仔细检查创口全长,观察有无局部红肿或肿胀或隆起,明确压痛部位,触诊有无波动感或硬块,必要时用血管钳撑开可疑之处（有时需拆除1至数针缝线）,在良好的照明条件下探查创口深处,以明确问题所在及其性质。如为血肿,应当清除血肿,以凡士林纱条填塞压迫或结扎血管;如为炎性渗液或脓液,应当用3%过氧化氢溶液和生理盐水顺序冲洗,尽可能去除感染区的异物、深层缝合线、坏死组织,适当引流;如为脂肪液化,也应通畅引流,避免感染。最常用的引流物有生理盐水纱条、碘附纱条、碘仿纱条、呋喃西林纱条、藻酸盐、橡皮片等。对于感染者应取分泌物行细菌培养以及药物敏感试验,指导抗菌药物选择,不提倡局部应用抗菌药物。

（4）引流物的处理:换药时应观察引流物固定是否确实,引流效果是否符合预期,如果引流量过少,往往提示引流不畅,应做适当处理。皮片引流可以稍稍拔出少许,或者拆除皮片附近结扎过紧的缝线;对于引流应向外拔出1cm左右同时略加旋转;各种管式引流均应注意有无堵塞,可以挤捏数次加以疏通,必要时可以无菌生理盐水冲洗。

(5)观察肉芽生长情况,作相应处理:①如肉芽粉红、颗粒状,触之易出血为新鲜肉芽。如果新鲜肉芽比较平坦,用无菌盐水棉球拭去切口渗液后,盖以凡士林纱布即可,一般 2~3 天换药一次;②如肉芽色泽鲜红,表面呈粗大颗粒状,边缘高于创缘,为肉芽生长过度。可将其剪除,再将盐水棉球拭干,压迫止血。也可用 10%~20% 的硝酸银溶液烧灼,再用等渗盐水擦拭;③如肉芽苍白、颜色较淡、潮湿,为肉芽水肿。可用 3%~5% 的高渗盐水或 20%~30% 硫酸镁溶液纱条湿敷。

(6)经久不愈的创面往往存在异物、线结、引流不畅、血液循环不良、特异性感染或营养不良等局部和全身原因。换药时应注意查找其局部原因,然后给予针对性的处理。

(7)因腹压的存在,腹部手术切口有发生切口裂开的可能,一旦发现此种情况,应立即用较厚的无菌敷料覆盖保护,防止脏器污染及继续膨出,立即手术。

6. 用无菌纱布遮盖创口,覆盖范围超出创口边缘 3cm 以上,下层纱布光滑面向下,上层纱布光滑面向上,一般 6~8 层纱布。贴胶布固定敷料,贴胶布方向应与该处躯体运动方向垂直,胶布两端应超出辅料两侧边缘 3~5cm 左右,敷料两端边缘 0.5cm 以内应各贴一条胶布,否则敷料易于卷起、脱落。

7. 换药结束后,帮助患者整理衣被。

8. 将污染敷料丢弃在指定的污物桶内,刀片、针头、缝针等锐物弃入锐器盒内。简单清洗使用的器械、换药碗盘等。

9. 换药完毕后,做好记录。

【注意事项】

1. 应严格无菌操作,避免交叉感染。两把镊子不可混用,不可直接碰触,不可逆向传递物品。如给多人换药时,应先清洁后污染,先简单后复杂,一个患者多个创口时也是如此。

2. 要关爱患者。动作应当稳、准、轻,避免不必要的暴露患者身体,换药结束后帮助患者整理衣被。

3. 碘酊、酒精刺激性较大,只可用于消毒皮肤。碘附可用来消毒皮肤,也可以用来消毒创面。

4. 感染创口或创面处理的关键是"去除异物、通畅引流"。

5. 处理深的创腔,应有良好的照明,以利于发现和处理问题。

6. 注意避免浪费,应根据创口情况准备恰当数量的敷料和用品。

7. 对于特殊感染的创口,如气性坏疽、破伤风、铜绿假单胞菌感染等创口,换药时应严格执行隔离制度,除必要的物品外,不带多余的物品。用过的器械须专门处理,辅料等要焚烧处理。

8. 必须妥善处置换药后的垃圾,不得随意丢弃。

二、拆线

【目的】

去除皮肤创口的缝合线。

【适应证】

1. 各种不可吸收线缝合的创口,愈合良好、达到拆线标准者。

2. 缝合创口有明显感染者,应提前拆线,以通畅引流。

【禁忌证】

拆线没有严格意义上的禁忌证。但对于年老、营养不良、严重贫血及伴有明显咳嗽且为胸腹部切口的患者应延迟拆线,也可根据患者实际情况给予间隔拆线,使用电刀的切口一般应推迟 1～2 日拆线。

【准备事项】

基本同换药准备事项,但物品中必须有拆线剪刀。

【操作方法】

1. 取下创口上的敷料,方法同换药时操作方法。

2. 消毒:以碘附或 75% 酒精棉球由内至外消毒创口及周围适当范围皮肤两遍。

3. 拆除缝线的动作概括为 4 个字“提”、“压”、“剪”、“抽”。用镊子或血管钳夹住线头向线结同侧斜上方(与皮肤约呈 45°)稍用力提拉,同时用闭合的剪刀头对抗性下压皮肤,使原先埋在皮下的缝线露出皮外 2mm 左右,随之将剪刀尖插入线结下,在由皮内拉出部分剪断缝线,然后将缝线向线结同侧斜上方向抽出。

4. 再次将创口及其周围皮肤消毒一遍,覆盖敷料并固定,方法同换药。

5. 帮助患者整理衣被。

6. 正确丢弃垃圾,记录创口愈合情况。

【注意事项】

1. “提”线结目的是拉出一小段原来埋于皮下的缝线,要领是避免线圈旋转,使原露在皮外部分进入皮内,增加感染可能。

2. “压”皮肤目的是在“提”线结的同时对抗缝线的摩擦力以固定皮肤,使皮内的缝线更易于拉出一小段。

3. “剪”时一定要在皮内拉出那部分剪断缝线,不可在原来裸露在外的部分剪断缝线,同样是为了避免后来抽出缝线时使原露在皮外部分经过皮内,增加感染可能。

4. “抽”出缝线时要避免产生使创口两侧组织分离的张力(由缝线和组织间的摩擦力产生),正确的抽线方向只会产生相互挤压的张力,从而避免把创口拉开。

5. 其余注意事项同换药。

【提问要点】

1. 处理感染创口的关键是什么?

2. 换药和拆线应注意哪些事项?

3. 拆线的动作要领有哪些?

(张卫东)

第三节 清 创 术

清创术(debridement)即清创缝合术,是外科中的基本技术,它包括两部分,狭义上,它包括清创和缝合两个步骤;广义上,它包含清创和修复两个过程。

【目的】

应用清洗、去除异物、切除坏死组织、止血、引流、缝合伤口等外科技术,使污染的开放伤口变成清洁伤口,争取伤口一期愈合。

【适应证】

1. 伤后 6~8 小时内开放性伤口。

2. 伤后超过 8~12 小时,但 24 小时以内尚未发生明显感染的开放性伤口。

3. 伤后 24~48 小时内头面部伤口,积极清创后争取一期缝合。

【禁忌证】

1. 污染严重或已经感染的开放性伤口。

2. 摘取异物会造成严重二次损伤的开放性伤口。

3. 各种休克、昏迷患者的开放性伤口。(先抢救,待患者病情稳定后,再根据伤口的具体情况进行相应处理。)

【准备事项】

1. 物品准备　清创包或无菌手术包、无菌手套、无菌软毛刷、肥皂水、无菌生理盐水、3%过氧化氢、0.5%碘附、2%利多卡因、0.5%苯扎溴铵、无菌纱布、胶布、止血带、引流条或引流管。

2. 患者准备　采取舒适的卧位或坐位,配合医师,术中不随意变动体位,不用手去接触已经消毒的部位,充分暴露伤口,气温低的环境要注意保暖。

3. 医师准备

(1)病情评估:清创前要对患者进行全面评估。

1)全身检查:对全身做重点检查,判断患者的生命体征及颅脑、胸部和腹部是否有严重损伤。

2)局部检查:判断伤口及周围组织内血管、神经和肌腱是否损伤,通过 X 线检查判断有无骨折及骨折的部位和类型。

(2)术前处理

1)根据患者病情进行输液或输血。

2)如果伤口内有活动性出血,清创前可压迫止血,或先用止血钳钳夹止血。

3)如果患者有休克或昏迷,先积极抢救,待好转后再积极清创。

4)如果患者有颅脑、胸部和腹部严重损伤,先积极处理,好转后再争取时间进行清创。

5)诊断明确的患者,可以在清创前适当应用止痛、镇静药必要时予以麻醉。

6)创面大、污染严重、清创时间长的患者,应在清创前半小时、术中和术后预防性使用抗生素。

7)注射破伤风抗毒素或破伤风免疫球蛋白。对于较深伤口的患者,要同时注射气性坏疽抗毒血清。

(3)沟通工作:向患者或受委托人交代病情及解释操作的必要性,说明相应的并发症,签署知情同意书。

(4)常规准备:洗手、戴口罩和帽子。

【操作方法】

1. 伤口清创

(1)清洗去污

1)清洗皮肤:①清理伤口周围皮肤,使用无菌纱布覆盖伤口,去除伤口周围毛发,范围距离伤口边缘 5cm 以上。再用酒精或乙醚擦去伤口周围皮肤的油污。②清洗伤口周围皮肤,更换覆盖伤口的纱布,术者重新洗手,戴无菌手套,用软毛刷蘸消毒肥皂水刷洗伤口周围皮肤 2~3 次,并用大量无菌生理盐水反复冲净。每一次清洗都要更换无菌手套、无菌软毛刷和伤口纱布,直至清洁再用无菌纱布擦干皮肤。操作过程中避免冲洗液体流入伤口内。

2)清洗伤口:去掉伤口表面覆盖的纱布,使用无菌生理盐水冲洗伤口,并用无菌镊子去除或无菌小纱布球轻轻擦去伤口内的血凝块、污物和异物。再用3%过氧化氢溶液冲洗创面,并用无菌生理盐水冲洗,必要时反复冲洗伤口,至创面干净。无菌纱布擦干皮肤,用酒精、碘酒或碘附消毒伤口周围皮肤后,铺无菌手术巾。

(2)清理伤口:手术者和助手常规洗手,穿无菌手术衣、戴无菌手套。

1)浅层伤口的清理:对于伤口周围没有血供的皮肤要加以切除,直至正常出血的皮肤。对于不整齐且有血供的皮缘要加以修整,可切除不整齐的皮肤缘,切面止血。清除污物、异物和血凝块,切除皮下失活组织,随时用无菌生理盐水冲洗。

2)深层伤口的清理:充分暴露创面,避免遗留潜行的死腔,必要时扩大创面。彻底清除失活组织、异物和血凝块,包括:①血管的清理:去除污染时出现微小血管渗血,可用温盐水无菌纱布压迫止血,或用止血药局部止血;有污染或挫伤严重的小血管可予以切除,断端结扎;有污染但未断裂的重要血管,可将污染的血管外膜切除;重要血管破裂、完全断裂、严重挫伤,控制出血后,待行修补或血管移植术。②神经的清理:用无菌生理盐水棉球小心擦拭神经外膜表面的污染。如果污染难以清除,可小心将污染的神经外膜剥离切除,保留神经组织的完整性。③肌肉的清理:彻底清除已坏死或已丧失血供的肌肉和筋膜组织,保留的肌肉在刺激时应该有收缩反应;有生机的肌肉组织表面的污染,可用棉球或纱布擦拭,甚至可以用刀片刮除。为了彻底清创,可适当切开肌肉表面的筋膜。④肌腱的清理:切除严重挫伤、严重污染和已坏死的肌腱。要保护虽有挫伤但有机会修复的肌腱。⑤骨骼的清理:没有骨折时可用纱布擦拭骨骼表面的污染;如果有骨折,酌情摘除游离的小骨片;大块游离的骨片清洗干净后放入0.1%苯扎溴铵浸泡,等待下一步修复;污染的骨折端除了用纱布擦拭外,也可用刀片刮除骨折端的污染。难以清理的骨折端可以用咬骨钳咬除;如果骨髓腔有污染,可以用刮勺刮除。

(3)再次冲洗:经过彻底清理后,再用无菌生理盐水反复冲洗,注意伤口死角的冲洗,彻底除去异物残渣和组织碎屑。污染严重的伤口,先用碘附溶液反复冲洗伤口,再用无菌生理盐水冲洗干净;时间较长的伤口,以3%过氧化氢溶液反复冲洗伤口,再用无菌生理盐水冲洗干净,以降低厌氧菌感染的概率。擦干皮肤,更换手套及手术器械,伤口周围皮肤重新消毒,再铺一层无菌巾,准备对伤口进行修复。

2. 伤口修复

(1)浅层伤口的修复:经过清理和修整的浅层伤口,彻底止血后,将皮缘对合整齐,进行一期缝合,一般不需要放置引流物。

(2)深层伤口的修复

1)血管的修复:对于重要血管的破裂、完全断裂、严重挫伤,应当在无张力下进行修补或吻合术,甚至进行血管移植术。

2)神经的修复:神经断裂如不影响功能,清创后不予吻合;对于重要神经的断裂,修整后,应当争取无张力的一期吻合。必要的情况下,要行自体神经移植术。如果当时的条件无法完成神经移植术,则留下标记,待二期手术。

3)肌肉的修复:对合好肌束的断端,尽可能缝合好肌肉表面的筋膜。对于创伤较重的肌肉组织,根据具体情况在肌纤维的断端留置引流皮片或引流管。

4)肌腱的修复:将部分或完全横断的肌腱断端修整好,对合后,进行缝合;开放性关节腔彻底清创后一期缝合。

5)骨折的修复:经过0.1%苯扎溴铵浸泡5分钟的大块游离骨片,用无菌生理盐水清洗后原位回植,在直视下将骨折端对合修整。对于骨折复位稳定者,可以行外固定术;对于清创彻底但骨折断端不稳定者,如多发骨折、多段骨折等,可行内固定术。如果污染重、受伤时间长,无法做到清创彻底者,则进行持续牵引或外固定器固定,便于伤口的处理。

6)伤口的引流:经过彻底清创,大而深的伤口须在伤口最低位放置引流条;如果伤口渗出多,预计24~48小时无法拔除引流条,则不放置引流条,而改放引流管。

7)伤口的缝合:伤后时间短、清创彻底的伤口,可行一期缝合。伤口有缺损者,可行植皮术或皮瓣转移术修复伤口。污染重或受伤时间长的伤口,不能做到彻底清创时,皮肤的缝线暂不拉紧结扎,伤口内置引流条,观察24~48小时后伤口无明显感染者,可将创缘对合、缝线收紧结扎,最后用无菌纱布覆盖并固定。

【终止标准】

1. 清创和缝合的步骤顺利完成;

2. 异物多或伤口深,继续清创会出现大出血、重要神经断裂等严重的二次损伤;

3. 清创过程中患者出现生命体征不平稳,甚至出现休克或昏迷时,需暂停或终止操作。

【注意事项】

1. 如果伤口深或创面大,估计使用局麻药会过量或难以达到麻醉效果,需选择全身麻醉。

2. 清创时,要彻底清除坏死组织,但尽可能保留有生机的组织。

3. 缝合时,避免留有死腔;亦避免对合的皮缘张力过大,以免造成缺血坏死。

4. 已经感染的伤口,则按感染伤口处理。

5. 避免伤口受压,伤口包扎松紧要合适。受压和包扎过紧会影响伤口血液循环。

6. 适当抬高患肢,促进伤口淋巴液和血液回流。

7. 头颅、胸部和腹部的伤口,在清创术后24小时内仍须严密监测患者生命体征和专科体征的变化。

【提问要点】

1. 清创术的目的是什么?

2. 清创术主要步骤有哪些?

(王明海)

第四节　体表良性肿瘤切除术

临床上将肿瘤(tumor)分为良性与恶性两大类,并将少数形态上属于良性,但在生物学行为上介于良性与恶性之间的肿瘤称为交界性或临界性肿瘤。

临床上将来源于皮肤、皮肤附件、皮下组织等浅表软组织的良性肿瘤称为体表良性肿瘤。常见的体表良性肿瘤有脂肪瘤、纤维瘤、神经鞘瘤、血管瘤、皮样囊肿、表皮样囊肿等。体表良性肿瘤的治疗原则是手术切除,手术必须将肿瘤连同包膜完整切除,手术方法基本类似。

【目的】

切除肿瘤以消除肿瘤引起的不适感或压迫症状,缓解患者的心理负担。颜面部肿瘤切除可以满足患者对美容的要求。

【适应证】

全身体表良性肿瘤,如脂肪瘤、纤维瘤、神经鞘瘤、血管瘤、皮样囊肿、表皮样囊肿等。

【禁忌证】

1. 肿瘤合并感染。

2. 全身出血性疾病。

3. 严重的全身性疾病。

【准备事项】

1. 物品准备

(1)小手术器械包:包括小药杯、换药碗、手术巾、洞巾、圆刀片、手术刀柄、圆针、三角针、持针器、缝线、纱布、弯盘、蚊式钳、止血钳、组织钳、巾钳、有齿镊、线剪、组织剪等。

(2)麻醉、消毒用品:0.5%碘附、2%利多卡因或1%普鲁卡因、注射器、注射用生理盐水、无菌手套等。

(3)抢救车:包括常规抢救药品和器械。

2. 患者准备

(1)术中保持正确的体位,不用手触碰已经消毒的部位。

(2)知晓与手术相关的事项和内容后签署知情同意书。

(3)术前排空小便。

3. 医师准备

(1)核对患者信息和手术部位。

(2)与患者或受委托人谈话沟通,介绍手术的目的和必要性、手术经过、手术造成的疼痛不适感、可能出现的风险和并发症;询问患者过敏史。

(3)告知患者术中需要配合的事项和应及时告知医师的事项。

(4)测量患者生命体征,评估患者的手术耐受性。

(5)洗手、戴口罩、帽子。

【操作方法】

1. 摆放体位　根据体表肿瘤的部位,选择患者舒适、自然的体位。

2. 切口消毒　用0.5%的碘附消毒手术切口周围区域两遍,范围为手术切口周围30cm,由内向外扩展消毒,第二遍消毒的范围要略小于第一遍。

3. 铺巾　查看器械包的名称、消毒日期、有效期、消毒锅号与锅次、指示胶带有无变色、消毒者等。打开器械包,检查包内化学指示卡有无变色。核对并锯开麻醉药瓶,戴无菌手套,检查手术器械包内的器械物品,取出洞巾铺巾。

4. 局部麻醉　用注射器抽取2%利多卡因及生理盐水配制成1%利多卡因,注意针头不要碰到药瓶的外壁,沿肿瘤周围作局部浸润麻醉,皮肤切口加用皮内麻醉。

5. 肿瘤切除

(1)选择合适的切口:根据肿瘤的大小、部位及肿瘤的特性选择切口,以肿块为中心,沿皮纹作直切口或横切口;以及弧形切口、梭形切口等。

(2)分离、切除肿瘤:切开皮肤、皮下组织,用弯血管钳或剪刀沿肿瘤包膜外进行分离,直至肿瘤全部被游离,后将肿瘤连同包膜完整切除。对于囊性肿瘤,尤其注意不要损伤和残留囊壁,以免造成日后囊肿复发。

6. 缝合切口 彻底止血后,分层缝合切口,一般不放置引流。对于肿瘤切除后残腔较大不能消除,有积液可能时,应放置引流。

7. 标本处理 切除肿瘤后,记录肿瘤的大小、部位、形态、硬度与周围组织的关系等。将标本置于甲醛(福尔马林)溶液中浸泡固定,送病理组织学检查。

【注意事项】

1. 局部麻醉时,严禁局麻药的使用剂量超过一次限量,同时避免将局麻药意外注入血管内。

2. 手术应将肿瘤连同包膜完整切除,术中分离肿瘤时应沿包膜外进行,避免误伤肿瘤包膜、避免造成囊肿破裂。

3. 手术者应熟悉局部解剖,在进行解剖分离时,必须清楚局部的解剖结构,避免误伤重要的血管、神经。

4. 术中应保持创面干燥无血,按解剖层次逐层切开,使用电刀可以减少出血。

【提问要点】

1. 体表良性肿瘤切除术的适应证和禁忌证?

2. 体表良性肿瘤切除应注意哪些事项?

(陈 斌)

第五节 浅表脓肿切开引流术

浅表脓肿是人体浅表部位的脓肿,常继发于各种急性化脓性感染。当机体抵抗力较长时,浅表组织急性化脓性感染局限化,组织细胞崩解产物和渗出液形成脓性物质积聚于组织间,形成脓肿(abscess)。浅表脓肿形成时,触诊可有波动感。脓肿形成后应及时切开引流,使脓液排出,以免炎症扩散、毒素吸收和组织进一步坏死。

【目的】

1. 切开引流是将脓肿内的脓液及时排出,以减少毒素吸收,减少炎症扩散。

2. 脓肿切开引流后局部张力迅速减低,可以迅速减轻疼痛。

3. 脓腔内置入引流物,便于冲洗引流。

4. 取脓液作细菌培养以及药物敏感试验,根据细菌培养及药物敏感试验结果,合理选用抗菌药物,进行目标治疗。

【适应证】

1. 体表组织的急性化脓性感染局部出现波动感或穿刺抽得脓液者。

2. 需行细菌培养以及药物敏感试验以指导进一步治疗。

【禁忌证】

1. 急性化脓性炎症早期,脓肿尚未形成者。

2. 寒性脓肿。

3. 全身出血性疾病。

【准备事项】

1. 物品准备

(1)小手术器械包:包括小药杯、换药碗、手术巾、洞巾、圆刀片、尖刀片、手术刀柄、圆针、三角针、持针器、缝线、纱布、弯盘、蚊式钳、止血钳、组织钳、巾钳、有齿镊、线剪、组织剪等。

（2）麻醉、消毒用品：0.5％碘附、2％利多卡因或1％普鲁卡因、注射器、注射用生理盐水、无菌手套等。

（3）常用引流物：包括橡皮片、纱布（可在凡士林或含药物的溶液中浸制）、烟卷引流、橡胶管、塑料管等。

（4）抢救车：包括常规抢救药品和器械。

2. 患者准备

（1）术中保持正确的体位，不用手触碰已经消毒的部位。

（2）知晓与手术相关的事项和内容后签署知情同意书。

3. 医师准备

（1）核对患者信息，查看手术部位。

（2）与患者或受委托人谈话沟通，介绍手术的目的和必要性、手术经过、手术造成的疼痛不适感、可能出现的风险和并发症；询问患者过敏史。

（3）告知患者术中需要配合的事项和应及时告知医师的事项。

（4）测量患者生命体征。

（5）洗手、戴口罩、帽子。

【操作方法】

1. 摆放体位　根据浅表脓肿的部位，选择患者舒适、自然的体位。

2. 切口消毒　用0.5％的碘附消毒手术切口周围区域两遍，范围为手术切口周围30cm，由内向外扩展消毒。

3. 铺巾　查看器械包的名称、消毒日期、有效期、消毒锅号与锅次、指示胶带有无变色、消毒者等。打开器械包，检查包内化学指示卡有无变色。核对并锯开麻醉药瓶，戴无菌手套，检查器械包内器械物品，取出洞巾铺巾。

4. 局部麻醉　用注射器抽取2％利多卡因及生理盐水配制成1％利多卡因沿切口作局部浸润麻醉。

5. 切开排脓

（1）选择切口：切口部位及方向应根据脓肿所在部位而定，切口宜选择在波动感最明显处或是体位引流最低处，切口大小应与脓腔直径相符。若脓腔较大，也可做两个切口作对口引流。

（2）切开脓肿：在脓肿波动感最明显处，用尖刀刺入脓腔，根据脓肿大小向两端延长切口。用注射器抽取脓液作细菌培养及药物敏感试验。

（3）探查脓腔：用手指伸入脓腔，探查脓腔的大小、范围、有无分隔、最低部位。钝性分开脓腔内分隔组织，使之成为单个大脓腔，以利于脓液排出及引流。

6. 引流　清除脓腔内坏死组织及脓液，用生理盐水冲洗脓腔，置入干纱布条或凡士林纱条，注意纱条的另一端置于脓腔外，以压迫止血和引流脓液。

【注意事项】

1. 邻近关节的切口应作横切口或弧形切口，避免术后瘢痕挛缩影响关节功能。

2. 熟悉局部解剖结构，避免损伤重要的血管及神经。

3. 脓肿切开引流后，切口逾期不愈的原因为脓腔引流不畅、脓腔内有异物及坏死组织、多房脓肿未打通等，应根据具体情况排除不愈合的原因。

【提问要点】

1. 浅表脓肿切开引流的目的是什么？

2. 浅表脓肿切开引流应注意哪些事项？

（陈　斌）

第六节　静脉切开术

静脉切开术（venesection）是救治危重患者的一项重要手段，也是为施行一些特殊检查和治疗提供静脉通道，具有重要的临床意义。

【目的】

静脉切开术是通过外科基本操作手段，为患者建立一个良好的输液通道，可以在短时间内将大量液体输入人体内。

【适应证】

1. 病情危重急需快速大量输血、输液的患者，静脉穿刺不成功或估计穿刺的输液速度不能满足抢救需要时。

2. 需较长时间维持静脉通道的患者，表浅静脉和深静脉穿刺有困难或已经阻塞时。

3. 施行一些特殊检查和治疗，例如心导管检查、安置人工心脏起搏器等。

【禁忌证】

1. 静脉周围的皮肤有炎症或破溃。

2. 有静脉炎或静脉内已有血栓形成。

3. 有出血倾向。

【准备事项】

1. 物品准备

（1）静脉切开包、无菌 4 号丝线、无菌纱布 3～4 块、无菌棉球数个、无菌手套、胶布、碘附、2％利多卡因。

（2）输液用具，各种不同口径的无菌静脉插管。

2. 患者准备

采取舒适的主动体位，配合医生，术中不随意变动体位，不用手去接触已经消毒的部位；昏迷患者取被动体位，充分暴露，气温低的环境要注意为患者保暖。

3. 医师准备

（1）病情评估：

1）全身检查：检查患者的生命体征、凝血功能，评估补液量。

2）局部检查：检查静脉周围皮肤情况，判断静脉是否通畅。

（2）沟通工作：向患者或受委托人交代病情及解释操作的必要性；说明静脉切开术可能发生的情况，签署知情同意书。

（3）选择切开部位：首选大隐静脉，其次选择前臂静脉。输血和输液可选择踝部内侧上方的大隐静脉；测定中心静脉压可选择前臂肘部贵要静脉、正中静脉。

（4）戴口罩、帽子、外科手消毒、戴无菌手套。

【操作方法】

选择踝部大隐静脉切开为例。

1. 消毒铺巾　患者仰卧位,手术一侧下肢外旋,以术侧内踝上方 3cm 处的大隐静脉为中心,常规清洁、消毒(手术切口周围 30cm 范围),并铺手术巾。

2. 局部麻醉　神智清楚的患者,予以 2％利多卡因局部麻醉。

3. 静脉切开

(1)切开皮肤:在术侧内踝上方 3cm 处作一与大隐静脉走行方向平行或垂直的切口,长约 2cm,切皮不宜过深,以免损伤大隐静脉。

(2)分离静脉:沿大隐静脉按血管走行方向,用血管钳分离皮下组织,找到大隐静脉,上下分离出约 1cm 静脉段后,用血管钳挑起此段静脉。注意要将静脉剥离干净,以免将隐神经一同挑起。对于不易寻找的静脉,可以适当扩大切口,靠近内踝附近仔细寻找。

(3)结扎静脉远心端:血管钳挑起大隐静脉后,用血管钳在静脉后方引过两根约 20cm 长的 4 号丝线。一根丝线结扎静脉远心端,另一根丝线予静脉近心端作结但不扎紧,注意避免将隐神经一同结扎。

(4)剪开静脉:左手将静脉远心端结扎线提起,保持张力,右手用眼科剪刀在线结近心侧约 1cm 处,斜行方向剪开静脉壁约 1/3,做一"V"型切口。注意避免剪断静脉。

(5)插入导管:左手继续保持远心端结扎线的张力,右手将粗细合适的静脉插管朝向近心端方向,从静脉切口插入静脉腔,动作要轻柔、准确,避免粗暴动作造成静脉撕破或断裂。若静脉管腔塌陷,导管难以插入时,使用文氏钳轻轻提起静脉壁上唇,再将导管轻柔插入,深约 5cm。

(6)结扎静脉近心端:收紧近心端丝线第一个结,将导管连接输液设备,如果液体输入通畅、流速满足需求,即可完成近心端丝线结扎,注意避免漏血或渗液。

(7)缝合固定:间断缝合切口,其中一根缝线环绕导管结扎固定,避免滑脱。外用无菌纱布覆盖,胶布固定。儿童和意识障碍的患者需用夹板固定术侧踝部。

【注意事项】

1. 静脉导管插入前,应用无菌生理盐水冲洗,并充满生理盐水,避免空气栓塞的形成。

2. 静脉内置管一般不超过 3 天,以免发生静脉炎。如无禁忌,可每日定时小剂量肝素溶液冲洗导管。

3. 保持切口纱布干燥和清洁,如果切口出现渗液或局部发生静脉炎,则立即拔除导管,抬高患肢,必要时使用抗生素等处理。

4. 静脉切开术后 7 日拆除缝线。

【提问要点】

1. 静脉切开术的目的是什么?

2. 静脉切开术主要步骤有哪些?

(王明海)

第七节　中心静脉置管测压术

中心静脉置管测压技术是一项临床常用技术,指经体表穿刺,置入导管至中心静脉,测定压力,即为中心静脉压(central venous pressure,CVP)。常用的中心静脉为颈内静脉、锁骨下静脉、股静脉等。该技术可开通静脉通路,进行快速补液,为营养支持提供理想途径;了解患者血容量、评估右心功能和血管张力,为准确补液提供参考。中心静脉置管测压术是重症病房、大手术和救治危重患者不可缺少的监测与治疗措施,具有简便易行、创伤少、血管刺激小、保留时间长、输液快等特点。B超引导下进行静脉穿刺,可提高穿刺成功率,减少穿刺损伤。

【目的】

1. 开通大静脉通道,迅速输液、输血,并观察血容量的动态变化,避免容量超负荷。

2. 监测中心静脉的压力,了解右心前负荷、心功能及周围循环阻力,判断急性循环衰竭原因。

3. 进行静脉营养治疗,避免对外周静脉刺激。

4. 通过中心静脉,放置临时或永久性起搏器。

5. 静脉造影及介入治疗。

【适应证】

1. 体外循环下心脏、大血管手术。

2. 失血、脱水及血容量不足,术中有血流动力学剧烈波动风险,需快速扩容及应用血管活性药物。

3. 有发生气栓危险的手术,能及时吸出右心内气体。

4. 外周静脉穿刺困难,需长期输液治疗、静脉内营养或化疗患者。

5. 经静脉放置心脏起搏器。

6. 持续性血液滤过。

7. Swan-Ganz导管监测。

【禁忌证】

1. 中心静脉受压、不畅或损伤的患者。

2. 凝血功能障碍的患者。

3. 穿刺部位有感染。

【准备事项】

1. 物品准备　一次性深静脉穿刺包(消毒手柄、中心静脉导管、穿刺针、扩皮器、带助推器导引钢丝、5ml无菌注射器、洞巾、肝素帽、无菌手套、手术刀片、带针缝线、透明手术贴膜等)、消毒液、生理盐水、局麻药、液体及输液皮条、测压套件。

2. 患者准备

(1)穿刺部位清洗,术中保持正确体位并积极配合操作。

(2)知晓操作意义及可能出现的并发症,签署知情同意书。

3. 医师准备

(1)核对患者信息及穿刺部位。

(2)告知患者穿刺的必要性和可能出现的并发症,取得患者理解。

(3)告知患者术中注意事项并取得理解和配合。

(4)洗手,戴帽子、口罩。

【操作方法】

1. 颈内静脉穿刺置管术

颈内静脉解剖:起始于颅底颈静脉孔,包裹于颈动脉鞘,全程被胸锁乳突肌覆盖,上段位于胸锁乳突肌前沿内侧,中部位于胸锁乳突肌锁骨头前缘的下面,下段位于胸锁乳突肌胸骨头与锁骨头之间的三角间隙内,在胸锁关节处与锁骨下静脉汇合成无名静脉,继续下行与对侧无名静脉汇合成上腔静脉进入右心房。

（1）前路法

1）穿刺方法：①患者仰卧、头低脚高位，头后仰使颈部充分暴露，头偏向对侧；②常规皮肤消毒后铺巾，局部麻醉；③于胸锁乳突肌的内缘中点（即甲状软骨上缘水平），紧靠颈动脉的外缘，向内推开颈总动脉，穿刺针与皮肤呈45°角，针尖指向同侧乳头；④用细针试穿，判定穿刺方向及进针深度；⑤试穿成功后换粗静脉穿刺针，穿过皮肤后左手背靠颈部皮肤，固定穿刺针，右手持穿刺针边进针边回吸，进入静脉有暗红色血液回流，置入"J"形导丝，缓慢退出穿刺针，保持导丝深度，避免随穿刺针带出或置入过深进入心脏；⑥用皮肤扩张器扩张皮肤及皮下组织；将中心静脉导管套入导丝置入静脉，退出导丝，回抽通畅有回血，固定导管，导管置入深度一般为8～12cm。

2）测压方法

①水柱测压：用有厘米刻度的玻璃管或塑料管作为测压管，固定在输液架上，接"Y"型管或三通开关，另两端分别与输液器、中心静脉导管相连。

测压管调零点，将测压管零点与患者右侧第四肋间腋中线置于同水平。测压前将测压管充满液体，转动三通，使测压管与中心静脉导管相通，测压管内水柱下降至停止时的液面高度，即为中心静脉压。观察后，转动三通，继续输液，同时避免血栓形成。

②换能器测压：与水柱测压不同点在于将测压端与换能器连接，在监护仪上调零，即可在监护仪上直接读取中心静脉压数值。

（2）中路法：是颈内静脉最常用的路径。穿刺点为胸锁乳突肌三角顶端，颈总动脉前外侧，此路径颈内静脉较浅，穿刺成功率高，误伤颈总动脉的几率少。穿刺针与皮肤成30°角，紧靠胸锁乳突肌锁骨头内侧缘进针，向下指向同侧乳头穿刺。其余操作同前路法。

（3）后路法：穿刺点为胸锁乳突肌锁骨头外侧缘中、下1/3处，穿刺针呈水平位，在胸锁乳突肌的背面，穿刺针指向胸骨上窝方向。穿刺方向不宜太靠后，以免损伤血管或穿刺至椎管内。其余操作同前路法。

（4）锁骨上穿刺法：用于胸锁乳突肌标志不清，难以定位或上述径路穿刺失败。穿刺点为锁骨内侧端上缘的小切迹（切迹就是胸锁乳突肌锁骨头的附着点）上方约1cm处，颈内静脉在此处下行与锁骨下静脉汇合。穿刺针与中线平行，指向足端，穿刺方向不宜过深，避免穿入胸腔。其余操作同前路法。

2. 锁骨下静脉穿刺置管术

锁骨下静脉解剖：由腋静脉延续而成，起于第一肋的外侧缘，向内侧行走，成人长约3～4cm，经过肋锁斜角肌三角，前面是锁骨的内侧缘，在锁骨中点稍内位于锁骨与第一肋骨之间，胸膜顶的前下方，向上向内呈弓形走行，在胸锁关节处与颈内静脉汇合为头臂静脉，再与内侧无名静脉汇合成上腔静脉。锁骨下静脉的投影位置由锁骨下缘的内、中1/3交点处，至同侧胸锁关节上缘之间作一连线，作为穿刺时进针方向的标志。

（1）患者穿刺侧肩部垫薄枕，头偏向对侧，穿刺侧肩部充分暴露，尽量使锁骨与第一肋间的间隙拉开。

（2）穿刺点为锁骨中点下缘下方1cm。常规皮肤消毒铺巾，局部麻醉。

（3）穿刺针与皮肤成约10°角指向胸骨上窝方向，尽量保持穿刺针与胸壁呈水平位，贴近锁骨后缘。如针尖抵到锁骨，可稍后退并抬高针尾，紧贴锁骨下缘进针。

（4）穿入血管后可见暗红色静脉血回流，左手固定穿刺针，右手置入"J"形导丝，缓慢退针,注意保持导丝深度,避免被带出。

(5)用扩张器扩张皮肤及皮下组织,置入中心静脉导管,退出导丝,回抽通畅有回血,固定导管。

(6)导管置入深度一般为12~15cm(右侧)。

3. 股静脉穿刺置管术股静脉解剖   股静脉为腘静脉的延续,在大腿根部腹股沟韧带下方与股动脉同行于股血管鞘内,位于股动脉的内侧,在腹股沟韧带下1.5~2cm处有大隐静脉汇入。由于此处股动脉搏动容易触及,定位标志明确。患者仰卧位,穿刺侧下肢外展外旋屈膝;穿刺点为腹股沟韧带下1~2cm,股动脉内侧约0.5cm;常规皮肤消毒铺巾,局部麻醉;一手示指触摸股动脉,另一手持细针试穿,进针方向为向上、向脐孔方向,针尖斜面向上,与皮肤成约30°角,根据穿刺情况调整进针角度;试穿成功后换用粗穿刺针穿刺。其余步骤同颈内静脉穿刺置管术。

【注意事项】

1. 熟悉解剖   掌握中心静脉局部解剖是穿刺成功的基础,掌握多种径路的穿刺技术,提高穿刺成功率,避免穿刺局部组织的严重创伤和血肿形成。

2. 无菌操作   严格无菌操作,加强穿刺点护理,导管留置一般不超过1周,否则有静脉炎或全身感染风险。

3. 血管保护   用细针试穿,避免使用粗针反复穿刺,置入导丝遇阻力时应后退并调整方向,避免粗暴操作。

4. 血肿处理   若误穿动脉应局部充分的压迫止血,颈内静脉巨大血肿可压迫气管导致呼吸困难;锁骨下静脉穿刺出血时止血较为困难,应注意进针方向。

5. 避免血气胸、乳糜胸   颈内静脉穿刺和锁骨下静脉穿刺时,如果穿刺针进针过深或方向不正确,均可损伤肺组织,造成血气胸。左侧行颈内静脉或锁骨下静脉穿刺时可损伤胸导管导致乳糜胸,因此应尽量选择右侧穿刺,进针不宜太深,注意进针方向。

6. 避免气栓   中心静脉由于虹吸原理,形成负压,在穿刺过程中,应避免穿刺针或管道与大气直接相通,造成气栓。

7. 注意置管深度   导丝和中心静脉导管置入不宜太深,以免发生心律失常、大血管及心脏损伤甚至心包填塞。避免使用硬质导管,动态监测心电图,随时调整置入深度等措施将有助于预防。

8. 注意导管血栓形成   导管置入后立即推注肝素生理盐水;用肝素帽封管;长时间留置需用肝素生理盐水冲洗。

9. 中心静脉测压   CVP正常值为5~12cmH$_2$O。CVP<5cmH$_2$O表示血容量不足,应快速补充血容量。CVP>12cmH$_2$O,表示容量血管过度收缩或有心力衰竭的可能,应控制输液速度或采取其他相应措施。CVP测定时应进行调零,零点位置为第四肋间腋中线水平。

【提问要点】

1. 简述颈内静脉穿刺路径及其优缺点?

2. 为什么颈内静脉穿刺时尽量选用右侧?

(郭文俊)

第八节 导 尿 术

导尿术(catheterization)常用于尿潴留、测定残余尿、取尿细菌培养、尿道造影、尿动力学检测、探查有无尿道狭窄、监测尿量及部分外科术前准备等。导尿术要求严格无菌操作,如操作不当可导致尿路感染。

【目的】

通过导尿管引流膀胱内尿液达到检查或治疗的目的。

【适应证】

1. 各种原因引起的尿潴留。

2. 膀胱容量、残余尿量测定。

3. 尿动力学检查。

4. 膀胱、尿道造影检查。

5. 膀胱药物灌注。

6. 无菌法尿标本收集及尿细菌培养标本的收集。

7. 尿道长度测定。

8. 膀胱注水侧漏试验,了解有无膀胱破裂。

9. 危重患者尿量监测,大手术前导尿,观察尿量,指导补液。

10. 盆腔手术前留置导尿。

11. 探测尿道有无狭窄。

12. 治疗神经源性膀胱功能障碍(间歇性清洁导尿术)。

【禁忌证】

1. 急性尿道炎。

2. 急性前列腺炎、急性附睾炎。

3. 女性月经期。

【准备事项】

1. 物品准备

(1)无菌导尿包:内有治疗盘或治疗碗 1 个,气囊导尿管 1 根,小药杯一个,血管钳 2 把,石蜡油棉球 1 个,标本瓶 1 个,洞巾 1 块,纱布数块,20ml 注射器 1 个(内有生理盐水 20ml),引流袋 1 个。

(2)无菌持物钳,无菌手套,消毒溶液(碘附),中单,便盆。

(3)抢救车:包括必要的抢救药品和器械。

2. 患者准备

(1)外阴清洗,不能起床者,护理人员协助洗净。

(2)术中保持仰卧位,屈髋屈膝,双腿略向外展,脱去对侧裤腿,盖在近侧腿上,对侧大腿用盖被遮盖,露出会阴;不用手触碰已经消毒的部位。

(3)知晓导尿术相关的内容和注意事项。

3. 医师准备

(1)核对患者信息:与患者或受委托人谈话沟通、介绍导尿术的目的和必要性;介绍导尿术经过、导尿术造成的疼痛不适感、可能出现的风险和并发症。

(2)告知患者或受委托人导尿术中需要配合的注意事项和及时告知医师的事项。

(3)洗手、戴口罩、帽子。

【操作方法】

1. 操作前准备 术者站立于患者右侧,指导或协助患者暴露外阴;无菌导尿包置于患者两腿之间,打开导尿包,戴无菌手套。

2. 外阴清洁 以尿道口为中心,消毒棉球由上向下,由外向内清洁外阴2~3次,清洁范围男性为阴阜、阴茎及阴囊,女性为外阴及肛门,最后消毒肛门。

3. 外阴消毒 更换无菌手套并铺洞巾,再次以尿道口为中心,由内向外消毒2~3次,消毒范围与外阴清洁相同。

4. 检查导尿管 普通导尿管可通过注射器检查是否通畅,气囊导尿管须检查气囊是否完好。

5. 插入尿管 左手上提阴茎或拨开小阴唇,显露尿道外口,右手用镊子将带有润滑剂的导尿管由尿道外口插入,直至见尿液流出。一般是男性导尿管插入约15~22cm,女性插入约6~8cm,可见尿液流出。如需保留导尿,气囊导尿管须再插入7~10cm,气囊注水以固定,外接尿袋。

【注意事项】

1. 保护隐私 导尿术对于患者隐私的保护尤为重要,应注意患者的个体化及性别差异,尤其是年轻未婚女患者,导尿操作时最好由女医师、女护士完成,男性操作人员应在其他女性陪护人员陪同下完成操作。

2. 充分暴露尿道口 导尿时应有良好的光照条件,必要时使用灯光,操作部位充分暴露才能顺利完成导尿操作。因为女性尿道口常有变异,特别是老年女性,有的患者尿道口难以寻找,如部分老年妇女由于会阴部皮肤松弛、皮下脂肪减少、会阴部肌肉松弛,或由于阴道萎缩,尿道口有可能缩入阴道口内。

3. 严格无菌操作 导尿术前要严格清洁消毒,因为术后容易出现尿路感染,尤其年老体弱、分娩前以及糖尿病等患者多见。导尿术的全过程必须遵循无菌操作的基本原则。女性插管应对准尿道口直接插入,不应从小阴唇旁滑进。操作中,如果导尿管滑入阴道就应更换尿管。

4. 选择合适尿管 导尿管的口径要适合,因为过大难以插入且损伤尿道,并且增加患者痛苦;过小不但影响引流,而且不利于冲洗膀胱,给有效治疗带来困难。老年女性患者由于尿道阴道括约肌较松弛,导尿时宜选择管径较大的导尿管,以防尿液外溢。尿道狭窄患者或老年男性前列腺增生患者如常规管径尿管难以置入,可尝试稍小口径的导尿管。

5. 掌握导尿技巧 插管前要用润滑剂涂擦尿管,以达到顺利插入、减少尿道黏膜损伤的目的。导尿时动作要轻柔,应缓慢插入导尿管,插管速度不能太快、不能过度用力插管,否则易致尿道损伤。特别是在使用较硬材质的导尿管为男性患者导尿时更应注意上述事项。导尿术前应充分了解正常尿道的解剖结构以及患者的个体差异,导尿术中应分析插管受阻的原因,不能暴力插管,应避免盲目插管或反复强行插管,以减少患者正常尿道的不必要损伤。必要时可在插管前将利多卡因注射液或凝胶注入尿道,由于这类药物的表面麻醉及润滑作用,将有利于尿管通过尿道狭窄处,减轻尿道损伤并缓解尿道疼痛。由于男性尿道解剖上存在三个生理性狭窄和两个生理性弯曲,而且中老年男性大都有不同程度的前列腺增生,利多卡因类药物可局部麻醉尿道表面黏膜、松弛尿道平滑肌,从而辅助顺利插管。对于那些合并高血压、心脏病、脑血管病以及糖尿病等患者,辅助局麻药及润滑剂还可明显减少因患者紧张及疼痛刺激而反射性地引起血压增高、血糖升高、心率增快及心脑血管意外等不良事件的发生。

6. 合适的尿液排放速度　膀胱高度充盈、尿潴留时间较长者,应少量多次放尿,使膀胱逐渐排空。否则膀胱骤然减压会出现尿路出血,又由于腹压骤降可引起休克或晕厥。

7. 正确的尿管位置　留置导尿管的位置要适宜,否则不能发挥相应的作用:①过深则膀胱内导尿管容易卷曲而影响引流,感染的几率增加;②过浅则不能达到引流的目的;③男性前列腺增生患者后尿道明显延长,要防止导尿管在尿道内蜷缩,一定要充分插入使导尿管包括气囊部分完全进入膀胱;④不能刚见到尿液流出即开始注射气囊,以防气囊位于后尿道造成引流不畅及尿道损伤。

8. 适时更换尿管　长期留置导尿时,应定期更换导尿管。有条件的患者应每周更换导尿管1次,留置时间最长不应超过1月。应鼓励患者多饮水,防止导尿管在膀胱内形成导尿管结石,要注意尿道外口清洁,预防尿路感染。

9. 导尿失败的常见原因　临床常规导尿失败的原因主要有:①尿道润滑不充分,反复试插致尿道黏膜水肿或尿道反射性痉挛;②尿道狭窄或局部梗阻,如前列腺增生,尿道瘢痕等;③女性患者导尿失败原因主要是由于反复试插管致尿道痉挛或尿道口异位。故应视患者情况个体化实施导尿术,避免不必要的失败。

10. 替代方法　尿道狭窄或导尿术不成功患者,如尿道扩张仍失败,应停止操作,采取耻骨上膀胱造瘘。

【提问要点】

1. 导尿术的适应证和禁忌证?

2. 导尿术的注意事项?

(黄后宝)

第九节　骨折外固定术

在身体外部施以固定,即外固定术(external fixation)。外固定术应用于某些类型的骨折、脱位和运动损伤的治疗。外固定的种类包括小夹板固定、石膏绷带固定、支具固定、骨骼或皮肤牵引固定、外固定器固定等。本节介绍小夹板固定和石膏绷带固定。

一、小夹板固定技术

【目的】

稳定性和简单骨折的治疗;纠正轻度畸形;骨折术后稳定性不足的辅助固定。

【适应证】

1. 四肢骨折中的稳定性骨折,如裂缝骨折、青枝骨折、横形骨折、压缩性骨折和嵌插骨折。骨折部位包括肱骨、尺桡骨、桡骨远端、胫腓骨及踝关节等。

2. 闭合骨折移位不明显,易于复位,手法复位后,小夹板能维持复位者。

3. 手术治疗后,各种原因导致内固定稳定性不足,需要外固定提供辅助固定者。

4. 肌腱不完全损伤或完全损伤手术修复后短期肢体保护,维持治疗所需的肢体功能或休息位置,以利于促进肌腱愈合。

5. 肩关节脱位整复后的固定。

6. 四肢软组织挫伤的制动。

【禁忌证】

1. 软组织条件差,包括开放性损伤、组织缺损、局部肿胀严重或张力水泡存在等,小夹板挤压可导致损伤加重、缺血或感染。

2. 合并神经或血管损伤的骨折,加垫可能加重损伤者。

3. 可疑骨筋膜间室综合征者尽量不使用。

4. 稳定性差,复位要求高,包括不稳定骨折、关节周围骨折、股骨骨折、粉碎骨折的治疗。

5. 无法固定或固定不可靠者,如过度肥胖或躯干部位骨折。

6. 无法及时观察软、硬组织变化或末梢血运情况的患者。

【准备事项】

1. 物品准备 合适宽度和长度的小夹板,材质包括柳木、椴木、杉木或可塑性铝芯,衬毡垫,外用纱套,棉垫,捆扎用的布带或绷带。

2. 患者准备 没有达到功能复位要求的骨折或关节脱位患者,可先清理皮肤,麻醉下进行骨折或脱位整复,患肢套纱套,骨突部位及骨折成角突出部位加棉垫。

3. 医师准备 根据患者肢体粗细和长短选择合适的小夹板,复位后的位置由助手维持。

【操作方法】

1. 局部麻醉下,手法复位骨折或脱位,经便携式X光机或X线摄片证实成功后,伤肢加衬套或裹以棉纸,骨性突起衬垫保护,骨折周围按照复位要求加一垫、二垫、三垫。衬垫用胶布固定防止移位。

2. 选择合适宽度、长度和外形的夹板放在肢体前后内外侧,铝芯可塑性夹板可依据肢体形态塑形,长度一般不超过关节,肩关节脱位除外,四块夹板的宽度之和约为肢体周径的4/5,助手扶稳,术者用布带包扎固定,先扎中间的一条或两条,然后绑扎远端,最后近端一条,使布带等距离为宜,扎带需绕肢体两周,两手同时用力抽紧,打活结,结打在前侧或外侧夹板上。布带上下移动各1cm则松紧适宜。

3. 检查伤肢末梢血运及感觉情况,确认无异常,X线检查骨折或脱位复位情况。

【注意事项】

1. 肢体远端要露出,以便观察血液循环。

2. 固定后密切观察伤肢末端血运,及时调整扎带松紧度,之后每周检查调整2~3次,择期进行拍片检查确认骨折无移位。

3. 严格把握松紧度标准,过紧可加重肿胀,压伤皮肤,甚至造成肢体缺血,过松则不起固定作用。

4. 棉垫的主要作用在于防止骨折再发生移位或成角移位,对侧方或成角移位的矫正作用有限,临床不可依赖压垫进行复位,需避免加压过度造成皮肤压疮甚至肢体缺血。

二、石膏绷带固定技术

【目的】

骨折脱位复位后,或软组织损伤后,维持治疗体位,以利于软硬组织的修复。

【适应证】

1. 简单骨折和关节脱位手法复位后,复杂骨折开放复位内固定后辅助固定。

2. 软组织损伤,包括关节扭伤、韧带撕裂及撕脱或手术干预的血管神经吻合、肌腱移植、韧带缝合等。

3. 手术后需要提供辅助支持者,包括关节融合固定、截骨术、骨移植、关节移植、骨髓炎等术后。

4. 发育性髋关节脱位、先天性马蹄内翻足的畸形矫正。

5. 慢性骨关节病、骨关节特异性感染(结核)或非特异性感染,可固定患肢,减轻疼痛,促进修复,预防畸形,减少病残。

【禁忌证】

1. 软组织缺损、污染严重的开放性骨折。

2. 肢体肿胀进行性加重,张力水泡形成,血液循环障碍甚至可疑筋膜间室综合征。

3. 全身情况差,进行性腹水,心肺肾功能不全者。

4. 年龄过大、过小、神志不清及精神异常不能准确描述固定后感觉者。

【准备事项】

1. 物品准备　石膏桌、足够的石膏绷带、温水(35～40℃)、普通绷带、棉纸、袜套、刀片、记号笔、拆除石膏所需锯剪及撑开器等。

2. 患者准备　充分暴露固定肢体,清洁固定局部的皮肤,局部消毒麻醉,进行手法复位。

3. 医师准备　核对患者信息,向患者和家属说明石膏固定的必要性和注意事项。大型石膏操作要进行人员分工,包括负责体位的人员、浸泡石膏绷带的人员、包扎抹制石膏条带的人员的分工合作。

【操作方法】

1. 石膏托外固定

(1)由专人将肢体摆放于功能位或固定所需的特殊体位。棉质袜套贴皮肤套在患肢,外附2～3层的棉垫。

(2)根据所需固定范围,确定石膏托的长度,选择石膏宽度一般以能包围肢体周径的2/3为宜。根据测量长度在石膏桌上反复叠加石膏绷带,上肢10层,下肢12层。

(3)将铺好的石膏绷带卷成柱状,浸入温水中,待气泡出尽后取出,双手握住两端,挤去多余水分,在石膏桌上展开抹平。

(4)将石膏条置于做好衬垫的患处,助手用手掌扶托石膏维持位置,禁用手指。在跨越关节的部位可在两侧用刀片切开,可减少石膏条皱褶,以防压迫皮肤,同时有利于美观。操作者用普通绷带由上向下缠绕,绷带不能有皱褶,不能扭转,后一次与前次缠绕重叠1/3,松紧度合适,踝、肘关节部位行"8"字法缠绕。

(5)固定可靠后,双手掌塑形时尽可能贴附,进行足弓或关节部位塑形,同时调整肢体关节的伸屈角度位置达到治疗所需位置,完全干固之前,行必要的塑形修整。

(6)石膏硬化后再用绷带加固1到2层,可在适当位置注明诊断,受伤及固定日期,三角巾行颈肘悬吊置上肢于屈肘位。

2. 石膏管型外固定

(1)明确固定范围,肢体局部皮肤清洗后,套上经过剪裁大小合适的棉质袜套,外附2～3

层棉垫,骨性突起处另加衬垫。

(2)助手维持患肢位置,操作者选择合适大小的石膏绷带若干,浸入温水中,气泡出尽,石膏浸透后,两手握两端挤出多余水分。若采用石膏绷带和石膏条带相结合的方法,则先制作4～6层石膏条带,制作方法同石膏托。

(3)先将条带置于放好衬垫的患肢上,石膏绷带自上向下缠绕,在肢体粗细变化大的部位,石膏绷带的边缘略作小折叠,但不可扭转,踝、肘关节部位行"8"字法缠绕。相邻重叠1/3～1/2,用力要均匀,勿过紧过松。通常右手缠绕左手抹平,双手动作协调,形成无空隙的石膏管型,即石膏条带和石膏绷带之间无空气和多余水分。反复缠绕达10～12层。在石膏完全硬固之前,用手掌施加均匀、平面压力,使石膏能与肢体的轮廓相符,以增加石膏的固定性能,如足弓的塑形。

(4)刀片修整石膏的边缘,使其圆滑平整,无挤压损伤局部皮肤之虞,肢体末梢要充分外露,以便观察血液循环,操作者和助手在石膏制作的整个过程中,切忌用手指挤压石膏,形成局部凹陷造成皮肤压迫。

(5)石膏干固后,应标记注明诊断,受伤及固定日期。

【注意事项】

1. 嘱咐患者,若出现肢端苍白、青紫、麻木、疼痛,可能为外固定过紧而致,应立即复诊。

2. 骨折部肿胀减轻后,石膏外固定松动可能造成骨折端移位,应嘱咐患者及时复诊调整石膏松紧度。

3. 石膏外固定术后应抬高患肢,防止肿胀;石膏干后即可开始未固定关节的功能锻炼防止关节僵直,肌肉萎缩等并发症。

4. 石膏外固定术后,避免外力致石膏折断而失去固定作用,石膏出现折断应及时修补或更换。

5. 石膏外固定术后应于第7天,第14天,第30天,第90天复查X线片,以了解骨折对位对线及愈合情况。

【并发症及防治】

1. 压疮　是石膏固定最常见的并发症。石膏固定时用力不均,石膏未干固前手指挤压,局部受压凹陷,骨隆突处未加垫或塑形不良,以上种种原因所致的石膏内面不平整均可导致压疮。表现为局部持续性不适、疼痛、甚至感染出现分泌物等。应及时开窗或剪开石膏,解除压迫。

2. 骨筋膜室综合征　常见于石膏包扎过紧或肢体肿胀过重,骨筋膜室高压,神经、肌肉组织缺血、缺氧,时间过久可导致坏疽、肌肉挛缩。一经发现需毫不犹豫彻底松开石膏,解除挤压因素。必要时手术干预。

3. 呼吸道和泌尿系统感染感染　危险因素包括长期卧床,呼吸、咳嗽受限,饮水不足,尿液潴留等。加强功能锻炼、多饮水、翻身、拍背、有效咳嗽等日常护理工作有一定的预防作用。

4. 失用性骨质疏松、关节僵硬　石膏固定范围广,功能锻炼不够,骨骼大量脱钙,骨质失用性疏松和关节僵硬。固定期间应做等长肌肉收缩放松训练。石膏拆除后加强关节功能训练。

5. 石膏综合征　患者出现胸闷、呼吸困难、腹痛、呕吐等表现。操作者要充分考虑胃和胸廓的扩张,预留空间,避免胸部及上腹部行石膏背心固定过紧,嘱咐患者少食多餐避免过饱饮食。

6. 神经麻痹 通常发生在表浅神经,如腓总神经,表现为足下垂,足背麻木。操作者要熟悉表浅神经的解剖,短腿石膏固定近端应远离腓骨小头,长腿石膏在腓骨小头处要加垫,局部塑形避免过紧。一经发现要解除石膏,针对神经损伤做相应处理。

【提问要点】

1. 小夹板固定的目的是什么?
2. 小夹板固定主要步骤有哪些?
3. 石膏固定的目的是什么?
4. 石膏固定主要步骤有哪些?

(汪正宇)

第六章　外科急诊急救 >>>

随着交通运输、现代工业的发展，以及各种突发事件的频繁发生，创伤患者越来越多。据统计，我国每年因创伤致伤人数达百万人，致死人数达十余万人。而第一死亡高峰出现在伤后一小时内，死亡人数约占50％，缩短抢救治疗时间，抓住"黄金一小时"，成为严重创伤救治成功的关键。而熟练掌握各项外科急诊急救技能，做到快速、正确和高效的抢救是提高救治水平的前提。本章着重介绍了止血、包扎、固定、搬运以及五官科、胸外科、泌尿外科、神经外科等外科急诊急救技术，旨在提高急救人员的急救水平，降低创伤患者的死伤率。

第一节　止血与包扎技术

一、止血技术

伤员急救时，必须在最短的时间内控制或减少出血，稍微的拖延、迟疑，都会造成严重后果。常见出血按部位分为内出血、外出血和皮下出血。内出血需要在医院急诊手术，皮下出血一般速度较慢，出血量较少，外出血则是外科现场急救的重点。急救的目的是快速、有效地控制或减少外出血，使失血量降至最低。

【适应证】

各种类型的外出血，包括动脉出血、静脉出血、毛细血管出血。

【急救步骤】

1. 加压止血法　是最常用、最实用的急救止血方法，几乎适用于各种创面的外出血。对于创面毛细血管渗血、静脉出血可以起到满意的临时止血效果；对于动脉搏动性出血则往往难以奏效，但紧急情况下也可以起到减少或延缓出血的效果。

（1）找出并暴露伤口，必要时可以剪开或撕开衣服。

（2）迅速检查损伤部位末梢的脉搏和神经功能。

（3）用灭菌纱布、灭菌医用无纺布（也可用清洁毛巾、布料、手帕等代替），直接覆盖在伤口上，再用手掌在上面直接压迫，或用绷带、布带加压包扎。

2. 指压止血法　是一种简单有效的临时止血方法，适用于头、面、颈部和四肢的动脉性出血。依据出血动脉走行情况，用手指压在出血部位的近心端，用力将该动脉压在深部骨骼、组织上，以阻断血流，达到止血的目的。一般采用双手操作：一只手按压出血区域动脉，另一只手起固定和辅助作用（反向用力），以加强按压效果。依据出血部位可以分别按压下

述血管:

(1)颞浅动脉:按压部位在一侧耳前,下颌关节稍上方。适用于头顶、额部出血。

(2)面动脉:按压部位在下颌角前约1cm的凹陷处。适用于面部出血。因面动脉在颜面部有许多小支相互吻合,一般需要双侧同时按压才能起效。

(3)耳后动脉:按压部位在耳后乳突下凹陷处。适用于耳后外伤出血。

(4)枕动脉:按压部位在耳后枕骨粗隆之间的凹陷,适用于枕部出血。

(5)颈总动脉:按压部位在环状软骨平面,气管与胸锁乳突肌之间。适用于头面部大出血。但需注意不能双侧同时按压,以免脑缺血发生。

(6)锁骨下动脉:按压部位在锁骨上窝。适用于肩部、腋部及上肢出血。

(7)肱动脉:按压部位在上臂中段内侧。适用于前臂出血。

(8)股动脉:按压部位在大腿根部、腹股沟韧带中点下内侧方。适用于下肢大出血。

3. 填塞止血法 用无菌敷料或干净的布料填入较深、较大的伤口内,外加大块敷料加压包扎。一般用于贯通伤、腋窝、肘窝、腘窝或腹股沟等处的伤口。

4. 止血带止血法 适用于四肢大、中动脉出血,一般在采用其他止血方法无效时才用,若使用不当会造成肢体缺血坏死。伤肢远端明显缺血或有严重挤压伤时禁用此种方法止血。

(1)勒紧止血法:在伤口上部用绷带、三角巾或现有的布条等勒紧止血,第一道绕扎为衬垫,第二道压在第一道上面,并适当勒紧。

(2)绞紧止血法:将三角巾或布料叠成带状,绕肢体一圈,两端向前拉紧打一活结,并在一头留出一小套。取小棒、笔杆、筷子等做绞棒,插在圈内,提起绞棒绞紧,再将绞棒一头插入小套内,小套拉紧固定。

(3)橡胶止血带止血法:①将衬垫置于恰当部位;②展开左手掌,用左手拇指、示指持止血带一端约15~20cm处,头端朝向小指,手背放在衬垫上;③将长的尾端绕肢体一圈,压住头端段;④再绕一圈,并用左手示指、中指夹住止血带下拉引出小圈,系成活结。

(4)充气止血带止血法:将袖带绑在伤口的近心端并充气,上肢压力为250~300mmHg,下肢为300~500mmHg,儿童减半。

【注意事项】

1. 加压止血法注意事项 包括:①骨折或伤口有异物时不宜采用此法;②可抬高受伤肢体以减少出血,但有禁忌时例外;③初次包扎物如被出血渗透,此时应在其上再用绷带加压包扎,而不是移除敷料重新包扎。

2. 止血带止血法注意事项 包括:①止血带应扎在伤口的近心端,尽量靠近伤口,上臂不可扎在下1/3处,以防损伤桡神经。②止血带下应加衬垫,松紧度要适当,以刚达到远端动脉搏动消失为度。③上止血带的患者应有标记,注明部位、开始时间与放松时间,便于转运时了解情况。④使用止血带时应尽量缩短时间,以1小时内为宜,最长不超过3小时,其间一般每隔40~50分钟放松一次,每次3~5分钟,再在该平面上但不在同一部位绑扎。放松前要改用加压或指压止血法止血,松解时要缓慢,以防发生大出血。⑤要严密观察伤情及患肢情况,注意止血带是否脱落或绑扎过紧等现象,并予以及时调整,要注意肢体保暖。

【并发症及防治】

1. 神经损伤 伤者存在骨折或关节脱位,已有局部神经受压,加压包扎止血后,神经受压加重;止血带放置位置不当亦可导致。加压包扎前检查神经功能,正确放置止血带可减轻神经损伤。

2. 肢体缺血坏死 止血带应用压力过高或持续时间过长所致。应严格遵守止血带使用规范。

3. 止血带休克 放松止血带时,大量血液流向患肢,造成全身有效血容量急剧减少所致。放松止血带应缓慢,不能一放到底。

4. 下肢深静脉血栓 加压包扎或使用止血带会造成患者静脉血流缓慢、血管内皮损伤,有深静脉血栓形成倾向。严格遵守止血带应用规范及尽量减少止血带使用时间等可有效预防。

(姚 凯)

二、包扎技术

准确、快速地将伤口用敷料、纱布、三角巾或其他一切可以利用的物品进行包扎,是外科现场急救的一项重要内容。其目的在于保护伤口、控制出血、防止污染、减轻疼痛;保护由伤口外露的脏器、血管、神经、肌腱等;伤口包扎还可以起到固定骨折、固定伤口处的药物、敷料等作用;并有利于伤员转运和进一步治疗。

【适应证】

原则上,身体各部位的开放性伤口急救时都应包扎处理,但下列情况包扎时需做特殊处理:①颅脑、胸腹腔开放性损伤伴脑组织、脏器外露或脱出时;②开放性骨折伴骨折端外露;③一些伤口需要暴露而不能包扎者。

【急救步骤】

1. 伤口检查、伤情判断 现场急救时首先要脱去或剪开伤者的衣服,尽可能充分暴露伤口。要快速、细致地检查伤口的位置、大小、深浅、污染程度及异物特点等,对伤情做出初步判断,并做记录,以免包扎后掩盖病情。下列情况有助于伤情判断:①伤口深、出血多,可能有大血管损伤;②胸部伤口可能合并有气胸或肺损伤;③腹部伤口可能合并有腹腔内脏损伤;④肢体畸形、反常活动多提示骨折。

2. 包扎前准备

(1)操作者应尽量避免徒手接触伤口,如有可能,应戴上无菌手套。在现场条件不允许的情况下,可用敷料、纸巾、塑料袋作为隔离层。

(2)常用包扎物为医用绷带及三角巾,绷带具有不同的宽度、长度和材质,可根据伤口选用。标准医用三角巾的规格为:底长135cm,两侧斜边均为85cm,多为棉质。其他还有一些新型包扎材料,如自粘创口贴、尼龙网套等。紧急情况下,各种包裹物(包括衣服、织物、塑料薄膜等)均可用来包扎。

(3)协助伤者快速暴露伤口及采取舒适包扎体位,关节部位包扎应使其处于功能位。告诉伤者包扎目的及方法,有助于消除其恐惧心理并取得配合。

3. 绷带包扎法 绷带是应用最多的急救包扎物,根据包扎部位不同,使用不同的包扎方法。

(1)环行包扎法:包扎小段粗细均匀的肢体时使用,步骤包括:①无菌敷料覆盖伤口后,用绷带在敷料上环形缠绕4~5圈;②绷带缠绕范围要盖住敷料;③用胶布粘贴固定绷带尾端,或将绷带尾端从中央纵形剪开或撕开形成两个布条,两个布条打个结后,再缠绕肢体一圈打结固定。

(2)回返包扎法：包扎肢体断端时使用，步骤包括：①用无菌敷料覆盖伤口；②绷带环绕肢体断端1～2圈；③将绷带在肢体断面反复折叠铺开，直至将敷料完全覆盖；④再环形缠绕数圈将折叠铺开的绷带边缘固定；⑤最后固定绷带尾端。

(3)螺旋形包扎法：包扎长段肢体时使用，步骤包括：①用无菌敷料覆盖伤口；②环形包扎肢体2圈后斜行向肢体远端缠绕包扎；③缠绕时后一圈绷带压住前一圈1/2～1/3；④最后环形包扎2圈并固定绷带尾端。

(4)"8"字形包扎法：一般在包扎关节时使用，步骤包括：①用无菌敷料覆盖伤口；②关节屈曲位自远端开始包扎；③自关节远端向近端"8"字形缠绕绷带；④每圈绷带覆盖前一圈1/2～1/3；⑤最后环形包扎2圈并固定绷带尾端。

4. 三角巾包扎法　三角巾具有包扎面积大、可按需要折叠成不同形状、边角利于打结固定等优点，是另一种经常使用的急救包扎物。可适用于身体任何部位伤口的包扎。下面列举几种常用包扎方式：

(1)头部包扎：①将三角巾底边向上折叠3cm后置于前额眉弓水平，顶角拉向脑后覆盖头顶；②三角巾两底角自双耳上方拉向脑后并压紧顶角；③两底角在脑后交叉再拉向前额打结固定。

(2)胸部包扎：①将三角巾平置于胸前，巾体对准伤口，顶角越过伤侧肩部下垂于背部；②两底角拉向背部打结，顶角再和此结一起打结。

(3)腹部包扎：①将三角巾平置于腹部，巾体对准伤口，顶角自会阴部拉向背部；②两底角拉向背部打结，顶角再和此结一起打结。

(4)上肢包扎：①将三角巾一底角先打结后套在伤肢手上，结之余头尽可能留长些，另一底角沿手臂后侧拉到对侧肩上；②顶角包裹伤肢；③前臂屈至胸前，拉紧两底角打结。

5. 特殊伤口的包扎

(1)有异物存留的伤口禁忌在急救现场拔除异物或调整异物方向，伤口包扎时应尽可能通过敷料、包扎物固定异物，减少转运时的移位。异物巨大时，可请专业人员现场切割。

(2)颅脑开放性损伤伴有脑组织外溢、腹部开放伤伴内脏脱出禁忌急救现场还纳或用手触摸，最好使用湿的无菌敷料遮盖后再轻轻包扎，也可用换药碗倒扣在脱出物上，然后包扎，紧急情况下也可以用现场找得到的干净物品遮盖保护。

(3)胸部伤口合并开放性气胸通过观察伤者呼吸频率、气管位置、伤口处空气进出胸腔的"嘶嘶"声做出判断，此时应通过包扎迅速将开放性气胸变成闭合性气胸。需在伤者深呼气末密封伤口，可用无菌敷料加塑料薄膜及宽胶带封闭伤处，外部用棉垫加压包扎。

(4)合并开放性骨折伴骨折断端外露的伤口禁忌现场复位还纳、冲洗等操作。可用无菌敷料覆盖伤口及骨折断端，外用绷带包扎，包扎过程中应做适度牵引处理，目的是防止骨折端移位或异常活动。

(5)合并肢体离断伤的伤口包扎时应用大量敷料覆盖肢体断端，然后加压包扎以控制出血、减轻疼痛。离断的肢体用无菌敷料包裹后，外套塑料袋，放入盛满冰块的冰桶或塑料袋内，随伤员一同转运。

【注意事项】

1. 包扎动作要快而轻，不触碰伤口，不造成副损伤；包扎要牢靠、准确，不遗漏伤口；包扎不宜过紧，以免妨碍血液循环和压迫神经。

2. 包扎前伤口要加盖敷料，不要直接在伤口上应用绷带、三角巾。

3. 伤者出现包扎远心端皮肤发紫,手、足甲床发紫,出现麻木感或感觉消失等症状,说明绷带包扎过紧,应立即松开绷带,重新缠绕,但松开时应注意伤口出血的控制。

4. 一般不要将绷带缠绕手指、足趾末端,因为通过观察甲床颜色可判断局部的血液循环情况。

【并发症及防治】

1. 肢体缺血坏死　加压包扎过紧,时间过长,未注意肢体远心端血运情况所致。包扎后应注意观察肢体血运情况,随时调整绷带的松紧。

2. 皮肤水泡和压疮　伤口周围软组织因为创伤炎症反应可逐渐肿胀,包扎过紧可使皮肤进一步受压,从而产生压疮及水泡。处理办法是注意伤口周围肿胀情况,及时调整包扎物的缠绕力度。

【提问要点】

1. 常用的止血技术有哪些?

2. 止血带止血法注意事项?

3. 特殊伤口包扎的注意事项?

(姚　凯)

第二节　创伤急救固定技术

创伤急救固定技术应用于骨关节损伤急救,通过限制骨折断端的移动,从而减轻疼痛,减少出血,避免断端损伤神经、血管和重要脏器,同时便于搬运。

【适应证】

躯干及四肢骨折,现场抢救。

【急救步骤】

1. 锁骨骨折固定"8"字固定法　嘱咐伤者双手叉腰,胸部挺直,双肩后伸,腋下置棉纸或纱布。术者用绷带或折叠成带状的布条将两肩部呈"8"字形固定,"8"字交叉点置于后背(图 6-1)。

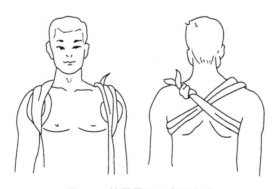

图 6-1　锁骨骨折 8 字固定法

2. 肋骨骨折固定　三角巾覆盖伤侧胸部,顶角绕过同侧肩部到背部,底边绕过胸至背部,两底边角打结,再与顶角打结。

3. 四肢骨折固定

(1)肱骨骨折固定:用两条三角巾带状或绷带捆扎一块夹板将伤肢固定,然后用一块燕尾式三角巾绕过伤侧前臂和颈部悬吊前臂,两底角向上于颈部后方打结,再将另一条三角巾折叠成带状,经胸背约束伤肢后于健侧腋下打结。

(2)肘关节骨折固定:肘关节伤后,有伸直位和屈曲位两种类型。

1)伸直位:将长度超过伤肢的夹板,置于掌侧,可用一卷绷带或两块三角巾把肘关节固定。

2)屈曲位:夹板置于肘关节内侧,分别以折叠成带状的两条三角巾捆扎固定上臂及前臂。

(3)尺、桡骨骨折固定:夹板置于伤肢下方,用两块带状三角巾或绷带把伤肢和夹板固定,再用一块燕尾三角巾绕过伤侧前臂和颈部悬吊伤肢,再将另一条三角巾折叠成带状,经胸背约束伤肢后于健侧腋下打结(图6-2)。

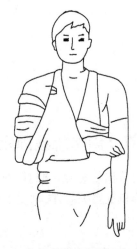

图6-2　尺、桡骨骨折夹板和三角巾固定法

(4)股骨骨折固定:一块长度为腋下至足跟的夹板放在伤肢外侧,另一块长度为会阴至足跟的夹板放在伤肢内侧,分别在腋下、腰部、大腿近端、膝及小腿部位用带状三角巾捆扎固定。

(5)胫、腓骨骨折固定:长度超过膝和踝关节的两块夹板分别置于小腿内外侧,用三条带状三角巾捆扎固定。

4. 脊柱骨折固定

(1)颈椎骨折固定:伤者平卧,颈椎处于中立位,以双手拇指置于伤者前额,示指置于耳前,其余三指置于头部后方,形成"头锁"抱紧伤者头部,切忌旋转、过伸或过曲颈部,可沿身体纵轴方向轻度实施牵引,助手协助放置固定器。固定器首选颈托固定,无颈托时,用木板、厚毛巾、沙袋固定。颈椎骨折风险极大,搬运时保持"同轴性"至关重要,应专人负责维持颈部位置,配合使用头部固定器。

(2)胸腰椎骨折固定:预先于硬质担架上在胸、腰、膝上和小腿相应位置放置带状三角巾,伤者仰卧,3~4人协作,保持脊柱的"同轴性"平移或滚动患者于担架上,捆扎三角巾固定伤者。

5. 骨盆骨折固定:伤者仰卧,将一条三角巾展开兜绕骨盆,在腹部打结,膝下垫软垫,使膝关节和髋关节轻度屈曲,膝部及踝部分别以带状三角巾捆扎固定。

【注意事项】

1. 如有伤口和出血,应先止血和包扎。

2. 开放性骨折者如有骨端刺出皮肤,不可将断端送回伤口,以免发生感染。

3. 疑有脊柱骨折、骨盆骨折、大腿或小腿骨折,应就地固定,切忌随便移动伤者。以免加重脊髓、血管、周围神经和内脏损伤。

4. 夹板的长度应超过固定两端的上、下两个关节,即所谓超关节固定,确保固定稳定牢固。

5. 夹板与皮肤之间用毛巾等软物垫衬,使夹板不直接接触皮肤,在间隙较大的地方,要适当加厚衬垫。

6. 三角巾或绷带捆扎需均匀用力,松紧适度,避免过松或过紧。

【并发症及防治】

1. **压疮**　内衬不足、绷带或三角巾捆扎过紧,导致皮肤受压。特别容易发生在骨性突起的部位和夹板两端,这些部位要额外加软垫,另外,包扎力度适中,也可防止此类并发症出现。

2. **肢体缺血坏死**　固定过紧、时间过长可使受伤的组织缺血加重,严重者可导致肢体缺血坏死。固定时要将指(趾)端露出,以观察末梢循环情况,适当调整固定的松紧程度。还要注意伤者衣裤和鞋袜形成的约束,可用剪刀裁开。

3. **神经损伤**　要熟悉需固定部位神经解剖,特别是表浅神经,在夹板及皮肤间加软衬垫等。

【提问要点】

1. 创伤急救固定的目的及适应证?

2. 创伤急救固定的注意事项?

(汪正宇)

第三节　创伤急救搬运技术

伤员需要紧急离开现场,或者经过现场急救处理后,必须迅速运送至医院采取进一步的救治。使用正确的搬运方法,可以减轻伤员的痛苦,挽救伤员的生命,为医院的治疗赢得时间。目的是使伤员脱离危险区,及时转往专业医疗机构,最大限度地抢救生命,减轻病残。

【适应证】

1. 迅速脱离造成二次损伤的危险地带,如可能发生燃烧、爆炸、生化物品毒性伤害、交通事故二次伤害、洪水、泥石流等。

2. 经止血、包扎、固定等初步处理后,需进一步进行专业处理的创伤伤员。

【急救步骤】

1. **徒手搬运**

(1)单人搬运法:若现场只有一名救护员,而情况紧急,应尝试下列急救搬运法。这些方法通常应用于伤情较轻者。

1)扶持法:对于伤势不重,能自己行走的伤员,救护员站在身旁,伤员上肢绕过救护员颈部,救护员一只手抓住伤员的手,另一只手绕到伤员背后,搀扶行走。

2)抱持法:适用于不能行走的伤员,如较重的头、胸、腹及下肢伤或昏迷的伤员。抱持时救护员蹲于伤员一侧,一手托其背部,一手托其大腿,轻轻抱起伤员,神志清者可嘱咐其用手臂绕过救护员的颈部。

3)背负法:救护员蹲在伤员前面,与伤员呈同一方向,微弯背部,将伤员背起,对胸、腹受伤的伤员不宜采用此法。如伤员不能站立,先协助伤员取侧卧位,救护员侧卧于伤员前方,背向伤员,一手紧握其肩部,另一手抱起伤员的腿用力翻身,使其负于救护员背上,慢慢站起来。

4)拖行法:适合于转移仰卧的伤员,或者是处于坐姿的伤员。救护员位于伤员头侧,或背侧,双手插到伤员的腋下,两前臂夹持其头部,向后拖行至安全地带。在实施拖行时,切忌使伤员衣领勒住颈部,造成呼吸困难。如果现场有毯子,救护员可以将伤员先移动到毯子上,再进行拖拉。

5)爬行法:适用于转移体重大,不能站立且仰卧位的伤员。救护员用三角巾、布条或衬衫将伤员双腕捆扎在一起,救护员取跪位,将伤员的上肢绕过救护员颈部,救护员爬行移动伤员。

(2)双人搬运

1)轿杠式:适用于清醒伤员,要求伤员能抓紧救护员。两名救护员面对面各自用右手握住左手腕。再用左手握住对方右手腕,呈"井"字状,救护员蹲下,伤员坐到相互握紧的手上,同时伤员上肢绕过救护员的颈后。救护员同时站起,同时迈出外侧的腿,步调一致前行。

2)椅托式:适用于清醒的伤员。两名救护员蹲在伤员的两侧,面对面。分别将一手置于伤员背后握住对方的手腕。各自将另一只手置于伤员的大腿中部,握住对方的手腕。伤员上肢分别抱持救护员颈部,救护员步调一致抬起伤员前行。

3)拉车式:适用于意识不清的伤员。两名救护员,分别站在伤员前后,三人面向一致,站在伤员背后的救护员将两手从伤员腋下插入,将其抱在怀中,双手抓住伤员交叉放置的手腕,站在伤员前方的救护员,将其两腿抬起。两名救护员一前一后步调一致地行走。

(3)多人搬运法:三人或四人平托式,适用于脊柱骨折的伤员。三名(或四名)救护员站在伤员一侧,分别在肩、臀和膝部水平。同时单膝跪在地上,分别托住伤员的头、颈、肩、后背、臀部、膝部及踝部,同时站立,抬起伤员,频率和幅度一致迈步,确保伤员躯干不被扭转或弯曲。

2. 器械搬运　适于病情较重,需要远程转送的伤员。使用担架搬运省力、方便。担架分软式和硬式。软式担架通常为帆布折叠式,适于搬运一般伤员,脊柱损伤的伤员忌用。迫不得已需要使用时,在帆布中加一块木板。硬质担架通常为脊柱板,应用于疑有脊柱损伤的伤员。

(1)胸、腰椎骨折的搬运:用脊柱板、担架等。三人至伤员同侧跪下,同时抬高伤员、换单腿、起立、搬运、换单腿下跪、换双腿同时施以平托法将伤员放于硬质担架上,禁用搂抱或一人抬头、一人抬足的搬运方法。为使伤椎向前突,事先在脊柱板相当于伤椎处垫一薄枕,在胸与肱骨水平、前臂与腰水平、大腿水平、小腿水平用 4 条束带把伤员固定在木板或硬质担架上,使伤员不能左右转动(图 6-3)。

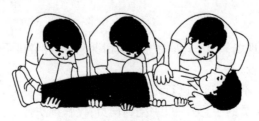

图 6-3　脊柱损伤急救搬运法

(2)颈椎损伤伤员(仰卧位)搬运

1)现场评估、判断:查看现场环境安全状况并记录抢救时间,救护员判断伤员的意识,表明自己的救护员身份,向伤员准确快速收集病史,告知伤员不要做任何动作。

2)开放气道,颈托固定:救护员跪于伤员右侧头端,行头胸锁固定。一助跪于伤员头端,行头锁固定。救护员用远离头端的手的示、中指立于伤员胸骨中线上。一助牵引并轻柔转动头部将伤员鼻尖对准救护员中指。其后,将伤员头部稍后仰,完成伤员开放气道动作。救护员行头胸锁固定。一助检查头部及颈部有无压痛及出血。然后,行头锁固定、持续牵引。救护员检查颈动脉搏动,判断气管是否居中,用手指测量伤员颈长,调整并安放颈托。

3)全身体检:救护员充分暴露检查部位,分别对胸、腹、骨盆、外生殖器、下肢和上肢进行快速体检,四肢除检查活动范围外,要关注末梢血运。

4)担架(脊柱板)的准备:二助在急救护员和一助操作同时将5根约束带锁钩安装在脊柱板两边锁眼上,锁眼位置为1、3、4、5、6,之后安装头部固定器底座。

5)搬动伤员至脊柱板:救护员头胸锁固定,一助头肩锁固定。救护员和二助跪于伤员同侧。救护员近头端手置于伤员对侧肩关节,另外一手置于伤员对侧髋关节。二助近头端手握住伤员对侧腕关节,另外一手置于伤员对侧膝关节。救护员发号施令,和二助同时将伤员翻向自己成侧卧位。一助在此过程中,头肩锁确保伤员颈部无屈曲和扭转。救护员检查伤员背部和腰部有无畸形、压痛和出血。救护员和二助同时将脊柱板拉近紧靠伤员背侧。一助和二助协同调整脊柱板位置,使伤员耳廓对准头部固定器底座卡槽。三人协同将伤员翻转仰卧在脊柱板上。救护员头胸锁固定。一助双肩锁固定。救护员和二助各自双手交叉抓持脊柱板侧缘,屈肘近90°,在救护员口令指挥下,用前臂和腕部转动的力量将伤员轻推至脊柱板中央。伤员位置上下调整,若伤员位置偏上,一助取双肩锁向下推移伤员。反之,救护员和二助在伤员两侧,分别一手扶肩,一手插在伤员腋下向上移动。

6)固定伤员:救护员行头胸锁固定。一助安放头部固定器,上紧两根分别位于上额部和下颌骨的约束带。救护员和一助在伤员两侧,将1、3约束带插扣插入对侧扣在胸前交叉拉紧。4、5约束带拉紧。二助将6约束带8字缠绕足踝部拉紧固定。检查依次约束带松紧度,整理约束带,保持整洁。

7)搬运伤员:救护员和一助蹲跪于伤员头侧两边,二助和三助蹲跪于伤员下肢两边,挺直腰背,平稳抬起脊柱板,足先行。救护员在头侧,全程及时观察头颈部情况和生命体征。

8)关于"锁"的说明:

锁:救护员在搬运伤员时用于固定伤员的动作。

头背锁:伤员仰卧时,救护员跪于伤员一侧,一手肘关节弯曲,前臂紧贴伤员脊柱部位,手掌固定头枕部,另一手肘关节以地面为支点,手掌固定于头额顶部。

头胸锁:伤员仰卧时,救护员跪于伤员一侧,一手肘关节弯曲,以伤员胸骨为支点,拇指和其余四指自然分开,固定于颧骨,另一手肘关节以地面为支点,手掌固定于额部。

胸背锁:伤员坐位或侧卧时,救护员一手肘关节以伤员背部为支点,前臂垂直地面紧贴伤员背部,手掌自然分开固定枕骨部,另一手肘关节以伤员前胸为支点,前臂垂直,腕关节屈曲,手掌固定于颧骨部。

头锁:伤员仰卧位,救护员跪于伤员头部上方,双肘关节以自身大腿为支点,双手拇指固定于前额部,示中指和环小指分别置于耳廓前后,固定头颞部。

头肩锁:伤员仰卧位,救护员跪于伤员头部上方,一手肘关节以翻转侧自身大腿为支点,拇指固定于伤员同侧肩前,余四指托于肩后,另一手拇指固定于前额,余四指自然分开固定头颞部。

3. 不同部位损伤伤员的搬运

(1)骨盆骨折伤员搬运:伤员仰卧,膝下垫软垫,使双髋、双膝关节半屈位,下肢略呈外展、将一条三角巾展开兜绕臀部和骨盆,在下腹部正前方打结。用另两条宽带式三角巾分别围绕固定膝和踝关节。三人平托法放在木板担架上。

(2)开放性气胸伤员搬运:当务之急,严密地堵塞伤口,宽绷带缠绕,使其不再漏气。伤员应采取半卧位并斜向伤侧。

(3)腹部内脏脱出伤员的搬运:脱出的内脏,不可回纳,宜采用碗与消毒纱布固定,伤员仰卧位,膝下垫高,松弛腹壁,缓解疼痛。横行伤口取屈髋位,纵行伤口取伸髋位,以减轻伤口裂开。

(4)颅脑损伤伤员的搬运:为保持呼吸道通畅,伤员应向健侧卧位或稳定侧卧位,用衣卷固定头部,防止晃动,并迅速送医院。禁止冲洗和填塞脑脊液流出道。

(5)颌面伤伤员搬运:便于口内血液和分泌液流出,确保呼吸道通畅,防止窒息,伤员应取健侧卧位或俯卧位。

(6)肢体离断伤员搬运:离断肢体采用干燥冷藏法保存,避免和任何液体接触。离断肢体随伤员送至医院。

【注意事项】

1. 各项抢救措施的重要性排序为:环境安全＞生命体征平稳＞开放性创伤及严重骨折(创口止血、骨折固定)＞搬运。

2. 脊柱骨折的伤员搬运时应始终保持脊柱伸直位,严禁弯曲或扭转。因此,要用硬质担架搬运,忌用软担架,严禁拉车式搬运。搬运时必须托住伤员的头、肩、臀和下肢,确保伤员的脊柱不扭曲和屈曲,降低脊髓断裂和下肢瘫痪的风险。

3. 转运过程中需注意观察生命体征和病情变化。担架搬运时,为便于观察病情变化,伤员的足在前,头在后,担架员应步调一致;为保持担架处于水平状态。上坡时,伤员头朝前,足朝后,前面的担架员要放低担架,后面的要抬高。下坡时则相反。

4. 担架员搬运过程中全程及时观察伤员生命体征,如遇病情恶化,应先放脚,后放头,立即停下进行抢救。汽车运送时,担架要固定好,以防止在启动、刹车时造成二次损伤。

5. 有窒息、大出血、内脏脱出、严重骨折、休克、昏迷的伤员,以及生命体征不稳定伤员,应先行有效的止血、抗休克、心肺复苏等抢救治疗,病情基本稳定后,安排转运。

6. 应给予伤员迅速和全面的体检,伤情不清的伤员不宜盲目实施搬运。环境极度危险,极可能发生二次伤害的情况除外。

7. 迅速判断周围环境,决定最佳逃生路线,选择搬运伤员的最好方法。根据具体伤情准备合适的转运器材。

8. 需视具体伤情,协助伤员保持合理的体位。大部分伤员采用仰卧位,昏迷伴呕吐伤员采用侧卧位,呼吸困难、胸部外伤伴有血气胸伤员选择半卧位,同时尽可能使伤员感觉舒适。

9. 对于清醒的伤员,为缓解其恐惧、焦虑心理,转运前告知具体方法、过程中的注意事项及目的地。

【提问要点】

1. 简述常用的急救搬运方法?

2. 创伤急救搬运的注意事项?

(汪正宇)

第四节　环甲膜穿刺术

环甲膜穿刺术(cricothyroid membrane puncture)适用于急性上呼吸道梗阻、严重呼吸困难的患者,是在来不及或不具备气管切开、气管插管条件时的一种急救措施。它是在某些特殊情况下,通过穿刺开放一个新的呼吸通道,缓解患者呼吸困难症状的暂时性急救措施,是现场急救的重要组成部分;也是气道内给药的一种方法。

【适应证】

1. 急性上呼吸道梗阻,尤其4度喉阻塞,不具备气管切开或气管插管条件,而病情紧急、需快速开放气道。

2. 注射表面麻醉药,为喉、气管内其他操作做准备。

3. 气道内给药。

【急救步骤】

1. 体位　一般取仰卧位,头后仰,保持正中位。若严重呼吸困难或颈椎骨折,患者无法仰卧,则可在平卧位、半卧位或坐位进行手术。

2. 消毒　用0.5%碘附进行常规颈部皮肤消毒,病情危急时可不予消毒。

3. 麻醉　一般用局麻。用1%利多卡因或1%普鲁卡因在甲状软骨与环状软骨之间的正中间隙行局部浸润麻醉,先于皮下注射一皮丘,然后垂直进针并缓慢注射药液约2ml。危急情况或昏迷患者,可不用麻醉。

4. 定位　用手指摸清颈前中线甲状软骨下缘与环状软骨上缘之间的间隙,即为环甲膜穿刺点(图6-4)。

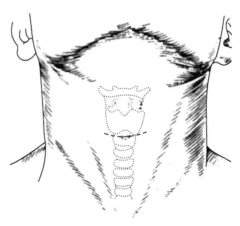

图6-4　环甲膜穿刺点

5. 穿刺　术者用左手拇指和示指(或示指和中指)固定环甲膜两侧,右手持粗穿刺针(或注射器)从环甲膜正中垂直刺入。当针头刺穿环甲膜后,即可感到阻力突然消失,并能抽出空气,患者可同时出现咳嗽反射。

6. 固定 左手在紧贴皮肤处将针头固定,摘下注射器。如准备气管内给药,另换预先装好药液的注射器,与穿入气管内的针头接牢,缓缓将药液滴入。

【注意事项】

1. 环甲膜穿刺无绝对禁忌证,但对于已明确呼吸道阻塞发生在环甲膜以下部位时,不宜行环甲膜穿刺术。

2. 一般选择粗穿刺针或7～9号注射针头;但紧急情况时,可根据情况就地取材。

3. 充分暴露和确认甲状软骨与环状软骨之间的正中间隙即环甲膜,并垂直进针,这是穿刺成功的关键环节。

4. 穿刺中阻力突然消失,并抽出气体是穿刺成功最直接的证据。也可用棉絮在穿刺针尾测试,可见棉絮随呼吸摆动。

5. 术中避免反复更换穿刺方向和部位;切忌穿刺过深,有突破感后停止穿刺,避免损伤气管后壁。

6. 作为一种应急措施,穿刺针留置时间不宜过长,一般不超过24小时,待呼吸困难缓解后,应尽快进行常规气管切开术。

7. 注射药物时嘱患者勿吞咽或咳嗽,如需较长时间内反复或定时滴药,可选用套管针。

【并发症及防治】

1. 出血 有明显凝血功能异常者应慎重,如穿刺点皮肤出血,干棉球压迫的时间可适当延长;术后咳出少量带血的分泌物,无需特殊处理,一般在1到2天内症状即消失。

2. 穿刺针阻塞 如遇血凝块或分泌物阻塞穿刺针头,可用注射器抽吸或注入空气,或用少许生理盐水冲洗,保证其通畅。

3. 食管穿孔 如穿刺时用力过猛或穿刺过深,可穿破食管,形成食管-气管瘘。

【提问要点】

1. 环甲膜穿刺的目的?

2. 环甲膜穿刺的适应证?

3. 环甲膜穿刺的注意事项?

(刘少峰)

第五节　气管切开术

气管切开术(tracheotomy)主要应用于抢救喉阻塞、呼吸机能失常或下呼吸道分泌物潴留所致呼吸困难的患者,是通过切开颈段气管前壁、插入气管套管,临时或永久性开放气道的一种手术。气管切开术是临床最常用的急救手术之一,最初仅用于解除喉阻塞引起的呼吸困难,目前其适用范围已扩展为上气道阻塞、机械通气支持和辅助头颈及胸部手术。气管切开术包括常规气管切开术、紧急气管切开术、环甲膜切开术、快速气管切开术及经皮扩张气管切开术等,本节重点讨论常规气管切开术。

【适应证】

1. 喉阻塞 任何原因引起的3～4度喉阻塞,尤其是病因不能很快解除者,如:喉水肿、上呼吸道烧伤、严重颌面、颈部外伤以及上呼吸道外伤伴软组织肿胀等。

2. 下呼吸道分泌物阻塞 如严重的颅脑外伤、多发性神经炎、呼吸道烧伤及其他原因造成昏迷及重大胸、腹部手术后的患者,咳嗽和排痰功能减退,导致呼吸道分泌物黏稠潴留,使下呼吸道阻塞和肺不张等。

3. 咽部阻塞而有呼吸困难　如咽部巨大肿瘤、脓肿或重度阻塞性睡眠呼吸暂停低通气综合征患者。

4. 预防性气管切开　如颌面部、口腔、咽和喉部手术时,便于麻醉管理,防止血液流入下呼吸道或术后局部肿胀影响呼吸者。

5. 需长时间辅助呼吸　如肺功能不全、重症肌无力或呼吸肌麻痹等所致的呼吸功能减退或衰竭,需要机械通气者;气管插管留置时间超过 72 小时,仍然需呼吸机进行机械通气治疗者。

【急救步骤】

1. 体位　一般取仰卧位,头后仰,垫肩,使下颌、喉结及胸骨上切迹成一直线,保持正中位。如垫肩后呼吸困难加重或患者不能耐受,可等切开皮肤、分离颈前组织接近气管后再垫肩使头后仰。若严重呼吸困难或颈椎骨折,患者无法仰卧,则可在平卧位、半卧位或坐位进行手术。

2. 消毒　按外科方法消毒颈部皮肤,病情危急时可不予消毒而立即作紧急气管切开。

3. 麻醉　一般用局麻。1%利多卡因或 1%普鲁卡因(含 0.01%肾上腺素)于颈前中线相当于皮肤切口的位置,作皮下及筋膜下浸润麻醉,气管两侧也可注射少量局麻药。紧急情况或昏迷患者,可不用麻醉;对于高危气管切开患者可采用全麻,经气管内插管后再手术。

4. 切口　有纵、横两种切口。婴幼儿、病情严重、颈部粗短或肿胀的患者多采用纵切口。纵切口操作方便,容易暴露术野,但遗留瘢痕明显,在常规气管切开术中,纵切口已逐渐被横切口取代。纵切口:颈前正中,自环状软骨下缘至胸骨上切迹一横指处,切开皮肤、皮下组织及颈阔肌并进行分离,暴露颈前正中白线。横切口:于环状软骨下缘 2cm,沿颈前皮纹作 3～5cm 的横切口,切开皮肤、皮下组织及颈阔肌后,向上、下分离,暴露颈前正中白线约 2～3cm。

5. 分离　颈前肌层用止血钳沿颈中线作钝性分离,以拉钩将胸骨舌骨肌、胸骨甲状肌用相等力量向两侧牵拉,两侧拉钩要均等用力,勿偏向一侧,更勿将气管拉向一侧。紧急情况下,可用手术刀或电刀沿颈前正中白线直接切开至气管前壁。保持气管的正中位置,并常以手指触摸并确定气管环,以防气管被牵拉移位;如果有肿瘤或其他原因导致气管移位或解剖标志不清,位置无法辨认时,可以用带有生理盐水的注射器针沿正中或稍偏向移位的一侧进行穿刺,如有气体抽出,则可定位气管。穿刺时,要注意检查是否有血凝块或分泌物阻塞针头。

6. 暴露　甲状腺峡部位于第 2～3 环的气管环前壁,可沿其下缘稍加分离,向上牵拉,便能暴露气管,若峡部过宽或甲状腺肿大影响气管的暴露,可将其中间峡部切断,缝扎止血,以便暴露气管。气管前筋膜不宜分离过多,也可与气管前壁同时切开。

7. 确认气管　透过气管前筋膜隐约看到气管环,并可用手指摸到环形的软骨结构,充分暴露气管前壁,一般暴露第 3 气管环即可。用带有生理盐水的注射器穿刺,若有空气抽出,即可确认为气管。颈总动脉一般均较气管细且有弹性、触之较软、有搏动感,在婴幼儿尤不易与气管鉴别,故穿刺有助于这些情况的鉴别,以免在紧急时把颈侧大血管误认为气管。必要时也可先找到环状软骨,然后向下解剖,寻找并确认气管。

8. 切开气管　确定气管后,气管内注入 0.5%丁卡因或 1%利多卡因 1～2ml,可使切开气管后咳嗽反射消失。切开气管前须妥善止血、备好吸引器,以免血液被吸入气管,切开后及时吸出血液和分泌物。气管切开的位置一般以 3～4 环为宜,第 1 气管环必须保持完整,过高易损伤环状软骨导致喉狭窄,过低有损伤头臂干而导致大出血或损伤胸膜顶而出现气胸的危险。切开气管的常用方法有以下几种:①纵行直切口:于正中线 3～4 环处,用刀片自下向上切开气管环。切口的大小应根据套管直径大小的不同而选择适宜的长度,避免过大或过小。②舌瓣形切口:于第 3～4 环处,∩字形切开气管前壁,形成一个舌形气管前壁瓣。将该瓣与皮下组织缝合固定一针,以防以后气管套管脱出后,或换管时不易找到气管切开的位置,从而造成窒息。③椭圆形切除气管前壁,约相当于套管外径大小。也可根据具体情况,"T"形、"十"形切口等(图 6-5)。

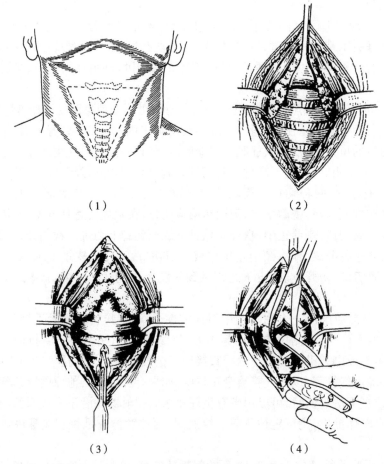

（1）　　　　　（2）

（3）　　　　　（4）

图 6-5　气管切开术操作示意图

9. 插入气管套管　用气管扩张器或弯血管钳撑开气管切口,插入已选好带管芯的套管,立即取出管芯,放入内管。若有分泌物自管口咳出,则证实套管确已插入气管。如无分泌物咳出,可用少许棉絮置于管口,看其是否随呼吸飘动,如发现套管不在气管内,应拔出套管,重新插入。

10. 固定套管　两侧系带打死结固定,松紧以可容纳一手指为宜,以防脱出。

11. 缝合切口　切口一般不予缝合,切口过长可缝合 1～2 针,但套管下方不予缝合,也不宜缝合过密,以免发生皮下气肿。在切口与套管之间垫一块剪口纱布。

【注意事项】

1. 下呼吸道占位而导致的呼吸道梗阻是气管切开的禁忌证;对于颈部皮肤感染、有明显出血倾向和凝血功能异常者应慎重。

2. 应根据患者的年龄、性别、身高以及是否使用呼吸机等具体情况选用气管套管的型号及类型。如果术后准备使用呼吸机,则需采用带气囊的套管。成年男性一般采用 10mm 管径套管,成年女性采用 9mm 管径套管,具体见表 6-1。

表 6-1　年龄与气管套管适用规格

型号	内径(mm)	长度(mm)	适用年龄
00	4.0	40	1～5 个月
0	4.5	45	1 岁
1	5.5	55	2 岁
2	6.0	66	3～5 岁
3	7.0	65	6～12 岁
4	8.0	70	13～18 岁
5	9.0	75	成年女性
6	10	80	成年男性

3. 颈前部环状软骨下缘至胸骨上窝和两侧胸锁乳突肌前缘之间的三角区域是气管切开术的安全区,此区内无重要的血管和神经。两侧的带状肌的内侧缘在颈中线借深筋膜相连,形成一宽约 2～3mm 的白色筋膜线,称为颈白线;气管切开术中沿此白线分离两侧肌肉即可暴露气管,且出血较少,也是寻找气管的手术标志之一。

4. 手术时,患者头部位置要保持正中后仰位,切口在颈中线进行,不能向两旁解剖。当分离至气管前壁时,拉钩要向外、向前拉,不要向后压,以免压迫气管。术中随时探摸气管位置,指导分离的方向和深度。当气管软骨环已切开,气管套管尚未插入时,应特别留意勿脱钩,以免增加插管的困难。

5. 气管切开位置宜在第 3～4 软骨环,如太高,易伤及第 1 软骨环,会引起喉咽部狭窄;气管切开位置如低于第 5 环,易伤及无名动脉、静脉,导致大出血。

6. 气管后壁无软骨,与食管前壁相邻。切开气管时应尽量争取在无咳嗽时进行。切开气管时刀尖刺入气管不可用力过猛,以免切入太深,刺伤气管后壁及食管前壁,造成气管食管瘘,尤其是咳嗽和喉阻塞患者用力吸气时气管后壁向前突起,更易损伤。

7. 术后注意患者呼吸情况,有无皮下气肿、气胸、纵隔气肿等,若出现并发症及时做相应处理。

8. 对于小儿、颈短肥胖、严重呼吸困难不能平卧、颈椎骨折及脱位或颈椎术后头不能后仰垫肩、多次气管切开、肿瘤侵犯颈段气管、颈部多间隙严重感染等高危气管切开患者要进行充分的评估,同时必须与麻醉师协商,尽可能先进行气管内插管;或者做好气管插管准备,若气管切开过程中出现呼吸停止或严重缺氧时及时进行气管插管。

9. 喉阻塞及下呼吸道阻塞症状解除,病情平稳后,可考虑拔管。拔管前需连续堵管24～48 小时,如患者活动及睡眠时均无呼吸困难,方可拔管。如是带气囊的气管套管,一般需先更换为金属套管,才能进行试堵管。如为纵形切口,直接用蝶形胶布拉拢粘合,然后再盖以无菌纱布覆盖即可;横行切口者,一把需要缝合2～3针。如果是长期带管者,则需在局麻下切除切口周围的肉芽或疤痕组织后,再进行缝合。

【并发症及防治】

1. 脱管　常与套管系带固定不牢、套管过短、皮下气肿或患者自行将套管拔出等有关。两侧的系带要打死结,松紧度以能伸进固定带一手指为宜。如发现脱管,应立即重新插入。

2. 出血　术后少量出血多由术中止血不彻底所致,可在套管周围填入碘仿或凡士林纱条,压迫止血;若出血较多,需立即打开伤口进行止血。

3. 皮下气肿　较为常见,气肿部位多发生于颈部,偶可延及胸及头部。主要由于气管前筋膜分离过多、皮肤缝合过紧和术后咳嗽所致。皮下气肿一般在24小时内停止发展,数日内吸收,无需特殊处理,严重者需立即拆除切口缝线。

4. 套管堵塞　常见原因是痰痂、血凝块、套管移位、肉芽等,术后要注意湿化气道、定时吸痰、定期清洗内套管。如使用不带内套管的一次性塑料气管套管,术后4天后尽早更换带有内套管的气管套管,以便及时清洗。

5. 感染　与原有病情、术后换药、咳痰及吸痰操作的污染有关。

6. 拔管困难　多因气管切开部位过高、损伤环状软骨、气管内肉芽增生、原发疾病未治愈或套管型号偏大有关。应根据不同的原因,进行相应处理。

【提问要点】

1. 气管切开的适应证?

2. 气管切开的位置及解剖学标志?

3. 气管切开注意事项?

(刘少峰)

第六节　张力性气胸的急救

张力性气胸为气管、支气管或肺损伤破口处形成活瓣,气体随每次吸气进入胸膜腔并逐渐增多,导致胸膜腔压力高于大气压,故又称为高压性气胸。此时患侧肺被压缩、纵隔显著向健侧移位、健侧肺受压、上腔静脉回流障碍,导致缺氧、呼吸循环衰竭。患者表现为气急、发绀、缺氧,重则导致神志不清、脉速、血压下降甚至窒息,多有皮下气肿,纵隔向健侧移位,纵隔气肿。张力性气胸在入院前或院内急救需迅速使用粗针头穿刺胸膜腔减压,并外接单向活瓣装置。进一步处理应安置闭式胸腔引流。张力性气胸是胸外科的危急重症,及时正确的急救为后续的治疗赢得抢救时间。

【急救步骤】

1. 急救前准备　准备物品:12或16号粗消毒针头,无菌手套1副,弯止血钳1把、0号丝线1根,胶布1卷,5ml一次性无菌注射器1副,换药包1个。75%乙醇或碘附消毒液,2%利多卡因5ml。患者有条件时应吸氧,监护仪测量生命体征(心率、血压、氧饱和度),建立静脉通道。向患者及受委托人交代病情,简要说明操作过程,告知需要配合的事项。术者戴好帽子、口罩,洗手。

2. 体位　患者取仰卧位,完全暴露患侧胸壁。不能平卧时取坐位。

3. 穿刺点选择　通常选择第2肋间锁骨中线处,做好标记。

4. 消毒 打开换药包,换药碗内放消毒棉球,倒入消毒液适量,术者戴手套,消毒棉球以穿刺标记为中心点由内向外圆形扩展消毒 3 次,直径＞20cm,注意每次重复时的范围要略小于前一次的消毒范围。

5. 麻醉 助手核对并锯开麻醉药瓶,术者用注射器抽取 2％利多卡因溶液,注意针头不要碰到药瓶的外口壁。在穿刺标记中心处用 2％利多卡因局部浸润麻醉皮肤,形成 1 个皮丘,再次确认肋间隙部位,针头垂直皮肤,注射器缓慢推液沿(肋骨上缘)向深层穿刺,直至胸膜,逐层浸润麻醉各层组织。注射器带负压沿下位肋骨上缘缓缓刺入胸腔,此时注射器内有高压气体抽出,退出针头。

6. 穿刺 将 12 号或 16 号针头沿原麻醉通道刺入胸腔内,此时胸腔内高压气体自针头排出,以弯止血钳贴胸壁夹住针头,以胶布将止血钳固定于胸壁上,将无菌手套一手指末端剪一小孔,剪下此指节将其以丝线绑在粗针头末端。

7. 后续治疗 当患者到达有条件的医疗机构后,应及时给予胸腔闭式引流术,甚至剖胸手术治疗。

【注意事项】

1. 事先了解病情,如现场急救物品不全,应因地制宜将消毒针头刺入胸内,及时减轻患者危急状况,并及时转运为后续治疗争取抢救时间。

2. 穿刺时,针头要紧贴肋骨上缘。急救后持续观察患者病情变化。注意在转运过程中针头移位脱出、引流不畅等情况发生。

【提问要点】

1. 张力性气胸的急救步骤?
2. 张力性气胸急救的注意事项?

(丁伯应)

第七节 胸腔闭式引流术

胸腔闭式引流术是胸外科常见的急救和治疗方法,及时正确的胸腔闭式引流术是胸外伤和胸外科疾病治疗的基础。胸腔闭式引流的目的是及时引流胸腔内积气、积液,促使肺复张,恢复胸腔内负压状态。

【适应证】

1. 中、大量气胸,血气胸。
2. 血胸(中等量以上)、乳糜胸。
3. 大量胸腔积液或持续胸腔积液。
4. 急性或慢性脓胸。
5. 开胸手术或胸腔镜手术后。
6. 需使用机械通气的气胸或血气胸者。

【急救步骤】

1. 急救前准备 准备胸腔闭式引流手术包 1 个,引流装置 1 个(包括水封瓶与下胸管),引流管 1 根(气胸选择 24～28F 引流管,胸腔积液选择 28～32F 引流管,脓胸选择 32～36F 引流管);消毒用品;2％利多卡因 10ml。患者吸氧,监护仪测量生命体征(心率、血压、氧饱和度),建立静脉通道。向患者及委托人交代病情及解释胸腔闭式引流的必要性,说明操作过程,告知需要配合的事项。告知患者或受委托人手术可能发生的风险,签署知情同意书。术者戴好帽子、口罩,洗手,助手协助患者体位摆放。

2. 体位　患者取斜坡仰卧位,双手抱头。暴露术侧胸壁,胸部下方垫一次性看护垫以免术中伤口流血或胸内积液流出污染床单。

3. 切口选择　通常单纯气胸引流切口可选在第 2 肋间锁骨中线处;胸腔积液引流切口选在第 6~7 肋间腋中线附近;对局限性或包裹性胸腔积液患者需借助超声检查定位。切口选在下一肋骨之上缘,平行肋骨走向,长度约 1~2cm,切口长度依据引流管粗细而定。在拟选择的切口部位以消毒棉签尾部压迫皮肤留下压痕作为标记。

4. 消毒铺巾　打开换药包及胸腔闭式引流手术包,查看消毒日期。换药碗内放消毒棉球,倒入消毒液适量,术者戴手套,镊子夹消毒棉球以切口标记为中心点由内向外圆形扩展消毒 3 次,直径>20cm,注意每次重复时的范围要略小于前一次的消毒范围,检查包内器械物品,取出洞巾,铺单。助手打开胸腔闭式引流装置,水封瓶内倒入 500ml 生理盐水并在瓶内液平面处作标记或记下刻度,连接好水封瓶与下胸管。

5. 麻醉　助手核对并锯开麻醉药瓶,术者用注射器抽取 2% 利多卡因溶液,注意针头不要碰到药瓶的外口壁。在切口标记中心处用 2% 利多卡因局部浸润麻醉皮肤,形成 1 个皮丘,并沿切口方向,注射形成一个 2cm 长局部皮肤麻醉区域。再次确认肋间隙部位,针头垂直皮肤,注射器缓慢推液沿肋骨上缘向深层穿刺,直至胸膜,逐层浸润麻醉各层组织;麻醉进针过程中间断负压回抽,如有鲜血吸出且估计针头未进入胸腔内,则提示损伤血管可能,应退针,更换穿刺方向再行麻醉。注射器带负压沿下位肋骨上缘缓缓刺入胸腔,如有积液引出,即将所抽少量液体推入胸腔内,缓慢退针至胸膜处(此时回抽注射器无液体引出),边注药边进针,缓慢注药充分浸润胸膜,针头再次进入胸腔抽出液体提示置管部位无误;如针头进入胸腔内抽出气体,则缓慢退针至胸膜处(此时回抽注射器无气体引出),边注药边进针,缓慢注药充分浸润胸膜。

6. 切开　沿皮肤麻醉区域作 1~2cm 的皮肤切口达皮下组织,以两把止血钳,交替钝性分开胸壁各层肌肉,沿肋骨上缘分离肋间肌,直至胸膜。术者左手用纱布轻压伤口(避免液体喷出污染术者及床单),右手用止血钳刺破壁层胸膜(有明显突破感),进入胸膜腔,此时切口中可有液体溢出或气体喷出。

7. 置管　用止血钳撑开、扩大创口,将引流管前端剪两个侧孔,顶端剪成 45° 斜面,一把血管钳钳夹于引流管拟置入胸壁内刻度处,另一把血管钳夹住引流管前端沿原胸壁创口将引流管送入胸腔,胸壁厚或肋间隙较窄置管困难时可以在创口内左右前后移动及旋转血管钳前端寻找原创口通道,引流管进入胸内至预定刻度处,远端以接头连接下胸管及引流瓶,松开血管钳,在患者咳嗽时引流瓶内气泡溢出或引流管内有积液外流,说明胸管确实在胸腔内。血管钳退出胸腔,观察水柱波动是否良好,调整引流管的位置,一般其末端侧孔应进入胸腔内 2~3cm,引流瓶应置于低位或地面上(图 6-6)。

8. 固定　引流管用带针丝线在引流管两侧各

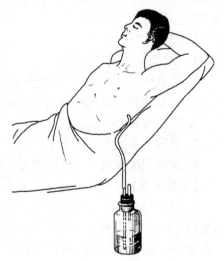

图 6-6　胸腔闭式引流

缝一针,打结缝合皮肤并固定引流管,伤口局部消毒,管周以无菌开口纱布覆盖,胶布固定。

9. 套管针穿刺置管 打开套管针穿刺置管包,内有套管针,一般为20F,金属针芯直接插在引流管内,消毒铺巾麻醉后,在所选择置管部位作皮肤切口,用针芯将引流管插入胸腔至预定刻度后,拔出针芯,引流管就留在了胸腔内,连接下胸管建立闭式引流,观察引流通畅后固定胸管。置管时注意不能用力过猛损伤胸内脏器。

【注意事项】

1. 事先了解病情,危重患者要与家属沟通,必要时送患者进手术室置管,如有病情变化便于抢救并可及时手术。熟悉和了解胸腔闭式引流包内的物品及其他物品。

2. 术中动作轻柔,胸壁各层次麻醉要充分,特别是壁层胸膜,不然患者会因伤口疼痛不配合手术或出现胸膜反应。置管后需观察患者有无气促、胸痛、头晕、心悸、咳泡沫样痰。检查有无面色苍白、血压下降,注意听诊患侧呼吸音以判断肺复张情况。

3. 对于肺压缩严重且萎陷时间长者,为防止发生复张后肺水肿,胸管引流速度不能过快,如量多则需钳夹引流管控制引流速度,短时间引流液体量应小于1000ml。

4. 局部麻醉后应先作胸膜腔穿刺,抽出气体、液体以后再切开皮肤、放置引流管。分离肋间组织时,血管钳要紧贴肋骨上缘。胸膜腔内的引流管长度应控制在5cm左右,末端侧孔应至少进入胸腔内2cm左右。

5. 保持引流管通畅,帮助患者变换体位,经常挤捏引流管,不要使之受压、扭曲。每日记录引流量。定期胸部X线检查,了解引流管位置、肺复张情况。

6. 如患者胸腔积液病因不明,则取引流液作常规检验、生化检查、细菌培养及药物敏感度试验。

【并发症及防治】

1. 出血 多由于切口位置靠近肋骨下缘术中损伤肋间血管导致,少数由于胸内粘连带断裂所致出血。如切口位置过低可损伤膈肌血管或膈下器官导致出血。如引起活动性出血,需要输血、输液、甚至手术止血。

2. 胸膜反应 如壁层胸膜麻醉不充分,置管过程中或置管后可出现头晕、胸闷、心悸、出冷汗、面色苍白、血压下降。应立即停止操作,平卧,吸氧,皮下注射0.1%肾上腺素0.3~0.5ml,给予监护。

3. 复张性肺水肿 对于肺压缩严重且萎陷时间长者,短时大量排出积液积气后,受压肺泡快速复张可引起复张性肺水肿,患者突然出现气促,咳泡沫样痰。故置管后排放积液积气速度不能过快,应交替关闭、开放引流管,限制液体入量,发生复张性肺水肿时给予强心、利尿,应用小剂量激素治疗。

4. 引流不畅 插管过深或过浅或固定不牢致引流管移位;胸管被血凝块、纤维素条索堵塞;引流管连接不牢,大量漏气。上述均可造成引流不畅,需寻找原因并及时处理。

5. 肺不张 对于肺受压时间过长、实变;支气管内分泌物黏稠不易排出;胸管引流不畅或肺严重漏气者可能出现复张欠佳,需纤维支气管镜吸痰,调整胸管或进一步手术。

6. 腹腔脏器损伤 置管部位过低,有损伤腹腔脏器的危险,故尽量在第7肋间以上置管,置管时血管钳不能插入胸腔过深。

【提问要点】

1. 胸腔闭式引流术的适应证和禁忌证?

2. 胸腔闭式引流术的注意事项?

（丁伯应）

第八节　耻骨上膀胱穿刺造瘘术

膀胱造瘘术（cystostomy）的常用方法有开放性耻骨上膀胱造瘘术和耻骨上膀胱穿刺造瘘术，用以暂时性或永久性尿流改道。开放性耻骨上膀胱造瘘术因创伤大、出血多、恢复慢、切口易感染等缺点不易被患者接受。耻骨上膀胱穿刺造瘘术因创伤小、并发症少、操作简便、可在急诊室或一般条件下施行等优点而逐渐替代开放手术。耻骨上膀胱穿刺造瘘术是指用膀胱穿刺套管器械做耻骨上膀胱穿刺后，经穿刺通道置入导管引流尿液的方法。

【适应证】

1. 膀胱尿液需要引流但导尿失败，如前列腺增生症、尿道狭窄、尿道结石等梗阻原因引起膀胱排空障碍所致之尿潴留。

2. 泌尿道手术，如尿道整形手术。

3. 阴茎和尿道损伤、尿道狭窄导致急性尿潴留。

4. 经尿道前列腺电切除时，用以冲洗和减压。

5. 化脓性前列腺炎、尿道炎、尿道周围脓肿。

6. 不适合长期留置尿管者，如神经源性膀胱功能障碍及恶性肿瘤等原因所导致的急慢性尿潴留。

7. 需长期置管引流尿液的患者，耻骨上膀胱穿刺造瘘术在并发症发生率和患者舒适度方面均优于经尿道插管术。

【急救步骤】

1. 术前沟通　术前应向患者或受委托人做必要的解释，消除心理压力，便于施行穿刺。

2. 体位与穿刺点选择　患者取仰卧位，术者一般立于患者左侧。常规消毒、铺单，腹部叩诊确定充盈膀胱的位置，取前正中线耻骨联合上方两横指为穿刺点（婴幼儿选耻骨联合上方 1cm 处）。

3. 局麻与试穿刺　2%利多卡因经穿刺点向下逐层麻醉，穿刺点垂直穿刺直至回抽出尿液。

4. 穿刺　尖刀片切开穿刺点皮肤约 1cm，穿刺套件垂直向下均匀持续用力，明显突破感后见尿液流出，如穿刺器械是一次性穿刺套件可抽出针芯直接留置；如是普通金属穿刺套件可拔出针芯插入气囊导尿管，气囊注水固定（图 6-7）。

5. 固定　皮肤缝线再次固定引流管，接尿袋。

【注意事项】

1. 由于出血时可利用尿管来冲洗膀胱，故术前留置导尿者，在膀胱穿刺造瘘后不应立即拔除导尿管，而应等患者病情好转后再拔尿管。

2. 要注意调节好穿刺造瘘后膀胱内造瘘管的长度。造瘘管在膀胱内保留长度过短可导致引流不畅，特别是大容量膀胱。另一方面，如果膀胱造瘘管末端侧孔过多，侧孔不在膀胱内时将导致尿外渗。而造瘘管在膀胱内如果保留长度过长，导管刺激膀胱又将给患者产生明显不适症状。一般建议膀胱造瘘管在膀胱内的长度为 4～5cm 较合适。估算方法是麻醉注射器针头垂直穿刺膀胱回吸到尿液的深度加 4～5cm 即可，也可以在造瘘时通过比较导

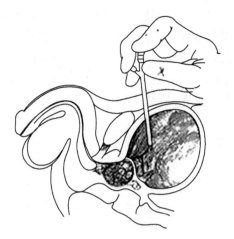

图 6-7　耻骨上膀胱穿刺

尿管的长度来确定造瘘尿管的位置,调整好长度后应妥善固定造瘘管,防止滑脱。

3. 膀胱造瘘瘘道一般在穿刺后 10 天左右开始形成,如必须更换造瘘管应在造瘘 10 天后操作。造瘘管不慎滑脱一般难以重新置入,常需再次穿刺甚至手术造瘘。要注意保持膀胱造瘘口清洁干燥,及时更换膀胱造瘘口的无菌敷料,避免局部感染。

4. 全身出血性疾病、尿路上皮肿瘤、既往下腹部手术史的患者慎行膀胱穿刺造瘘术。由于腹部术后内部结构常已发生改变,加上瘢痕的形成,易造成穿刺造瘘困难以及腹腔内脏器的损伤,此时可开放造瘘或经正中线侧方穿刺。应注意避免腹壁下血管的损伤。直肠癌术后的患者,由于膀胱后方呈空虚状态,穿刺时膀胱容易移动,穿刺针难以进入膀胱,此时可行开放造瘘手术。对于尿路上皮肿瘤的血尿患者,由于肿瘤细胞极易脱落造成造瘘创面种植和转移、穿刺可能损伤膀胱瘤体导致大出血,如果血凝块急性梗阻导致尿潴留,一般不建议膀胱穿刺造瘘,而应经尿道通过金属导尿管或多孔硅胶尿管进行膀胱冲洗、清除血块、留置三腔尿管。上述特殊情况下如果必须行耻骨上膀胱穿刺造瘘,可以在 B 超定位监测下进行穿刺,避免造瘘导致的副损伤和大出血。

5. 永久性造瘘需定期冲洗膀胱和更换造瘘管以防感染和形成结石,并需定时放尿,防止膀胱挛缩。注意定期更换引流袋及引流管,一般可每 2 天左右更换引流袋、每月更换引流管。

6. 引流袋一定要低于膀胱水平,以防止尿液回流入膀胱造成感染。

7. 鼓励患者多饮水,以防止产生膀胱结石。如发生导管梗阻应到医院请医师处理。高危患者或膀胱内感染严重的患者应及时冲洗膀胱。

【并发症及防治】

1. 脏器损伤　穿刺前需确认膀胱是否充盈,以免损伤腹部脏器,必要时可行床边 B 超检查。一般情况下膀胱为腹膜间位器官,腹膜覆盖膀胱顶部,膀胱完全充盈后腹膜发生移位、离开膀胱顶部,膀胱前壁得以充分暴露,膀胱穿刺针可直接刺入膀胱。但有少数患者个体结构差异,膀胱高度充盈后仍有腹膜覆盖膀胱,肠管亦可能位于其间,此时穿刺极易造成肠管损伤。前列腺增生患者膀胱多有继发性改变,膀胱壁增厚、小梁增生,膀胱壁血管增生,穿刺损伤膀胱容易导致明显出血甚至血肿形成。部分患者前列腺中叶或侧叶增生突入膀胱腔内,穿刺时可能损伤前列腺导致大出血。下列措施可有助于防止脏器损伤:①麻醉时试穿刺,麻醉注射器针头应垂直穿刺膀胱,回吸尿液以证实穿刺点下方是膀胱并指导穿刺深度。②选择正确的穿刺部位和穿刺方向。如果穿刺部位靠近耻骨或偏向前列腺,穿刺针容易损伤阴茎背深静脉复合体和前列腺组织,引起大出血;如果穿刺部位偏向腹腔,则容易损伤腹膜及肠管。如果穿刺部位正确,但非垂直膀胱壁进行穿刺,穿刺角度不正确也可能会造成上述类似并发症。③超声引导下穿刺,既往下腹部手术患者或麻醉注射器针头回抽不到尿液者可选择超声引导下穿刺。

2. 继发性膀胱出血　因膀胱过度充盈后突然减压可造成继发性膀胱出血,故穿刺造瘘后应缓慢分次排尿。第 1 次排尿约在 300ml 左右,隔一段时间等膀胱已经适应了压力的降低以后,再进行第 2 次排尿,避免快速排空膀胱。但分次间隔时间不可过长,否则膀胱内大量尿液容易外渗。也可在穿刺后置入 Foley 导尿管,通过向腹壁牵拉导尿管气囊来防止尿外渗。

3. 其他　多数情况下的耻骨上膀胱穿刺造瘘术并发症可以通过良好的术前准备和及时的术后处理得以避免。糖尿病患者行膀胱造瘘前一般要求控制好血糖(维持在 8mmol/L 左右),这样可减少术后感染的机会,使造瘘口容易愈合。中重度血小板减少患者应在药物升血小板治疗或输血小板治疗后安排膀胱穿刺造瘘,以避免术后继发性出血。急诊进行耻骨上膀胱穿刺造瘘的患者,术后应密切观察膀胱造瘘管是否通畅、引流尿量、尿色、造瘘口周围情况、腹部有无阳性症状及体征,同时应密切观察患者的生命体征。如果造瘘引流管持续引流出血尿,血凝块反复堵塞造瘘管,甚至血压下降都提示有活动性出血,必须积极输血补液对症支持治疗,必要时及时手术探查。

【提问要点】

1. 耻骨上膀胱穿刺造瘘术的适应证?

2. 耻骨上膀胱穿刺造瘘术的注意事项?

3. 耻骨上膀胱穿刺造瘘术如何避免副损伤?

(黄后宝)

第九节　常见颅脑损伤的急救

颅脑损伤(craniocerebral injury)是头颅和脑在受到暴力打击后所产生的损伤。可能系直接受到损伤,也可常系继发于一些损伤后(如颅内血肿、脑水肿和脑肿胀)所产生的颅内压增高而造成的进一步损伤,严重者可导致脑疝形成而产生不良后果甚至死亡。颅脑损伤在各类损伤中占有重要地位。由于受到损伤原因不同、发生损伤时受伤机制不同可出现不同程度的损伤表现,因而在急救上也有不同的要求和原则。现介绍几种常见的颅脑损伤的急救步骤。

一、头皮损伤的处理

头皮损伤(scalp injury)系由外力直接造成,钝器常致头皮挫伤、不规则裂伤伤口,锐器大多会造成整齐伤口的裂伤;抓扯头发、打击头部或使头部着地可致头皮血肿;暴力扯拉头皮可致头皮撕脱。掌握其急救处理措施目的是使不同的头皮损伤得到有效处理,减少并发症的发生。

【急救步骤】

1. 重点询问受伤原因、暴力大小、受伤时间及伤后症状,快速检查受伤头部头皮受损状态,作出头皮损伤类型的诊断,根据头皮损伤类型的不同给予相应的救治措施。

2. 不同类型的头皮损伤具体处理措施如下

(1)表层擦伤:受伤后头皮仅为表层擦伤,应予以剪除局部的毛发后进行清洁创面,在消毒后保持创面干燥或抗生素软膏涂于局部,无菌敷料覆盖包扎。也可在创面清洁消毒后局部涂红汞。

(2)头皮血肿:血肿较小者局部冷敷或加压包扎,超过24小时可予以热敷以促进吸收;对较大血肿者在一周后仍不能吸收时可行无菌下穿刺抽吸后加压包扎;对巨大头皮血肿或帽状腱膜下血肿、反复穿刺抽吸后复发者可在无菌下行头皮下或帽状腱膜下放置引流管行负压引流。

(3)头皮裂伤:根据伤后伤口出血情况不同在处理上也不同。若伤后伤口出血不大,应先剪除局部毛发,再清洗清洁伤口,之后按清创缝合术的要求进行伤口的缝合。若裂伤的伤口有活动性大出血,应迅速取无菌血管钳钳夹出血点,再剪除局部毛发,然后清洗清洁伤口再按清创缝合术要求缝合伤口。缝合后需注射破伤风抗毒素。

(4)头皮撕脱:此类损伤多数是由于暴力拉扯头皮致使大片头皮自帽状腱膜下层甚至会同额肌、颞肌一同撕脱,因而创面出血多、易感染。需快速予以处理,包括在现场用大块无菌棉垫、纱布压迫创面,加压包扎,对并发疼痛性休克可给予镇痛处理,对撕脱的头皮在无菌、无水、低温密封下保存并随同伤者一同转运至有条件处置的医院。

头皮撕脱伤的处理应针对撕脱皮瓣损伤的程度不同采用不同的处理措施:

1)损伤的头皮瓣未完全脱离且有血液供应者,可予以剪去挫伤严重的组织后进行细致清创后再缝合,皮下放置引流条,再适当加压包扎。

2)皮瓣完全脱离但挫伤不严重者,可将皮瓣清洁处理后进行皮肤小血管吻合术,再缝合头皮;若无条件行血管吻合术,也可将撕脱的头皮切成中厚皮片置于颅骨骨膜上缝合,加压包扎。

3)撕脱的头皮若挫伤严重、有明显污染且无法被利用,但颅骨骨膜完整者,可进行皮瓣转移手术;若不能行转移皮瓣者应取大腿部位的中厚皮瓣作游离植皮。

4)头皮撕脱处骨膜已明显破坏,颅骨外露而撕脱的头皮又不能利用者,应先行局部筋膜转移再植皮;也可颅骨多处钻孔至颅骨的板障层,等待钻孔处长出肉芽后再植皮。

5)伤后过久,创面已有感染者或以上处理后失败者,应予以创面换药处理待肉芽组织形成后再行邮票状植皮。

【注意事项】

1. 额部头皮擦伤者,在创面清洁后禁用红汞或甲紫(龙胆紫)涂抹。

2. 在清洁伤口时要彻底清除伤口内污染物、毛发等异物,对伴有的挫伤组织不要剪除过多,以免影响伤口的缝合。

3. 受伤的伤口只要在伤后24小时内都可以进行清创缝合;若伤已超过24小时但伤口无感染征象仍可进行彻底清创后再缝合;若伤口已感染,则只能行伤口内放置引流条换药处理,待伤口肉芽新鲜后若需缝合者二期缝合。

4. 多次穿刺后复发的头皮血肿者,要考虑是否合并全身出血性疾病,应做相应的检查。

5. 儿童巨大的头皮血肿或帽状腱膜下血肿在处理时,应先收住院观察,应注意有无严重贫血或血容量不足,及时给予输血治疗。

6. 因头皮静脉可经导静脉与颅内静脉相通,头皮的感染也可波及颅内,故要重视对头皮感染的防治。

7. 头皮撕脱伤者在经急诊处置后,应住院或转送有条件的医院。

【并发症及防治】

1. 头皮及皮下感染　有感染的头皮伤口应及时换药,皮下脓肿形成者要切开引流且换药。

2. 头皮坏死　早期给予生理盐水或酒精纱布湿敷及换药;一旦坏死组织痂形成需予以切除,并换药至肉芽组织生长良好,再考虑行植皮手术。

二、颅底骨折合并出血的急救

颅底骨折(skull base fracture)大多数因颅盖骨骨折延伸颅底所致,也有部分因着力部位于颅底水平的外伤或头部挤压伤造成。颅底骨折分为颅前窝骨折、颅中窝骨折和颅后窝骨折。各部位骨折都可造成出血经鼻腔、口腔、外耳道流出,大部分在伤后立即发生,也有少数发生在亚急性期。掌握其急救措施的目的是控制颅底骨折引起的出血。

【适应证】

颅底骨折造成出血患者。

【急救步骤】

1. 问诊及出血部位的判断　重点询问伤后发生出血的部位,结合检查有无颅神经的损伤,来判断系何种类型的颅底骨折造成的出血。一般情况下,颅前窝骨折造成鼻腔出血;颅中窝骨折造成外耳道出血,但也可有经蝶窦流入上鼻道造成鼻出血,若出血汹涌可引起口腔出血;颅后窝骨折尤其斜坡骨折造成咽后壁血肿,黏膜破溃而致口腔出血。对伴有球结膜充血或外翻者需用听诊器进行颅骨听诊有无血管杂音存在,以初步判断是否并发颈内动脉海绵窦瘘。

2. 生命体征的监测及处理　若血压正常,出血量不大者先给予开放静脉通道输注止血药物,并密切观察;若血压低在排除全身其他脏器损伤时应立即予以输血治疗。

3. 呼吸道的管理　将患者头偏向一侧,及时清除口腔内血块,保持呼吸道通畅。对出血造成的呼吸道阻塞者,在清除口腔、呼吸道的血块后即行气管插管,条件允许时立即行气管切开术,以保持呼吸道通畅,防止窒息的发生。

4. 出血的处理措施　对鼻出血量较大者,应会同耳鼻咽喉科医师给予鼻腔填塞压迫止血,甚至需行后鼻孔填塞止血。对出血汹涌者,除大量输血治疗及以上的措施外,应立即压迫颈动脉,一般压迫受伤侧,以减少血流量。对有条件行血管造影及能进行血管内栓塞治疗的医院,在病情稍稳定后即可进行血管内栓塞治疗。对无此条件的医院也可行颈外动脉结扎术,以减少出血。

【注意事项】

1. 对出血量的估判要确切。有时因颅底骨折合并脑脊液漏造成淡红色液体不停流出,易被误认为出血量较多而给予鼻腔填塞。此类情况填塞是禁忌,因其可导致颅内感染发生。

2. 出血量虽不大但出血时间较长者,应严密观察血压和血红蛋白含量的变化,必要时也需给予鼻腔填塞止血。

3. 高度怀疑存在颅底骨折合并颈内动脉海绵窦瘘者,在病情允许下应尽早行脑血管造影检查,一旦确诊即进行血管内栓塞治疗,这样可防止致命性出血的发生。对此类损伤患者在治疗上还应给予抗生素,以防感染的发生。

4. 临床上还有一些是因蝶鞍区骨折、岩骨尖骨折可能刺破颈内动脉,斜坡骨折损伤椎基底动脉造成汹涌出血,甚至来不及抢救即死亡。因此,在临床上要重视此类损伤患者伤情的准确判断,及早救治。

【并发症及防治】

1. 颈内动脉海绵窦瘘　在早期可采用 Mata 氏试验,即压迫患侧颈部的颈总动脉,每次15~30 分钟,每日 4~6 次。也可尽早行脑血管造影,一旦明确诊断,及时行脑血管内介入栓塞治疗。

2. 脑脊液漏　对清醒患者可取半卧位或头高位;要保持鼻腔、外耳道清洁,禁忌给予堵塞或冲洗,也禁忌行腰椎穿刺;要应用抗生素预防和控制感染,且使用抗生素治疗至少 2 周;对在 1 个月以上仍不能愈合者,应进行手术修补。

三、原发性脑损伤的急救

急性闭合性颅脑损伤(acute closed craniocerebral injury)中的脑损伤至关重要,分为原发性和继发性两种,其中原发性脑损伤(primary cerbral injury)包括脑震荡、脑挫裂伤以及弥漫性脑轴索性损伤等。临床上常采用的格拉斯哥昏迷计分(Glasgow coma scale,GCS)评分方法进行意识状况及伤情评估,根据此评分方法将颅脑损伤分为轻型、中型和重型,其中,伤后昏迷时间在 20 分钟内,GCS 评分为 13~15 分属轻型;伤后昏迷时间在 20 分钟至 6 小时,GCS 评分为 9~12 分属中型;伤后昏迷超过 6 小时或在 24 小时内意识状况恶化再昏迷 6 小时以上者,GCS 评分为 3~8 分属重型。了解或掌握急救有关步骤的目的就是能够及时准确判断原发性脑损伤的程度,采取合理的措施改善转归。

【急救步骤】

1. 快速问诊、体格检查及意识状况判断　接诊后重点询问患者受伤的原因、受伤的时间、受伤时暴力大小和着力部位以及伤后的表现,有无癫痫病史及各种出血性疾病的病史。重点有序地进行相关的体格检查、神经系统检查及生命体征的观察。检查瞳孔大小及对光反射,检查肢体的活动状况和有关的神经反射,判断肌力和肌张力状况,按 GCS 昏迷计分方法评分,对伤者的意识状况及伤情进行判断。

2. 辅助检查　选择有效合理的辅助检查,进一步明确诊断;目前颅脑 CT 扫描在颅脑创伤的检查中作为首选检查项目。

3. 病情观察及处理

(1)颅脑 CT 扫描无脑损伤影像表现者:若患者意识清醒,无头痛、恶心、呕吐等症状且GCS 评分为 13~15 分,可随访观察;若患者症状明显如反复呕吐、头痛,应留院观察及对症治疗,必要时复查颅脑 CT 扫描,一旦发现脑损伤的影像表现,则应住院进一步处理。若患者意识非清醒,应住院密切观察意识的变化,动态颅脑 CT 扫描以了解有无脑损伤的影像改变。

(2)颅脑 CT 扫描有脑挫裂伤影像表现者:无论有无意识障碍应住院治疗,入院后密切观察生命体征、意识状态及瞳孔的变化,进行动态颅脑 CT 扫描观察脑损伤的变化,依据病情变化程度不同而予以不同的处理。

(3)对伤后持续昏迷或伤后出现再昏迷,GCS 昏迷计分评分较低的严重颅脑损伤患者,应入住重症监护室(ICU)或神经外科重症监护病房(NICU)进行处理。

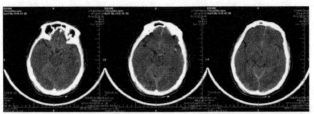

图6-8-1 患者受伤后1小时行CT检查示双侧枕叶脑挫裂伤表现

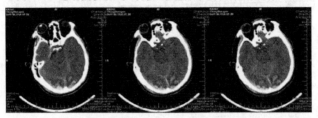

图6-8-2 患者伤后6小时反复呕吐、嗜睡,复查颅脑CT提示双侧
枕叶脑挫裂伤且合并出血,右额叶脑内血肿

图 6-8 颅脑 CT 动态扫描

(4)重型颅脑损伤者应保持呼吸道通畅,充分给氧;昏迷患者若短期内不能清醒者应尽早给予行气管切开术,以利于呼吸道的管理。

(5)积极防治脑水肿,常用的脱水药物有 20% 甘露醇、呋塞米、甘油果糖以及人血白蛋白、血浆等。

(6)脑损伤后产生的颅内压增高采用脱水降颅内压仍不能有效控制,甚至出现脑疝形成者应及时给予外科手术干预。

(7)要合理给患者使用脑保护剂、促苏醒药物以及营养支持治疗。

【注意事项】

1. 脑震荡的诊断及处理 出现一过性意识障碍且清醒后存在逆行性遗忘者,方能诊断为脑震荡;脑震荡一般无需特别治疗,卧床休息几日即可,可酌情对症处理,如镇痛等。要做好心理治疗,消除恐惧心理,大多数患者在 2 周左右即可恢复。

2. 脱水剂应用的注意事项 在降颅内压使用脱水药物时要考虑到患者的年龄和自身肾功能状态。常用的 20% 甘露醇有对肾小管损害的副作用,且这一副作用常与使用剂量有关,同时甘露醇可增加血容量。故对老年患者、有肾功能不全者应慎用,可应用呋塞米、甘油果糖等,也可应用增加血浆胶体渗透压的制剂,如人血白蛋白、血浆等。

3. 去骨瓣减压术注意事项 对单纯脑挫裂伤或继发脑肿胀导致脑疝形成者,可单纯给予去颅骨瓣减压手术,对脑挫裂伤伴有脑内血肿者,应采取清除挫伤碎化的脑组织及脑内血肿行内减压;再根据脑水肿情况及手术中脑压状况决定是否需行去颅骨瓣减压。

4. 躁动的观察及处理 要重视对"躁动"症状的观察,躁动发生在颅脑损伤早期往往是病情恶化的先兆。大多是因原有的损伤灶出血范围扩大,致颅内血肿形成造成颅内压增高所致;也可能因意识障碍出现尿潴留、合并其他部位损伤产生疼痛等。因此必须先查明造成躁动的原因后,方可适量使用镇静药物处理,否则会延误诊治造成严重后果。

5. 癫痫的处理 对癫痫发作者要及时处理,癫痫发作会进一步促进脑缺氧,加剧脑水肿的形成和发展,甚至可致脑疝形成。故应采取紧急措施给予控制。

6. 高热的处理 对高热患者也应重视,高热可使代谢率增高,加剧脑缺氧和脑水肿,尤其体温在 39℃ 以上时,必须采取紧急降温措施降低体温,必要时可给予亚低温治疗。

【并发症及防治】

1. 肺部感染 颅脑损伤后因咳嗽和吞咽反射减弱,支气管黏膜-纤毛清除痰液能力下降,气道内分泌物不易排出,意识障碍患者常因此发生误吸,极易导致呼吸道感染。防治方面要求做到:①及时吸痰,清除口腔、鼻腔内分泌物,必要时尽早行气管切开术,以利于呼吸道通畅;②应用抗生素治疗,根据痰培养及药物敏感试验的结果选择有效抗生素;③对昏迷较长的患者要定期进行痰培养,及时了解肺部感染的致病病原体的变化情况,及时调整治疗方案;④此外尚需加强气道的湿化处理和化痰药物的应用。

2. 颅内感染 创伤后机体防御能力受到不同程度的影响,机体抗感染能力下降,容易继发颅内感染。治疗上,一旦出现颅内感染要及时行腰椎穿刺引流脑脊液,或腰大池放置引流管持续引流,促进脑脊液的自净作用;静脉应用易于透过血脑屏障的抗生素,必要时可通过腰椎穿刺鞘内注射抗生素。

3. 外伤性癫痫 外伤性癫痫发作的潜伏期不恒定,一旦发作意味着脑皮层受到明显刺激或压迫性损害,需要及时进行影像学检查和病因治疗。对已发作癫痫者,以药物治疗为主,一般根据癫痫发作类型首先单一药物治疗,单一药物不能控制时可联合用药。此外,患者要坚持长期服药至少 2 年以上,之后根据病情再酌情减量;对出现癫痫持续状态,应迅速静脉用药控制,同时应防止咬舌伤等意外发生。对额叶、颞叶脑挫裂伤以及脑内血肿患者无论手术与否,应预防性给予抗癫痫药物。

4. 消化道应激性溃疡 主要见于重型颅脑损伤患者,损伤丘脑下部和脑干可反射性引起胃黏膜糜烂、溃疡甚至穿孔,以及在治疗中大量使用肾上腺皮质激素所致。因此伤后早期应给予制酸剂、胃黏膜保护剂;昏迷不能进食患者早期进行肠内营养。一旦发生消化道溃疡出血,应留置鼻胃管,予以灌注药物止血,也可急诊胃镜下止血。

四、急性外伤性颅内血肿的急救

暴力致伤头部引起颅内出血,血液凝块在颅腔内积聚到一定体积产生脑组织受压,称为颅内血肿(intracranial hematoma)。根据血肿在颅腔内的解剖部位分为:硬脑膜外血肿、硬脑膜下血肿、脑内血肿、颅后窝血肿(包括硬脑膜外、硬脑膜下、小脑半球组织内的血肿)。多发性颅内血肿系在颅内同一部位或不同部位形成两种及以上的血肿;脑室内出血系出血发生在脑室系统内。按外伤后颅内血肿形成的时间分为:特急性颅内血肿、急性颅内血肿、亚急性颅内血肿、慢性颅内血肿;外伤后首次颅脑 CT 扫描未见血肿,再次复查时发现颅内血肿形成者,称为迟发性颅内血肿。本节仅重点介绍急性颅内血肿的急救。目的在于准确判断外伤后有无颅内血肿存在,并采取积极有效措施,提高急性外伤性颅内血肿患者的存活率。

【适应证】

任何外伤因素引起颅脑损伤而产生的急性颅内血肿。

【急救步骤】

1. 快速问诊、体格检查及伤情评估 由于颅内血肿患者的抢救时限性强,因此在接诊时重点询问受伤原因、时间、伤后表现及伤后院外抢救措施,迅速作生命体征的监测及神经系统的检查。在神经系统检查时应着重几点:①对意识状态的判断,常用 GCS 昏迷计分来评分,分值越低昏迷程度越深;②瞳孔的变化和锥体束征,颅内血肿达到一定体积致脑受压,脑移位发生,当出现一侧瞳孔散大,对光反射消失,对侧肢体偏瘫和病理反射阳性,则提示颞叶钩回疝的发生；当脑疝晚期时，出现双侧瞳孔散大、固定，对光反射消失。

2. 辅助检查　选择颅脑CT扫描检查，根据扫描结果可判断出血肿发生的部位、血肿的类型及估计血肿量大小。此外颅脑CT扫描还能清晰显示脑组织受压和移位状况、脑室形态的改变、脑池的显示状况以及有无脑肿胀(图6-9)。

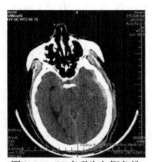
图6-9-1　CT表现为左侧急性硬膜下血肿、脑肿胀，环池、鞍上池显示不清。

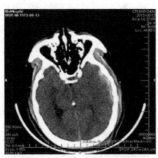
图6-9-2　CT表现为左侧硬膜下出血、左侧侧脑室显示不清

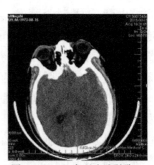
图6-9-3　CT表现为脑肿胀、左侧硬膜下出血

图6-9　急性外伤性颅内血肿

3. 病情观察与处理

(1)意识清醒患者的处理：伤后意识清醒，无明显颅内压增高症状，早期颅脑CT扫描示血肿量较少(幕上小于30ml、幕下小于10ml)，且无明显脑受压及移位者，应住院治疗并密切观察病情变化，动态颅脑CT扫描观察其血肿量有无增多；如一旦意识状态发生变化，应及时复查颅脑CT扫描，若颅内血肿量增多或脑水肿明显，脑受压或脑移位加重，应行手术治疗。

(2)意识非清醒患者的处理：①受伤后意识非清醒状态者，应住院治疗，密切观察病情变化，进行颅脑CT扫描动态观察，依据病情变化的不同决定是非手术治疗还是手术治疗。②若造成损伤的机制复杂，早期颅脑CT扫描示血肿量虽较少，但存在血肿增多的潜在可能，需收住在神经外科重症监护病房(NICU)，密切观察意识状态及瞳孔的变化，并动态颅脑CT扫描观察颅内血肿量的变化，在伤后3～6小时须复查颅脑CT扫描；此外要做好手术前准备，如剃去头发、急查血型并备血等，一旦病情变化需行手术抢救时即可进行手术。

(3)颅内血肿患者的手术治疗：凡伤后有临床体征或症状进行性加重的颅内血肿，无临床症状但颅脑CT扫描示血肿的厚度超过1.0cm的硬脑膜外血肿，颅脑CT扫描幕上血肿量在30ml、幕下在10ml以上，并且有急性颅内压增高症状和占位效应的患者都应积极采取手术治疗。

(4)颅内血肿患者的药物治疗无论手术与否治疗上都应注意维持水电解质酸碱平衡；根据有无颅内压增高症状使用脱水剂；根据有无伤口、手术与否、有无合并胸腹部脏器损伤合理选择抗生素；常规使用止血药物、能量合剂、促脑神经代谢和营养药物；昏迷者早期应用肠内营养；清醒患者也要注意对症治疗，包括止痛、镇静、止吐、抗眩晕等。

(5)昏迷患者应尽早给予气管切开术，防止低氧血症，必要时可予以呼吸机辅助通气。

(6)颅内血肿患者行手术治疗后，应依据患者术后状态决定是否需入住神经外科重症监护病房，要严密观察患者的意识、瞳孔及生命体征的变化。

【注意事项】

1. 硬膜外血肿部位及形成速度的判断　硬脑膜外血肿的出血来源主要有脑膜中动脉

和静脉及其分支、颅骨的板障血管、静脉窦、蛛网膜颗粒等的损伤。可根据颅脑 CT 扫描显示颅骨骨折部位及早期血肿形成的形态或血肿形成的时间,大致推断血肿形成的速度,而血肿形成的速度决定着患者病情。往往脑膜中动脉损伤致出血形成血肿的速度快,甚至在短时间内即造成脑疝形成;有些特殊部位静脉窦损伤致硬脑膜外血肿甚至较小的血肿如横窦区血肿,因可引起静脉回流障碍导致脑肿胀形成。因此在急救时要能够准确判断血肿形成的速度,以便有充分的准备,及时进行抢救。

2. 迟发性颅内血肿　是一单纯从颅脑 CT 扫描角度来定义的特殊分类方法,与伤后的时间长短无关联,即并非所有损伤在一定时间后必然会产生颅内血肿。

3. 颞叶钩回疝及同侧锥体束征阳性　颅内血肿引起颞叶钩回疝时,有少数患者可表现为血肿对侧瞳孔散大、光反射消失,而同侧肢体偏瘫、病理征阳性,这可能系脑受压发生后,脑组织移位时造成对侧动眼神经和大脑脚受到小脑天幕缘的挤压所致。

4. 动眼神经损伤、视神经损伤及脑疝的鉴别　临床上要注意脑疝引起的瞳孔散大与颅底骨折造成的动眼神经损伤所致瞳孔散大的鉴别。动眼神经损伤导致的瞳孔时散大患者往往无意识障碍改变,锥体束征阴性,有颅底骨折的临床表现;而脑疝患者有严重的意识障碍,锥体束征阳性。也要重视如何判断是动眼神经损伤还是视神经的损伤,若为视神经的损伤则为瞳孔散大、直接对光反射减弱或消失而间接对光反射存在;而动眼神经损伤表现为直接对光反射和间接对光反射都减弱或消失。

5. 颅脑 CT 复查指征　为得到及时诊断和治疗,对有下列情形之一者要及时复查颅脑 CT 扫描:①头部外伤后经过确切治疗意识状态无改善甚至恶化,局限性神经系统体征加重或出现局限性癫痫发作者;②给予清除颅内血肿后症状无改善或一度有好转后又恶化者;③首次颅脑 CT 扫描的影像表现不能解释临床症状和体征;④多发伤后有低血压者,首次颅脑 CT 扫描正常,待血压稳定后应给予复查颅脑 CT 扫描;⑤在清除一侧血肿后,对侧有颅骨骨折者;对额颞叶有对冲性脑挫裂伤存在者;⑥伤后早期颅脑 CT 扫描无阳性发现,一般在伤后 3～6 小时复查颅脑 CT 扫描;若有异常表现要根据患者病情发展情况动态颅脑 CT 观察;病情变化时随时复查颅脑 CT 扫描。否则,一般要根据病情选择在伤后 3 日、7 日内常规行颅脑 CT 扫描复查,以便尽早发现有无颅内血肿,及时处理。

6. 手术治疗的原则　包括:①单纯急性硬脑膜外血肿且非脑疝晚期,在血肿清除后应将骨瓣复位;若为脑疝晚期,在血肿清除后应给予行去骨瓣减压术;②单纯硬脑膜下血肿且非脑疝形成或手术中脑张力不高、脑搏动良好者,可将硬脑膜缝合后骨瓣复位;③急性硬脑膜下血肿或脑内血肿合并脑挫裂伤者,应根据手术中在血肿清除后脑张力和脑搏动的情况决定是否缝合硬脑膜、去骨瓣减压术;对已有脑疝形成应在血肿清除后给予行去骨瓣减压术,硬脑膜可应用人工硬膜减张缝合或免缝合的人工硬膜覆盖于敞开的硬脑膜外;④对双侧均有颅内血肿者,应先行有占位效应的一侧血肿清除手术;⑤对血肿清除手术后出现脑膨出时,在排除同侧脑内迟发血肿可能或邻近硬脑膜外血肿形成外,应结合手术侧的对侧有无颅骨骨折、对侧原有的血肿部位进行手术探查,或即刻行颅脑 CT 扫描,依据扫描显示的血肿部位再行手术干预;⑥对急性硬脑膜下血肿或合并脑挫裂伤、脑肿胀致脑疝形成者,行去骨瓣减压术应行标准额颞骨大骨瓣减压。

7. 缝合硬脑膜　去骨瓣减压术中需将硬脑膜缝合是因为:①防止术后硬脑膜外的渗血进入蛛网膜下腔;②减少术后大脑皮层与皮下组织的粘连;③减少术后脑脊液漏入皮下或手术切口漏;④可减少术后脑组织从切口膨出,避免脑组织切口疝形成;⑤可降低术后外伤性癫痫的发生。

【并发症及防治】

与原发性脑损伤急救章节的并发症防治基本一致。

五、非火器性开放性颅脑损伤的急救

开放性颅脑损伤(open craniocerebral injury)是指颅脑各层组织结构破裂致脑组织与外界相通的损伤。头皮开放性裂伤、颅骨骨折,但如硬脑膜未破裂,则仍为闭合性颅脑损伤;只有头皮、颅骨、硬脑膜均在受伤时破损造成脑组织与外界相通,才属于开放性颅脑损伤。分为火器性开放性颅脑损伤与非火器性开放性颅脑损伤。在当今的社会环境下以非火器性开放性颅脑损伤常见,包括钝器打击、锐器伤以及坠落伤等。了解或掌握其急救步骤目的就是保证患者的生命安全,促进危重患者尽快复苏,减少附加性损伤和创口的污染,使患者得到确定性治疗。

【适应证】

除枪击伤外任何外力因素造成的开放性颅脑损伤患者。

【急救步骤】

1. 迅速了解致伤原因 快速检查创口的部位、大小、形态,有无脑脊液或脑组织外溢,有无活动性出血;对穿刺伤的致伤物已拔除者,为防因创口小而遗漏颅内损伤的可能,应剃光头皮毛发,仔细检查其细小的伤口。

2. 全身状况的检查 观察意识状况及生命体征的变化。

3. 尽快建立输液通道 及时补充血容量,防止或尽快纠正低血压。

4. 颅脑 CT 扫描和常规头颅 X 线摄片 颅脑 CT 扫描不仅能了解脑损伤情况、损伤的性质、部位和范围以及颅内出血和血肿情况,还有助于了解碎骨片或可显示的异物存在位置。头颅 X 线摄片可帮助了解颅骨骨折的部位、类型、程度,还能帮助了解异物的数目、位置及性质,以及插入物的位置,指导清创手术。

5. 危重患者保持呼吸道通畅 及时清除上呼吸道和口腔内血液、呕吐物,必要时给予行气管插管或急诊气管切开术;对出现自主呼吸功能障碍者予以人工辅助呼吸。

6. 做好手术清创的准备 即刻进行血型鉴定、血常规、血凝常规等检查,备好充足血源;手术前常规给予抗生素和破伤风抗毒素。

7. 创口的处理 急救时应尽量减少扰动伤口,尽快用敷料保护、包扎伤口减少出血、继发性损伤以及污染;创口内有致伤物者不可拔出或撼动,应一同给予包扎;创口有大的活动性出血可用止血钳暂时夹持止血或临时缝合止血。对无确定性处理条件的医疗单位应将患者尽快转送至有能力处理的医疗单位;对患者已在有确定性处理条件的医疗单位,在做好手术前准备后立即进入手术室进行彻底清创术。

【注意事项】

1. 正确处理颅底骨折合并脑脊液漏 颅底骨折常引起颅底硬脑膜破裂,发生脑脊液漏,颅腔通过鼻腔、鼻窦、耳道与外界相通,应为开放性颅脑损伤。但无需清创处理,且大部分脑脊液漏患者在伤后数日内自然会停止不需要手术处理,因此,有人称此损伤为内开放性颅脑损伤,在治疗上按闭合性颅脑损伤治疗原则予以处理。

2. 控制出血 头部软组织供血丰富,头部伤口较大者往往出血较多,易致失血性休克的发生,需要及时予以清创缝合止血;创口深部有大量出血时应考虑到颅内有大血管或静脉窦损伤,要快速输血同时尽快采取止血措施。

3. 妥善处理创口内致伤物　对致伤物留置在创口内,检查时切勿撼动、拔出,以免引起出血导致严重后果;在门急诊检查创口时,严禁向创口深部探查,不可随意取出创口内的碎骨片或异物,防止引起大出血。

4. 脑清创术注意事项　包括:①清创时应注意从头皮到脑伤道逐层进行,头皮创口应去除失活的组织,去除异物,修齐创缘,但不可切除过多,以免缝合困难或张力过大影响伤口愈合。必要时可在原切口基础上作"S"或弧线切开扩大创口,以利于进行深层清创。②在取出小的碎骨片时尽可能保留大骨片。③撕裂的硬脑膜仅作扩大剪开以显露脑伤道即可。④在脑伤道清创时应在直视下由浅入深,清除脑内异物、碎化脑组织及血块,创面切底止血。⑤对在彻底清创后脑组织塌陷及脑搏动良好者,应缝合或修补硬脑膜。⑥对清创后脑组织张力仍较高者,应取自体的游离筋膜予以减张缝合。⑦硬脑膜外放置引流管,另戳孔引出引流,引流管放置时间一般为48~72小时。⑧对创口不大,但脑损伤较严重,可进行头皮创口清创缝合后,再行骨瓣开颅,进行颅骨和脑内清创。⑨对致伤物嵌入的穿入伤,不可贸然予以拔出。在清创时应在嵌入物旁钻孔,直视下沿穿入的异物咬除颅骨扩大骨孔成骨窗,再扩大硬脑膜的破孔,直视下沿异物的纵轴缓慢拔除异物,沿伤道探查清除碎化脑组织,彻底止血,创道内反复用含抗生素的液体冲洗。⑩对伤道内有血液涌出应扩开伤道,清除血块,找到出血部位彻底止血,切不可随意封闭创口。

【并发症及防治】

1. 颅内感染　开放性颅脑损伤易并发颅内感染。为防发生要求在清创时,要彻底清除异物;清创后要给予广谱抗生素治疗,且抗生素的使用时程及剂量要求足程足量。此外也要注意对硬脑膜内外腔隙封闭处理。

2. 癫痫　开放性颅脑损伤势必伤及脑实质,无论是否进行脑清创手术,脑组织在修复过程中都会有胶质增生疤痕的形成,易出现癫痫发作,故对开放性颅脑损伤患者早期就应用抗癫痫药物治疗。

【提问要点】

1. 颅底骨折合并出血的急救步骤?

2. 原发性脑损伤急救的注意事项?

3. 急性外伤性颅内血肿手术治疗的原则?

4. 非火器性开放性颅脑损伤创口的处理?

(刘策刚)

参 考 文 献

1. 陈孝平,汪建平.外科学.第8版.北京:人民卫生出版社,2013

2. 黎介寿.肠内营养——外科临床营养支持的首选途径.中国实用外科杂志,2003,23(2):67

3. 沈洪.急诊医学.北京:人民卫生出版社,2008

4. 陈红.中国医学生临床技能操作指南.第2版.北京:人民卫生出版社,2014

5. 田勇泉.耳鼻咽喉头颈外科学.第8版.北京:人民卫生出版社,2013

6. Halum SL, Ting JY, Plowman EK, et al. A multi-institutional analysis of tracheotomy complications. Laryngoscope,2012,122(1):38-45

妇产科篇

妇产科常见的临床技能是以女性独有的解剖生理特点为基础进行的一系列临床技能操作,实时了解女性内外生殖器官的变化,协助完成生理进程或疾病诊治,最终达到预防或诊治女性患者妇产科疾患的目的。临床上主要包括产科、妇科及计划生育等方面的基本操作,由于篇幅所限,本篇将计划生育的基本操作与妇科相关内容合并,囊括于妇科基本技能章节之中。

第七章　妇产科基本知识 >>>

　　临床妇产科医师通过一系列专科技能操作，了解女性生殖器官的变化，协助完成生理进程，预防或诊治疾病。作为这一系列技能操作的基础，妇产科学基本知识是每位妇产科医师必须学习和掌握的内容。

第一节　女性一生各阶段的生理特点

　　女性（female）一生是从胎儿到衰老的渐进性过程，也是生殖系统发育、成熟和衰退的过程。由于生殖系统的变化显著，并且与其他各系统功能密切相关、相互影响，因而女性一生各时期的生理特点不断变化，各有不同。

　　【概述】

　　女性一生依据其生理特点可分为胎儿期、新生儿期、儿童期、青春期、性成熟期、绝经过渡期和绝经后期7个阶段，各阶段无明确界限，而且因遗传、环境、营养等影响因素的不同存在个体差异。

　　【主要知识点】

　　1. 胎儿期　胎儿的性腺发育由性染色体 X 与 Y 所决定，XX 合子发育成女性，XY 合子则为男性。原始性腺自胚胎6周后开始分化。如胚胎细胞无 Y 染色体即无 H-Y 抗原，性腺分化缓慢，胚胎8～10周才出现卵巢的结构。由于无副中肾管抑制因子，所以中肾管退化，两条副中肾管发育成为女性生殖道。

　　2. 新生儿期　出生后4周内称新生儿期。由于胎儿期受到胎盘及母体卵巢产生的女性激素影响，新生儿可出现外阴稍丰满、乳房略隆起或少许泌乳。离开母体环境后，新生儿女性激素水平迅速下降，亦有少量阴道流血。这些生理变化可自然消退。

　　3. 儿童期　从出生4周到12岁左右称儿童期。儿童早期（8岁前），因下丘脑-垂体-卵巢轴（hypothalamic-pituitary-ovarian axis，HPO）功能处于抑制状态，生殖器为幼稚型。阴道狭长、子宫小、宫颈长，卵巢窄长，卵泡发育到窦前期即萎缩、退化。子宫、输卵管及卵巢位于腹腔内。儿童后期（约8岁后），下丘脑促性腺激素释放激素抑制状态解除，卵巢内的卵泡在垂体促性腺激素的影响下初步发育并分泌少许性激素。卵巢呈扁卵圆形，子宫、输卵管及卵巢降至盆腔内。皮下脂肪在胸、髋、肩部及耻骨前堆积，乳房开始发育，初现女性特征。

　　4. 青春期　儿童到成人的转变期，是生殖器官、内分泌、体格逐渐发育至成熟的阶段。世界卫生组织规定青春期为10～19岁。女性青春期先后经历乳房萌发、肾上腺功能初现、生长加速、月经初潮四个不同的阶段,各阶段有所重叠。此期涵盖了生殖器官发育成熟的全过程,及其他女性特有的性征即第二性征的显现,包括音调变高、乳房发育、阴毛及腋毛分布、骨盆横径发育大于前后径,以及胸、肩部皮下脂肪增多等女性表现。

5. 性成熟期 即生育期,一般起始于 18 岁,历时 30 年左右,是女性生殖内分泌功能最旺盛的时期。处于此阶段的女性,性功能旺盛,卵巢功能成熟,出现规律的周期性排卵并分泌女性激素。生殖系统各器官及乳房在周期性变化的女性激素作用下发生周期性改变。

6. 绝经过渡期 指从开始出现绝经趋势直至最后一次月经的时间段,可始于 40 岁,历时 1～20 年不等。此阶段月经开始不规律直至绝经。主要因为卵巢功能逐渐衰退,直至卵泡自然耗竭或剩余卵泡对垂体促性腺激素失去反应,卵巢功能衰竭。我国女性平均绝经年龄 49.5 岁,80％在 44～54 岁之间。

7. 绝经后期 指生命中绝经后的时期。早期阶段,卵巢不直接分泌雌激素,但是卵巢间质分泌的少量雄激素可在外周转化为雌酮。随着进入老年期,卵巢功能完全衰竭,雌激素水平低落,不能维持女性第二性征,生殖器官萎缩老化。

【要点提示】

1. 女性一生依据生理特点可分为 7 个不同的生理阶段,各阶段无明确界限。性染色体 XX 合子决定胎儿性别为女性。

2. 青春期的重要标志是月经初潮和女性第二性征的显现;卵巢功能最旺盛的时期是性成熟期;卵巢功能衰竭,月经永久性停止即绝经。

3. 围绝经期指从卵巢功能开始衰退直至绝经后 1 年内的时期,由世界卫生组织 1994 年提出此概念。该阶段因雌激素水平降低,可出现潮热、出汗、情绪不安、抑郁或烦躁、失眠等血管舒缩障碍和神经精神症状,即为绝经综合征。

(何莲芝)

第二节 妊娠与分娩

妊娠(gestation)与分娩(delivery)是女性生活史中的特殊阶段,独特的生理变化、潜在的病理病变风险使其成为妇产科学临床研究的基础,也是产科学的重要内容。

【概述】

妊娠开始于成熟卵子的受精,终止于胎儿及其附属物自母体排出,是胚胎和胎儿在母体内生长发育的过程。临床上妊娠期的界定从末次月经(last menstrual period,LMP)的第 1 日起计算,持续时间约为 40 周(280 日),可分为 3 个时期:末次月经第 1 日～第 13 周末称为早期妊娠,第 14～27 周末称为中期妊娠,第 28 周及其后称为晚期妊娠。

分娩是妊娠的终止,特指妊娠满 28 周(196 日)及以上,胎儿及其附属物自临产开始到从母体娩出的全过程。由于不同妊娠时限的分娩,对于母体及胎儿的影响不同,故而临床上又分为早产、足月产及过期产三种状况:妊娠满 28 周至不满 37 足周(196～258 日)期间分娩为早产;妊娠满 37 周至不满 42 足周(259～293 日)期间分娩为足月产;妊娠满 42 周(294 日)及以上分娩为过期产。

【主要知识点】

1. 妊娠生理 妊娠是一个复杂而又协调的生理过程,大致涵盖了受精卵的形成、胚胎及胎儿的生长发育、胎儿附属物的形成、孕产妇各系统的生理变化等方面。

（1）受精卵的形成与着床：一方面，进入阴道的精子离开精液，经宫颈管、宫腔进入输卵管腔内，此过程中精子获能；另一方面，卵子（次级卵母细胞）由卵巢排出，经输卵管伞端进入输卵管腔；在此获能的精子在输卵管内与卵子相遇，结合形成受精卵，此过程即是受精。受精多发生在排卵后 12 小时内，整个过程约 24 小时。受精卵形成后借助输卵管蠕动和输卵管上皮纤毛推动向宫腔移动，同时进行有丝分裂，逐渐形成桑葚胚、早期囊胚，进入宫腔，透明带消失，形成晚期囊胚，晚期囊胚通过定位、黏附、侵入，种植于子宫内膜的过程即是受精卵着床。由于子宫仅存在极短的窗口期允许受精卵着床，因此受精卵着床需要具备透明带消失、囊胚细胞分化出合体滋养细胞、囊胚和子宫内膜同步发育且功能协调、孕妇体内足够的黄体酮四个条件。

（2）胚胎及胎儿的生长发育：妊娠 10 周（受精后 8 周）内的囊胚称为胚胎，是器官分化、形成的重要时期，而妊娠 11 周（受精第 9 周）起即为胎儿，是生长、成熟的时期。妊娠 24 周末，胎儿各脏器均已发育，小支气管和肺泡已经发育，出生后可有呼吸，但生存力极差。妊娠 28 周后，胎儿娩出后生存能力逐渐增加，直至妊娠 37～42 周达到完全成熟。

（3）胎儿附属物的形成及功能：胎儿附属物包括胎盘、胎膜、羊水、脐带，在维持胎儿生命、促使其正常生长发育等方面起着重要作用。胎盘位于母体与胎儿之间，是母儿物质交换的场所，包括气体交换、胎儿营养物质的供应、代谢废物的排出等均由胎盘所完成；同时胎盘还有屏障作用，部分病原体无法通过胎盘，对胎儿有保护作用；再者胎盘可以合成多种激素、酶和细胞因子，对妊娠的维持有很好的作用。胎膜和羊水共同维持羊膜腔的完整性，对胎儿的生长发育有积极意义。脐带是胎儿胎盘之间的重要通道，协助完成母儿物质交换过程。

（4）孕产妇各系统的生理变化：由于胎盘分泌的激素作用以及孕期神经内分泌的影响，妊娠期母体各系统或多或少均有生理改变，其中以生殖系统最明显，其他如乳腺、循环系统等变化次之，常见的表现包括子宫增大、血流量增加、子宫下段形成、乳腺腺泡发育、心排出量增加等。

2. 妊娠诊断　包括早期妊娠及中晚期妊娠的诊断。

（1）早期妊娠的诊断：育龄期女性出现停经、早孕反应、尿频、乳房胀痛等症状，妇科双合诊检查发现子宫峡部极软、感觉宫颈宫体似不相连，即黑加征（Hegar sign），要考虑早期妊娠可能，可进一步行妊娠试验、B 超检查等明确诊断。早期妊娠的诊断除了确认妊娠外，还需要明确妊娠部位、胚胎数、胎龄等，排除病理情况。

（2）中、晚期妊娠的诊断：中晚期妊娠是胎儿生长发育的重要时期，随着腹部的增大、胎动的出现（初产妇多在妊娠 20 周左右），产检可发现胎体、胎心等均可明确诊断。中晚期妊娠的诊断还需要了解胎儿生长发育状况、宫内安危等，排除有无畸形等异常情况。

3. 分娩　分娩是妊娠的终止，临床上指妊娠满 28 周（196 日）及以上，胎儿及其附属物自临产开始到从母体娩出的全过程。由于不同妊娠时限的分娩，对于母体及胎儿的影响不同，故而临床上又分为早产（妊娠满 28 周至不满 37 周分娩）、足月产（妊娠满 37 周至不满 42 周分娩）及过期产（妊娠满 42 周以上分娩）三种状况。正常分娩一般指足月产，对于正常妊娠的孕产妇来说，此时限内终止妊娠，母体并发症少，新生儿存活率高。分娩的动因非常复杂，分娩过程受各种因素的影响。

（1）影响分娩的因素：包括产力、产道、胎儿及母体的精神心理因素四个方面。产力通常以子宫收缩力为主，腹压（腹壁肌及膈肌收缩力）和肛提肌收缩力为辅；产道包括软产道及骨产道；胎儿大小及胎儿在母体内的姿势、宫内安危状况等则是胎儿因素的主要内容；这三个因素再加上孕妇的精神心理状况,相互适应,协调作用,才能够正常分娩。

(2)分娩机制:分娩机制就是指胎儿先露部随着骨产道各平面的不同形态,被动的进行一系列适应性转动,最终达到以其最小径线通过产道分娩的目的。由于临床上枕先露最常见,故而以枕先露为例,可将分娩机制大致描述为衔接、下降、俯屈、内旋转、仰伸、复位及外旋转、胎肩娩出等一系列被动的、适应性的转动,其中下降贯穿整个分娩过程,是胎儿娩出的前提条件。

(3)临产及产程:规律的宫缩,同时伴有进行性的宫口扩张、胎先露下降预示着临产的开始,此时的宫缩一般能持续30秒左右,间隔5~6分钟一次。分娩由临产开始,直至胎儿及其附属物完全从母体娩出结束,这一全过程又称总产程,可以分为宫颈扩张、胎儿娩出、胎盘娩出三个时间段,对应称为第一产程、第二产程、第三产程。

第一产程以规律性的宫缩、宫口扩张、先露下降为主要表现,可伴有胎膜的破裂,自临产开始到宫口开全(10cm)为止,初产妇约需要11~12小时,经产妇则约6~8小时。

第二产程从宫口开全到胎儿完全娩出,如为头先露,则能看到胎头拨露、胎头着冠、胎儿娩出,初产妇需时1~2小时,最长不超过2小时,经产妇不超过1小时。

第三产程从胎儿娩出后到胎盘胎膜完全娩出,临床上可见宫体球形变硬、宫底升高、阴道少量流血、外露脐带自行延长且轻压子宫下段脐带不回缩等胎盘剥离征象,随之胎盘娩出,一般历时5~15分钟,不超过30分钟。

【处理原则】

1. 规范系统的产前检查　规范系统的产前检查可以监测胎儿发育和宫内生长环境,监护孕妇孕期变化,提高妊娠质量,降低出生缺陷,是确保母儿健康与安全的关键环节。由于妊娠各期孕妇及胎儿的生理变化不同,因而产前检查的间隔时间与涵盖内容也有所不同。一般来说,首次产前检查应从最早确诊妊娠时开始,大多在妊娠6~8周,随后自中孕开始每4周产检1次,妊娠36周后每周1次,孕期总计约9~11次,高危孕产妇可酌情增加产检。

(1)首次产前检查:确诊早期妊娠时进行,包括建立妊娠期保健手册、推算预产期(末次月经月份减3或加9,日数加7,如系阴历则需换算成公历再如前推算)、评估妊娠高危因素、基本体征检查(血压、体重指数)、基本的实验室检查(血尿常规、肝肾功能、空腹血糖、肝炎、HIV病毒标记物及梅毒螺旋体等)、心电图、B超(原始心管搏动)等。同时进行相关的健康教育,包括妊娠后阴道流血的认识、营养及生活方式的指导、避免有毒物接触、慎用药物等。

(2)妊娠中晚期产检:了解孕期有无不适,监测血压、体重指数、血尿常规等的变化,通过产科专科体检,如宫高腹围测量、四步触诊、骨盆测量等来了解胎儿、产道等相关指标。其中包括在妊娠15~20周进行非整倍体母体血清学筛查、妊娠18~24周胎儿系统B超筛查等。

2. 胎儿健康状况的评估　此评估包括两部分内容,即高危儿的确认及胎儿宫内状况的监护。

(1)高危儿的确认:包括:①孕龄<37周或≥42周;②出生体重<2500g;③巨大儿≥4000g;④出生后1分钟Apgar评分≤4分;⑤产时感染;⑥高危孕产妇的胎儿;⑦手术产儿;⑧新生儿的兄姐有新生儿期死亡;⑨双胎或多胎儿。

(2)胎儿宫内状况的监护:妊娠的不同时期,监护内容有所不同。

妊娠早期可以通过双合诊检查子宫大小来了解胚胎发育情况,B超检查见胚芽及原始心管搏动(妊娠6~8周及以后)等。

妊娠中期通过产检宫高腹围测量、四步触诊、胎心听诊(正常胎心110~160次/分)及母体血清筛查、B超胎儿筛查等来进行监护。

妊娠晚期除了通过产检监测胎儿大小之外,胎动计数(≥6 次/2 小时为正常,<6 次/2 小时或减少 50% 则提示胎儿缺氧可能)、B超影像学及血流动力学检测(脐动脉收缩期与舒张期血流速度比值、阻力指数等)、观察记录胎心率动态变化的电子胎儿监护(包括胎心基线率及基线变异,胎心变化中的加速、早期减速、变异减速、晚期减速、胎动、宫缩、胎心变化之间的相关性)、胎盘功能测定、胎儿成熟度检查、产前诊断等方法,均可以较好的进行胎儿宫内状况的监护。

3. 妊娠期用药 受精卵着床之前用药对胚胎影响不大,着床后至妊娠12周是器官分化形成的重要时期,也是药物的致畸期,此时用药应慎重。孕产妇用药原则:①必须有明确指征,避免不必要的用药;②必须在医师指导下用药,不要擅自使用药物;③能用一种药物,则避免联合用药;④能用疗效较肯定的药物,则避免用尚难确定对胎儿有无不良影响的新药;⑤能用小剂量药物,则避免用大剂量药物;⑥严格掌握药物剂量和用药持续时间,注意及时停药;⑦若病情允许,尽量推迟到妊娠中晚期再用药;⑧如病情需要在妊娠早期应用对胚胎、胎儿有害的致畸药物,原则上应先终止妊娠、随后用药。

4. 分娩期的处理 分娩由临产开始,直至胎儿及其附属物完全从母体娩出结束,全过程可以分为第一产程(宫颈扩张期)、第二产程(胎儿娩出期)、第三产程(胎盘娩出期)三个阶段。规律宫缩、进行性宫口扩张、胎先露下降预示临产,即总产程的开始。

(1)第一产程的处理:观察产程,对症处理。自临产开始,动态观察子宫收缩及胎心(潜伏期间隔1~2小时,活跃期间隔15~30分钟),必要时进行产时胎儿电子监护,了解胎儿宫内状况;通过肛门检查或阴道检查了解宫口扩张及先露下降状况,并描记产程图;如有胎膜破裂,还需观察羊水性状等。同时注意孕妇生命体征及排便排尿状况。

(2)第二产程的处理:此时宫口已开全,需要密切监测胎心(产时胎儿电子监护或5~10分钟听1次胎心),已破膜者要观察羊水性状变化,指导孕妇屏气增加腹压协助加强产力,胎头拨露时准备接生,评估软产道条件,必要时会阴切开助产,准备好新生儿呼吸道清理器械及窒息复苏设备、药品等。

(3)第三产程的处理:此时胎儿已娩出,完成新生儿处理(清理呼吸道、断脐、Apgar 评分、助手完善身份标识及体重等信息),观察产时产后出血情况及有无胎盘剥离征象,协助胎盘娩出,检查胎盘胎膜是否完整,软产道有无撕裂,预防产后出血。

【要点提示】

1. 妊娠起于受精卵形成,终于胎儿及其附属物自母体娩出。临床上妊娠期的界定从末次月经的第 1 日起计算,持续约 40 周,可分为早期妊娠、中期妊娠、晚期妊娠三个时期。早期妊娠是器官分化、成形的重要时期,中晚期妊娠则是胎儿生长成熟的时期。妊娠 24 周末,胎儿出生后可有呼吸,但生存力极差,妊娠 28 周后,胎儿娩出后生存能力逐渐增加,直至妊娠 37~42 周达到完全成熟。

2. 规范系统的产前检查可以监测胎儿发育和宫内生长环境,是确保母儿健康与安全的关键环节。由于妊娠各期孕妇及胎儿的生理变化不同,因而产前检查的间隔时间与涵盖内容也有所不同。一般来说,首次产前检查应从最早确诊妊娠时开始,大多在妊娠 6~8 周,随后自中孕开始每 4 周产检 1 次,妊娠 36 周后每周 1 次,孕期总计约 9~11 次,高危孕产妇可酌情增加产检。

3. 分娩是妊娠的终止,临床上指妊娠满 28 周(196 日)及以上,胎儿及其附属物自临产开始到从母体娩出的全过程。影响分娩的因素包括产力、产道、胎儿及母体的精神心理因素四个方面,相互影响,协调作用。

4. 分娩由临产开始,直至胎儿及其附属物完全从母体娩出结束,这一全过程又称总产程,可分为第一产程(宫颈扩张期)、第二产程(胎儿娩出期)、第三产程(胎盘娩出期)三个阶段。规律宫缩,进行性的宫口扩张、胎先露下降预示着临产,即总产程的开始。

(何莲芝)

第三节　妇科病史采集

妇科(gynaecology)病史采集作为疾病诊断的主要依据之一,是临床实践的基本技能。熟悉妇科病史的采集方法,通过不断的临床实践,获得准确完整的病史资料,为疾病的正确诊断奠定基础。

【概述】

妇科病史采集主要内容包括:一般项目、主诉、现病史、月经史、婚育史、既往史、个人史、家族史。通过询问病情,耐心聆听患者陈述,围绕患者就诊目的,全面细致地采集病史资料,同时建立良好的医患关系,为进一步的诊疗提供参考。

【主要知识点】

1. 一般项目　包括姓名、性别、年龄、籍贯、职业、民族、婚姻、住址、入院日期、病史记录日期、病史陈述者、可靠程度等基本内容。如非患者本人陈述,应标明陈述者及其与患者的关系。

2. 主诉　指本次就诊的主要症状(或体征)及其持续时间。妇科临床常见症状包括外阴瘙痒、阴道流血、白带异常、下腹痛、下腹部包块等。如多个症状存在,则按照出现症状的时间顺序先后描述,例如:停经50日,阴道流血10日,腹痛2小时。如患者无任何自觉症状,仅妇科普查发现异常,例如无症状子宫肌瘤,则可描述为:体检发现"子宫肌瘤"2月。

3. 现病史　指本次疾病发生、发展和诊疗的全过程,是病史的主要构成部分,一般围绕主诉展开。包括主要症状出现的时间、特点、有无诱因、其他伴随症状、诊疗情况,饮食、大小便及体重等一般情况的变化,相关的有鉴别意义的情况等。与本次疾病无关,但此次仍需治疗的其他疾病及诊疗情况,可另起一段记录。

4. 月经史　包括初潮年龄、月经周期及经期、经量、经期伴随症状、末次月经时间或绝经年龄等。如14岁初潮、月经周期27~30日、持续5日,可简写为14岁 5日/27~30日;经量可通过询问使用卫生巾或卫生纸的量、有无血块等判断并描述;伴随症状包括经前后和经期有无乳房胀痛、腹痛等,若存在,尚需询问疼痛部位、性质、程度及起始和消失时间;末次月经需了解其时间、量或伴随症状与往日相比有无异常,如有异常则增加询问前次月经情况;绝经后患者应询问绝经年龄,绝经后有无阴道流血、流液、白带异常等。

5. 婚育史　指患者的婚姻状况及生育情况。包括婚次、是否近亲结婚(直系血亲及三代旁系血亲)、男方健康状况、有无性病史及性生活情况等。未婚者询问性伴侣及相关情况。生育情况包括足月产、早产、流产次数及现存子女数,以数字顺序表示,如足月产2次、无早产、流产2次,现存子女2人,可记录为2-0-1-2,或孕3产2(G3P2);需要描述分娩方式、有无难产、产后出血、产褥感染史。标记末次分娩或流产日期;询问避孕方法及持续时间。

6. 既往史　指患者过去的健康状况。包括既往健康状况、急慢性病史、预防接种状况、手术外伤史、输血史、药物过敏史。对于既往疾病描述,包括疾病名称、患病时间、诊疗状况及转归。

7. 个人史 包括生活、居住和工作情况,出生地、曾住地,有无烟、酒等嗜好及毒品接触等。

8. 家族史 指父母、兄弟、姐妹及子女健康情况。重点描述家族中有无遗传性疾病(如血友病等)、家族聚居性疾病(如糖尿病、癌症等)以及传染病(如结核等)。

【要点提示】

1. 询问病史应紧紧围绕女性患者就诊目的,结合女性的生理和病理的特点,全面细致、有目的、耐心地进行,有效的交流能增加患者的满意度和安全感,可协助建立良好的医患关系。

2. 病史采集和女性生殖器官的体检是对于女性生殖健康状况判断的主要依据,涉及患者个人隐私,在针对女性患者所有的诊疗行为中,既要注意对患者隐私的保护,又要避免男性医师单独为女性患者检查的局面,以免引起不必要的纠纷。

3. 月经史包括初潮年龄、月经周期及经期、经量、经期伴随症状、末次月经时间或绝经年龄等。绝经后患者应询问绝经年龄,绝经后有无阴道流血、流液、白带异常等。

4. 婚育史指患者的婚姻状况及生育情况。未婚者询问性伴侣及相关情况。生育情况可以数字顺序表示,如足月产 2 次、无早产、流产 1 次,现存子女 2 人,可记录为 2-0-2-2,或孕 4 产 2(G4P2)。标记末次分娩或流产日期。

(何莲芝)

第八章　产科基本技能 >>>

产科临床技能操作是产科医生监测孕产妇、胚胎及胎儿的生理及病理变化，协助完成生理进程，预防、诊断及处理病理改变的主要方式，最终达到保障母体安全、协助新生命诞生的目的。因此妊娠及分娩期间的基本产科操作是本章的主要内容。

第一节　宫高腹围测量及四步触诊法

一、宫高腹围测量

子宫(uterus)作为胎儿生长发育的场所，随着胎儿的生长不断增大，因此子宫大小一定程度上反映了胎儿的大小及孕周，孕妇子宫底高度及腹围(abdominal circumference，AC)的检测是产前检查的重要内容。

【目的】

监测胎儿宫内生长发育状况。

【适应证】

应用于妊娠中晚期的孕妇，一般妊娠 14 周以后开始进行测量。

【准备事项】

1. 物品准备　洗手液、一次性治疗单，软尺。
2. 孕妇准备　排空膀胱，取仰卧位，头部稍垫高、暴露腹部，双腿伸直。
3. 医师准备　与患者沟通，交代检查的必要性，洗手、戴帽子、口罩，检查者站在孕妇的右侧。

【操作方法】

1. 宫高的测量　软尺测量从宫底到耻骨联合上缘中点的距离并记录。
2. 腹围的测量　软尺平脐绕腹一周的长度并记录。

【注意事项】

1. 检查前应与孕妇良好沟通，取得孕妇的配合。
2. 检查的过程当中应注意对孕妇隐私的保护，动作轻柔，注重人文关爱。

二、四步触诊法

四步触诊是产科检查中腹部检查的重要内容，通过此检查初步了解胎儿的情况，监测胎儿生长发育情况,为分娩方式的选择提供参考依据。

【目的】

了解子宫的大小、胎产式、胎先露、胎方位及胎先露入盆情况。

【适应证】

应用于妊娠中晚期的孕妇,一般妊娠 24 周以后开始。

【准备事项】

1. 物品准备　洗手液、一次性治疗单。

2. 孕妇准备　排空膀胱,取仰卧位,头部稍垫高、暴露腹部,双腿略屈曲稍分开,达到腹肌放松的目的。

3. 医师准备　保持环境私密;与患者沟通,交代检查的必要性;洗手、戴帽子和口罩;检查时检查者应站在孕妇的右侧,前 3 步手法,检查者面向孕妇头侧,第 4 步手法检查时,检查者面向孕妇足侧。

【操作方法】

1. 第一步　检查者双手置于子宫底部,估测宫底高度,了解胎儿大小与孕周是否相符。接着以两手指腹相对交替轻推,判断宫底处的胎儿部分,若硬而圆且有浮球感则为胎头(图 8-1)。

2. 第二步　检查者双手分别置于腹部两侧,自上而下轻轻交替深按触诊。如为纵产式,则腹部两侧可分别触到平坦饱满的胎背或可变化、高低不平的胎儿肢体,初步确定胎背朝向(图 8-2)。

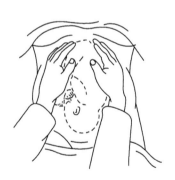
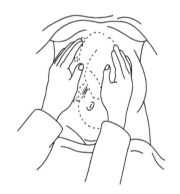

图 8-1　四步触诊第一步　　　　　　　图 8-2　四步触诊第二步

3. 第三步　检查者右手拇指与其余 4 指分开,置于耻骨联合上方扪触胎先露部,进一步辨认胎先露,左右推动胎先露确定是否入盆,如可以左右移动,提示尚未入盆;如若不能移动,则提示已入盆(图 8-3)。

4. 第四步　检查者双手分别置于下腹部骨盆入口上方胎先露的两侧,交替触按,左右移动并向骨盆推送,再次判断核实胎先露,并了解胎先露入盆情况(图 8-4)。

【注意事项】

1. 检查前应与孕妇良好沟通,取得孕妇的配合。

2. 检查的过程当中应注意对孕妇隐私的保护,动作轻柔,注重人文关爱。

3. 如被检查的孕妇已有宫缩,建议在宫缩间歇期进行检查。

【提问要点】

四步触诊的检查目的有哪些?

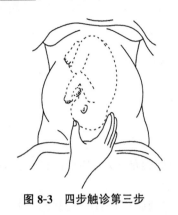

图 8-3 四步触诊第三步

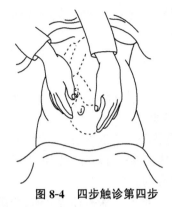

图 8-4 四步触诊第四步

（张　莹）

第二节 胎心检查

胎心即是胎儿的心跳,目前产科的胎心检查大多是以胎儿心率为检查指标,是胚胎存活及胎儿宫内状况的重要判断依据。该检查可分为瞬间的胎心听诊和持续的胎心监护两种方式,本节介绍的是瞬间的胎心听诊、即听胎心的方法,持续的胎心监护需要专用的胎心监护仪并且依据记录的曲线图进行胎儿宫内状况的判断,因篇幅所限,此处不详细介绍。

【目的】

判断胚胎或胎儿是否存活及其宫内状况。

【适应证】

临床多应用于妊娠 12 周及以后的孕妇。

【禁忌证】

无绝对禁忌证,但是由于妊娠 12 周前胚胎过小,故而临床多使用 B 超进行胎心检查。

【准备事项】

1. 物品准备 洗手液、无菌手套,一次性治疗单,超声多普勒胎心听诊器及耦合剂或木质胎心听筒,计时器。

2. 孕妇准备 排空膀胱,取仰卧位,头部稍垫高、暴露腹部。

3. 医师准备 保持环境私密及安静;与孕妇沟通,了解胎动情况,交代检查的必要性;洗手、必要时戴帽子、口罩。

【操作方法】

1. 进行四步触诊(详见本章第一节),确认胎背及胎头的位置。

2. 将涂有耦合剂的超声多普勒胎心听诊器探头或木质听筒(多用于妊娠 18～20 周以后)置于胎背的头侧,探及胎心音后,以 1 分钟为时限计数胎心次数并记录。

【注意事项】

1. 如孕妇已有宫缩,听胎心建议在宫缩间歇期进行。

2. 正常胎心音呈双音,似钟表的“滴答”声,胎心率(fetal heart rate,FHR)正常范围为 110～160 次/分,过低或过高均提示可能有异常,可稍后复查,必要时进行胎心监护检查或胎儿生物物理评分。

3. 胎心音需与子宫杂音、腹主动脉杂音、脐带杂音相鉴别。子宫杂音是血液通过较大的子宫血管时出现的吹风样低音,腹主动脉杂音为咚咚样强音,两者均与母体脉搏相一致。脐带杂音是脐带血流受到阻力时出现的吹风样单音,速度与胎心相同。

4. 由于胎心与胎动都是监测胎儿宫内状况的指标,因此胎心检查前后需常规询问胎动情况或是检查后指导孕妇进行胎动计数,胎心听诊过程中亦应注意胎动情况。

【提问要点】

1. 正常胎心率的范围是多少?

2. 胎心率超出正常范围考虑哪些情况?

(张 莹)

第三节 骨盆测量

骨产道(bony pelvis)是孕妇阴道分娩的影响因素之一,通过骨盆外、骨盆内测量,判断骨盆的大小、形状,方法简单,是产科临床的基本技能之一。

一、骨盆外测量

【目的】

经体表进行解剖定位及测量,了解骨产道状况。

【适应证】

所有妊娠女性。

【准备事项】

1. 物品准备 洗手液、检查手套,一次性治疗单,骨盆测量器、量角器。

2. 孕妇准备 排空膀胱,配合检查。

3. 医师准备 与孕妇沟通,交代检查的必要性,洗手、戴帽子、口罩。

【操作方法】

1. 髂棘间径(interspinal diameter,IS) 孕妇取仰卧位,双下肢伸直。使用骨盆测量器测两侧髂前上棘外缘的距离,正常值23～26cm(图8-5)。

2. 髂嵴间径(intercristal diameter,IC) 孕妇取仰卧位,双下肢伸直。使用骨盆测量器测两侧髂嵴外缘最宽的距离,正常值25～28cm(图8-6)。

3. 骶耻外径(external conjugate,EC) 孕妇取左侧卧位,右下肢伸直,左下肢屈曲,使用骨盆测量器测第5腰椎棘突下至耻骨联合上缘中点的距离,正常值18～20cm。第5腰椎棘突下的体表定位相当于米氏菱形窝(Michaelis rhomboid)的上角(图8-7)。

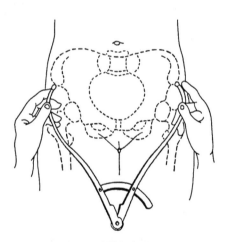

图 8-5 髂棘间径的测量

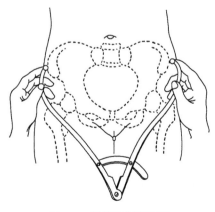

图 8-6 髂嵴间径的测量

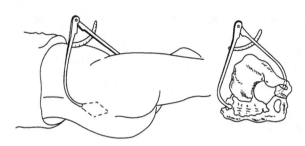

图 8-7　骶耻外径的测量

4. 坐骨结节间径(intertuberal diameter,IT)或称出口横径(transverse outlet,TO)　孕妇取仰卧位,两下肢屈曲,尽量双手分别抱双膝,使用骨盆测量器测两侧坐骨结节内侧缘的距离。正常值 8.5～9.5cm(图 8-8)。另一种方法较为简单,即以检查者的手拳估测,如能容纳成人横置手拳则属正常。若此值<8cm,则应加测出口后矢状径。

5. 出口后矢状径　孕妇体位与测量坐骨结节间径时相同。使用骨盆测量器测量坐骨结节间径中点至骶骨尖端的长度。检查者戴手套的右手示指经孕妇肛门进入直肠探及骶骨凹,拇指置于孕妇体外骶尾部,两指对合触探定位骶骨尖端,用骨盆出口测量器一端放在坐骨结节间径中点,另一端放在骶骨尖端处,即可测量出口后矢状径,正常值 8～9cm(图 8-9)。

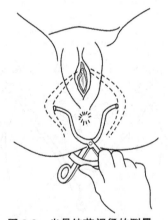

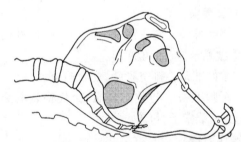

图 8-8　坐骨结节间径的测量　　　　　图 8-9　出口后矢状径的测量

6. 耻骨弓角度　孕妇取仰卧位,双下肢屈膝,稍外展,双手拇指指尖斜着对拢置于耻骨联合下缘,左右两拇指平放于两侧的耻骨降支上,量角器测所得的两拇指间角度,正常值 90°,小于 80° 为不正常(图 8-10)。

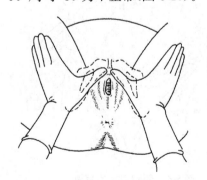

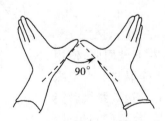

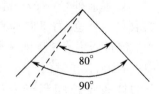

图 8-10　耻骨弓角度的测量

二、骨盆内测量

【目的】

经人体自然腔隙(如阴道等)进行解剖定位及测量,了解骨产道状况,弥补了骨盆外测量的不足。

【适应证】

所有妊娠女性,多于妊娠 24 周开始进行。

【准备事项】

1. 物品准备　洗手液、无菌手套,0.5%碘伏,一次性治疗单,软尺。

2. 孕妇准备　排空膀胱,取膀胱截石位(臀部垫一次性治疗巾)。

3. 医师准备　与孕妇沟通,交代检查的必要性,洗手、戴帽子、口罩。

【操作方法】

1. 检查者戴无菌手套,一手涂抹润滑剂,以示、中二指掌面朝骶骨下压直肠缓缓伸入阴道。

2. 阴道内手指触及骨盆后方骶骨结构,分别向骶骨两侧依次探及骶棘韧带、坐骨棘,进行骨盆内测量,内容包括:

(1)对角径:骶岬上缘中点到耻骨联合下缘的距离,正常值 12.5~13cm。此值减去 1.5~2cm 即骨盆入口前后径,称为真结合径,正常值 11cm。检查者一手示、中指置入阴道,沿着骶骨凹向上尽量触及骶岬,使中指指尖触到骶岬上缘中点,此时示指上缘紧贴耻骨联合下缘,另一手示指标记此接触点,直接测量中指尖到此接触点的距离(图 8-11)。阴道检查时如尽力后中指指尖仍触不到骶岬上缘,表示对角径值>12.5cm。

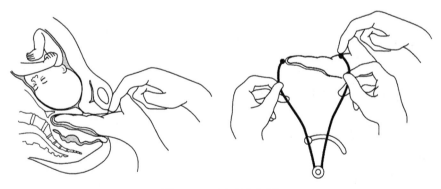

图 8-11　对角径的测量

(2)坐骨棘间径:两侧坐骨棘间的距离,正常值 10cm。测量者一手示、中指置入阴道内,仍然沿着骶骨凹两侧分别探及两侧坐骨棘,估测其间的距离(图 8-12)。

(3)坐骨切迹宽度:坐骨棘与骶骨下部间的距离,即骶棘韧带宽度,亦是中骨盆后矢状径。测量者将一手的示、中指置入阴道,探及骶骨凹,分别向两侧触及束带状骶棘韧带,并在其上移动,估测能容纳几指,如可容纳 3 横指(5.5~6cm)则为正常,

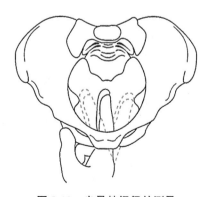

图 8-12　坐骨棘间径的测量

否则为中骨盆狭窄。

【注意事项】

1. 骶耻外径与骨质的厚薄有关,骶耻外径值减去 1/2 尺桡周径(经右侧尺骨茎突测得的前臂下端周径)值,即相当于骨盆入口的前后径值。

2. 骨盆内测量建议在妊娠 24～36 周、阴道松软时进行为宜,早于此期阴道较紧不利于测量,晚于此期即临近预产期、阴道操作增加潜在的感染可能。如情况需要在 36 周以后进行骨盆内测量,则必须在外阴冲洗消毒后进行。

3. 骨盆入口最短前后径是产科结合径,无法用手指直接测出,可通过对角径减去 2.5cm 左右间接得出,正常值为 10cm,该数值取决于耻骨联合高度和倾斜度。

【提问要点】

1. 评估骨盆出口平面的常用径线是什么? 正常值是多少? 如果低于正常值怎么办?

2. 骨盆内测量各指标评估的是骨盆的哪个平面?

(张　莹)

第四节　产科肛门检查及阴道检查

阴道(vagina)作为软产道的重要组成部分,是进行产道检查及产程观察指标监测的最佳路径,产科阴道检查直接了解产道、产程进展状况,为产科分娩方式的选择提供参考指标。而经肛门直肠途径的指检一方面可以获得类似于阴道检查的产科指标,另一方面降低了多次反复的阴道检查带来的感染风险。故而两者都是妇产科临床重要的基本技能。

一、产科肛门检查

【目的】

临产前后了解软产道、骨产道、胎先露部及盆腔内的具体情况。

【适应证】

1. 产科四步触诊不满意,胎先露触诊不清。

2. 先兆临产,了解产程。

3. 临产后监测产程进展。

4. 胎膜早破的诊断。

【禁忌证】

产前多量阴道流血:如前置胎盘等。

【准备事项】

1. 物品准备　无菌手套,润滑剂,无菌纱布,一次性治疗单。

2. 孕妇准备　排空膀胱,取屈膝分腿仰卧位或膀胱截石位(臀部垫一次性治疗巾)。

3. 医师准备　与患者沟通,交代检查的必要性;洗手、戴帽子、口罩;检查时检查者应站在孕妇的右侧或双腿之间。

【操作方法】

1. 无菌敷料遮盖阴道口避免污染。

2. 右手示指可在润滑剂的帮助下,按摩肛门,使括约肌放松,伸入直肠。

3. 示指指腹向前触及直肠前方的宫颈及胎先露,指腹向后先后触及骶骨凹、右侧骶骨边缘、右骶棘韧带、右坐骨棘、继之回到骶骨继续触及左侧对称结构,最后了解骶尾关节活动度。

4. 具体内容包括:

(1)宫颈:宫颈管长度、质地、宫颈口位置、宫口扩张程度等,了解软产道及产程。

(2)胎先露:胎先露是什么及先露下降程度,了解产程。

(3)破膜情况:前羊膜囊是否存在及张力如何。

(4)骨盆内测量:骶骨凹弧度、坐骨棘突、坐骨棘间径、坐骨切迹宽度、骶尾关节活动度等。

【注意事项】

1. 肛门检查通常应用于妊娠晚期临产前后,是为避免阴道检查引起感染而采用的检查方法。如临产后肛检不满意或无法明确结果,可于外阴消毒后进行阴道检查。近年来,提倡废除肛检,主张消毒后直接进行阴道检查,但是临床上多数仍以肛门检查来减少阴道检查次数。

2. 临产后应根据具体情况进行肛检,潜伏期 2～4 小时 1 次,活跃期 1～2 小时 1 次,第二产程 15～30 分钟 1 次,全产程不超过 10 次,减少感染可能。

二、产科阴道检查

【目的】

清楚的了解软产道、骨产道、胎先露部及盆腔内的具体情况。

【适应证】

1. 产前检查中的产道检查。

2. 肛检不能明确胎先露时。

3. 阴道分娩中产程或胎心异常。

4. 阴道助产。

【准备事项】

1. 物品准备　无菌手套,无菌润滑剂,窥阴器,0.5％碘伏,卵圆钳或大镊子,大棉签,无菌棉球及纱布,一次性治疗单。

2. 孕妇准备　排空膀胱,取屈膝分腿仰卧位或膀胱截石位(臀部垫一次性治疗巾)。

3. 医师准备　与患者沟通,交代检查的必要性,洗手、戴帽子、口罩,检查时检查者应站在孕妇的右侧或双腿之间。

【操作方法】

1. 消毒　0.5％碘伏消毒外阴。

2. 阴道窥器检查　将阴道窥器两叶前端并拢,检查者用一手拇指示指将两侧小阴唇分开,另一手将窥器瓣叶避开尿道周围区,斜行沿阴道侧后壁缓慢置入阴道内,推进的同时将窥器转正并逐渐张开两叶,暴露宫颈、阴道壁及穹隆部。

3. 阴道指诊检查　无菌纱布覆盖肛门,检查者戴无菌手套,右手涂抹润滑剂,以示、中二指掌面朝骶骨下压直肠缓缓伸入阴道,进行骨盆内测量或胎先露及产程检查。具体内容包括:

(1)外阴及阴道:外阴发育情况,阴道是否通畅,有无畸形。

(2)宫颈:宫颈质地、宫口扩张情况,了解产程进展,及时发现异常。

（3）胎先露：胎先露及其指示点的特征，明确胎方位，先露下降程度，了解产程。

（4）破膜情况、羊水性状等。

（5）骨盆内测量：对角径、骶尾关节活动度、骶骨凹弧度、坐骨棘突、坐骨棘间径、坐骨切迹宽度等。

【注意事项】

1. 妊娠36周后（即临产前1月左右）尽量避免阴道检查，非指征情况下多进行肛检。

2. 阴道窥器检查并非产科阴道检查必要步骤，一般在阴道流血、流液需要明确原因或是阴道指诊疑阴道宫颈解剖异常时进行。

3. 如疑有前置胎盘存在，应在开放静脉、做好输血准备的基础上先行阴道窥器检查，如能确认系完全性前置胎盘，则不再进行阴道指诊；如不能确诊，则阴道指诊操作应极其轻柔，尽量避免增加出血可能。

【提问要点】

1. 产科肛门检查的禁忌证有哪些？为什么？

2. 阴道检查中可以获得的产程观察指标有哪些？

（张　莹）

第五节　会阴切开缝合术

会阴切开缝合术（episiotomy）是医务人员协助孕妇阴道分娩过程中进行的可选操作，是在特殊的情况下缩短产程、保护胎儿及母体的一种方法，临床常用会阴侧切缝合术及会阴正中切开缝合术两种术式。

【目的】

扩大软产道的可利用空间，利于胎儿娩出，缩短第二产程，避免会阴过度扩张导致母体软产道严重撕裂或新生儿产伤。

【适应证】

1. 阴道分娩中，会阴条件差的产妇，包括会阴体过紧、坚韧、水肿、瘢痕等情况。

2. 由于母体或胎儿的原因，需要缩短第二产程或是阴道助产的产妇。例如妊娠合并心脏疾患、出现产程异常、宫缩乏力或胎儿窘迫、胎位异常、早产等病理情况。

3. 阴道手术操作术野暴露困难的患者，例如宫颈或子宫下段裂伤经阴道修补等特殊状况需要充分暴露术野、可酌情考虑会阴切开增加操作空间。

【禁忌证】

1. 经评估无法进行阴道分娩者，如骨盆狭窄、头盆不称等。

2. 对于因死胎或是畸胎等放弃胎儿经阴道分娩者，尽量避免进行会阴切开缝合术，但不是绝对禁忌。

【准备事项】

1. 物品准备

（1）会阴切开缝合包：会阴切开剪1把、线剪1把、血管钳2把、持针器1把、有齿镊子1把、无齿镊子1把、中号圆针1枚、中号三角针1枚，纱布若干、带线纱布卷即阴道塞1个；会阴手术敷料包：中单1块、治疗巾5块、腿套2个。

（2）麻醉、消毒用品：0.5%碘伏消毒液，10ml注射器1个，2%利多卡因注射液5ml，生理盐水 100ml、无菌手套。

（3）缝线：1-0 羊肠线及 1 号丝线或者 2-0 及 4-0 带针可吸收线。

2. 产妇准备

（1）保持膀胱截石位，不用手触碰已经消毒的部位。

（2）知晓与手术相关的事项和内容后签署知情同意书。

3. 医师准备

（1）检查产妇生命体征，了解产程及胎儿情况，导尿排空膀胱，评估软产道。

（2）与产妇及其家属沟通，交代手术操作的必要性及存在的风险，签手术知情同意书。

（3）洗手、戴帽子、口罩。

【操作方法】

1. 消毒、铺巾　碘伏液消毒外阴，外科手消毒，穿手术衣、戴无菌手套，按照会阴手术常规先后铺中单、上腿套、铺治疗巾，构建消毒无菌区。

2. 麻醉　配制 1‰ 利多卡因注射液 10ml，操作者左手中、示指伸入阴道内，撑起拟定切开的阴道壁及会阴，在预定的会阴切口部位进行局部浸润麻醉。

3. 会阴切开　操作者左手如前撑起阴道壁及会阴部，在宫缩会阴膨胀时、右手以会阴切开剪剪开预定的会阴切口（侧切切口：起自会阴后联合中点，与会阴中线呈 45° 角，长约 4～5cm，左右均可，左侧常见；正中切口：起自会阴后联合中点，位于会阴中线，长约 2～3cm。），以无菌纱布覆盖切口创面减少出血。

4. 会阴缝合　第三产程结束后，将带线纱布卷置入阴道上段宫颈口部位，并以血管钳将线尾固定于治疗巾上，阻止宫腔血液干扰手术视野；操作者左手示中指撑开阴道壁，暴露阴道切口的顶端，右手用 1-0 羊肠线或 2-0 带针可吸收线自阴道黏膜切口顶端上方 0.5～1cm 处开始，间断或连续缝合阴道黏膜及黏膜下组织，直达处女膜环外缘，关闭阴道切口；间断缝合会阴切口肌层及皮下层，4-0 可吸收线皮内缝合会阴切口或 1 号丝线间断缝合皮肤层，关闭会阴切口。

5. 术后检查事项　取出阴道上段纱布卷，检查会阴及阴道切口有无活动性出血及血肿，肛检了解有无缝线穿透直肠壁，如有，则拆线重新缝合。

6. 术后注意事项　保持局部清洁，丝线外缝的皮肤切口 4 天拆线等。

【注意事项】

1. 会阴切开应选取胎儿娩出前 10～15 分钟，过早易引起出血或感染，过迟则可能达不到侧切的目的。

2. 侧切口与会阴中线角度为 45°，是会阴在宫缩早期轻度膨胀时的判断，如会阴高度膨胀，则侧切口角度应达 60°～70°，以避免直肠损伤。

3. 阴道会阴切口缝合时应避免损伤直肠，必要时可让助手将手指置入直肠做指引。

4. 会阴切口缝合应尽量恢复原有解剖，对齐创缘，可以阴道切口顶端、处女膜缘分别作为指示点，同时应关闭死腔，减少血肿出现可能。

【提问要点】

会阴切开的适应证和禁忌证？

（张　莹）

第六节　顺产接生

　　阴道分娩(vaginal delivery)是指胎儿及其附属物由母体阴道娩出的过程,经阴道自然分娩是个生理过程。顺产接生是指医务人员在产力、产道、胎儿大小及胎位胎心均正常的孕妇进行自然分娩的过程中提供专业监护和适当操作,协助其完成阴道分娩,是产科的基本工作内容,也是每一位产科医生的基本技能。

【目的】

协助产妇完成阴道自然分娩过程。

【适应证】

所有无阴道分娩禁忌的孕产妇。

【禁忌证】

1. 母体因素导致产妇无法进行阴道分娩者。

2. 胎儿因素必须剖宫产分娩者。

3. 其他有剖宫产手术指征的情况。

【准备事项】

1. 物品准备

(1)治疗车、无菌治疗巾、产包、消毒的气门芯、无菌纱布若干。

(2)消毒用品:0.5%碘伏消毒液,75%酒精、10ml注射器1个,2%利多卡因注射液5ml,生理盐水100ml、无菌手套。

(3)新生儿复苏设备:吸痰管、负压吸引器、气管插管设备、氧气、新生儿呼吸气囊、相关抢救药品等。

(4)备用缝线:1-0羊肠线及1号丝线或者2-0及4-0带针可吸收线。

2. 产妇准备

(1)排空膀胱,保持仰卧屈膝分腿位或膀胱截石位(臀部垫一次性治疗巾)。不用手触碰已经消毒的部位。

(2)知晓与阴道分娩相关的事项和内容后签署知情同意书。

3. 医师准备

(1)检查产妇生命体征,了解产程及胎儿情况,评估软产道。

(2)与产妇及其家属沟通,交代可能存在的风险,签阴道分娩知情同意书。

(3)告知患者术中需要配合的事项和及时告知医师的事项。

(4)洗手、戴帽子、口罩。

【操作方法】

1. 监测第一产程　动态观察宫口扩张情况、先露下降情况、胎心、胎膜及羊水情况等。

2. 冲洗消毒　宫口开全后,协助患者于产床上取仰卧屈膝分腿位或膀胱截石位(臀部垫一次性治疗巾)。外阴肥皂水擦洗、生理盐水冲洗、干棉球擦干、碘伏消毒。

3. 构建无菌区、整理器械　接生者外科手消毒,打开产包,穿手术衣,戴无菌手套,按照会阴手术常规先后铺中单、上腿套、铺治疗巾,构建消毒无菌区。整理器械及新生儿脐部处理物品,如套扎脐带根部的橡皮圈等。

4. 保护会阴　胎头拨露、阴唇后联合紧张时,接生者用治疗巾覆于会阴部,右肘支于产床上,右手拇指与其余四指分开,利用手掌大鱼际肌顶住会阴部,宫缩时向上向内托压,同期左手轻轻下压胎儿枕部,协助其俯曲并使胎头缓慢下降,宫缩间歇双手可稍放松。

5. 胎儿娩出　胎头着冠后,嘱产妇屏气配合,使胎头缓慢下降,枕部在耻骨联合下方露出;左手自新生儿鼻根向下颏挤压、清除新生儿口鼻腔内的液体,协助其仰伸、复位、外旋转,让胎儿双肩径与骨盆出口前后径一致;随后左手下压胎儿颈部,使前肩自耻骨弓下先娩出,继之抬托胎颈,使后肩从会阴前缘缓慢娩出;双肩娩出后,保护会阴的右手放松,双手托扶胎体协助其躯干及下肢娩出。

6. 新生儿处理　接生者擦干新生儿并注意保暖、助手清理呼吸道,接生者刺激新生儿并进行评分,随之距脐根部 0.5cm 以橡皮圈套扎脐带,在其上方切断并酒精残端消毒后包扎,与产妇一同确认胎儿性别后交由助手进一步处理。

7. 胎盘胎膜娩出　确认胎盘已经剥离,在宫缩时左手按压宫底,右手牵拉脐带,直至阴道口可见胎盘,接产者双手握住胎盘,向一个方向旋转并外牵,直至胎盘胎膜完全娩出,提拉脐带,检查胎膜是否完整,将胎盘母体面朝上平铺开,撕开胎膜检查胎盘小叶是否完整。

8. 软产道检查　检查软产道有无裂伤,肛检有无异常。

9. 器械整理及观察要点　器械物品归位,观察阴道流血情况。

【注意事项】

1. 第一产程观察过程中通过肛检或阴道检查了解产程进展情况。

2. 第二产程接生操作动作应轻柔,切忌粗暴造成母儿产伤。新生儿处理的同时勿忘观察母体出血情况。

3. 第三产程必须仔细检查胎盘胎膜是否完整,如疑有残留,可更换手套行宫腔探查,必要时行清宫术。

【提问要点】

如何进行会阴保护?

（张　莹）

第七节　人工胎盘剥离术

正常情况下,胎儿娩出后 30 分钟内,随着子宫的收缩,胎盘胎膜可自然剥离并娩出。当第三产程胎盘无法自行剥离,或是胎儿娩出后出血多不能等待其自行剥离时,接生者直接以手进入宫腔将胎盘与子宫壁分开、取出胎盘的操作,即称为人工剥离胎盘术(artificial stripping placenta)。这种情况可以出现在自然顺产中,亦可见于剖宫产中,本节介绍阴道分娩中的人工胎盘剥离术。

【目的】

协助胎盘尽早娩出,减少产后出血。

【适应证】

1. 胎儿娩出后 30 分钟胎盘无法自娩者。

2. 胎儿娩出后未达 30 分钟,但是阴道流血超过 200ml,经子宫按摩、缩宫素等处理无法迅速娩出胎盘者。

【禁忌证】

没有绝对禁忌证,疑有胎盘植入时,切勿强行剥离。

【准备事项】

1. 物品准备

(1)生命体征监测设备。

(2)消毒用品包括 0.5% 碘伏消毒液,无菌手套,无菌治疗巾,无菌纱布若干。

(3)失血性休克抢救用品。

(4)清宫手术包备用。

2. 产妇准备

(1)保持仰卧屈膝分腿位或膀胱截石位(臀部垫一次性治疗巾)。不用手触碰已经消毒的部位。

(2)知晓与操作相关的事项和内容后签署知情同意书。

3. 医师准备

(1)检查产妇生命体征,并予以开放静脉,备血,酌情导尿排空膀胱。

(2)与产妇及其家属沟通,交代可能存在的风险,签署知情同意书。

(3)告知患者术中需要配合的事项和及时告知医师的事项。

(4)洗手、戴帽子、口罩。

【操作方法】

1. 消毒、铺巾　操作者外科手消毒,穿手术衣、戴无菌手套,碘伏消毒液消毒产妇外阴,铺无菌治疗巾,重新构建消毒无菌区。

2. 探查宫腔、剥离胎盘　操作者左手按压宫底,右手五指并拢呈近似扁锥形沿脐带进入宫腔,探及胎盘与子宫壁界线,掌心面向母体面,掌背贴于子宫壁,由下至上,以手掌尺侧分离出现胎盘宫壁间隙,继之手掌贴子宫壁来回平移扩展间隙,直至将胎盘完全与子宫壁分开。

3. 取出胎盘　牵拉脐带,直至阴道口可见胎盘,接产者双手握住胎盘边缘,向一个方向旋转并外牵,直至胎盘胎膜完全娩出。

4. 检查胎盘完整性　提拉脐带,检查胎膜是否完整,将胎盘母体面朝上平铺开,撕开胎膜检查胎盘小叶是否完整,如不完整,则行清宫术。

5. 软产道检查　检查软产道是否有撕裂并对症处理。

6. 术后处理　使用抗生素预防感染,并复查 B 超了解宫内有无胎盘胎膜组织残留等状况。

【注意事项】

1. 动作应轻柔,如无法找到胎盘宫壁间隙,或者分离困难,要考虑胎盘植入可能,可停止操作,观察阴道流血情况,进一步进行 B 超或 MRI 检查协助诊断。

2. 该操作一般无需麻醉,如宫颈内口回缩较紧,手无法进入,可行双侧阴部神经阻滞或哌替啶 100mg 肌注,必要时也可静脉麻醉。

【提问要点】

人工剥离胎盘的适应证有哪些?

(张　莹)

第九章　妇科基本技能 >>>

妇科作为妇产科临床的主要构成部分,是以非孕期女性为主要服务对象的临床学科,其基本技能操作着眼于了解女性生殖器官的生理变化,预防及诊治病理改变。由于篇幅所限,本章所介绍的妇科基本技能包含了计划生育的相关操作,最终达到保障女性健康、生育调控的目的。

第一节　妇科检查

妇科检查(gynecological examination)即女性盆腔检查,是妇产科专科检查的重要内容,通过辅助的器械及特殊的检查手法,了解女性生殖器官有无异常变化,协助临床诊治。

【目的】

了解女性外生殖器及盆腔内生殖器有无阳性体征。

【适应证】

因病就诊或常规妇科体检的女性。

【禁忌证】

无绝对禁忌证,但是如系经期非病情需要尽量避免进行妇检。

【准备事项】

1. 物品准备　一次性臀部垫巾、阴道窥器、无菌手套及检查手套、0.3%~0.5%碘伏消毒液、无菌大棉签、润滑剂等。

2. 被检查者准备　排空膀胱、取膀胱截石位(臀部垫一次性消毒巾),配合操作。

3. 医师准备　了解病史,与被检查者沟通,交代检查的必要性,洗手、戴帽子、口罩。

【操作方法】

1. 外阴检查　观察外阴发育情况,阴毛分布,注意皮肤和黏膜色泽、质地,有无畸形、溃疡、包块。分开小阴唇,由前向后,依次检查尿道口、阴道前庭或阴道外口处女膜、会阴后联合等部位黏膜色泽,有无溃疡、包块等。无性生活的处女膜一般完整未破,其开口小、勉强可容成人小指;有性生活者的处女膜已破裂,阴道开口能容成人 2 指通过;如系经产妇仅见处女膜残痕或会阴后-侧切瘢痕。另外,还可让患者屏气,注意阴道前后壁或子宫最低点是否接近甚至膨出于阴道外口、尿失禁等。

2. 阴道窥器检查　正常情况下,由于盆底肌肉的作用,阴道前后壁贴合,因此只有借助于专用的阴道窥器方才能够完成阴道及宫颈的视诊。

（1）放置：将其阴道窥器两叶前端并拢，检查者用一手拇指示指分开两侧小阴唇，避开尿道周围区，另一手将窥器瓣叶斜行沿阴道侧后壁缓缓插入阴道内，置入过程中逐渐将阴道窥器转正并张开瓣叶，直至暴露宫颈及阴道壁，然后旋转窥器，依次检查阴道壁、穹隆、宫颈等。

（2）视诊

1）阴道：观察阴道壁和穹隆黏膜颜色，有无发育异常、溃疡、包块等。观察阴道内分泌物量、性状等。

2）宫颈：检查宫颈大小、颜色、外形，有无发育异常、溃疡、糜烂、出血及包块等，宫颈口分泌物量、性状等。

（3）双合诊：检查者一手的两指或一指放入阴道，另一手在腹部配合触诊，称为双合诊，是已婚女性盆腔检查的重要内容，主要检查阴道、宫颈、宫体、附件、宫旁组织以及骨盆壁有无异常。

1）阴道及宫颈：检查者戴无菌手套，一手示、中两指蘸润滑剂，沿阴道后壁轻轻插入，依次检查阴道通畅与否、弹性、长度、有无发育异常、包块，扪触宫颈大小、硬度及宫颈口是否闭合，注意有无接触性出血、宫颈抬举或摇摆痛等。

2）宫体：将阴道内两指置于宫颈后方，另一手掌心朝下平放患者腹部，阴道内手指向上向前抬举宫颈，同时平放于腹部的手以手指着力由脐部水平逐渐向耻骨联合上缘朝下朝后依次触压腹壁，通过阴道内、腹壁外的双手手指同时分别抬举和触压，相互协调，尽量扪清子宫体的位置、大小、形状、质地、活动度及有无压痛（图9-1）。

3）附件：扪清子宫后，将阴道内两指由宫颈后方移至一侧穹隆部，向盆腔深部宫体侧旁扪触，另一手同时从同侧下腹壁髂嵴水平起，由上往下触压侧腹壁，双手对合协调，分别触摸子宫两侧附件区有无肿块或压痛（图9-2）。若触及包块，应描述其位置、大小、形状、质地、活动度、与子宫的关系及压痛等。正常情况下输卵管无法触及、卵巢偶可触及，触及卵巢时被检查者可诉有轻度酸胀感。

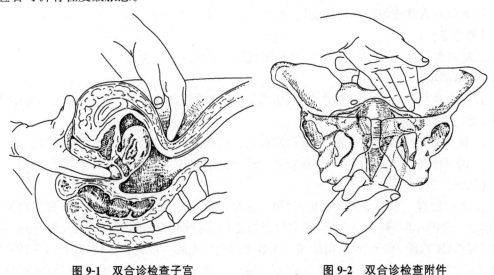

图9-1　双合诊检查子宫　　　　　　图9-2　双合诊检查附件

（4）三合诊：经直肠、阴道、腹部三个途径联合检查。将双合诊时置入阴道内的两指替换为示指置入阴道、中指插入直肠，其余检查步骤与双合诊相同；是对双合诊的补充。可以检查后倾或后屈子宫的大小，注意子宫后壁、宫颈旁主骶韧带、子宫直肠凹、阴道直肠隔、骶骨前方或直肠内有无病变,判断盆腔内病变范围,及其与盆腔内脏器的关系。所以三合诊对生殖器官肿瘤、结核、子宫内膜异位症等疾病的诊治有极大意义。

(5)直肠-腹部诊:将双合诊中置于阴道的两指改为仅示指伸入直肠,与腹部放置的手相互配合触诊盆腔内器官。适于无性生活史、阴道闭锁或有其他原因不能进行双合诊的女性。

3. 记录　检查结果按解剖部位由外至内顺序记录。外阴:发育状况及婚产式(未婚、已婚未产或经产)。阴道:通畅与否,分泌物量、色、性状;宫颈:大小、质地,有无异常等;宫体:位置、大小、质地、活动度,有无压痛等;附件:有无包块、增厚或压痛。若触及肿块,描述其位置、大小、质地,活动度,有无压痛以及与子宫、盆壁关系。左右两侧分别记录。

【注意事项】

1. 医师应注意保护被检查者隐私,态度严肃、动作轻柔,关心体贴被检查者。

2. 除尿失禁患者外,妇科检查前通常应排空膀胱,必要时导尿。

3. 为避免交叉感染,应在被检查者臀部下方垫干净的治疗巾或单,一人一单。

4. 通常被检查者位于专用的检查床,取膀胱截石位。头部稍抬高,双手分别置于身侧,使腹肌松弛。检查者面向被检查者、立于其两腿之间。特殊情况下,被检查者不宜搬动,亦可在病床上检查。

5. 尽量避免在经期进行妇科检查,但是如病情需要,可在消毒外阴后进行必要的检查,减少感染可能。

6. 对无性生活者一般进行直肠-腹部诊。如确病情需要,应征得被检查者及其家属知情同意并签字后方可进行阴道窥器或双合诊检查。

7. 阴道窥器检查时,可在窥器表面涂滑润剂以利插入,避免损伤。但若拟作宫颈细胞学检查或取阴道分泌物作涂片检查时,不宜使用滑润剂,避免影响涂片质量。

8. 进行双合诊、三合诊或直肠腹部诊时,这些方法可协助降低被检查者的不适:①可单用示指替代双指置入阴道进行检查;②三合诊时,在将中指置入肛门时,可嘱被检查者同时用力向下屏气,使肛门括约肌放松;③检查同时与被检查者交谈,或嘱其张口呼吸以利于腹肌放松。

9. 避免男医生单独为女性进行妇科检查,应有一名女性医护人员在场,减轻被检查者紧张心理和避免发生不必要的误会。

10. 如被检查者腹壁肥厚、高度紧张不能配合或是未婚者,盆腔检查不满意,可行 B 型超声检查,如病情需要可在麻醉协助下进行盆腔检查。

【提问要点】

已婚女性的盆腔检查有几种方式?

(张　莹)

第二节　经阴道后穹隆穿刺术

直肠子宫陷凹(rectovaginal pouch)是腹腔最低部位,因此腹腔内的积血、积液、积脓容易积存于此。阴道后穹隆顶端与直肠子宫陷凹贴接,故而经阴道后穹隆穿刺术(culdocentesis)进行抽出物的肉眼观察、化验、病理检查,是妇产科临床常用的辅助诊断方法。

【目的】

1. 了解盆腔积液性质并进行相关实验室细胞学检查协助诊断。

2. 治疗疾病:如引流、局部药物注射、辅助生殖技术等。

【适应证】

1. 疑有腹腔内出血、盆腔内有积液、积脓时,可做穿刺抽液检查以了解积液性质或分别送检,协助诊断。

2. 盆腔脓肿的穿刺引流及局部注射药物。

3. 在 B 型超声引导下行卵巢子宫内膜异位囊肿或输卵管妊娠部位注药治疗。

4. 在 B 型超声引导下经阴道后穹隆穿刺取卵,用于各种助孕技术。

【禁忌证】

1. 盆腔严重粘连、肠管与子宫后壁粘连或直肠子宫陷凹被较大肿块完全占据,并已凸向直肠。

2. 临床高度怀疑恶性肿瘤。

3. 异位妊娠准备采用非手术治疗时应避免穿刺,以免引起感染。

【准备事项】

1. 物品准备

(1)后穹隆穿刺包:洞巾、宫颈钳、卵圆钳、22 号长针头、无菌试管。

(2)消毒用品:0.3%～0.5%碘伏消毒液、无菌棉球、无菌手套。

(3)其他物品:一次性臀部垫巾、一次性阴道窥器、10ml 注射器、清洁玻片。

2. 患者准备

(1)排空膀胱,术中保持正确的体位,不用手触碰已经消毒的部位。

(2)知晓与手术相关的事项和内容后签署知情同意书。

3. 医师准备

(1)核对患者信息,测量患者生命体征,评估患者的手术耐受性。

(2)与患者或受委托人谈话沟通:介绍手术的目的和必要性、可能出现的风险和并发症。

(3)告知患者术中需要配合的事项。

(4)洗手、戴口罩、帽子。

【操作方法】

1. 消毒、铺巾　患者取膀胱截石位(臀部垫一次性消毒巾),碘伏消毒外阴,戴无菌手套,铺洞巾。

2. 妇科检查　双合诊了解子宫、附件情况,注意阴道后穹隆是否膨隆,更换无菌手套。

3. 阴道消毒　阴道窥器暴露宫颈及阴道并消毒。宫颈钳钳夹宫颈后唇,向前提拉,充分暴露阴道后穹隆,再次消毒。

4. 穿刺　用 22 号长针头接 5～10ml 注射器,检查针头有无堵塞,在后穹隆中央或稍偏病侧,于穹隆顶部(阴道后壁与宫颈后唇交界处)稍下方平行宫颈管刺入,当针穿过阴道壁,有落空感(进针深约 2cm)后立即抽吸,必要时可适当改变方向或深浅度,如无液体抽出,可边退针边抽吸。

5. 穿刺后检查　针头拔出后,穿刺点如有活动性出血,可用棉球压迫片刻,取出阴道窥器。

6. 整理物品、处理标本　交代患者术后注意事项,医疗垃圾分类丢弃,物品还原归位,标本进一步检查。

【注意事项】

1. 穿刺方向应是阴道后穹隆顶部进针与宫颈管平行的方向,不宜过分向前或向后,以免针头刺入宫体或直肠。

2. 穿刺深度适当,一般 2～3cm,过深损伤盆腔器官、血管,或者过深的针头可超过积液平面,抽不出液体而延误诊断。

3. 有条件或病情允许时,先行 B 型超声检查,协助诊断直肠子宫陷窝有无液体及液体量。

4. 抽出液体根据病情进行涂片、实验室检查等。

【提问要点】

1. 后穹隆穿刺的适应证和禁忌证?

2. 后穹隆穿刺未抽出液体考虑哪些原因?

(张　莹)

第三节　宫内节育器放取术

宫内节育器(intrauterine device,IUD)是一种安全、有效、简便、经济、可逆的避孕方式,是我国育龄女性主要的避孕措施之一。

一、宫内节育器放置术

【目的】

避免计划外或非意愿性妊娠。

【适应证】

1. 育龄女性要求放置而无禁忌者。

2. 宫腔粘连等疾病的辅助治疗。

【禁忌证】

1. 妊娠或可疑妊娠者。

2. 急性生殖系统炎症。

3. 终止妊娠后有潜在出血或感染倾向者。

4. 生殖器官肿瘤或畸形。

5. 宫颈内口过于松弛。

6. 严重的全身性疾病者。

7. 子宫腔过小或过大(宫腔探针测宫深小于 5cm 或非产褥期宫深大于 9cm)。

8. 近 3 月有月经异常、不规则阴道流血者。

9. 铜过敏者。

【准备事项】

1. 物品准备

(1)妇科宫腔手术包:洞巾、阴道手术窥器、宫颈钳、宫颈扩张器、宫腔探针、弯头有齿卵圆钳、节育器放置器、取环钩、大镊子。

(2)消毒:0.3%～0.5%碘伏消毒液、无菌棉球及纱布、无菌手套。

（3）抢救器械及药品：如阿托品 0.5mg/支等。

2. 受术者准备

（1）排空膀胱，术中保持正确的体位，不用手触碰已经消毒的部位。

（2）知晓与手术相关的事项和内容后签署知情同意书。

3. 医师准备

（1）核对受术者信息，测量受术者生命体征，评估受术者的手术耐受性。

（2）与受术者或受委托人谈话沟通：介绍手术的目的和必要性、可能出现的风险和并发症。询问过敏史。

（3）告知受术者术中需要配合的事项。

（4）洗手、戴口罩、帽子。

【操作方法】

1. 协助受术者取膀胱截石位（臀部垫一次性消毒巾），戴无菌手套，常规消毒外阴、阴道。

2. 铺洞巾，双合诊了解子宫、附件情况，更换无菌手套。

3. 阴道窥器暴露宫颈及阴道，消毒阴道穹隆及宫颈。

4. 宫颈钳钳夹宫颈前唇，充分暴露宫颈口，再次消毒。

5. 宫腔探针顺着宫腔方向进入子宫直达宫底，探查宫腔方向及深度。

6. 依据宫颈内口松弛度，酌情使用宫颈扩张器由小至大顺序扩张宫颈内口以利于节育器的进入。

7. 用放置器将节育器推送入宫腔，节育器上缘必须抵达宫底部，带有尾丝的节育器在距宫颈外口 2cm 处剪断尾丝。

8. 注意有无异常子宫出血，清除阴道内组织及血液，卸下宫颈钳，取出阴道窥器，收拾洞巾。

9. 交代受术者注意事项，医疗垃圾分类丢弃，物品还原归位，书写记录。

【注意事项】

1. 探针探查宫腔方向时，动作应轻柔，进入宫腔后一旦有阻碍可适当改变方向，如仍不能前进则为到达宫底，切忌使用暴力造成子宫穿孔。

2. 探针进入过深与妇检估计的子宫大小不符，或始终无底感，要考虑子宫穿孔，应立即停止操作，观察子宫出血情况，必要时使用缩宫素类药物减少出血。

3. 宫内节育器放置通常有时间要求，常见时间包括：①月经干净后的第 3 日～第 7 日且经净后无性生活；②人工流产后立即放置；③产后 42 日恶露净，子宫恢复正常；④剖宫产产后半年；⑤含孕激素的 IUD 在月经第 3 日；⑥自然流产于月经复潮转经后放置，药物流产后需等待 2 次正常月经后放置；⑦哺乳期放置先排除妊娠；⑧作为紧急避孕的一种方法，可以在未避孕的性生活后 3 日内放置。

4. 宫内节育器放置术后应注意的情况如下：①术后休息 3 日，1 周内忌重体力劳动，2 周内忌性交及盆浴，保持外阴清洁；②术后第一年 1、3、6、12 个月进行随访，以后每年随访 1 次直至停经，随访时了解 IUD 在宫腔内的位置及有无不适症状等。

5. 宫内节育器的副作用包括不规则阴道流血，如经量增多、经期延长或少量点滴出血等，多于 3～6 个月后自然恢复。少数患者可出现白带增多或伴下腹胀痛等。

6. 放置宫内节育器的并发症：节育器异位、嵌顿或断裂、下移或脱落、带器妊娠。

二、宫内节育器取出术

【目的】

取出宫内绝育器。

【适应证】

1. 各种生理性原因要求取出者,包括计划再生育或已无性生活不需避孕者,放置期限已满需更换者,绝经过渡期停经 1 年内。

2. 各种病理原因必须取出者,包括有并发症及副作用,经治疗无效;带器妊娠,不论宫内和宫外。

【禁忌证】

1. 急性生殖道炎症,应抗感染治愈后再取宫内节育器。

2. 全身情况不良或疾病的急性期,应待病情好转后再取宫内节育器。

【准备事项】

1. 物品准备

(1)妇科宫腔手术包:洞巾、阴道手术窥器、宫颈钳、宫颈扩张器、宫腔探针、弯头有齿卵圆钳、节育器放置器、取环钩、大镊子。

(2)消毒:0.3%～0.5%碘伏消毒液、无菌棉球及纱布、无菌手套。

(3)抢救器械及药品:如阿托品 0.5mg/支等。

2. 受术者准备

(1)排空膀胱,术中保持膀胱截石位,不用手触碰已经消毒的部位。

(2)知晓与手术相关的事项和内容后签署知情同意书。

3. 医师准备

(1)核对受术者信息,了解病史,B 超检查确认环在宫腔内或是妇检见到环尾丝;测量受术者生命体征,评估受术者的手术耐受性。

(2)与受术者或受委托人谈话沟通:介绍手术的目的和必要性、可能出现的风险和并发症。

(3)告知受术者术中需要配合的事项。

(4)洗手、戴口罩、帽子。

【操作方法】

1. 协助受术者取膀胱截石位(臀部垫一次性消毒巾),戴无菌手套,常规消毒外阴、阴道。

2. 铺洞巾,双合诊了解子宫、附件情况,更换无菌手套。

3. 阴道窥器暴露宫颈及阴道,消毒阴道穹隆及宫颈。

4. 宫颈钳钳夹宫颈前唇,充分暴露宫颈口,再次消毒。

5. 宫腔探针顺着宫腔方向进入子宫直达宫底,探查宫腔方向及深度。

6. 依据宫颈内口松弛度,酌情使用宫颈扩张器由小至大顺序扩张宫颈内口以利于节育器的取出。

7. 有尾丝者,用血管钳夹住尾丝轻轻牵引取出。无尾丝者,用取环钩或取环钳将宫内节育器取出。

8. 注意有无异常子宫出血,清除阴道内组织及血液,卸下宫颈钳,取出阴道窥器,收拾洞巾。

9. 交代受术者注意事项,医疗垃圾分类丢弃,物品还原归位,书写记录。

【注意事项】

1. 探针探查宫腔方向时,动作应轻柔,进入宫腔后一旦有阻碍可适当改变方向,如仍不能前进则为到达宫底,切忌使用暴力造成子宫穿孔。

2. 探针进入过深与妇检估计的子宫大小不符,或始终无底感,要考虑子宫穿孔,应立即停止操作,观察子宫出血情况,必要时使用缩宫素类药物减少出血。

3. 宫内节育器取出通常有时间要求,常见时间包括:①月经干净后3～7日为宜;②如为带器妊娠,则人工流产同时取器;③带环异位妊娠术前行诊断性刮宫时,或在术后出院前取出;④子宫不规则出血者,随时可取节育器,同时需行诊断性刮宫,刮出组织送病理检查,排除子宫内膜病变。

4. 宫内节育器取出术后应注意的情况包括:术后休息3日,1周内忌重体力劳动,2周内忌性交及盆浴,保持外阴清洁。

5. 取器前应做B型超声检查或X线检查,确定节育器是否在宫腔内,同时了解节育器的类型;取器困难,可在B型超声引导下进行操作,必要时通过宫腔镜取出。

6. 使用取环钩取节育器时,应十分小心,不能盲目钩取,避免向宫壁钩取,以免损伤子宫壁。

7. 如有必要,取出节育器后需落实其他避孕措施。

【提问要点】

1. 放置宫内节育器的禁忌证有哪些?

2. 宫内节育器未能取出怎么办?

(张　莹)

第四节　诊断性刮宫术

诊断性刮宫术(dilatation and curettage,D&C)是指使用专用的器械,取出子宫内膜或宫腔内容物,结合病理检查,来达到诊断和治疗疾病的目的。

【目的】

获取子宫内膜或宫内容物协助诊断和治疗疾病。

【适应证】

1. 异常的子宫出血或阴道排液。

2. 不孕症患者。

3. 各类异常妊娠、流产等。

【禁忌证】

1. 急性生殖系统炎症。

2. 严重的全身性疾病无法耐受手术者。

3. 手术当日2次随机体温≥37.5℃。

4. 可疑宫内妊娠且患者有继续妊娠要求者。

【准备事项】

1. 物品准备

(1)妇科宫腔手术包:洞巾、阴道手术窥器、宫颈钳、全套宫颈扩张器、宫腔探针、全套刮匙、弯头有齿卵圆钳、大镊子。

(2)消毒用品:0.3%～0.5%碘伏消毒液、无菌棉球及纱布、无菌手套。

(3)抢救器械及药品:如缩宫素 10U/支、阿托品 0.5mg/支等。

(4)10%甲醛、标本瓶、病理申请单、标签。

2. 患者准备

(1)排空膀胱,术中保持膀胱截石位,配合操作,不用手触碰已经消毒的部位。

(2)知晓与手术相关的事项和内容后签署知情同意书。

3. 医师准备

(1)核对患者信息,了解病史,测量患者生命体征,评估患者的手术耐受性。

(2)与患者或受委托人谈话沟通:介绍手术的目的和必要性、可能出现的风险和并发症。

(3)告知患者术中需要配合的事项。

(4)洗手、戴口罩、帽子。

(5)准备好盛有 10%甲醛的标本容器并标记患者姓名。

【操作方法】

1. 协助患者取膀胱截石位(臀部垫一次性消毒巾),常规消毒外阴、阴道。外科手消毒,穿手术衣、戴无菌手套。

2. 铺洞巾,双合诊了解子宫、附件情况,更换无菌手套。

3. 阴道窥器暴露宫颈及阴道,消毒阴道穹隆及宫颈。

4. 宫颈钳钳夹宫颈前唇,充分暴露宫颈口,再次消毒。

5. 宫腔探针顺着宫腔方向进入子宫直达宫底,探查宫腔方向及深度。

6. 依据宫颈内口松弛度,酌情使用宫颈扩张器由小至大顺序扩张宫颈内口以利于所需刮匙进入。

7. 刮匙进入宫腔直达宫底,由内而外,按照顺序分别取子宫腔四壁及两侧宫角、宫底部等部位内膜组织并置于无菌纱布上。

8. 注意有无异常子宫出血,清除阴道内组织及血液,卸下宫颈钳,取出阴道窥器,收拾洞巾。

9. 镊子收集所有取出的宫内组织标本置于盛有 10%甲醛的标本容器中,并核对姓名,标记取材部位及送检组织名称。

【注意事项】

1. 探针探查宫腔方向时,动作应轻柔,进入宫腔后一旦有阻碍可适当改变方向,如仍不能前进则为到达宫底,切忌使用暴力造成子宫穿孔。

2. 探针进入过深与妇检估计的子宫大小不符,或始终无底感,要考虑子宫穿孔,应立即停止操作,观察子宫出血情况,必要时使用缩宫素类药物减少出血。

3. 有条件或病情允许时,先行 B 型超声检查,协助了解宫内状况。

4. 如在手术的过程中,患者出现面色苍白、恶心等不适,立即停止操作,测量血压及心率,如有血压下降、脉搏减慢,则要考虑迷走神经兴奋,必要时可使用阿托品。

5. 如考虑子宫恶性肿瘤进行诊刮,为明确宫颈是否有病灶,可行分段诊刮术,操作过程在步骤 4 之后可直接以小号刮匙搔刮宫颈管四壁,刮出的宫颈组织置于纱布上,然后再自步骤 5 开始完成后续操作,注意需更换刮匙取出宫内组织置于另一块纱布上。最后标本分别装瓶、标记、送检。

【提问要点】

诊断性刮宫的适应证有哪些?

(张 莹)

第五节 人工流产吸宫术

人工流产吸宫术(uterine aspiration),又名负压吸引人工流产术,是利用负压吸引原理,将妊娠物从宫腔内清除的操作,是终止早期妊娠的人工流产方法之一。

【目的】

终止妊娠。

【适应证】

1. 妊娠 10 周内要求终止而无禁忌证。

2. 患有某种严重疾病不宜继续妊娠者(妊娠 10 周内)。

【禁忌证】

1. 急性生殖道炎症。

2. 全身情况不良或疾病的急性期。

3. 术前两次体温在 37.5℃ 以上。

【准备事项】

1. 物品准备

(1)妇科宫腔手术包:洞巾、宫颈钳、阴道手术窥器、宫颈扩张器、宫腔探针、弯头有齿卵圆钳、节育器放置器、取环钩、大镊子,各型号吸管。

(2)消毒用品:0.3%~0.5%碘伏消毒液、无菌棉球及纱布、无菌手套。

(3)抢救器械及药品:如缩宫素 10U/支、阿托品 0.5mg/支等。

2. 患者准备

(1)排空膀胱,术中保持膀胱截石位,配合操作,不用手触碰已经消毒的部位。

(2)知晓与手术相关的事项和内容后签署知情同意书。

3. 医师准备

(1)核对患者信息,了解病史,测量患者生命体征,评估患者的手术耐受性。

(2)与患者或受委托人谈话沟通:介绍手术的目的和必要性、可能出现的风险和并发症。

(3)告知患者术中需要配合的事项。

(4)洗手、戴口罩、帽子。

【操作方法】

1. 协助患者取膀胱截石位(臀部垫一次性消毒巾),常规消毒外阴、阴道。外科手消毒,穿手术衣、戴无菌手套。

2. 铺洞巾,双合诊了解子宫、附件情况,更换无菌手套。

3. 阴道窥器暴露宫颈及阴道,消毒阴道穹隆及宫颈。

4. 宫颈钳钳夹宫颈前唇,充分暴露宫颈口,再次消毒。

5. 宫腔探针顺着宫腔方向进入子宫直达宫底,探查宫腔方向及深度,根据宫腔大小选择吸管。

6. 依据宫颈内口松弛度,酌情使用宫颈扩张器由小至大顺序扩张宫颈内口直到比选用吸头大半号,以利于吸引管的进出。

7. 连接负压吸引器,调整负压大小:将吸管尾端经软管连接到负压吸引器上,折叠软管,按孕周及宫腔大小调整负压,一般控制 400～500mmHg。

8. 吸取宫内容物:折叠吸管尾端软管、使吸管不带负压,将吸管头端缓慢送入宫腔直至宫底;放开折叠的软管,恢复吸管通畅,保持负压状态,在宫底和宫颈内口之间进退缓慢移动吸管,同时顺时针方向旋转 1～2 圈,吸取宫内容物,当感到宫壁粗糙,提示组织吸净;同进入宫腔时一样,将吸管尾端软管折叠,不带负压取出吸管头端。必要时可更换小号吸管重复操作确认宫内组织是否吸净。

9. 注意有无异常子宫出血,清除阴道内组织及血液,卸下宫颈钳,取出阴道窥器,收拾洞巾。

10. 将吸出物过滤,计量血液及组织容量,检查绒毛。未见绒毛者送病理检查。

11. 交代患者注意事项,医疗垃圾分类丢弃,物品还原归位,书写记录。

【注意事项】

1. 探针探查宫腔方向时,动作应轻柔,进入宫腔后一旦有阻碍可适当改变方向,如仍不能前进则为到达宫底,切忌使用暴力造成子宫穿孔。

2. 吸管吸出宫内容物后,如无法明确是否有组织残留,可用小号刮匙轻轻搔刮宫底及两侧宫角,检查宫腔是否干净;必要时可重新放入吸管,再次用低负压吸宫腔 1 圈。

3. 探针进入过深与妇检估计的子宫大小不符,或始终无底感,要考虑子宫穿孔,应立即停止操作,观察子宫出血情况,必要时使用缩宫素类药物减少出血。

4. 严格遵守无菌操作。无痛吸宫术应由麻醉师监护实施、防止麻醉意外。

5. 术后处理:①术后休息 14 日,4 周内禁性交及盆浴,保持外阴清洁;②术后月经异常应及时就诊。

6. 常见手术并发症:出血、子宫穿孔、人工流产综合征、漏吸或空吸、吸宫不全、感染、羊水栓塞、远期宫颈宫腔粘连、月经异常、继发性不孕等。

【提问要点】

吸宫术中出现血压下降、脉搏缓慢、面色苍白、恶心呕吐等不适考虑什么? 如何处理?

(张　莹)

第六节　妇科常见标本取样

妇科常见标本包括生殖道分泌物、生殖道脱落细胞及生殖器官各部位的活体组织等,通过采集标本,结合相应的实验室或组织学检查手段,在疾病的预防、早期诊断、早期治疗、疗效监测等方面有重要意义。

一、阴道分泌物取样

【目的】

通过对阴道分泌物的性状及病原学检查,协助诊断阴道感染性疾病。

【适应证】

所有阴道分泌物性状异常伴或不伴有外阴瘙痒的女性。

217

【禁忌证】

无绝对禁忌证,原则上经期不进行阴道分泌物取样。

【准备事项】

1. 物品准备　一次性臀部垫单、阴道窥器、无菌手套及检查手套、0.3%～0.5%碘伏消毒液、无菌棉拭子、生理盐水、干燥标本瓶等。

2. 患者准备　排空膀胱、取膀胱截石位(臀部垫一次性消毒巾),配合操作。

3. 医师准备　了解病史,与患者沟通交代检查目的,洗手、戴帽子、口罩。

【操作方法】

1. 有性生活史的女性　同本章第一节阴道窥器置入方法放置阴道窥器,用棉拭子在上段阴道壁取分泌物置入标本瓶内,可进行滴虫、假丝酵母菌、清洁度、细菌性阴道病、淋球菌等方面的实验室检查。

2. 无性生活的女性　用细棉拭子在阴道口或阴道内直接取分泌物,同样进行上述实验室检查。

【注意事项】

1. 标本取材前24～48小时内禁性生活、阴道冲洗及用药等。

2. 放置窥器时尽量不使用润滑剂。

3. 如考虑滴虫感染,建议标本取材后保暖、尽快送检。

二、宫颈分泌物取样

【目的】

通过对宫颈分泌物的性状及病原学检查,协助诊断宫颈感染性疾病或协助判断卵巢功能。

【适应证】

1. 所有宫颈分泌物性状异常者。

2. 由于月经异常或是不孕症等原因需要了解卵巢功能者。

【禁忌证】

1. 无性生活者非必要时不进行取样。

2. 原则上经期不进行宫颈分泌物取样。

【准备事项】

1. 物品准备　一次性臀部垫单、阴道窥器、无菌手套及检查手套、0.3%～0.5%碘伏消毒液、无菌棉拭子及试管、消毒大棉签、生理盐水、标本瓶等。

2. 患者准备　排空膀胱、取膀胱截石位(臀部垫一次性消毒巾),配合操作。

3. 医师准备　了解病史,与患者沟通交代检查目的,洗手、戴帽子、口罩。

【操作方法】

1. 宫颈分泌物取样做感染性检测　同前法置入阴道窥器,大棉签擦拭阴道上段及宫颈表面分泌物,将棉拭子探进宫颈管1.5～2cm转动一周并留置30秒,取出后置入相应的无菌标本试管送检相应病原体检查或培养。

2. 宫颈黏液的内分泌检查　阴道窥器暴露宫颈,血管钳钳取宫颈黏液,打开钳尖,观察黏液性状及拉丝度,将黏液涂于干洁玻片上,待其自然干燥后显微镜检结晶形状。

【注意事项】

1. 标本取材前 24～48 小时内禁性生活、阴道冲洗及用药等。

2. 放置窥器时尽量不使用润滑剂。

三、宫颈脱落细胞取样

【目的】

宫颈癌及癌前病变的筛查。

【适应证】

1. 有性生活的女性人群防癌普查。

2. 妇科良性疾病手术前的筛查。

3. 宫颈病变或宫颈癌治疗后的随诊复查。

【禁忌证】

对于有性生活者无绝对禁忌证,原则上经期不进行该标本取样。

【准备事项】

1. 物品准备　一次性臀部垫单、阴道窥器、无菌手套及检查手套、0.3%～0.5%碘伏消毒液、装有 95% 酒精的容器罐、消毒大棉签、宫颈刮板、生理盐水、干洁玻片、玻片架、液基细胞学检测法专用的取材刷及含液基的保存瓶等。

2. 患者准备　排空膀胱、取膀胱截石位(臀部垫一次性消毒巾),配合操作。

3. 医师准备　了解病史,与患者沟通交代检查目的,对准备留存细胞的玻片或容器进行患者身份的标识,洗手、戴帽子、口罩。

【操作方法】

1. 宫颈刮片涂片法　置入阴道窥器,暴露宫颈,大棉签拭尽宫颈表面分泌物,刮板取材端以宫颈管口为圆心、贴于宫颈表面顺同一方向旋转一周;将刮板取材端沿一个方向涂抹于玻片上、留存所取细胞,载有脱落细胞的玻片置于 95% 酒精中浸泡 30 分钟进行固定,随后巴氏染色、显微镜检。

2. 液基细胞学检测法(thinprep cytologic test,TCT)　置入阴道窥器,暴露宫颈,专用取材刷以宫颈管为中心、紧贴宫颈表面顺同一方向旋转 6 周;将取材刷置入液基中涮洗留存细胞;利用全自动细胞制备仪制片、染色、显微镜检。

【注意事项】

1. 标本取材前 24～48 小时内禁性生活、阴道冲洗及用药等,放置窥器时尽量不使用润滑剂。

2. 阴道流血多或是阴道宫颈急性炎症期尽量不进行此项取材,干扰检查结果判定。

3. 宫颈刮片涂片法具有简单、廉价、普及率高等特点,是传统的宫颈癌筛查方法,但是由于受到血液、黏液、炎症等因素干扰,因而制成的玻片标本满意度及宫颈异型细胞检出率较低;而液基细胞学检测法取材制成的玻片样本受外界因素干扰较少,标本满意度及宫颈细胞病变检出率均较高,只是由于需特殊仪器,费用昂贵,临床普及度不够。

【提问要点】

1. 宫颈黏液结晶形态如何反映卵巢功能?

2. 生殖道淋球菌感染取材部位何处最佳?

(张　莹)

219

参考文献

1. 谢幸,苟文丽. 妇产科学. 第 8 版. 北京:人民卫生出版社,2013

2. 曹泽毅. 中华妇产科学. 第 3 版. 北京:人民卫生出版社,2014

3. 陈红. 中国医学生临床技能操作指南. 第 2 版. 北京:人民卫生出版社,2014

4. Cunningham FG,Gant NF,Leveno KJ,et al. 威廉姆斯产科学. 第 21 版. 段涛,丰有吉,狄文,主译. 济南:山东科学技术出版社,2001

儿科篇

　　儿科学是临床医学范畴中的二级学科,与其他临床学科相比,具有其独特性,根本原因在于儿科学研究对象是儿童。儿童时期是机体不断快速发育阶段,个体、性别、年龄的差异大,在健康状况的评价、疾病的临床诊断和治疗中不宜用单一的标准进行衡量。

　　尽管现代医学飞速发展,诊疗设备不断更新换代,但是儿科学的一些基本知识及技能的作用和价值仍然无法被取代。如儿童生长指标的测量是正确评价儿童生长发育和健康状况的主要方法;准确无误的病史采集和体格检查是疾病诊断的重要基础;小儿药物治疗原则是合理性选择用药的前提;针对儿童解剖及生理学特点选择相应穿刺技术是保证穿刺成功的关键;由于小儿自身防护能力差,常发生严重的急症疾病和意外伤害,及时实施正确的急救措施是保证抢救成功、预防并发症发生、降低病死率的关键步骤。因而,掌握具有儿科学特点的基本技能是至关重要的。

第十章 儿科基本知识 >>>

儿科学不同于其他临床学科,其研究的对象是机体处于不断生长发育过程中的儿童,在健康状况的评价、疾病的诊断和治疗等方面都具有不同的衡量和诊断标准。正确掌握儿童生长发育特点、儿科病史资料采集和体格检查、儿童体液平衡特点及液体疗法、儿童药物治疗原则,是评价儿童健康状况、疾病的诊断和治疗的重要基础。

第一节 儿童生长发育特点

生长是指身体中各器官、系统的长大,可用相应的测量值来表示其量的变化;发育是指细胞、组织、器官的分化与功能成熟。生长和发育两者紧密相关,生长的量的变化能够在一定程度上表明身体器官、系统的成熟状况。

【概述】

生长发育遵循一定的规律,表现在儿童生长总的速度及各器官、系统发育先后顺序等方面。生长发育受多种因素影响。认识生长发育规律是对儿童生长发育状况进行正确评价和指导的前提。

【主要知识点】

1. 生长发育的总规律

(1)生长发育是连续的、有阶段性的过程:在整个儿童时期生长发育是不断进行,但各年龄阶段生长发育有相应的特点,不同年龄阶段具有不同的生长速度。例如,体重和身长的增长有两个高峰期(生后第一年及青春期)。

(2)各器官、系统生长发育不平衡:人体各器官、系统的发育顺序遵循一定规律。较早发育的是脑,在生后 2 年内快速发育;淋巴系统在儿童期生长迅速,于青春期前达到高峰,以后逐渐下降;生殖系统是较晚发育的系统;其他,如心、肝、肾、肌肉的发育基本与体格生长相平行。不同年龄时期的生理功能决定了各系统生长发育的速度。

(3)生长发育的个体差异:儿童生长发育虽按一定总规律发展,但受遗传、环境因素的影响,每个人生长发育的“轨道”存在相当大的个体差异。生长水平有一定的正常范围,所谓的“正常值”仅是“参考值”,需要结合个体不同影响因素,才能作出正确的评价。

(4)生长发育的一般规律:出生后生长发育应遵循一般规律并有相应的具体发育表现(表 10-1)。

表 10-1　生长发育的一般规律及具体发育表现

生长发育的一般规律	具体发育表现
由上到下	先抬头、后抬胸、再会坐、立、行
由近到远	从臂到手，从腿到脚的活动
由粗到细	从全掌抓握到用两手指拾取
由简单到复杂	先画直线后画圈、图形
由低级到高级	先会看、听、感觉事物、认识事物，发展到有记忆、思维、分析、判断

2. 生长发育的影响因素　影响儿童生长发育的两大因素是遗传和环境。遗传决定生长发育的潜力，而这种潜力受环境因素的作用和调节，两者共同作用的结果表现出个体生长发育模式的差异。

(1)遗传因素：儿童生长发育的"轨道""受父母的遗传因素决定。家族、种族的遗传信息影响可表现在面型特征、头发和皮肤的颜色、身材高矮、性发育迟早、对疾病的易感性等方面。此外，影响生长发育的遗传代谢缺陷病、染色体畸形、内分泌障碍等与遗传相关更直接。

(2)环境因素

1)孕母情况：孕母的生活环境、营养、情绪、疾病等因素会影响胎儿的生长发育。妊娠早期的病毒感染可致胎儿先天畸形的发生，某些药物、X 线照射、环境中毒物和精神创伤都会影响胎儿的生长发育。孕母严重营养不良可致流产、早产和胎儿宫内的体格生长及脑发育迟缓。

2)营养：儿童的生长发育自胎儿开始，就需要充足且比例恰当的营养供给。如供给充足比例恰当的营养，可使生长潜力得到最好的发挥。宫内营养不良不仅可致胎儿体格生长落后，严重时甚至可影响脑的发育；生后营养不良会影响儿童的身高、体重及智能的发育，尤其是生后第 1～2 年的严重营养不良。

3)疾病：疾病对生长发育具有明显的阻扰作用。急性感染性疾病可致体重减轻；长期慢性疾病不仅使体重减轻，而且也会影响身高的增长；内分泌疾病常致骨骼生长和神经系统发育迟缓；先天性心脏病常使生长发育迟缓。

4)社会和家庭环境：社会和家庭环境是影响儿童生长发育的重要因素，往往易被忽视。稳定的社会环境、良好的居住环境和生活习惯、体育锻炼及完善的医疗保健服务等才利于儿童儿生长发育达到最佳状态。

3. 生长发育指标　体格生长发育常用的指标有体重、身高(长)、坐高(顶臀长)、头围、胸围、上臂围、皮下脂肪、身体比例与匀称性等。

(1)体重的增长：体重是全身各器官、系统、体液的总重量。体重的测量简单、准确，是反映小儿生长与营养状况中最易获得的指标。新生儿出生体重取决于胎次、胎龄、性别以及宫内营养状况。我国平均女婴出生体重为 3.24kg±0.39kg，男婴出生体重为 3.33kg±0.39kg（世界卫生组织参考值：女 3.2kg，男 3.3kg）。新生儿暂时性体重下降或称生理性体重下降，一般在生后 3～4 日下降到最低点（下降范围为 3%～9%），然后逐渐回升，至出生后第 7～10 日应恢复到出生时的体重。其主要原因是奶量摄入不足、水分丢失及胎粪排出，因而出生后及时合理喂养和科学护理可减轻甚至避免生理性体重下降的发生。如果在生后 1 周内体重下降范围超过10％或至生后第10天仍然未恢复到出生时的体重,即为病理状态。生后儿童体重的增长与喂养技巧、营养摄入及疾病等因素密切相关。1岁内是生后体重增长最快的时期,为生后第一个生长高峰,年龄越大,体重的增长越慢,表明年龄与体重的增长呈现一定规律(表10-2)。此外,值得注意的是为利于临床医师计算儿童用药量和液体量,在无条件测量体重时,可用公式估计体重(表10-3)。

表10-2 体重的增长规律

年龄	体重的增长值
1月	1～1.7kg
3～4月	出生时体重的1倍
12月	出生时体重的2倍
24月	出生时体重的3倍
～青春前期	年增长约2kg

表10-3 正常儿童体重估计公式

年龄	体重(kg)
12个月	10
～12岁	年龄(岁)×2＋8

(2)身材的增长

1)身高(长):身高(长)指头部、脊柱与下肢长度的总和。出生时身长平均为50cm。身高(长)的增长规律与体重相似。即与年龄呈现一定规律(表10-4)。

表10-4 身高(长)的增长规律

年龄	身高的增长值
3个月	11～12cm
12个月	25cm
24个月	较12个月时增长10～12cm
～青春前期	每年增长6～7cm

2)坐高(顶臀长):是指头顶到坐骨结节的长度,坐高(顶臀长)增长代表头颅与脊柱的生长。

3)指距:为两上肢水平伸展时两中指尖距离,代表上肢长骨生长指标。

(3)头围的增长:头围的增长与脑和颅骨生长有关。出生时头围相对大,平均33～34cm,与体重、身长的增长相似,第一年头围增长较快,年龄与头围的增长呈现一定规律(表10-5)。需注意的是头围的测量在2岁以内最有价值,婴幼儿期连续追踪测量头围比一次测量更有意义。头围大小与双亲的头围有关,头围小于均值-2SD常提示脑发育不良可能;小于均值-3SD常提示脑发育不良;头围增长过速提示脑积水。

表 10-5　头围的增长规律

年龄	头围的增长值
3 个月	6cm
12 个月	12cm
24 个月	较 12 个月时增长约 2cm
～15 岁	较 24 个月时增长 6～7cm

(4)胸围的增长:胸围代表肺与胸廓的生长指标。出生时胸围 32cm,较头围小约 1～2cm。1 岁左右胸围与头围基本相等,约为 46cm。1 岁至青春前期胸围(约为头围＋年龄－1cm)应大于头围。在小儿生长曲线上头围与胸围的增长在 1 岁左右形成交叉,交叉时间受小儿营养、胸廓的生长发育影响,生长缓慢者,头、胸围交叉时间延迟。

(5)上臂围的增长:上臂围包括上臂皮肤、皮下脂肪、肌肉及骨骼生长。1 岁以内上臂围增长迅速,1～5 岁增长缓慢,约 1～2cm。如无条件测体重和身高(长),可用左上臂围测量筛查 1～5 岁以下儿童营养状况:大于 13.5cm 为营养良好,12.5～13.5cm 为营养中等,小于 12.5cm 为营养不良。

(6)身体比例与匀称性:在生长过程中,身体的比例与匀称性生长有一定规律。

1)头与身长比例:头在胎儿期与婴幼儿期生长最快,躯干、下肢生长较晚,生长时间较长。因而,在生长进程中头、躯干、下肢长度的比例发生变化。在新生儿期,头长为身长(高)的 1/4,到成年后为 1/8。

2)体型匀称:用身高的体重(weight-for height,W/H)、胸围/身高(身高胸围指数)、体重(kg)/身高(cm)×1000(Quetelet 指数)、体重(kg)/[身高(cm)]^2×10^4(Kaup 指数,幼儿用)、年龄的体块指数(BMI/age)等来表示体型(形态)生长的比例关系。

3)身材匀称:任何影响下肢生长的疾病,可使坐高(顶臀长)与身高(长)的比例停留在幼年状态,如甲状腺功能低下与软骨营养不良等疾病。

通常是以坐高(顶臀长)与身高(长)的比例表示,反映下肢的生长情况。坐高(顶臀长)占身高(长)的比例由出生时的 0.67 下降到 14 岁时的 0.53。

4)指距与身高:对诊断长骨的异常生长有参考价值。正常时,指距略小于身高(长)。如指距大于身高 1～2cm,可考虑诊断蜘蛛样指(趾)(Marfan 综合征)。

4. 青春期的体格生长规律　青春期是进入成人期的过渡时期,体格生长出现生后的第二个生长高峰(peak height velocity,PHV),有明显的性别差异。男孩的身高增长第二个高峰约晚于女孩 2 年,且每年身高的增长值大于女孩,因此男孩比女孩高。女孩约在 9～11 岁乳房发育后,男孩在 11～13 岁睾丸增大后身高开始加速生长,1～2 年生长达 PHV,此期女孩身高平均年增加 8～9cm,男孩身高平均年增加 9～10cm。一般男孩骨龄 15 岁,女孩骨龄 13 岁时,身高生长已达最终身高的 95%。PHV 提前者,身高的增长停止较早。女孩 8 岁前乳房发育,男孩 9 岁前睾丸增大可能为性早熟。

【要点提示】

1. 儿童的生长发育遵循总规律。遗传和环境因素共同作用的结果表现出个人生长发育模式的差异。

2. 体重、身高(长)、坐高(顶臀长)、头围、胸围、上臂围、皮下脂肪、身体比例与匀称性等是儿童体格生长发育常用的形态指标。体重、身高(长)及头围的增长均呈现一定规律。

(沈伊娜)

第二节　儿童体液平衡的特点及液体疗法

体液是人体的重要组成部分,是保持生理平衡、维持生命的重要条件,由于儿童生理特点,极易发生水、电解质和酸碱平衡紊乱,而液体疗法的目的是恢复或维持正常的体液容量和成分,以保证儿童正常生理功能。

【概述】

人体大部分由体液组成,年龄越小体液所占体重百分比越多,不同年龄的体液分布具有差异性(表 10-6)。

表 10-6　不同年龄的体液分布(占体重的%)

年龄	总量	细胞外液		细胞内液
		血浆	间质液	
≤28 天	78	6	37	35
～1 岁	70	5	25	40
～14 岁	65	5	20	40
成人	55～60	5	10～15	40～45

体液分为细胞内液及细胞外液。细胞内液主要成分为 K^+、Mg^{2+}、有机磷酸盐、蛋白质等,细胞外液的主要成分是 Na^+、Cl^-、HCO_3^- 等。人体不断通过皮肤、大小便、呼吸等丢失一定量的水和电解质,但同时又通过饮食得以维持水与电解质平衡,而这种平衡的维持需要多脏器、多系统的参与,其中肾是调节体液平衡的重要器官。

当某种原因导致体液平衡紊乱超过机体调节能力时,即可引起各种体液平衡失调,包括体液量、渗透压、酸碱度等,从而影响全身各组织、器官功能的正常运行,严重时可危及患儿生命,必须及时进行液体疗法。

【主要知识点】

1. 脱水　由于呕吐、腹泻丢失体液再加上摄入量不足,使体液总量尤其细胞外液减少,导致不同程度脱水;由于水和电解质二者丢失比例不同,造成体液渗透压变化,从而导致不同性质脱水。

(1)脱水程度:脱水分轻度、中度、重度脱水。脱水的程度一般用丢失液体量占体重的百分比表示。临床脱水程度的判断主要依据以下临床表现:皮肤黏膜干燥程度、皮肤弹性、前囟及眼窝凹陷程度、末梢循环(心率、血压、脉搏、肢温、体温、尿量)等(表 10-7)。

表 10-7　不同程度脱水的液体丢失量

	轻度	中度	重度
占体重的百分比	＜5%	5%～10%	＞10%
液体丢失量	＜50ml/kg	50～100ml/kg	100～120ml/kg

(2)脱水性质:脱水分为低渗性、等渗性、高渗性脱水。

1)等渗性脱水:临床最常见,多见于急性腹泻及大量呕吐以后。水和钠等比例丢失,血 Na^+ 维持在 $130\sim150mmol/L$ 之间。

病理生理特点:循环血容量和间质液减少,细胞内液无明显变化。

2)低渗性脱水:临床少见,多见于营养不良患儿伴腹泻,以及慢性、迁延性腹泻。失钠大于失水,血 $Na^+<130\ mmol/L$;脱水症状严重,容易发生休克。

病理生理特点:细胞外液减少,血容量不足,再加上血浆透压下降,细胞外水向细胞内转移,血容量更加不足,从而出现休克。由于细胞外水向细胞内转移,脑细胞水肿,从而出现一系列神经系统症状(头痛、嗜睡、抽搐、昏迷等)。

3)高渗性脱水:很少见,常由医源性大量输入高渗性液体引起。失钠小于失水,血 Na^+ $>150mmol/L$。

病理生理特点:在失水量相同情况下,脱水症状较前两种轻。由于血浆渗透压升高,水从细胞内向细胞外转移,细胞外液量得到部分补偿,循环障碍症状不明显。由于水从细胞内向细胞外转移,细胞内液量明显减少,细胞内脱水,皮肤黏膜干燥、烦渴、高热、烦躁不安、肌张力增高、惊厥;神经细胞脱水,脑脊液压力降低,从而出现脑出血、脑血栓等表现。

2. 液体疗法中常用的液体

(1)常用的液体:包括电解质溶液和非电解质溶液(表 10-8),以及常用混合液(表 10-9)。

表 10-8　常用溶液的成分和张力

名称	Na^+	Cl^-	Na^+/Cl^-	渗透压或相对于血浆的张力
血浆	142	103	3:2	300mmol/L
0.9%氯化钠(NaCl)	154	154	1:1	1张(等张)
5%或10%葡萄糖(GS)				不计算张力
5%碳酸氢钠(SB)	595			3.5张
1.4%碳酸氢钠(SB)	167	167		1张
10%氯化钾(KCl)		1342		8.9张
2:1等张含钠液	158	100	3:2	1张
2:3:1含钠液	79	51	3:2	1/2张
4:3:2含钠液	106	69	3:2	2/3张

表 10-9　常用混合液的构成

名 称	0.9%NaCl	5%GS	1.4%SB	张力
2:3:1含钠液	2	3	1	1/2
2:1含钠液	2		1	1
4:3:2含钠液	4	3	2	2/3

(2)混合液的配制:可按照以下公式进行:①10%NaCl 需要量(ml)为:M×0.06×N;②5%SB 需要量(ml)为:M×0.1×N;③5%或 10%GS 需要量(ml)则为:M−(①+②)。M 为液体总量,单位为毫升;N 为张力;0.06 及 0.1 为固定系数。

举例:配制 200 毫升 2:1 等张液。

具体方法如下:①10%NaCl 需要量(ml):200×0.06×1＝12;②5%SB 需要量(ml):200×0.1×1＝20;③5%或 10%GS 需要量(ml)则为:200－(12＋20)＝168。

三种液体混合后即是所需要的 200 毫升 2:1 等张液。

【临床处理】

液体疗法包括补充累积损失量、生理需要量及继续损失量。上述每一部分都可独立地进行计算和补充。由于体液失衡的病因和性质非常复杂,在进行液体疗法时必须根据病史、体征和实验室资料及患儿的个体差异,制订合理的补液量、性质、速度及顺序。

1. 补水、补钠

(1)定量:进行液体疗法,首先是明确补液的量,通常包括三个方面,即:累积损失量、继续损失量、生理需要量。

累积损失量根据脱水程度补充(表 10-10),而且应在第一天完成。继续损失量是丢多少补多少,随时丢随时补。生理需要量涉及热量、水、电解质等,不同年龄生理需要量不同,取决于尿量、大便丢失量及不显性失水量等(表 10-11)。

表 10-10　累积损失量

	轻度	中度	重度
累积损失(ml/kg)	30~50	50~100	100~120

表 10-11　生理需要量

体重(kg)	每天需要量(ml)
~10	100ml/kg
11~20	1000＋超过 10kg 体重数×50ml/kg
>20	1500＋超过 20kg 体重数×20ml/kg

(2)定性:补什么样的液体取决于脱水的性质,累积损失量通常采取等渗性脱水补 1/2 张液体、低渗性脱水补 2/3 张液体、高渗性脱水补 1/3 张液体。生理需要量补 1/5 张的生理维持液。而继续损失量根据临床表现及实验室指标进行补充。

(3)定速度:补液的速度取决于脱水程度,按照先快后慢的原则。

(4)具体疗法

1)口服补液:适合于轻、中度脱水且能口服的患儿,不适合于新生儿、明显呕吐、腹胀、休克、心肾功能不全等患儿。采用口服补液盐(oral rehydration salts,ORS,2/3 张)。补液原则是少量频服。

2)静脉补液:主要针对中、重度脱水伴酸碱平衡失调,且口服补液难以解决的患儿。第一天的补液尤为重要,而其后相对简单。

第一天补液:①补液量包括累积损失量、继续损失量、生理需要量三部分。②补液性质由于临床最常见的脱水是等渗性脱水,所以多先用 1/2 张液体,然后按照先浓后淡、先盐后糖的原则进行。③补液速度通常前 8~12 小时补总量的 1/2,速度为每小时 8~10ml/kg,后12~16 小时补总量的另 1/2,速度为每小时 5ml/kg。④对伴有严重循环不良或休克的重度脱水患儿,分三步进行:首先应快速(30 分钟至 1 小时)输入等张含钠液(2:1 等张液或生理盐水),按 20ml/kg 计算,一般总量不超过 300ml。其次是继续纠正累积损失量,等渗脱水补 1/2 张液体,低渗脱水补 2/3 张液体,高渗脱水补 1/3 张液体。前两步所用的时间为 8～12 小时,所补液体量为累积损失量。最后一步补继续损失量和生理需要量,所用的时间为 12～16 小时。

第二天及以后补液:①补液量包括继续损失量、生理需要量两部分。②补液性质采取生理需要量补 1/5 张的生理维持液,而继续损失量根据临床表现及实验室指标丢多少补多少。③补液速度要求一天的量在 12～24 小时内匀速输入即可。

2. 补钾

(1)补钾原则:见尿补钾。即在进行补钾前 4～6 小时内患儿有排尿。需要注意的是,由于低钾可能导致膀胱尿潴留,虽然无排尿,但要及时纠正低钾血症,以免尿潴留导致膀胱损伤。因此,在补钾前除了问诊,还要进行膀胱叩诊以确认是否真的无尿。

(2)补钾浓度:不大于 0.3%。浓度过大会引起高钾血症。

(3)补钾量:补钾的量为每天 3～6mmol/kg。

(4)补钾速度:总量应在不少于 8 小时输入体内,速度过快同样会导致高钾血症。

(5)补钾疗程:不少于 4～6 天,其目的不仅要纠正细胞外低钾,同时要纠正细胞内缺钾。

(6)口服补钾更安全。

3. 纠正酸中毒 轻度或较轻的中度酸中毒无需使用碳酸氢钠,通过补水及补充能量等病因治疗,酸中毒可自行纠正。但重度或者比较重的中度酸中毒需要使用碳酸氢钠(5% SB)。

通常按照下面公式进行纠正:5%SB 溶液(ml)＝剩余碱(BE)负值×0.5×体重(kg)。如果时间或条件不具备做血气分析,可按照"5%碳酸氢钠 5ml/kg 可提高 HCO_3^- 5mmol/L"进行纠正。为了避免过度纠正酸中毒。通常先给半量碳酸氢钠(5%SB 2～3ml/kg),再根据临床表现及实验室指标调整使用碳酸氢钠的量。

4. 补钙、补镁

(1)补钙:如果有低钙血症,或补液过程中出现惊厥、手足搐搦,需要补钙。可用 10% 葡萄糖酸钙每次 1～2ml/kg,总量≤10ml,用等量 5%～10%葡萄糖液稀释后静脉滴注,每天 1～2 次。

(2)补镁:如果在补钙后惊厥、手足搐搦不见好转反而加重要考虑低镁血症,必要时测定血镁浓度。可用 25%硫酸镁,每次 0.1～0.2ml/kg,每日 2～3 次,深部肌内注射。在使用硫酸镁过程中,密切观察膝反射,一旦膝反射减弱立即减量或停药,以防硫酸镁过量。

【要点提示】

1. 人体大部分由体液组成,年龄越小体液所占体重百分比越多,生理特点决定了儿童极易发生水、电解质和酸碱平衡紊乱。

2. 脱水程度分为轻、中、重三度,判断其程度主要依据临床表现;由于水和电解质二者丢失比例不同,脱水又分为低渗性、等渗性、高渗性三种不同性质脱水,最常见的脱水性质是等渗性脱水。

3. 液体疗法是根据脱水程度、脱水性质及患儿的个体差异,制订合理的补液方案,从而纠正水、电解质和酸碱平衡紊乱。

(徐国成)

第三节　儿科病史采集

儿科病史采集与成人不完全相同,首先在于儿童很难准确表述自身病情变化过程,其次在记录内容、程序、方法、分析判断等方面具有自身显著的特点。

【概述】

由于儿童时期是机体处于不断快速生长发育阶段,在个体、性别、年龄、对疾病的易感性及疾病的预后等方面存在很大的差异,因此,在儿科病史采集和记录内容中要根据年龄、性别、季节和疾病的不同等方面,各有侧重和详略。本节讲述内容主要是具有儿科学特点的病史采集方法。

【主要知识点】

1. 问诊技巧

(1)态度:要做到病史采集准确,首先态度要和蔼可亲,言语通俗易懂,注重与家长多沟通,以体现对孩子的关心,获得家长和孩子的喜爱和信任。

(2)耐心:儿童多数不能自述病史,须由家长或监护人代诉。耐心倾听病史提供者叙述病情的详细经过,不要打断,重视病史提供者提供的每个症状。

(3)重点:关键是从家长或监护人提供的信息中发现对诊断有价值的线索,重点要问与病情有关而未表述清楚的内容,千万不可先入为主,主观臆断。切忌用暗示的言语、眼神、手势等来诱导家长或监护人做出主观期望的回答,这样势必会给诊断造成困难或不正确。也要注意尊重家长、小儿的隐私并为其保密。

2. 内容要点　和内科篇基本一致,但要注意以下几点。

(1)一般内容:在记录患儿年龄时要注意,新生儿用天数,婴儿用月,1岁以上应记录为几岁几个月。此外,尚需记录病史叙述者与患儿间的关系。

(2)主诉:注意病史提供者多为家长或监护人,记录时改为"代主诉"。

(3)现病史:见内科篇。

(4)个人史:是需要详细询问和记录的部分,儿童很多疾病的发生、病情的发展及预后和个人史密切相关,应根据年龄和疾病的不同各有重点的询问。

1)出生史:包括母孕前、孕期的健康状况;第几胎第几产;出生时是否足月、早产或过期产,生产方式(自然分娩或剖宫产),羊水性质,有无窒息或产伤,Apgar评分;出生体重等情况。如果怀疑有中枢神经系统性疾病,如脑发育不全或智力发育迟缓等,更应该详细了解围生期有关情况。

2)喂养史:询问喂养方式(是母乳喂养、人工喂养还是混合喂养),乳品种类及配制方法,每日喂养次数及量,断奶的时间,添加辅食的时间、品种、数量及大小便性状。年长儿还应了解有无挑食、偏食、吃零食的习惯。有营养性或消化系统疾病的儿童,详细了解喂养情况对诊断是至关重要的。

3)生长发育史:主要包括体格生长发育和神经心理发育两个方面。如:前囟闭合时间、乳牙萌出时间等;在生长发育过程中何时抬头、独坐、爬行、走路、跳跃等;何时会叫爸爸、妈妈、奶奶等。学龄期儿童还应询问在校学习成绩和行为表现,老师的评价等。

(5)既往史:包括既往患病史和预防接种史等。基本内容见内科篇,但需询问内容的侧重点不同。

1)既往患病史:有无药物或食物过敏史,需详细的询问和记录,不仅有利于治疗时的参考,而且在部分过敏性疾病的诊断中具有不可替代的价值。系统回顾一般不需要记录,仅用于年长儿或病程较长的疑难病例。

2)预防接种史:详细询问并记录何时接受何种计划疫苗,接种的次数,有无不良反应。是否接种过非计划疫苗也应详细记录。

(6)家族史:家族中有无食物、药物过敏史(有,要记录到具体的食物),以及其他过敏性疾病(湿疹、荨麻疹、过敏性鼻炎、过敏性哮喘等)。有无急慢性传染病患者(有,应详细了解与患儿接触情况)。有无遗传性疾病,父母是否近亲结婚。必要时要询问家庭成员及亲戚的健康状况、居住环境、家庭经济情况、父母受教育程度等,从而为疾病的诊断提供线索。

(7)传染病接触史:对疑似传染性疾病患儿,应详细了解有无可疑传染病患者的接触史,如果有应询问并记录患儿与其关系及接触的方式和时间,该患者的治疗经过和转归等。了解家人对该传染病知识的知晓情况,有助于疾病治疗和控制传播。

【要点提示】

1. 儿童多不能自述病史,须由家长或监护人代诉。

2. 采集儿科疾病的病史要做到态度和蔼可亲,言语通俗易懂,注重与家长的沟通,体现对孩子的关心,取得信任。

3. 要掌握问诊技巧,熟记儿科病史采集相关内容是完成病历书写的基础。严肃、真实的书写病历是诊疗疾病过程中的最重要环节。

(沈伊娜)

第四节　儿科体格检查

随着科学技术的发展,各种新技术、新方法的应用给疾病诊断提供了更多简便、精确的手段,但是正确的体格检查仍然是疾病诊断的基础。而儿童体格检查的方法、技巧和检查内容与成人相差甚远,因此,熟练掌握儿科体格检查是开展儿科临床工作的重要基础之一。

【概述】

儿童的生长发育是处于连续过程中,各年龄阶段均具有相应的生理、解剖、病理和心理特点,体格检查要充分考虑上述因素,选择合理的方法和技巧,并在取得患儿合作的基础上,才能保证获取准确无误的检查资料。本节主要介绍儿科体格检查方法及注意事项。

【主要知识点】

1. 检查方法　由于儿童的自身特点,儿科体格检查在很多方面不同于成人。

(1)一般状况:需要留心观察,主要包括神志、表情、营养发育情况、皮肤颜色、对周围事物的反应、行走姿势、体位和语言能力等。

(2)一般测量:体温、脉搏、呼吸、血压、体重、身高(长)、头围、胸围等。

1)体温:测量体温的方法种类较多,应根据年龄和病情选择合适的方法。口腔测温方法主要用于神志清楚且能配合的 6 岁以上儿童,肛门内测温适用于昏迷、休克、不合作的患儿及 1 岁以内儿童。正常体温腋下 36～37℃(测量 5～10 分钟),口腔 37℃(测量 3 分钟),肛温 36.5～37.5℃(测量 3～5 分钟)。

2)呼吸、脉搏:应在儿童保持安静情况下进行测量。呼吸频率检测可通过观察腹部起伏或观察置于鼻孔边缘的棉花纤维摆动或听诊的方法获得。脉搏检测年长儿宜选择较浅动脉（如桡动脉），婴幼儿常需选择股动脉或心脏听诊。不同年龄组正常儿童呼吸、脉搏参考范围（表10-12）。

3）血压：袖带的宽度应根据不同年龄选择，一般为上臂长度的1/2～2/3。心电监护仪或多普勒超声监听仪测定适宜于新生儿。年龄愈小，血压愈低。小儿血压正常值推算公式：收缩压（mmHg）＝80＋（年龄×2）；舒张压为该收缩压的2/3。

4）身高（长）：3岁以下儿童应选择仰卧位测量（身长）；3岁以上儿童须立位时测量（身高）。

表 10-12　各年龄组正常儿童呼吸、脉搏（次/分）参考范围

年龄	呼吸	脉搏	呼吸：脉搏
≤28天	40～45	120～140	1：3
～1岁	30～40	110～130	1：3～1：4
1～3岁	25～30	100～120	1：3～1：4
4～7岁	20～25	80～100	1：4
8～14岁	18～20	70～90	1：4

（3）皮肤、皮下组织和淋巴结：新生儿观察皮肤有无黄染，婴幼儿注意皮下脂肪厚度，颈部、腹股沟及滑车淋巴结要仔细检查。

（4）头部

1）头颅：观察头颅大小、形状、有无枕秃和颅骨软化、血肿或颅骨缺损等，检查囟门及骨缝是否闭合，如未闭合尚需检查前囟的大小、紧张度、有无隆起或凹陷，必要时测量头围。

2）面部：观察有无特殊面容（如眼距宽窄、鼻梁高低）、双耳位置和形状等。

3）眼、耳、鼻、口腔：小儿咽部检查需用压舌板压住舌后根部，暴露咽部，迅速观察。

（5）颈部：主要检查有无斜颈、短颈或颈蹼等。

（6）胸部：

1）胸廓：观察有无佝偻病体征，如鸡胸、漏斗胸、肋骨串珠、肋膈沟。

2）肺：胸膜摩擦感和语颤的触诊需利用小儿说话或啼哭时进行。叩诊常选择直接叩诊法（因小儿胸壁薄，叩诊要轻）。听诊时尽可能让小儿保持安静，或利用小儿啼哭后深吸气时进行听诊，正常小儿呼吸音为支气管肺泡呼吸音。此外，肺炎时肩胛间区、肩胛下区和腋下较易听到湿性啰音，需注意听诊。

3）心：心尖搏动范围正常小儿不超过$2～3cm^2$，肥胖小儿心尖搏动不易看到。3岁以内婴幼儿只需叩心脏左右界。叩左界时从心尖搏动点左侧起向右叩，听到浊音改变为左界；叩右界时从肝浊音界上一肋间自右向左叩，有浊音改变为右界。记录方法及各年龄组正常儿童左右心界参考范围（表10-13）。年长儿按成人方法检查并记录。听诊第一心音和第二心音在小婴儿强度基本相等，随年龄增长，心尖部第一心音较第二心音强，心底部则相反。小儿时期第二心音强度在肺动脉瓣区和主动脉瓣区是不相同的（$P_2＞A_2$）。正常情况下可出现吸气性第二心音分裂。学龄前期及学龄儿童正常情况下可以有窦性心律不齐，心尖部或肺动脉瓣区可听到生理性收缩期杂音。

表 10-13　各年龄组正常儿童左右心界参考范围

年龄	左界	右界
<1 岁	左乳线外 1～2cm	沿右胸骨旁线
1～4 岁	左乳线外 1cm	右胸骨旁线与右胸骨线之间
5～12 岁	左乳线上或乳线内 0.5～1cm	接近右胸骨线
>12 岁	左乳线内 0.5～1cm	右胸骨线

(7)腹部:视诊在新生儿或消瘦小儿常常能够见到肠蠕动波,甚至肠型,新生儿还要特别注意脐部有无出血、分泌物、脐疝等。触诊宜在小儿安静时(可让其躺在母亲怀里或给予哺乳)进行,如遇到小儿哭闹不止,需利用哭闹间歇吸气时做快速触诊。检查有无压痛不能完全依靠小儿自主回答,需要通过观察小儿表情变化获得。正常婴幼儿可在肋缘下 1～2cm 处触及质地柔软、无压痛的肝脏,6～7 岁后肋下不应触及。脾脏在小婴儿偶可触及其边缘。听诊有时可闻及亢进的肠鸣音。

(8)脊柱和四肢:观察躯干与四肢比例、有无畸形及佝偻病特征性体征(如手镯、脚镯样变、"O"型或"X"型腿、脊柱侧弯或后凸等),注意有无多指(趾)畸形、杵状指等。

(9)肛门、会阴和外生殖器:检查有无畸形(如尿道下裂、先天性无肛、两性畸形)、肛裂,女孩有无畸形及阴道异常分泌物,男孩有无腹股沟疝、包皮过紧、过长、鞘膜积液和隐睾等。

(10)神经系统

1)神经反射:新生儿期要检查原始反射(吸吮反射、觅食反射、拥抱反射和握持反射等)是否存在及存在的强弱程度,部分神经反射具有年龄特点,如提睾反射、腹壁反射在新生儿和小婴儿期较弱甚至不能引出,但跟腱反射亢进,且可出现踝阵挛;Babinski 征在 2 岁以下的小儿可呈阳性,若两侧不对称则具有临床意义。

2)脑膜刺激征:正常小婴儿由于在胎内时屈肌占优势且小儿不配合,检查颈部有无抵抗、Kernig 征和 Brudzinski 征是否阳性要反复检查结合年龄特点全面考虑才能正确判定。

2. 注意事项

(1)取得患儿的信任和合作:通过呼唤患儿的名字、微笑、用表扬语言鼓励他(她)或用手轻轻抚摸他(她),同时也可通过用听诊器或其他玩具逗其玩耍,以便于取得患儿的信任和合作。在此过程中要注意观察患儿对外界的反应、精神状态及智能情况。

(2)增加患儿的安全感:体格检查时婴幼儿可坐或躺在家长的怀里,以尽可能让孩子与亲人一起。

(3)人文关怀:检查者要动作轻柔,态度和蔼;寒冷季节检查前检查者应先温暖自己的双手及所用听诊器胸件;检查过程中在注意保暖的同时要做到全面仔细;对年长儿为了照顾他(她)们的害羞心理和自尊心,不要过多暴露身体部位。

(4)检查顺序:根据病情和实际情况灵活掌握,由于患儿在开始时易接受检查。一般情况下安静时先检查心肺听诊和腹部触诊等易受不合作影响的部位;易检查的部位如四肢、躯干及全身浅表淋巴结随时查;最后检查疼痛部位或对患儿有刺激部位,如口腔、咽部等。急症或危重患儿,首先重点检查患儿生命体征和与疾病有关的部位,待病情稍稳定后再进行全面的体格检查,如病情允许可边抢救边检查。

【要点提示】

1. 在询问病史的过程中,留心观察患儿的神志、表情、对周围事物的反应、营养发育情况、皮肤颜色、体位、行走姿势和语言能力等。

2. 口腔温度测量适宜于神志清楚而且配合的 6 岁以上儿童;肛温测量主要用于 1 岁以内、不合作的儿童以及昏迷、休克患儿。

3. 不同年龄的儿童呼吸频率、心率、血压、心界等范围是不相同的。年龄越小呼吸的频率和心率越快,心左界越大,血压越低。

4. 正常婴幼儿可在肋缘下 1～2cm 处触及质地柔软、无压痛的肝脏,6～7 岁后肋下不应触及。脾脏在小婴儿偶可触及其边缘。

5. 新生儿期检查原始反射是否存在及强弱程度,提睾反射、腹壁反射在新生儿和小婴儿期较弱甚至不能引出,但跟腱反射亢进,且可出现踝阵挛。Babinski 征在 2 岁以下的小儿可呈阳性,且两侧对称。正常小婴儿由于在胎内时屈肌占优势且小儿不配合,检查脑膜刺激征要反复检查并结合年龄特点全面考虑才能正确判定。

(张士发)

第五节 儿童药物治疗原则

药物治疗是疾病治疗的重要手段之一,但对于儿童可因药物的不良反应、过敏反应和毒副作用产生严重不良后果。因而,合理地选择药物在保障儿童生命健康中具有至关重要的作用。

【概述】

生长发育中的儿童因重要脏器如心、肝、肾、脑等功能发育尚不完全成熟,药物在儿童体内排泄和代谢速度、途径等同成人相比差异很大,且对药物产生的毒副作用更为敏感。因此,必须在充分掌握药物的作用机制、适应证、禁忌证和毒副作用等基础上结合儿童生长发育及不同疾病的特点,才能做到合理用药。

【主要知识点】

1. 儿童药物治疗的特点　由于药物在体内的分布受体液的 pH 值、细胞膜的通透性、药物与蛋白质的结合程度、药物在肾脏中的排泄和在肝脏内的代谢等因素的影响,儿童期的药物治疗具有下述特点:

(1)药物在组织中分布的年龄差异性:如镇静剂巴比妥类、镇痛药吗啡在婴幼儿脑中的浓度明显高于年长儿。

(2)儿童对药物反应的年龄差异性:吗啡对新生儿呼吸中枢的抑制作用明显强于年长儿,而麻黄碱的升血压作用在未成熟儿却弱得多。

(3)肝脏解毒功能的年龄差异性:年龄越小,肝脏解毒功能越差。特别是新生儿和早产儿,肝脏酶系统发育不成熟,使某些药物在体内代谢时间延长,导致药物的血浓度和毒性作用增加。

(4)肾脏排泄功能的年龄差异性:新生儿、特别是未成熟儿的肾排泄功能尚不成熟,导致药物及其分解产物滞留在体内不易排出,增加了药物的毒副作用。

(5)先天遗传因素:家族中有遗传代谢性病史的患儿,会对某些药物产生先天性异常反应;对家族中有药物过敏史者如青霉素过敏史,应慎用相关药物。

2. **药物选择** 儿童的年龄特点、疾病的诊断和病情的轻重程度是选择药物的主要依据。选择药物时种类不宜过多,同时须考虑药物对儿童的特殊反应和远期影响。儿童常用药物及注意事项:

(1)抗生素:过量使用抗生素易引起肠道菌群失衡,导致体内的微生态紊乱,甚至引起真菌或耐药菌感染;长时间、广泛地滥用广谱抗生素,易使微生物对药物产生耐受性,从而极为严重地危害人类健康。临床应用某些抗生素时必须特别注意如肝、肾毒性、抑制造血功能等毒、副作用。如抗生素需要应用较长时间,提倡使用序贯疗法,提高疗效和减少抗生素的毒、副作用。

(2)退热药:对乙酰氨基酚和布洛芬,剂量不宜过大,两者可反复或交替使用。婴儿不宜使用阿司匹林,以免发生 Reye 综合征。

(3)镇静、止惊药:患儿存在高热、烦躁不安、剧咳不止等情况可考虑给予镇静药。发生惊厥时可用苯巴比妥、水合氯醛、地西泮等。

(4)镇咳、止喘药:镇咳药一般不用于婴幼儿(宜口服或雾化吸入祛痰药)。哮喘患儿提倡吸入 β_2 受体激动剂类等药物,必要时也可选用茶碱类,但需严格控制药物剂量,且新生儿、小婴儿慎用。

(5)止泻药与泻药:止泻药对腹泻患儿要慎用。儿童腹泻的治疗在防治脱水和电解质紊乱的同时,适当选用肠黏膜保护剂,或辅以微生态制剂调节肠道菌群。儿童便秘不宜用泻药,需采用调整饮食和松软大便的方法。

(6)肾上腺皮质激素:短疗程适应于过敏性、重症感染性疾病等。长疗程适应于肾病综合征、自身免疫性疾病、某些血液病等治疗。水痘等急性传染病禁用。诊断未明确时慎用。哮喘及某些皮肤病则提倡局部用药。此外,在使用中必须重视其副作用:短期大量使用可掩盖病情;长期使用可影响水、电解质的平衡及蛋白质、脂肪代谢,抑制骨骼生长,引起血压增高和库欣综合征,导致肾上腺皮质萎缩等。

(7)乳母用药:凡可经乳母的乳汁影响受哺婴儿的药物应慎用,如阿托品、苯巴比妥、水杨酸盐等。

(8)新生儿、早产儿用药:因肝、肾等代谢功能的不成熟,许多药物易引起毒、副反应,如磺胺类药、维生素 K_3 可引起高胆红素血症,氯霉素可致"灰婴综合征",氨基糖苷类的耳、肾毒性等,均应慎用。

3. **给药方法** 为保证药效和尽量减少对患儿的不良影响,选择给药途径除需根据年龄、疾病及病情外,尚应尽量选用患儿和家长均可接受的给药方式。

(1)口服法:最常用。幼儿适宜用糖浆、水剂、冲剂等,也可用片剂经捣碎后加糖水吞服,年长儿可用片剂或丸剂。小婴儿喂药时最好将其抱起或略抬高头部,以免呛咳时将药吐出或误吸入气管。

(2)注射法:不同种类注射法均较口服法奏效快,但因对儿童的刺激大,故需根据病情进行合理选择。肌内注射部位多选择臀大肌外上方,次数过多易造成臀肌挛缩,影响下肢功能,除非病情的需要,一般不宜选用;静脉推注多用于抢救;如上述途径均不适宜给药时,需采用静脉滴注法,但要注意应根据年龄大小、病情严重程度控制滴速。

(3)外用药:软膏最常用,水剂、混悬剂、粉剂等也可用。注意避免儿童因用手抓摸药物,误入眼、口发生意外。

(4)其他方法:雾化吸入法较常用;灌肠法采用较少,可用缓释栓剂如退热栓;含剂、漱剂可用于年长儿;鼻饲给药法在病情需要时可选用。

4. 药物剂量计算 较成人儿童用药剂量更需准确。计算方法:

(1)按体重计算:最基本、常用的方法。每日(次)剂量=患儿体重(kg)×每日(次)每千克体重所需要的药量。注意患儿体重用实际测得值;连续用药数日,先计算出每日剂量,再分2~3次服用;临时对症用药,按每次剂量计算;按体重计算超过成人量,成人量则为上限。

(2)按体表面积计算:为更准确的计算方法,因其与基础代谢、肾小球滤过率等生理活动的关系密切。儿童体表面积计算公式(表10-14)。

表 10-14 儿童体表面积计算公式

体重	体表面积
体重≤30kg	儿童体表面积(m^2)=体重$(kg)\times 0.035+0.1$
体重>30kg	儿童体表面积(m^2)=[体重$(kg)-30]\times 0.02+1.05$

(3)按年龄计算:比较简单易行,主要用于幅度大、不需要十分精确的药物,如营养类药物等。

(4)按成人剂量折算:不常用,因所得剂量一般都相对偏小,仅用于未提供儿童用药剂量的药物。儿童剂量=成人剂量×儿童体重$(kg)/50$。

选择任何药物剂量计算方法,都须结合患儿的具体情况,才能得出较确切的药物用量。新生儿或小婴儿,一般选择的药物剂量宜偏小,但对新生儿耐受较强的药物,可适当增加用药剂量如苯巴比妥;重症患儿用药剂量大于轻症患儿;须通过血脑屏障才能发挥作用的药物剂量应相应增大,如治疗化脓性脑膜炎的磺胺类或青霉素类药物。此外,用药目的不同,剂量也不同,如阿托品用于抢救重症感染、有机磷农药中毒等时的剂量要大于常规剂量几倍到几十倍。

【要点提示】

1. 药物治疗是治疗儿童疾病的一个重要手段,需充分了解儿童药物治疗的特点。
2. 选择药物,需要熟悉药物的作用机制、适应证、禁忌证和毒、副作用。
3. 掌握各种药物的用药方法及剂量的精确计算。

(沈伊娜)

第十一章 儿科基本技能 >>>

随着医学的不断发展,部分传统的基本诊断技能已被一些现代诊疗设备所取代,但是儿科一些基本技能的作用和价值依然无法取代,如儿童生长指标的测量是正确评价儿童生长发育状况的主要方法,骨髓穿刺、腰椎穿刺等各种穿刺术、鼻胃管插管术等在很多儿科疾病诊断、治疗中的作用是不可缺少的。

第一节 儿童生长指标的测量

儿童处于快速生长发育过程,身体形态及各部分比例变化较大。通过生长发育指标测量,充分了解儿童各阶段生长发育的规律、特点,从而正确评价儿童生长发育状况,对保障儿童的健康成长十分重要。

【目的】
评价儿童生长发育和健康状况,及早发现问题,给予正确的指导与干预。

【准备事项】
1. 物品准备 体重秤、量床、身高计、坐高计、软尺、皮褶量具等。
2. 被测者准备 向家长及孩子交代测量的目的,取得家长及孩子的同意与配合。

【操作方法】
评价儿童体格生长发育常用指标有体重、身高(长)、坐高(顶臀长)、头围、胸围、上臂围、皮下脂肪、腹围等。

1. 体重测量 体重是指器官、系统、体液的综合重量,反映儿童生长与营养状况的灵敏指标之一。

(1)测量前准备:应检查磅秤的零点,被测者应脱去外衣、鞋袜和帽子,年长儿应排空膀胱,以晨起空腹为准。衬衣、衬裤的重量应设法扣去。

(2)测量方法:婴儿取卧位;1～3岁幼儿取坐位;3岁以上儿童取站立位,两手自然下垂,不扭动身体。需注意为保证测量的准确性,测量时儿童不应接触其他的人或物。

(3)记录:新生儿及小婴儿秤体重要求用婴儿磅秤或特制的杠杆秤,最大载重为10～15kg,准确读数至10g。1至7岁用的磅秤最大载重50kg,准确读数至50g。7岁以上用的磅秤,最大载重100kg,准确读数至100g。

2. 身高测量 身高是指头顶到足底的长度。

(1)3岁以内小儿身高测量:取卧位,脱去帽子、鞋袜,穿单衣仰卧于量床底板中线上。

测量者位于小儿右侧,左手握住双膝,使腿伸直,右手移动足板使其接触两侧足跟。助手将头扶正,头顶接触头板,小儿面向上。如果刻度在量床双侧,则两侧的读数应该一致,然后读刻度,准确记录至 0.1cm。

(2)3 岁以上小儿身高测量:取立正姿势,两眼直视正前方,胸部稍挺起,腹部微后收,两臂自然下垂,手指并拢,脚跟靠拢,脚尖分开约 60°,脚跟、臀部、两肩胛角及枕骨结节几个点同时靠着立柱,头部保持正直位置,当底板与颅顶点接触,观察被测者姿势是否正确,然后读立柱上数字,准确记录至 0.1cm。

3. 坐高测量 坐高是指头顶到坐骨结节的长度,反映脊柱和头部的增长。

(1)3 岁以下坐高(顶臀长)测量:取卧位,测量者左手提起小儿下肢,膝关节弯曲,同时使骶骨紧贴底板,大腿与底板垂直,移动足板,使其压紧臀部,准确记录至 0.1cm。

(2)3 岁以上坐高测量:取坐位,注意坐凳高度是否合适。坐时两大腿伸直面与躯干成直角而与地面平行。两眼直视正前方,胸部稍挺起,腹部微后收,两臂自然下垂,臀部、两肩胛角及枕骨结节几个点同时靠着立柱,头部保持正直位置,当底板与颅顶点接触,观察被测者姿势是否正确,然后读立柱上数字,准确记录至 0.1cm。

4. 头围测量 头围反映颅骨和脑的生长情况。

(1)测量前准备:测量前检查软尺刻度是否正确,精确度为 0.1cm,测量数次后要检查刻度是否因反复牵拉或汗水浸泡而影响软尺刻度的正确性。

(2)测量方法:取坐位或立位。测量者立于被测者之前方或侧方,用软尺从头部一侧眉弓上缘开始经枕骨结节,绕至另一侧眉弓上缘回至起点,读出头围数字,测量时软尺应紧贴皮肤,左右对称。如有小辫子,应将辫子分开,勿把辫子和女孩头上的装饰物压在软尺下,以免影响读数。

5. 胸围测量 胸围反映肺与胸廓的生长。

(1)方法:3 岁以下取卧位,3 岁以上取立位,测量时被测者两手自然平放或下垂,两眼平视。测量者立于前方或侧方。用左拇指将软尺零点固定于被测者胸前一侧乳头下缘,右手将软尺绕背部(以两肩胛角下缘为准)经另一侧乳头下缘回至零点。

(2)记录:取平静呼气和吸气时测得值的平均值,精确至 0.1cm。

6. 上臂围测量 上臂围代表肌肉、骨骼、皮下脂肪和皮肤的生长。

(1)方法:取立位、坐位或仰卧位,被测者两手自然下垂或平放。取左上臂自肩峰至鹰嘴连线的中点为测量点,绕该点水平一周进行测量。测量时轻轻接触皮肤,勿压迫皮下脂肪。

(2)记录:准确记录,精确至 0.1cm。

7. 皮下脂肪测量 通过测量皮脂厚度来了解营养状况。

(1)常用的测量部位:

1)腹壁皮下脂肪:取锁骨中线平脐处部位的腹壁。

2)背部皮下脂肪:取左肩胛角下稍偏外侧处,量时皮折自下侧向上、中方向,与脊柱成 45°角。

(2)方法:不论在那个部位测量,测量者右手提量具,用左手拇指及示指,在测量部位捏起皮肤和皮下脂肪,两指间的距离为 3cm,再用量具测量皮褶的厚度。

(3)记录:读取量具上的数值,精确至 0.5mm。

8. 腹围测量 腹围受多种因素影响,故临床意义不大,通常用来观察治疗前后腹水量的变化。

（1）婴儿腹围测量：取卧位,将软尺零点固定在剑突与脐连线的中点,经同水平位绕躯干一周回到零点。

（2）儿童腹围测量：可平脐经同水平位绕躯干一周后回到零点。

（3）记录：读取软尺上的数值,精确至 0.1cm。

【注意事项】

1. 进行体格测量时环境温度保持在 22～24℃,以免被测者着凉。动作要轻柔,避免外伤。

2. 进行测量前各种测量仪器需进行校准,避免测量误差。

【提问要点】

1. 各种生长发育指标测量的方法？

2. 各项指标测量的精确读数？

（徐国成）

第二节　儿童常用穿刺术

骨髓穿刺、胸膜腔穿刺、腰椎穿刺、腹膜腔穿刺等穿刺术是最基本的临床技能,是一些疾病诊断和治疗的关键手段,现仍广泛应用于临床。由于儿童时期的机体处于不断生长发育的阶段,具有与成人不同的解剖、生理特点,因而,在儿科准确、规范的实施上述穿刺术须充分考虑儿童的自身特点。各种穿刺的目的、适应证、禁忌证、准备事项及终止标准、并发症的防治等内容详见内科基本技能篇。

【操作方法】

1. **体位**　应根据患儿的病情选择体位,且尽可能让患儿保持舒适位,但患儿常很难主动配合,需要助手协助进行。

（1）胸膜腔穿刺术：婴幼儿应抱坐在助手的腿上,头部靠于助手胸前,一手让患儿穿刺侧手臂置于其头上,另一手搂着患儿的腰部。

（2）腰椎穿刺术：由助手立于穿刺操作者对面,左手挟患儿膝弯,右手置于患儿颈后,使其背部呈弓形向穿刺者突出,靠近桌缘,背面与桌面保持垂直。

2. **穿刺点选择**　因儿童解剖、生理特点,部分穿刺点与成人有差异。

（1）骨髓穿刺术：2 岁以内的患儿可选择胫骨穿刺,取胫骨之前偏内侧、胫骨结节平面下约 1cm（或胫骨上、中 1/3 交界处）处。为避免穿刺损伤骨骼生长盘,穿刺针应与穿刺平面垂直线呈 10°～15°,针尖朝向足跟部。

（2）腰椎穿刺术：比成人穿刺点低,可选择腰 4、5 椎间隙。

3. **抽（放）液**　抽（放）液量需视儿童年龄而定。

（1）胸腔穿刺：每次抽液量一般不超过 500ml,年长儿最多不超过 800ml,以防止纵隔摆动过大,发生休克；脓胸应尽量抽净；诊断性抽液,一般 50～100ml 即可。

（2）腹腔穿刺：儿童大量腹水需放液减压时,一次放腹水量最多不超过 1000ml。

【注意事项】

1. 儿童存在年龄和体格的差异,体表至脊髓的深度不同,腰椎穿刺时应小心,需缓慢进针,以免穿刺过深,损伤脊髓。

2. 根据儿童年龄选择穿刺针的型号。

3. 新生儿可用 5 号头皮针进行腰椎穿刺。

【提问要点】

1. 儿童胸腔穿刺每次放液的量是多少？

2. 骨髓穿刺胫骨穿刺点如何定位？

(张士发)

第三节 儿童鼻胃管插管术

鼻胃管插管术应用于临床已有百年历史,主要是通过将胃管经鼻腔插入至胃中,以抽吸胃液用作诊断性检查,或将药物、食物等送至胃内。本操作虽相对简单,但也有可能遇到一些困难,稍有不慎,还有可能发生各种并发症,甚至危及生命,尤其是对于各种病因导致的意识丧失的患儿,则情况更为复杂,操作难度更大。正确掌握小儿鼻胃管插管术的指征、禁忌证和操作方法,对于每一位儿科医护人员都十分重要。

【目的】

进行某些疾病的诊断、治疗及通过鼻饲进行胃肠营养。

【适应证】

1. **鼻饲喂养** 需胃肠营养,但不能经口进食,如早产儿、病情危重、昏迷患儿,口腔疾患、口腔和咽喉术后、破伤风所致不能张口以及拒绝进食的患儿等。

2. **疾病的诊断、治疗**

(1)误食有毒物或误服毒物、药物需要洗胃。

(2)某些疾病需通过抽吸胃液进行协助诊断,如肺含铁血黄素沉积症。

(3)治疗药物需经胃管内注入。

(4)上消化道穿孔、出血或胃肠道梗阻。

(5)急腹症有明显胀气、较大腹部手术前等。

(6)急性胃扩张。

【禁忌证】

1. 鼻咽部狭窄、阻塞或急性炎症。

2. 食管静脉曲张或梗阻、心力衰竭。

3. 鼻腔、食道手术后。

4. 吞食腐蚀性药物、毒物。

【准备事项】

1. **物品准备** 一次性胃管,石蜡油,10ml 或 20ml 注射器,镊子、手套,口罩,帽子,胶布,听诊器,纱布,治疗巾,治疗碗。持续鼻胃管滴注喂养时,需备输液瓶、微量输液泵等。

2. **医师准备** 向患儿家属交代病情和插胃管的必要性。签署知情同意书。

【操作步骤】

1. 核对患儿姓名、床号,操作前洗手,戴帽子、口罩、手套。

2. **体位** 患儿取仰卧位,检查鼻腔通气情况,嘱助手协助约束患儿。

3. **插管** 取出胃管,检查胃管是否通畅,确定胃管插入长度(由鼻尖-耳垂-胸骨剑突下缘),并做标记。用石蜡油润滑胃管,右手持镊子夹住胃管前段,沿选定的鼻孔将胃管送入胃内,先稍向上而后平行再向后下缓慢轻轻地插入,如患儿哭闹不能强行插入,稍等片刻,趁患儿哭闹后反射性做吞咽动作时顺势将胃管送入至预测长度标记处(全程需关注患儿呼吸、皮肤颜色、反应等)。

4. 确定插管是否成功　常用的方法有三种:

(1)抽取胃液法:直接用注射器抽取胃液,抽到胃液表明在胃内。这是确定胃管是否在胃内最可靠的方法。

(2)听气过水声法:将听诊器置患儿胃区,快速经胃管向胃内注入 10ml 的空气,有气过水声,表明在胃内。

(3)将胃管末端置于盛水的弯盘内,无气泡逸出,排除误插入气管。

5. 固定　确定胃管在胃内后,用胶布将胃管固定于面颊部。

【注意事项】

1. 插管动作要轻稳,特别是在通过咽喉食管的三个狭窄处时,以免误伤食管黏膜。操作时强调是"咽"而不是"插"。

2. 每次鼻饲后应用温开水保持管道清洁通畅。记得将管口关闭,以免胃内容物流出。

3. 注意鼻胃管的固定,以防脱落滑出。

4. 翻身时需注意勿拉扯鼻胃管。

5. 鼻胃管每 24 小时更换 1 次,拔管时应捏紧胃管腔,严防鼻饲液滴入气管。

【并发症及防治】

1. 鼻咽食道黏膜损伤、出血　根据患儿年龄、病情选择合适的胃管,用鼓励的语言安抚患儿,尽可能取得患儿的充分合作,置管动作要轻柔。

2. 心跳、呼吸骤停　对有心脏病史的患儿插胃管时须谨慎小心,在生命体征极不稳定时,应避免插管。

3. 胃食管反流、误吸　鼻饲喂养时最易发生。置管的管径选择要适宜,坚持匀速滴注,翻身应在鼻饲前,危重患儿鼻饲前吸净气道内的痰液,鼻饲前要回抽,检查胃潴留情况,鼻饲时和鼻饲后取半卧位或头高位(30°～40°)或抬高床头(20°～30°);必要时可辅以胃肠动力药。误吸发生后立即取头低右侧卧位,吸净气道内吸入物。

4. 腹泻　避免鼻饲液在配置时被污染;鼻饲液的浓度由低到高、容量由少到多、滴速由慢到快。

【提问要点】

1. 鼻胃管插管的目的和适应证?

2. 如何确定胃管插入长度?

3. 如何确定胃管是否已插入胃内?

(沈伊娜)

第十二章 儿科急诊急救 >>>

儿童因自身各系统发育尚未完全成熟,对各种疾病的抵御力较低,且自我保护意识差,易发生一些较为严重的急重症和意外伤害,如热性惊厥、气管异物、中毒、各种疾病所致心跳、呼吸骤停等,如果不及时正确处理病死率很高。

第一节　新生儿窒息复苏

新生儿窒息的复苏通常采用国际公认的"ABCDE"方案:A(airway)开放气道;B(breathing)建立呼吸;C(circulation)维持正常循环;D(drug)药物治疗;E(evaluation)评价。其中 A 是根本,B 是关键,E 贯穿于整个复苏过程。

【目的】
提高新生儿窒息及早产儿的抢救成功率,尽可能减轻因窒息造成各脏器的损伤,避免并发症及后遗症的发生。

【适应证】
适用于窒息新生儿或需要呼吸循环支持的新生儿。

【复苏步骤和程序】
1. 最初快速评估　要求出生后立即用数秒钟时间快速评估 4 项指标:①是足月吗?②羊水清吗?③有呼吸或哭声吗?④肌张力好吗?其中任何 1 项为"否",应立即进行初步复苏。

2. 初步复苏　初步复苏是新生儿窒息复苏的基础。

(1)保暖:因地制宜采取保暖措施,如用预热的毯子裹住新生儿,或新生儿娩出后立即置于预热的辐射台上,以减少热量散失。对于出生体重<1000g 新生儿,可将其躯干及四肢放在清洁的塑料袋内,或以塑料薄膜覆盖后置于预热的辐射台上,但温度不宜过高,以免诱发呼吸抑制。

(2)摆好体位:头轻度仰伸位(鼻吸气位)(图 12-1)。

(3)清理呼吸道:肩娩出前用手挤出新生儿口咽、鼻中的分泌物。娩出后,立即用吸引球或吸管(12F 或 14F)吸净口、咽、鼻腔的黏液,先口咽,后鼻腔。

(4)擦干全身:用温热干毛毯擦干全身。

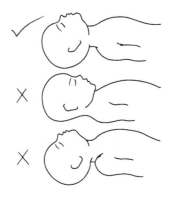

图 12-1　摆好体位

（5）刺激呼吸：用手指轻弹或用手拍打患儿的足底或摩擦背部 2 次以诱发自主呼吸。

以上快速评估及初步复苏，要求在生后 30 秒内完成，这是第一个 30 秒。

3. 正压通气　新生儿复苏成功的关键在于建立充分的正压通气。经初步复苏后仍有呼吸暂停或抽泣样呼吸、持续性中心性青紫、心率<100 次/分，应立即进行正压通气，即第二个 30 秒。

正压通气是否有效以心率、呼吸音、胸廓起伏、血氧饱和度作为评估指标，有效显示心率迅速增快。经 30 秒后进行评估：①如心率>100 次/分，且有自主呼吸，说明病情稳定，逐步减少并停止正压通气；②如心率<100 次/分，或自主呼吸不充分，应积极矫正通气，继续行气囊面罩或气管插管正压通气。

4. 胸外心脏按压　如经正压通气仍无心率或气管插管正压通气 30 秒后心率持续<60 次/分，立即行胸外心脏按压，即第三个 30 秒。

（1）按压部位及频率：胸骨体下 1/3 处。按压频率：90 次/分（2 秒内每胸外心脏按压 3 次，正压通气 1 次）。

（2）按压深度：胸廓前后径的 1/3。

（3）按压手法：有拇指法、双指法两种。

1）拇指法：双拇指并排或重叠于患儿胸骨体下 1/3 处，其他手指绕胸廓托在背后（图 12-2）。

2）双指法：右手中、示指指端垂直冲压胸骨体下 1/3 处，左手托患儿背部（图 12-3）。

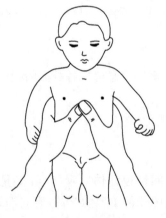 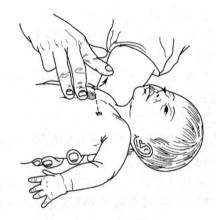

图 12-2　拇指法　　　　　　　　　　图 12-3　双指法

5. 药物治疗　新生儿窒息复苏很少用药，需要时可能用到如下药物。

（1）肾上腺素：

1）指征：如经正压通气及胸外按压 30 秒后，病情无改善，心率仍<60 次/分。

2）剂量及方式：1∶10 000 肾上腺素，首选脐静脉导管或外周静脉注入，剂量为 0.1～0.3ml/kg；也可气管导管内注入，剂量为 0.3～1ml/kg。5 分钟后可重复一次。

（2）扩容剂

1）指征：给肾上腺素 30 秒后，心率<100 次/分，血容量不足。

2）剂量及方式：生理盐水 10ml/kg，10 分钟以上静脉缓慢输注。

（3）碳酸氢钠：一般不推荐使用，除非确定存在严重代谢性酸中毒。

（4）纳洛酮：一般也不推荐使用，除非正压通气后肤色及心率恢复正常，但仍出现呼吸抑制，以及孕母产前 4～6 小时有注射麻醉药史。

6. 复苏后监护与转运

(1)复苏后要注意保暖,监测心率、呼吸、血压、体温、尿量、肤色及血氧饱和度等。

(2)同时监测血气、血糖、电解质等。

(3)有严重并发症要及时转运。

【注意事项】

1. 要分秒必争,产科、儿科医师共同进行。

2. 严格执行 ABCDE 方案,按照 A-B-C-D 步骤进行复苏,不能颠倒。

3. 要遵循"评价、决策、措施"三者循环往复,至完成复苏。而评估基于呼吸、心率和血氧饱和度这三大指标。

4. 清理呼吸道时,应限制吸管的深度,吸引的时间控制在 10 秒钟以内,吸引器的负压要<100mmHg。

5. 无论胎龄多少,进行正压通气均要在血氧饱和度监测下进行。足月儿可用空气复苏,早产儿开始给 30%～40%的氧,根据血氧饱和度调整氧浓度。

6. 严格掌握气管插管指征:气囊面罩正压通气无效;需要长时间正压通气;胸外心脏按压;需从气管内吸引清除羊水、胎粪;经气管给药;特殊情况下复苏,如超低出生体重儿或先天性膈疝等。

【并发症及防治】

1. 吸入性肺炎　应及时清理呼吸道,合理使用抗生素。

2. 气胸　少量气胸无需处理,大量气胸可行胸腔穿刺或放置闭式引流管。机械通气会导致气胸加重,甚至发展为张力性气胸,应密切观察,必要时应用高频振荡通气。

3. 口腔黏膜或牙龈损伤　对症处理。气管插管时应注意操作规范、轻柔。

4. 胸部皮肤压伤　操作过程中应动作轻柔,在按压部位垫一棉球。

【提问要点】

1. 最初快速评估的指标是什么?

2. 初步复苏包括哪些措施?

3. 如何判断正压通气是否有效?

(徐国成)

第二节　儿童心肺复苏术

心跳、呼吸骤停是最危急、最严重的临床疾病状态,两者可先后发生,互为因果。如不及时抢救可迅速死亡,或由于多器官功能衰竭而死亡,或遗留神经系统后遗症。心肺复苏(cardiopulmonary resuscitation,CPR)是最重要的抢救生命的基本技术。

【目的】

心肺复苏的目的是重建呼吸与循环,恢复心脏、肺脏功能,使生命得以维持,同时可维持脑细胞功能,避免神经系统后遗症。

【适应证】

各种原因造成的心跳、呼吸骤停。

【急救步骤】

1. 早期识别与呼救

（1）确认周围环境安全：将患儿仰卧于平整的地面或硬板床上。

（2）判断患儿意识：可对耳呼叫，拍肩膀或予以疼痛刺激，确认意识是否丧失。

（3）判断患儿呼吸：看有无呼吸动作，或是否仅有叹息样呼吸。

（4）判断患儿脉搏：触摸大动脉搏动（如颈动脉、肱动脉、股动脉）。

要求在 5～10 秒内尽快完成上述判断。当发现患儿无反应、无大动脉搏动、无自主呼吸或仅有无效喘息样呼吸时，立即进行 CPR，同时呼叫并启动急救系统。

2. CPR 步骤（C-A-B）

（1）胸外按压（chest compressions，C）或循环支持（circulation，C）

1）患儿体位及准备：患儿仰卧于平整的地面或硬板床上，施救者居于患者胸部右侧。

2）按压部位：取两乳头连线中点下方，或胸骨体下 1/3 交界处（图 12-4）。

3）按压方法：①对于新生儿或婴儿，按压手法有拇指法、双指法两种；②对于儿童可用单手或双手按压。单手按压：可用一只手固定患儿头部，以便通气，另一只手的手掌根部置于胸骨体下 1/3 处，手掌根的长轴与胸骨的长轴一致（图 12-5）。双手按压：将一手掌根部重叠放在另一手背上，十指相扣，双臂绷直，垂直于胸壁，手掌根部置于胸骨体下 1/3 处，手指脱离胸壁，按压与放松的时间比约 1：1。利用上半身的重量垂直下压。

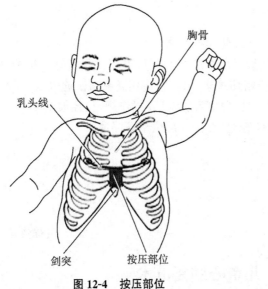

图 12-4　按压部位

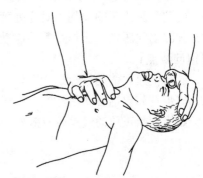

图 12-5　单手按压

4）按压深度及频率：按压深度至少为胸部前后径的 1/3（婴儿大约为 4cm、儿童大约为 5cm）。按压频率为 100～120 次/分，每一次按压后让胸廓充分回弹以保障心脏血流的充盈。

（2）开放气道（airway，A）

1）清理呼吸道：可使头偏向一侧，若发现口内有异物或呕吐物，手指入口清除或用吸引器吸净。

2）开放气道：多应用仰头抬颏法。疑有颈椎损伤，应用托颌法。

（3）建立呼吸（breathing，B）

1）口对口人工呼吸：予以口对口人工呼吸。用一手的小鱼际压前额，拇指与示指捏紧患儿鼻孔，深吸一口气，将自己的口唇包紧患儿的口（1 岁以下婴儿可包紧口和鼻），作适度吹气（以可见患儿胸廓上抬为宜），然后维持气道开放状态，让患儿自然呼气（吹气及呼气时间均约 1～2s),再进行下一次人工呼吸。人工呼吸频率为每分钟 8～10 次/分(与按压时间平均计算)。

2)球囊-面罩通气:如果只需短期通气,球囊-面罩通气效果与气管插管相同,且相对安全。

3)胸外按压与人工呼吸比:单人复苏胸外按压与人工呼吸比为 30∶2,若双人则为 15∶2。5 个周期为一轮(约 2min)。一轮结束后检查患儿自主循环是否恢复,如没有恢复,则继续心肺复苏,如心跳恢复而呼吸未恢复,则继续人工呼吸支持。

(4)除颤(defibrillation,D):CPR 一轮结束后若除颤器就位,检查心电,如果提示室颤或无脉性室性心动过速,应尽早进行除颤(一电极放置于左乳头外、腋前线处,另一电极放置于右锁骨下缘),除颤后立即开始下一轮 CPR,5 个周期后再进行脉搏和心电检查。

(5)药物治疗:有条件应尽快给予药物治疗,包括纠正休克、抗心律失常、纠正水-电解质、酸碱平衡失调,维持心排血量和复苏后稳定等。

(6)监测与评估:经上述处理后自主循环恢复的患儿,要对其进行意识、呼吸、血压、瞳孔对光反射、血生化等监测与评估,以便复苏后治疗。

【注意事项】

1. 判断心脏骤停时间不应太长,要在 10 秒内完成。

2. 尽早进行心肺复苏,着重心脏按压,应保持胸外按压的连续性,尽量减少胸外按压的中断时间(<10s)。

3. 胸外按压时下面手的手指抬起,注意不要按压到剑突和肋骨。按压深度至少为胸廓前后径的 1/3(婴儿大约为 4cm,儿童大约为 5cm)。

4. 不能冲击式的猛压或跳跃式按压,要平稳有规律,按压与放松时间相等,放松时保证胸廓充分回弹。

5. 人工呼吸时观察患儿胸廓起伏,避免过度通气,胸外按压时观察患儿面色变化,注意提高 CPR 质量。

6. 8 岁以上儿童的复苏与成人相同。

7. 如遇溺水患儿,按 A-B-C 顺序开始心肺复苏。

【并发症及防治】

1. 胸骨、肋骨骨折等意外损伤　正确的复苏措施完全可以避免骨折等意外损伤,单纯骨折待 CPR 成功后加以包扎即可,如合并血气胸,要密切观察病情变化,必要可行胸腔穿刺或放置闭式引流管。

2. 胃扩张　长时间正压通气可致胃扩张,在正压通气前先放置胃管即可避免。

3. 吸入性肺炎　头后仰和正压通气时,如果气道不畅,或吹气过度,会使胃胀气,胃内容物反流导致吸入性肺炎。因此,在人工呼吸前,气道要完全通畅,适当通气,以及早期气管内插管或经鼻作气管插管。

4. 肝脏、脾脏、胃等脏器损伤　肝脏撕裂为最严重的并发症,通常由于压迫胸骨的位置太低所致。在用力推压腹部后亦有可能发生胃破裂(特别是胃胀气时)。因此,正确的复苏方法可以避免脏器损伤,一旦发生多需要手术治疗。

【提问要点】

1. 如何进行胸外心脏按压?

2. 如何进行早期识别与呼救?

3. 儿童心肺复苏的步骤是什么?

4. 胸外按压与人工呼吸比是多少?

5. 心肺复苏时如何避免胃扩张?

(徐国成)

第三节　气道异物的急救

气道异物系指喉、气管和支气管异物,分外源性及内源性两类。多发生于儿童,是儿童意外死亡的主要原因之一。其临床表现取决于异物的大小、形状、性质以及存留时间。由于异物在气道内随时有发生窒息威胁生命的危险,因此必须紧急处理,本节主要讲述气道异物的徒手救治。

【目的】

排除异物,恢复气道的正常通气功能,避免因窒息而危及生命。

【适应证】

各种气道异物伴呼吸困难。

【急救步骤】

1. 病情判断

(1)病史及症状:根据异物吸入史及典型症状,容易明确诊断。

(2)体格检查:主要是胸肺部听诊及触诊。气管异物主要在右侧,因此右肺可以听到哮鸣音,气管内活动异物可听到异物撞击声,也可出现右侧呼吸音减弱或消失。

(3)影像学检查:X线检查会发现肺不张、纵隔摆动等表现,可帮助诊断。

2. 徒手救治　小儿气道异物徒手救治有4种手法:

(1)Heimlick(海姆立克)法:是一种利用肺部残留气体所形成的气流冲出异物的急救方法。

1)儿童:从背后抱住其腹部,双臂环绕其腰腹部,一手握拳(掌心向内)按压于患儿的上腹部,另一手按在拳头之上,双手急速用力向后向上挤压,如此反复,直至异物咳出。

2)婴幼儿:取仰卧位,置于急救者手臂弯中,头略低于躯干以打开呼吸道,另一只手中指及无名指伸直,对着孩子乳头连线与胸骨中线交界点下一横指位置,快速冲击4~6次。以每秒1次速率的快速按压,若不见异物咳出,可重复以上急救动作。

(2)背部拍击法

1)儿童:取立位,抢救者站在其侧后方,一只手臂置于儿童胸部,围扶儿童,另一手掌根在两肩胛骨之间给予连续、急促而有力的拍击,使呼吸道内压力骤然升高,有助于松动异物并排出体外。

2)婴幼儿:骑跨并俯卧于急救者的大腿上,头低于躯干,一只手握住其下颌固定头部,另一手的掌根部用力拍击患儿两肩胛骨之间的背部4~6次。

(3)推压腹部法:患儿仰卧于抢救台上,抢救者用一只手紧贴上腹部(脐与剑突之间),向上适当加压,另一只手放在胸壁上,向上、向胸腔内适当施压,以增加胸腹腔内压力,反复多次,可使异物咳出。

(4)倒立拍背法:适用于婴幼儿。倒提患儿两腿,使其头下垂,同时轻拍其背部,通过异物自身的重力及咳嗽时胸腔内气体的冲力,迫使异物咳出。

3. 内镜下取异物　若以上方法无效或情况紧急,应尽早手术,包括直接喉镜下取异物、支气管镜下取异物、气管切开取异物、开胸取异物等。

【注意事项】

1. 徒手救治要严格掌握时机及手法,救治无效、有阻塞性呼吸困难者,应立即采取进一步措施,以免耽误病情。

2. 如出现高热、脱水、气胸、皮下及纵隔气肿等严重并发症,应先控制并发症,待病情缓解后再取异物。

3. 呼吸极度困难,病情危重,可先行气管内插管或气管切开术。

【并发症及防治】

1. 窒息　窒息是气道异物最常见而且是最严重的并发症,抢救应在3~5分钟内进行,否则可致缺氧缺血性脑病。不论窒息时间长短,氧疗必不可少,酌情使用激素或甘露醇以减少脑水肿发生。

2. 支气管黏膜出血　常因吸入带尖角异物,异物排出后局部出血,出血量少一般不需要处理;若出血量多,可用肾上腺素棉球局部压迫,酌情静脉使用止血药,必要时转重症监护室密切观察。

3. 肺部并发症　给予足量抗生素抗感染,保证足够的液体量,避免痰栓阻塞,若取出异物后,患儿呼吸困难不缓解,应及时拍胸片,了解肺部情况,排除纵隔气肿、气胸等并发症。

【提问要点】

1. 如何判断气道异物的存在?

2. Heimlick(海姆立克)法如何实施?

3. 如何防治肺部并发症?

(徐国成)

第四节　热性惊厥的处理

热性惊厥并非“发热”和“惊厥”的简单相加,常见于6个月~5岁儿童,主要表现是在发热性疾病期间发作的局灶或全面惊厥,是儿科最常见的急症,一旦发生,情况危急,实施及时正确的急救措施,可有效地预防不可逆脑损害的发生。

【适应证】

各种原因引起的发热所诱发的惊厥。

【急救步骤】

1. 病情评估　快速评估患儿的神志、呼吸和有效的循环状态,同时监测血氧饱和度、体温等。如有危及生命的症状应立刻治疗。

2. 摆正体位、保持呼吸道通畅　患儿平卧,头部偏向一侧(防止分泌物误吸入气道引起窒息或吸入性肺炎),用纱布包裹压舌板放在上下磨牙之间(防止舌咬伤),及时清理口腔内的分泌物、呕吐物,保持安静,禁止一切不必要的刺激。

3. 吸氧　多数热性惊厥发作短暂,数分钟内自行缓解,一般情况不需吸氧,但惊厥严重者需给氧(鼻前庭吸氧,氧流量0.5~1L/min),以减少缺氧性脑损伤的发生。

4. 控制惊厥　可按压人中穴或合谷穴,或立即静脉缓慢注射地西泮(DZP),剂量每次0.25~0.5mg/kg,速度1mg/min,或水合氯醛40~50mg/kg灌肠。

5. 降低体温 物理降温比药物降温更快、更有效。如果将体温控制在惊厥阈值（一般在 38℃）以下，可有效预防惊厥的再次发生。

(1)物理降温：在控制惊厥的同时，快速松解小儿的衣、被，然后采用温湿毛巾擦浴或外敷降温贴等。

(2)退热药物：需等待患儿清醒后，给予口服退热剂，如布洛芬混悬液每次 5～10mg/kg，或对乙酰氨基酚 10～15mg/kg 等，如交替使用效果更好。

6. 积极寻找、消除发热的病因 是惊厥控制后的首要任务，所有引起发热的疾病均可能诱发热性惊厥。

【注意事项】

1. 保持急救环境通风。

2. 在一次热病过程中有可能出现第 2 次或更多次的惊厥发作。

3. 注意监测呼吸、血压等。

【并发症及防治】

1. 窒息及吸入性肺炎 切忌在惊厥发作时给予口服药物，及时清理口腔内的分泌物、呕吐物。

2. 意外损伤 惊厥发生过程中，不要与患儿抽动的四肢对抗，以免造成骨折；在按压人中穴、合谷穴时不要用力过度，避免损伤皮肤；用纱布包裹压舌板放在上下磨牙之间以防止舌咬伤。

3. 呼吸抑制 在使用药物控制惊厥过程中，如出现呼吸抑制，立即停用。地西泮过量给予氟马西尼(flumazenil)1mg 分次(0.2mg,0.3mg,0.2mg,0.3mg)应用，每次静注时间不少于 15 秒，每次间隔 1 分钟；或每次静注纳洛酮 0.01mg/kg，开始 2～3 分钟一次，共 2～3 次，直至呼吸抑制解除。

4. 脑水肿 保持呼吸道通畅，积极纠正低氧血症，控制惊厥、降温等对症处理可有效防治脑水肿的发生。一旦发生可静脉滴注 20% 的甘露醇 1～2g/kg，必要时 6～8 小时用药一次。

【提问要点】

1. 热性惊厥的急救步骤？

2. 热性惊厥降低体温的常用方法有哪些？

3. 热性惊厥常见并发症有哪些？

(张士发)

第五节 儿童溺水的急救

溺水指由于儿童淹没/浸泡在液性介质(水)中导致原发性呼吸困难的过程，是儿童较常见意外伤害。溺水后机体组织发生严重缺氧可导致呼吸、循环、神经系统的功能障碍，因此现场急救与转入医院后及时正确地处理，对抢救溺水患儿的生命至关重要。

【适应证】

淹没/浸泡在各种不同液性介质(水)中的儿童。

【急救步骤】

1. 现场急救 导致溺水患儿死亡最主要原因是水与淤泥、杂草等异物堵塞呼吸道和肺泡,或因咽喉气管发生反射性痉挛,引起窒息和缺氧而导致呼吸停止、心脏停搏。因此,对溺水患儿的抢救须争分夺秒,现场急救至关重要。

(1)迅速将溺水儿童救离出水,快速评估有无自主呼吸、判断颈动脉或肱动脉搏动(5～10s)和心跳。同时启动急救系统(向其他人员呼救,并拨打120)。

(2)保持呼吸道通畅:立即清除其口(鼻)腔内的污泥杂草和呼吸道积水等,用纱布裹着手指将其舌头拉出口外(牙关紧闭者应设法撬开),松解衣扣、领口。

(3)倒水:抢救者一腿跪地,另一腿屈起,将溺水患儿俯卧于屈起的大腿上,使其头足下垂,然后抢救者颤动大腿或用手平压患儿背部;或者抱起患儿双腿,将其腹部放在急救者肩上,快步奔跑。但尽量避免时间过长而延误抢救。

(4)心肺复苏:如无自主呼吸但脉搏或心率≥60次/分,立即给予人工呼吸(口对口或口对鼻),2分钟后重新评估呼吸和脉搏;如无自主呼吸且脉搏或心率<60次/分或无心跳,立即采取心脏按压和人工呼吸,维持有效循环灌注及通气。复苏1分钟后再次判断呼吸及脉搏有无恢复,没有恢复则继续心肺复苏直至恢复或急救支援到达,待专业救护人员到达现场后继续进行心脏按压、开放气道(使用口咽管、气囊面罩、气管插管)、肾上腺素、电除颤(有应用肾上腺素、除颤指征时与胸外按压同步进行),建立静脉通道(不中断胸外按压的前提下)等抢救措施,使小儿心率恢复>60次/分以上。

(5)保暖:溺水患儿体温大多偏低,复苏后应迅速脱去患儿潮湿衣服,擦干皮肤,换上清洁干燥、柔软宽松的衣服。

2. 转运 初步复苏成功后必需尽早转送就近医院进一步抢救。在搬运和转运过程中,应继续保持呼吸道通畅、吸氧,自主呼吸未恢复继续使用人工呼吸器维持呼吸,维持静脉通道通畅,密切观察生命体征变化。

3. 住院后治疗 溺水患儿入院后,重新评估神志、呼吸、心率、皮肤颜色、血压等重要生命体征。

【注意事项】

1. 不应过度担心骨折等相关并发症的发生,而影响到水和心肺复苏的质量。

2. 不应过分强调倒水而忽视争分夺秒地进行人工呼吸,或者为了立即进行人工呼吸,而不注意清除呼吸道内水分,需要掌握正确时间和条件,更好地将这两方面统一起来,因为抢救的黄金时间是在呼吸与心跳停止后的3～5分钟内。

【并发症及防治】

1. 意外损伤 正确的倒水和心肺复苏方法可减少胸骨骨折、肋骨骨折、血气胸、内脏破裂、肺挫伤、胃扩张等相关并发症的发生。

2. 脑损伤 维持正常或稍高的脑灌注,保证脑组织氧和能量的供应,促进脑细胞膜功能的恢复,减轻不可逆脑损伤。

【提问要点】

1. 溺水现场急救的步骤?

2. 溺水后心肺复苏的指征?

3. 溺水急救中常易发生哪些意外损伤?

(张士发)

第六节　儿童急性中毒的处理

意外死亡已成为儿童死亡原因的第一位,中毒则为意外死亡的第三大原因。儿童由于自我保护意识较差且缺乏生活经验,易发生意外伤害,中毒作为最常见意外伤害而成为儿科常见的急症之一,严重危害儿童的生命安全。20世纪50年代以植物中毒为多,随着我国生活水平提高和工农业现代化的发展,中毒的种类已经由植物转为药物和农药为主,但引起中毒的药物和农药种类繁多,中毒途径不同,只有掌握其发生的内在和外在原因,及时采取合理的救治手段,才能降低儿童中毒的死亡率,保证儿童健康苗壮成长。

【适应证】

各种经消化道、皮肤、呼吸道、注入、创伤口及创伤面吸收的植物、药物、农药和食物等毒物的中毒。

【急救步骤】

1. 病情评估　处理中毒患儿,首先注意患儿的一般情况,主要包括神志、呼吸和有效的循环状态,以判断中毒的轻重,同时监测患儿的血氧饱和度、血压、心率、心电图,建立静脉通道等。要边询问病史边检查边抢救,如有危及生命的症状应立刻治疗,不能只顾询问病史和检查而延误抢救。

2. 毒物的判定　明确中毒的毒物,是选择清除毒物方法及特异性解毒剂的关键。

(1)病史:详细询问发病经过、中毒前的饮食内容、生活情况、环境中有无有毒物品(杀虫剂、灭鼠药等)、家中有无敞口的药瓶或散落的药片或可疑食物等。

(2)体格检查:特别要注意有重要诊断意义的中毒特征,如呕吐物、呼气与某种毒物相关的特殊气味、皮肤色泽、出汗情况、口唇甲床是否发绀或樱桃红、呼吸状况、瞳孔大小、心律失常等情况。此外,注意检查患儿所穿衣物中是否留有毒物,仔细检查呕吐物、胃液或粪便中有无毒物残渣。

(3)通过病史及体格检查尚不能确诊中毒原因的患儿,应采集呕吐物、粪、尿、血或可疑的含毒物品进行毒物鉴定,是诊断中毒的可靠方法。

3. 毒物的清除　应根据中毒毒物的种类、剂型和进入途径及时间,采取相应的解毒方法。

(1)排出尚未吸收的毒物:为防止已与体表、体腔接触,但尚未进入体内的毒物吸收,应立即选择正确清除方法,以最大限度降低毒物进入体内的量和减轻病情。

1)胃肠道毒物清除:①催吐:用压舌板、筷子或手指刺激咽部以引起反射性呕吐。适用于神志清楚和易合作的较大年龄患儿,无催吐禁忌证,一般在中毒后4～6小时内进行,催吐越早越好。②洗胃:用于不宜催吐和催吐方法不成功的中毒患儿确有必要去除胃内容物时进行。中毒6～12小时内进行,经鼻或口插入胃管后,用50ml注射器抽吸,直至洗出清澈液为止,首次抽出物应送毒物鉴定。③导泻:最好在活性炭应用后进行,以加快活性炭-毒物复合物的排除。常用25%硫酸镁溶液每次0.25g/kg,口服或胃管灌入,需注意防止脱水和电解质紊乱。④全肠灌洗:用1‰温盐水或清水(也可加入活性炭)1500～3000ml作高位连续灌洗,至洗出液变清为止,注意水、电解质的平衡。适用于中毒时间稍长,毒物主要存在小肠或大肠,且需要尽快清除及一些缓慢吸收毒物中毒的患儿。

2)皮肤、黏膜的毒物清除:①脱去接触毒物的衣服;②用大量清水冲洗接触毒物的部位,或用中和法清除(弱碱、弱酸分别中和强酸、强碱);③冲洗时间不少于10分钟。

3)呼吸道吸入中毒:①立即将患儿移离现场,放置在通风良好、空气新鲜的环境;②清除呼吸道的分泌物;③吸氧。

4)注射或有毒动物咬伤所致的中毒:尽快在肢体近心端加止血带,有利于阻止毒物经静脉或淋巴管弥散,但止血带3~5分钟放松1次。

(2)促进已吸收毒物的排除:毒物吸收后主要分布在体液和组织中,多数经肾脏、胆道或肠道排泄,部分可经汗腺和唾液腺,有害气体则经肺排除。尤其,部分毒物在肠内被再吸收形成肠肝循环,导致从体内排泄延迟。及时采取正确的排毒措施,可有效地减少毒物对机体的损害。

1)补液和利尿:大多毒物由肾脏排泄,积极利尿有利于加速毒物排泄,可每天给予5%~10%葡萄糖溶液10~20ml/kg静滴,同时静脉注射呋塞米1mg/kg。不能进食患儿每天按100~120ml/kg补液。补液和利尿易促进水溶性和与蛋白结合很弱的化合物(如苯巴比妥、甲丙氨酯、苯丙胺等)的排泄。

2)碱化尿液:有些化合物(如水杨酸盐、巴比妥酸盐及异烟肼等)在碱性环境下离子化程度增加,在补液中适当补给碳酸氢钠碱化尿液,可减少其在肾小管内重吸收,提高排出率。

3)透析疗法:是中毒处理的重要措施之一。争取在中毒后8~16小时内进行,严重中毒者在3小时内进行,大多数毒物在此时段内处于血液浓度高峰阶段。①血液透析:主要用于水溶性较高和蛋白结合率不高的毒物排泄。如水杨酸盐、水合氯醛、苯巴比妥、对乙酰氨基酚(扑热息痛)、甲丙氨酯(眠尔通)、甲醇、乙醇、乙二醇、异丙醇、海洛因、苯丙胺、锂盐、苯妥英钠、异烟肼、钾、铁、铜、锌、硼酸盐等。脂溶性毒物及与蛋白质结合紧密的毒物则透析效果较差,如速效巴比妥盐类、地西泮及阿米替林等。②腹膜透析:因其安全、方便及对循环影响小等特点,而在儿科应用较血液透析更广,应用指征同血液透析,但小分子物质透析效果略差。腹膜透析液每次注入30~40ml/kg,保留30~45分钟后排出,每天4~8次,直至病情缓解。

4)高压氧疗法:用于各种中毒引起的严重缺氧和CO中毒。

4. 特异性解毒剂的应用 中毒的种类繁多,仅有少数有特异性拮抗剂(或解毒剂)(表12-1),如果有应尽早使用。

表12-1 常见毒物的解毒剂

中毒种类	有效解毒剂	剂量和用法	副作用及注意事项
砷、汞、锌	5%二巯基丙磺酸钠	每次0.1ml/kg,皮下或肌注,第1天3~4次,按日递减1次,3天后每天1~2次,共3~7天,总剂量30~50ml	恶心、心动过速、头晕
铅	依地酸二钠钙	1~1.5g/(m²·d),每12小时一次,肌内注射,共5天	恶心、呕吐、发热、高血压、关节痛、过敏反应、局部炎症及肾中毒
氢氰酸及氢氰酸化合物	亚硝酸异戊酯	每1~2分钟吸入15~30秒,反复吸入至注射1%亚硝酸钠为止(注意吸入剂用时压碎)	高铁血红蛋白血症

中毒种类	有效解毒剂	剂量和用法	副作用及注意事项
	亚硝酸钠	配制成 1％溶液,6～10mg/kg,静脉注射,3～5 分钟注入,每次注射前要准备好肾上腺素,当血压急剧下降时应立即注射肾上腺素	高铁血红蛋白血症。静脉注射过快易引起血压急剧下降
	硫代硫酸钠	静脉缓慢注射(10～15 分钟),25％的溶液每次 0.25～0.5 g/kg	静脉注射过快,可引起血压下降
	亚甲蓝(美蓝)	1％亚甲蓝每次 10ml/kg,缓慢静脉注射,注射时密切观察口唇颜色,待口唇变暗紫色即停止注射	恶心、呕吐、头痛、眩晕
	以上三种静脉注射药物,亚硝酸钠最好先用,继之用硫代硫酸钠,或先用亚甲蓝,继之用硫代硫酸钠,重复时剂量减半		
亚硝酸盐	亚甲蓝(美蓝)	1％亚甲蓝每次 1～2mg/kg 静脉注射,或口服,每次 2～3mg/kg,若症状不消失或重现,0.5～1 小时后重复前量,同时给予吸氧	见前
有机磷化合物类	解磷定	每次 15～30mg/kg,稀释成 2.5％溶液静脉注射(缓慢)或静滴,严重者 2 小时后重复,需与阿托品同时应用,至肌肉颤动停止、意识恢复	快速注射可出现恶心、呕吐、心动过速、眩晕、视力模糊,严重有阵发性抽搐、呼吸抑制。
	氯磷定	剂量同上,肌内注射	
	阿托品	轻度中毒:每次 0.02～0.03mg/kg 皮下注射或口服,必要时重复,至症状消失为止;中度中毒:每次 0.03～0.05mg/kg 皮下注射,15～30 分钟 1 次,至意识开始恢复改为每次 0.01～0.02mg/kg,30～60 分钟 1 次;重度中毒:每次 0.05～0.1mg/kg 静注,以后每次 0.05mg/kg,5～10 分钟 1 次,至瞳孔开始散大,肺水肿消退,改为每次 0.02～0.03mg/kg 皮下注射,间隔时间和减量指征同上	口干、心动过速、颜面潮红、瞳孔散大、眩晕、兴奋、惊厥
氟乙酰胺(鼠药)	乙酰胺(解氟灵)	分 2～4 次肌注,每天 0.1～0.3g/kg,根据病情需要,可连续使用 5～7 天;危重病例第一次可肌注 0.2 g/kg	注射部位局部疼痛

续表

中毒种类	有效解毒剂	剂量和用法	副作用及注意事项
安定类	氟马西尼	1mg 用等量生理盐水稀释,分次静注,观察患儿变化,每次静注 15 秒,间隔 1 分钟(0.2mg,0.3mg,0.2mg,0.3mg)	恶心、呕吐、眩晕头痛、惊厥
巴比妥类	纳洛酮	每次 0.01mg/kg 静脉注射,开始 2~3 分钟一次,共 2~3 次,直至呼吸抑制解除,再出现可再次应用。若无效可用 0.1mg/kg	
对乙酰氨基酚	乙酰半胱氨酸	首剂 140mg/kg,4 小时后每 4 小时给一次 70mg/kg,总 17 次	恶心、呕吐
毒蕈	阿托品	每次 0.03~0.05mg/kg 皮下注射,必要时 15~30 分钟 1 次	同上
一氧化碳(煤气)	氧气	100%氧气吸入,高压氧舱	

5. 对症处理 积极处理中毒所致的各种严重症状,如严重惊厥、呼吸困难、各重要脏器功能衰竭、水、电解质及酸碱平衡紊乱等。若不及时处理,随时危及生命。尤其在中毒原因不明或无特效治疗时,对症治疗更为重要,是帮助患儿度过危险期的关键措施。

【注意事项】

1. 催吐禁忌证 严重心脏病、食管静脉曲张、消化道溃疡、昏迷或惊厥、强酸或强碱中毒、汽油、煤油等中毒及 6 个月以下婴儿。

2. 洗胃禁忌证 各种腐蚀性中毒,主要采用中和法,如牛奶可起中和作用,同时可在胃内形成保护膜,减少刺激。

3. 洗胃液 根据中毒毒物选择洗胃液,目前常用的洗胃液如下。

(1)生理盐水或 0.45%氯化钠溶液:常用于毒物不明的急性中毒。

(2)活性炭(10%~20%)溶液:适用于有机及无机毒物中毒,但对氟化物无效,中毒后 30 分钟内应用活性炭,其毒物吸附率可达 89%,而超过 1 小时者则仅为 37%。

(3)鞣酸溶液(2%~4%):用于生物碱、吗啡、士的宁、铝、铅及银盐等中毒,使残留毒物失活。

(4)1:5000 高锰酸钾:主要用于巴比妥类及苯二氮䓬类、颠茄类、氨茶碱、奎宁、烟碱、毒蕈类、阿片镇痛药、士的宁、毒扁豆碱、氰化物等中毒。

(5)碳酸氢钠溶液(2%~5%):用于多种生物碱中毒,也可用于某些重金属及有机磷农药中毒,但敌百虫(美曲膦酯)中毒不可采用本溶液,后者可使毒物毒性增强。

(6)葡萄糖酸钙溶液(1%):用于氟化物或草酸盐中毒。

(7)米汤、稀面糊(含 1%~10%淀粉):用于碘中毒,操作时应彻底洗胃,至洗出液不显蓝色为止。

(8)氧化镁溶液(4%):为弱碱性溶液,可中和酸性物质,用于阿司匹林、强酸及草酸等中毒。

4. 血液透析适应证　急性中毒其症状严重,或无相应解毒剂,但毒物或其代谢产物能被透析出体外;预计毒物摄入剂量很大,估计会出现严重并发症和严重不良后果;发生急性肾衰竭。

5. 血液透析相对禁忌证　严重心功能不全、休克经治疗仍不能维持收缩压在 90mmHg 以上,严重贫血、血小板少于 $50×10^9/L$、出血倾向或全身应用抗凝药物。

6. 腹膜透析的禁忌证　腹腔感染、腹膜广泛粘连、肠梗阻、腹壁皮肤感染,腹腔手术后 3 天以内,严重呼吸衰竭。

【并发症的防治】

1. 严重感染　重症和危重症急性中毒患儿,应尽可能早期合理使用抗生素。

2. 吸入性肺炎　危重昏迷患儿及时行气道护理、清理呕吐物以防止误吸,预防性合理使用抗生素。

【提问要点】

1. 儿童急性中毒的急救步骤?

2. 中毒毒物初步判定的基本方法?

3. 消化道毒物清除的具体方法?

4. 催吐禁忌证?

5. 洗胃禁忌证?

6. 如何选择洗胃液?

(张士发)

参 考 文 献

1. 诸福棠. 实用儿科学. 第 7 版. 北京:人民卫生出版社,2008

2. 王卫平. 儿科学. 第 8 版. 北京:人民卫生出版社,2013

3. 邵肖梅,叶鸿瑁,丘小汕. 实用新生儿学. 第 4 版. 北京:人民卫生出版社,2011

4. 赵祥文. 儿科急诊医学. 第 3 版. 北京:人民卫生出版社,2013

5. 万学红,卢雪峰. 诊断学. 第 8 版. 北京:人民卫生出版社,2013

6. 陈红. 中国医学生临床技能操作指南. 第 2 版. 北京:人民卫生出版社,2014

医学检验篇

　　医学检验是运用理化方法和手段进行医学诊断的一门学科,通过临床实验室对患者的血液、体液、分泌物或排泄物等标本进行分析,从而为临床提供反映机体功能状态、病理变化或病因等的客观资料。

　　近年来,随着基础科学快速发展,新的分析检测方法和仪器不断涌现,大大推动了医学检验的发展,使医学检验在临床疾病的预防、诊断和治疗中发挥着越来越大的作用。

　　临床医师需运用临床实验室资料,综合分析患者病情,对疾病作出正确的诊断和及时的治疗,并为疗效观察、预后判断及疾病预防等提供有用信息。因此,掌握和了解实验室常用项目的检测方法、结果和临床意义,对提高临床思维能力,科学分析病情,合理利用实验室资源十分必要。

第十三章　医学检验基本知识 >>>

医学检验是将患者的血液、体液、分泌物、排泄物和脱落物等标本,通过物理、化学、血液学、微生物学、免疫学或分子生物学方法分析,并对检验全过程进行质量管理以确保检验质量,从而为临床提供准确、有价值的信息。实验诊断也是诊断学的一个重要组成部分,临床医师须掌握其相关基本知识。

第一节　标本采集

【概述】

标本采集(specimen collection)是关系检验质量的重要环节。正确的标本采集,能提高检验结果的阳性率,为临床诊断、疗效观察、预后判断提供正确信息。

临床实验室全面的质量管理包括分析前、分析中和分析后三个阶段。分析前质量控制主要是标本采集和处理。常见的临床检验标本包括血液、尿液、粪便、脑脊液、浆膜腔积液等。规范操作、严格控制是保证检验结果准确可靠的前提。临床医护人员了解标本留取的相关知识,有利于正确采集或指导患者,保证检验结果准确可靠。

【主要知识点】

1. 血液标本采集　血液检验标本分为全血、血清、血浆等。全血标本主要用于血细胞成分检查,例如血细胞计数和分类、形态学检查等;血清用于大部分临床化学和免疫学的检查。血浆标本适用于部分临床生化检查、止凝血和凝血因子测定等。

(1)患者准备:患者的生活起居、饮食状况、生理状态、病理变化以及使用药物等非疾病因素可影响测定结果。一般要求患者处于安静状态并于采血前禁食8~12小时。采血前4小时勿喝茶或咖啡、吸烟及饮酒。

(2)采血时间:检查目的不同对采血时间有不同的要求。血常规、凝血试验等抗凝血标本,应优先采集。一些检查项目如激素、葡萄糖等需特定时间采血。急诊检验采血不受时间限制。

(3)采血部位:按照血标本采集部位的不同,分为静脉血、动脉血和毛细血管血三种。静脉血是最常用的实验室使用标本。动脉血在股动脉穿刺采血,也可在肱动脉或桡动脉。毛细血管血成人常在指端,婴幼儿可用拇指或足跟,烧伤患者可选择皮肤完整处采血,采血部位应无炎症或水肿。

(4)抗凝剂使用:采用全血或血浆标本时,采血后应立即将血液标本注入含适当抗凝剂的试管中,并颠倒混匀。常用的抗凝剂有①草酸盐;②柠檬酸钠;③肝素;④乙二胺四乙酸二钠($EDTA-Na_2$);⑤氟化钠。真空采血法是目前最好的静脉血采集技术,商品化的抗凝真空采血管已经特殊处理。

(5)标本的贮存:血液标本保存以确保标本检测物特性稳定为前提条件,按要求分为室温保存、冷藏保存、冷冻保存。

(6)标本的运送:标本的运送可采用人工运送、轨道传送或气压管道运送等,运送应该遵循唯一标识原则、生物安全原则和及时运送原则。

(7)注意事项:①采集静脉血时,止血带压迫时间不宜过长,否则容易引起瘀血、静脉扩张,并影响部分检查结果;②采血器具必须无菌、干燥、洁净,避免溶血及杂质污染;③多个项目同时采血时,其顺序为血常规、其他抗凝管、非抗凝管;④应避免输液时采血,输液会使血液稀释,对结果产生干扰。

2. 尿液标本采集 尿液标本分为晨尿、随机尿、空腹或餐后尿、24 小时尿标本,清洁尿(中段尿、导管尿、膀胱穿刺尿)。晨尿为浓缩尿,适合做各种有形成分的检查和尿蛋白、尿糖等项目测定。随机尿适用于门诊和急诊患者常规检验,其结果易受多种因素影响。空腹或餐后尿适用于糖尿病、尿胆原、尿蛋白等检查。24 小时尿适用于尿液成分定量检查。清洁尿适用于病原微生物学检测。

(1)患者准备:晨尿检查阳性率较高。女性患者留尿时需防止阴道分泌物污染。月经期间一般不宜留尿检验。

(2)标本采集:标本以清晨第一次尿为宜。使用干燥洁净的容器,尿量不少于 20ml。在留取 24 小时或 12 小时尿液时,尿液标本可置冰箱或加入防腐剂。对自然排尿困难或需细菌培养者,可在无菌操作下用导尿法或膀胱穿刺法采集尿标本。

(3)标本贮存及防腐剂使用:尿标本如不能及时送检或收集较长时段尿样,可采取化学防腐、冷藏等保存措施。常用防腐剂:①甲醛:可用于尿液有形成分检查,浓度为 400mg/L 尿液;②甲苯:常用于尿糖和尿蛋白等化学成分的定性或定量检查,浓度为 5~20ml/L 尿液;③浓盐酸:用于定量测定尿醛固酮、儿茶酚胺等,浓度为 1ml/L 尿液。

(4)标本运送:门急诊标本即时送检,住院患者标本收集后统一送检。

(5)注意事项:①尿液标本需按要求留取,及时送检,以免影响结果;②避免阴道分泌物、精液、粪便等污染异物混入;③留尿容器要清洁、干燥、便于标记和转送。

3. 粪便标本采集

(1)患者准备:患者应留取指头大小(约 3~5g)新鲜粪便标本,放入干燥,清洁,无吸水性的容器内及时送检。化学法检测隐血试验的患者应在前 3 天禁食肉类、动物血和某些蔬菜等,禁服铁剂及维生素 C 等药物。怀疑霍乱时立即采集粪便送检。

(2)采集方法:①挑取新鲜粪便的黏液、脓血或絮状物成分,盛于清洁容器内,致病菌培养时可置于保存液或增菌液内送检;②排便困难患者及幼儿可采用直肠拭子法,将拭子前端用无菌甘油或生理盐水湿润,然后插入肛门约 4~5cm(幼儿 2~3cm),轻轻在直肠内旋转。拭子盛于无菌试管中或保存液中送检。

(3)注意事项:①标本容器需防水,血吸虫毛蚴孵化最好留全量粪便(不少于 30g);②标本应选择含脓、血、黏液等病理成分;③灌肠或油类泻剂的粪便不宜做检查标本;④查蛲虫卵应用透明薄膜拭子,自肛门皱襞处拭取标本;⑤查阿米巴滋养体应立即送检,冬季需采取保温措施。

4. 脑脊液标本采集

(1)标本使用:脑脊液标本第1管用于细菌培养,第2管用于化学检查和免疫学检查,第3管用于常规检查;疑有恶性肿瘤,可再留1管作脱落细胞检查。

(2)标本保存和接收:脑脊液标本采集后需立即送检,不能及时检查的请保存于2～4℃环境中。脑脊液收集容器标识清晰、采集量满足检验项目需求。

(3)标本转运:保证转运安全及防止标本溢出。如标本溢出,则立即采用0.2%过氧乙酸溶液或75%乙醇溶液进行消毒处理。

5. 浆膜腔积液标本采集

(1)标本使用:浆膜腔积液标本根据需要采用适当的抗凝剂予以抗凝。另外,可采集1管不加抗凝剂的标本,用于观察积液有无凝固现象。

(2)标本转运:标本采集后需及时送检。标本转运须保证安全,防止标本溢出。如果标本溢出,应立即采用0.2%过氧乙酸溶液或75%乙醇溶液消毒。

(3)标本保存:标本检查完成后可将标本冷藏保存。如果进行细胞学计数与分类的标本可保存24小时。

6. 临床微生物检验标本采集　一些对环境敏感的细菌如脑膜炎奈瑟菌、淋病奈瑟菌和流感嗜血杆菌等应保温并立即送检。其他所有的标本采集后应在2小时之内送到实验室。标本运送需注意安全防护。临床微生物标本采集应遵循的原则:①早期采集;②无菌采集;③根据目的菌的特性采集;④适量采集;⑤安全采集。

(1)血培养标本采集:血培养成年人采血量8～10ml/瓶,儿童1～5ml/瓶。抽取血液立即以无菌要求注入血培养瓶中,迅速送检,不能立即送检可室温保存,切勿冷藏。

(2)尿培养标本:正常人尿道外口有正常菌群,部分细菌是条件致病菌,故标本采集时要防止污染杂菌;若标本中检测到3种或3种以上细菌,应视为标本污染。晨尿可提高阳性率,样本采集后要保证2小时内接种。尿液培养标本中不得加防腐剂及消毒剂,不能及时送检和接种时,尿液置4～8℃冰箱保存并于8小时内接种。

1)中段尿采集法:成年人分别用肥皂水或1∶1000高锰酸钾水溶液清洗尿道口和外阴部,再用无菌生理盐水冲去消毒液,然后收集中段尿5～10ml于无菌容器内送检。

2)导尿标本:导尿术后,用无菌注射器通过导尿管抽取10～15ml尿液,置于无菌容器中送检,注意不可采集尿液收集袋中的尿液送检。

3)耻骨上膀胱穿刺法:培养结果与临床病情矛盾时可采用此法。

(3)粪便培养标本:粪便培养标本应采集含脓血、黏液部分2～3g;外观无异常的粪便应从粪便的不同部位取材;液体便取絮状物1～2ml,置无菌容器内送检;排便困难或婴幼儿患者,可用直肠拭子法采集标本。

(4)痰培养标本:自然咳痰法尽可能在用抗菌药物使用前采集标本。收集前首先让患者用生理盐水漱口数次,以除去口腔内大量杂菌,然后让患者用力咳出呼吸道深部的痰,将痰液直接吐入无菌容器,标本量应≥1ml。支气管镜采集、防污染毛刷采集、环甲膜穿刺经气管法、经胸壁针穿刺法和支气管肺泡灌洗法均由临床医师按相应操作规程采集。小儿取痰法用弯压舌板向后压舌,将拭子伸入咽部,小儿经压舌刺激咳痰时,可咳出肺部或气管分泌物粘在拭子上送检。幼儿还可用手指轻叩胸骨柄上方,以诱发咳痰。

(5)脓液标本:脓液标本采集可用注射器抽吸采集;如果没有可抽吸物,可用拭子在伤口深部采集渗出物;也可将沾有脓液的最内层敷料放入无菌平皿中送检。对疑有厌氧菌感染的脓性标本,应避免标本与空气较长时间接触。脓液标本若不能及时送检,应将标本放在冰箱中冷藏,但是做厌氧菌培养的标本只能放于室温下。

(6)生殖道标本:采集尿道分泌物可将无菌棉拭子伸入尿道3～4cm捻转拭子采集;阴道分泌物采集时可用无菌棉拭子自阴道深部、阴道穹隆后部或宫颈2～3cm处,转动并停留10～30秒取分泌物。淋球菌培养需保温及时送检,衣原体、支原体等培养无法及时送检时应4℃保存。

【要点提示】

1. 血液检验标本分为全血、血清、血浆等。按照采集部位的不同,分为静脉血、动脉血和毛细血管血三种。真空采血法是目前最好的静脉血采集技术。

2. 尿液标本根据检查目的不同,可采用晨尿、随机尿、空腹或餐后尿、24小时尿标本,清洁尿等。标本要按要求留取,立即送检。

3. 粪便自然排便法应挑取新鲜粪便的黏液、脓血或絮状物等有意义成分,盛于带盖容器内立即送检;化学法隐血试验的患者应在前3天禁食肉类、动物血和某些蔬菜等,禁服铁剂及维生素C等药物。

4. 脑脊液标本采集分别收集3支无菌试管中,每管1～2ml,第1管作细菌培养,第2管作化学检查和免疫学检查,第3管用于常规检查。

5. 临床常见微生物学检验标本有血液、尿液、粪便、痰液、伤口的脓液及泌尿生殖系统的分泌物等。标本采集应遵循:①早期采集;②无菌采集;③根据目的菌的特性用不同的方法采集;④采集适量标本;⑤安全采集。

(武其文)

第二节 血 气 分 析

【概述】

血液酸碱平衡是维持机体内环境稳定重要的条件之一,血气分析可测定出血液氧分压、二氧化碳分压及pH三个主要指标,并由这三个指标计算出其他酸碱平衡相关的诊断指标,从而对患者体内酸碱平衡作出比较全面的判断和认识。

血气分析(blood gas analysis)是对人体动脉血液pH、PaO_2和$PaCO_2$三项基本数据进行测量,再参考血液Hb及体温等数据计算出其他数据结果。血气分析可以了解患者机体的酸碱平衡状态,评估患者呼吸功能和代谢状况。

【主要知识点】

1. 血气分析常用的指标与参数

(1)酸碱度(pH):是表示血液酸碱度的指标,是H^+浓度的负对数。正常人动脉血pH参考区间为7.35～7.45。

(2)二氧化碳分压($PaCO_2$):是指物理溶解在血液中的CO_2所产生的张力。$PaCO_2$是衡量肺泡通气情况的理想指标。

(3)氧分压(PaO_2):是指物理溶解在血液中的O_2所产生的张力。正常体内物理溶解的氧,100ml仅占0.3ml,因而体内氧的需要主要来自于Hb结合的氧。

(4)氧饱和度($SatO_2$):是指血液在一定的PaO_2条件下,血液中被氧结合的氧合血红蛋白(HbO_2)的量占全部可结合的血红蛋白(Hb)容量的百分比。

(5)实际碳酸氢盐(AB):是血浆中 HCO_3^- 的实际浓度,即血液在 37℃时分离的血浆中 HCO_3^- 的含量。动脉血 AB 参考值为 22～27mmol/L。

(6)标准碳酸氢盐(SB):指在标准条件下所测得的 HCO_3^- 含量。标准条件是指在 37℃条件下,全血标本用 $PaCO_2$ 为 5.33kPa(40mmHg)及 PaO_2 为 13.3kPa(100mmHg)的混合气体平衡后,使血红蛋白完全氧合所测得的 HCO_3^- 含量。所反映的是 HCO_3^- 的储备量。

(7)缓冲碱(BB):指血液中所有具有缓冲作用的阴离子总和,包括 HCO_3^-、HPO_4^{2-}、血浆蛋白及血红蛋白等。BB 代表血液中碱储备的成分。参考值为 46～50mmol/L。

(8)碱剩余(BE):是指血液 pH 偏酸或偏碱时,在标准条件下,即温度为 37℃,1 个标准大气压,$PaCO_2$ 5.32kPa(40mmHg)、Hb 完全氧合,用酸或碱将 1L 血液的 pH 调节至 7.40 所需加入的酸或碱量。如需用酸滴定,为碱剩余,用正值表示(即+BE)。如用碱滴定,为碱缺失,用负值表示(即-BE)。动脉血 BE 参考值为-3～+3mmol/L。

2. 酸碱平衡紊乱 机体在正常状况下有一整套完整地调节酸碱平衡的机制,一般不易发生酸碱平衡紊乱。当体内酸碱物质的产生或丢失超过了机体调节能力,或这种调节机制本身发生障碍,就会导致酸碱平衡紊乱。酸碱平衡紊乱的类型常见有以下几类。

(1)代谢性酸中毒:造成代谢性酸中毒的常见诱因有:①各种原因造成的酸性代谢产物在体内积聚,如严重糖尿病造成的酮症酸中毒;②肾衰竭造成 H^+ 排泄障碍,酸性物质在体内大量积蓄;③碱性物质丢失过多,如严重腹泻或结肠炎造成肠液丢失过多,血液 HCO_3^- 浓度降低。

(2)呼吸性酸中毒:由于肺部病变,肺排出 CO_2 的能力降低,造成 CO_2 在体内潴留,$PaCO_2$ 升高,H_2CO_3 浓度增加,pH 下降。临床上常见慢性支气管炎、肺气肿、其他原因造成的肺、胸廓活动受到限制或气道阻塞等。

(3)代谢性碱中毒:碱性物质在体内积蓄过多或酸性物质的大量丢失,造成体内 HCO_3^- 浓度升高,血液 pH 有升高趋势,这一现象称为代谢性碱中毒。常见原因是由于呕吐造成的酸性胃液的大量丢失或治疗溃疡病时碱性药物服用过多。Cl^- 大量丢失可导致肾近曲小管对 HCO_3^- 和 Na^+ 重吸收增加,造成低氯性碱中毒。而低钾患者由于肾排 K^+ 保 Na^+ 能力减弱,排 H^+ 保 Na^+ 加强,使肾重吸收 $NaHCO_3$ 增多,导致碱中毒。

(4)呼吸性碱中毒:由过度换气引起 CO_2 排出过多、血浆 PCO_2 降低,pH 有升高趋势,这一现象为呼吸性碱中毒。造成过度换气常见原因包括癔症、过度哭喊等精神性因素,或中枢神经系统疾病,如脑炎、脑瘤、脑外伤、颅内手术等。发热、人工机械通气过度也可造成呼吸性碱中毒。

3. 酸碱平衡紊乱的判断 对血气分析结果的判断,应首先与患者的临床情况结合起来,了解患者病史、用药情况、给氧及通气状况。其他检验指标如电解质、糖、乳酸、酮体等的变化以及肾、肺功能的改变等也对血气分析结果判断帮助很大。

评价血液酸碱平衡状态的主要指标是 pH、$PaCO_2$、BE(或 AB)三项。缺氧及肺通气状况的判断主要依靠 PaO_2 及 $PaCO_2$。pH 是判断有无酸碱平衡紊乱和紊乱程度的指标。动脉血 pH 正常在 7.35～7.45 之间,若超出此范围则提示已存在酸碱平衡紊乱。根据 pH 值及其他指标可判断单纯性酸碱平衡失调或混合性酸碱平衡紊乱。pH 在正常范围内也有三种情况:①正常的酸碱平衡状态;②代偿性酸中毒或碱中毒;③混合型的酸中毒或碱中毒。

【要点提示】

1. 血气分析主要是利用血气分析仪针对人体动脉血液 pH、PaO_2 和 $PaCO_2$ 三项基本数据进行测量,再参考血液 Hb 及体温等数据计算出其他诊断参数。

2. 血气分析各参数可用于判断各种原因导致的酸碱平衡失调,对呼吸衰竭患者的诊疗和各种重症患者的监护、抢救都有重要意义。

3. 对血气分析结果的判断,应首先与患者的临床情况结合起来,评价血液酸碱平衡状态的主要指标是 pH、$PaCO_2$、BE(或 AB)三项。

(武其文)

第三节　参考值与危急值

【概述】

检验的最终目的是衡量受检标本的结果是否异常。目前,国际上统一使用"参考值"或"参考范围"的概念判断"正常"与"异常"。

参考值(reference value)是指具有明确背景资料人群的测定值,其 95% 的可信区间被定为参考范围。如果检测值超过相应项目的参考值时,被认为是异常表现。但需注意仍有 5% 的正常人被允许出现此类异常值。

危急值(urgent value)是指临床工作当中某些检验结果出现异常超出一定界值时,可能危及患者的生命,此时检验人员必须立即报告临床并记录,临床医师在接到危急值报告后应进行及时分析、处理和记录。

【主要知识点】

1. 参考值的制定　参考值和参考范围均是应用统计学方法而产生。参考值是指对抽样的个体进行项目检测所得的值。实际检测时,各医疗单位因使用方法和仪器的不同,可有不尽一致的参考值,有条件的实验室需自己建立参考值或参考范围。参考值制定应遵循以下原则:

(1)明确参考值的使用范围即确定目标的总体,制定的参考范围要具有代表性。

(2)选择参考个体、健康个体标准,选择稳定人群进行分组采样。

(3)选择准确度好、精密度高的检验方法和仪器,严格执行质量控制措施。

(4)应用统计学的方法分析数据,确定参考范围。

(5)参考值需较好条件的参考实验室制定,一般实验室可以遵循一定的移植条件引用参考实验室制定的参考范围。

2. 医学决定水平　医学决定水平不同于参考值,是临床医师通过观察某个测定值是否高于或低于这些限制,以便在疾病诊断中起排除或确认的作用,或对某些疾病进行分级或分类,或对预后作出估计。医学决定水平来源于大量的临床患者数据的观察和积累,并应用这些数据对患者进行诊断治疗。

对超出参考值界限不大的异常值,可以根据患者的临床表现区别对待,可以采取治疗措施,也可以进行观察。根据不同疾病诊断要点和标准,医学决定水平可设定多个上限或下限或分为不同的档级,临床医师根据不同的界限采取不同的处理方法和措施。

3. 危急值　所谓检验"危急值"即当这种检验结果出现时,说明患者可能正处于危险的边缘状态,此时如果临床医师能及时得到检验信息,应迅速给予患者有效的干预措施或治疗,否则就有可能出现严重后果,失去最佳抢救机会。在"危急值"临床实际应用过程中,各级医院可以自己设定危急值范围。同时,由于检验样本的分析前阶段并不都能由临床实验室所控制,故有时出现的假性"危急值"并不是患者的实际情况。

【要点提示】

1. 参考值和参考范围均是应用统计学方法而产生。参考值是指对抽样的个体进行某项目检测所得的值。

2. 医学决定水平是临床医师通过观察某个测定值是否高于或低于这些限制,以便在疾病诊断中起排除或确认的作用,或对某些疾病进行分级或分类,或对预后作出估计。以提示医师在临床上应采取何种处理措施。

3. 当某些检验结果出现异常超出一定界值时,可能危及患者的生命,医师必须紧急处理,称之为"危急值"。此时检验人员必须立即报告临床并记录。

(武其文)

第十四章　临床基础检验 >>>

　　临床基础检验是指对血液、尿液、粪便以及穿刺液等标本进行常规检验,为临床疾病诊断、病情观察、愈后评估等方面提供实验室依据,也是临床医师必须掌握的基本技能,本章旨在帮助临床医师系统地学习相关知识。

第一节　血液常规检验

　　血液常规检验包括血细胞计数及相关参数测定、血细胞形态学检查等,是筛检疾病的基础血液检验项目。

一、红细胞计数

　　红细胞是作为携带氧气或二氧化碳的呼吸载体。红细胞计数(red blood cell count)是临床诊断贫血和红细胞增多的主要指标。

【参考值】

　　新生儿$(6.0\sim7.0)\times10^{12}$/L;成年:男性$(4.0\sim5.5)\times10^{12}$/L,女性$(3.5\sim5.0)\times10^{12}$/L。医学决定水平:高于$6.8\times10^{12}$/L,低于$3.5\times10^{12}$/L。低于$1.5\times10^{12}$/L应考虑输血。

【临床意义】

　　1. 生理性变化

　　(1)增多:①缺氧环境;②肾上腺皮质激素增多;③毛细血管血比静脉血测定结果偏高;④雄性激素增高。

　　(2)减低:①生长发育过快,导致造血原料相对不足;②造血功能减退;③血容量增加。

　　2. 病理性变化

　　(1)增多:①相对性增多,是因血容量减少致红细胞容量相对增加;②绝对性增多,见于真性红细胞增多症,继发性红细胞增多症。

　　(2)减少:红细胞生成减少;红细胞破坏过多;红细胞丢失;药物引起:①抑制骨髓的药物;②引起维生素 B_{12}、叶酸吸收障碍的药物;③引起铁吸收障碍的药物;④引起溶血的药物。

二、血红蛋白测定

　　血红蛋白(hemoglobin,Hb)是红细胞内的运输氧与二氧化碳的主要蛋白。

【参考值】

新生儿 170～200g/L；成年：男性 120～160g/L，女性 110～150g/L。

【临床意义】

判断贫血程度优于红细胞计数。根据浓度可将贫血分为 4 度，轻度贫血：Hb<120g/L（女性 Hb<110g/L）；中度贫血：Hb<90g/L；重度贫血：Hb<60g/L；极重度贫血：Hb<30g/L。

三、白细胞计数和分类

外周血的白细胞计数（leucocyte count）及白细胞分类（leukocyte classification），是临床应用最广泛的检验项目之一，也是疾病诊断、疗效评估的基本指标，白细胞分类计数还能同时观察、评估红细胞和血小板的形态。

【参考值】

成人 $(4～10)×10^9/L$；新生儿 $(15～20)×10^9/L$；6 个月～2 岁 $(11～12)×10^9/L$；儿童 $(5～12)×10^9/L$。成人 5 种白细胞分类计数参考值（表 14-1）。

表 14-1　成人 5 种白细胞分类计数参考值

细胞类型	百分率（%）	绝对值（$×10^9/L$）
中性杆状核粒细胞	1～5	0.04～0.05
中性分叶核粒细胞	50～70	2.00～7.00
淋巴细胞	20～40	0.80～4.00
单核细胞	3～8	0.12～0.80
嗜酸性粒细胞	0.5～5	0.05～0.50
嗜碱性粒细胞	0～1	0～0.10

【临床意义】

白细胞总数高于 $10×10^9/L$ 为白细胞增多；低于 $4×10^9/L$ 为白细胞减少。

1. 中性粒细胞　在外周血中分为中性杆状核和中性分叶核粒细胞。

(1)增多：中性粒细胞增多常伴白细胞总数的增多。见于急性感染（如金黄色葡萄球菌、溶血性链球菌等化脓性球菌引起的感染）；急性中毒；急性大出血；严重的组织损伤；白血病、骨髓增生性疾病及恶性肿瘤；某些药物，如乙酰胆碱、类固醇、洋地黄、肾上腺素、组胺、肝素等。

(2)减少：中性粒细胞低于 $1.5×10^9/L$，为粒细胞减少症；低于 $0.5×10^9/L$ 为粒细胞缺乏症。中性粒细胞减少见于感染：由某些病毒、革兰阴性杆菌（如伤寒、副伤寒杆菌）和某些原虫（疟疾、黑热病）引起的感染；血液系统疾病；物理、化学因素损伤；自身免疫性疾病；脾功能亢进。

2. 嗜碱性粒细胞

(1)增多：过敏性疾病：药物或吸入物超敏反应、荨麻疹、溃疡性结肠炎及类风湿关节炎等；血液病：嗜碱性粒细胞白血病、慢性粒细胞白血病以及骨髓纤维化；恶性肿瘤。

(2)减少：无临床意义。

3. 淋巴细胞

(1)增多:生理性增多:儿童期淋巴细胞较高,婴儿出生 1 周后淋巴细胞可达 50％以上,与粒细胞比例几乎相当,持续至 6～7 岁以后逐渐降至成人水平;病理性增多:主要为水痘、麻疹、流行性腮腺炎等病毒感染;也可见于结核病、百日咳等细菌感染性疾病;急性传染病的恢复期;移植排斥反应;淋巴细胞性白血病(如急性和慢性淋巴细胞白血病、淋巴瘤)。

(2)减少:主要见于接触放射线所致的损伤、应用肾上腺皮质激素或抗淋巴细胞球蛋白等的治疗、丙种球蛋白缺乏症等。

4. 单核细胞

(1)增多:生理性增多:婴幼儿及儿童单核细胞增多;病理性增多:见于某些感染性疾病(如亚急性感染性心内膜炎、活动性肺结核、疟疾等);某些血液病(如单核细胞白血病、淋巴瘤、恶性组织细胞病、骨髓增生异常综合征等)。

(2)减少:单核细胞减少无临床意义。

5. 嗜酸性粒细胞

(1)增多:过敏性疾病:药物或食物过敏、荨麻疹、支气管哮喘等;寄生虫病:如蛔虫、钩虫、血吸虫等引起的疾病;皮肤病:湿疹、银屑病、剥脱性皮炎等;血液病:见于嗜酸性粒细胞白血病、慢性粒细胞白血病等。

(2)减少:见于伤寒、副伤寒初期,烧伤、大手术等应激状态,或长期使用肾上腺皮质激素后,绝对值计数用于观察急性传染病的病情及预后判断,判断垂体或肾上腺皮质功能。

四、血小板计数

血小板(platelet,PLT)是由骨髓造血组织中的巨核细胞产生。血小板计数(platelet count)是止血、凝血检查最常用的筛检试验之一。

【参考值】

$(100\sim300)\times10^9/L$。

【临床意义】

1. 增多 血小板超过 $400\times10^9/L$ 为血小板增多。

(1)原发性增多:见于慢性粒细胞白血病、原发性血小板增多症等骨髓增生性疾病。

(2)反应性增多:见于急性化脓性感染、急性溶血、大出血等。

2. 减少 血小板低于 $20\times10^9/L$ 为血小板减少;低于 $5\times10^9/L$ 时,可出现严重出血。引起血小板减少的原因:

(1)生成障碍:如急性白血病、骨髓肿瘤、放射性损伤等。

(2)消耗过多:见于先天性血小板减少症、DIC 等。

(3)破坏过多:见于脾功能亢进、原发性血小板减少性紫癜等。

(4)分布异常:如脾大、血液被稀释(输入大量血浆)等。

【提问要点】

1. 血红蛋白的参考值及其临床意义?

2. 简述中性粒细胞的临床意义?

(李小宁)

第二节 尿液常规检验

尿液(urine)是血液经过肾小球滤过、肾小管和集合管重吸收和排泌所产生的终末代谢产物,尿常规检查(urine routine test)可反映机体的代谢状况,并受机体各系统功能状态的影响。

一、尿液理学检查

【参考值】

1. 尿量 正常人尿量为 1000~2000ml/24h,平均为 1500ml/24h。
2. 颜色和透明度 正常尿呈淡黄色、清晰透明。
3. 比重 成人随机尿 1.003~1.030。

【临床意义】

1. 尿量改变 多尿是指每昼夜超过 2500ml,病理性多尿见于糖尿病、尿崩症、急性肾衰竭多尿期、慢性肾炎和肾盂肾炎晚期。少尿是指 24 小时尿量少于 400ml 或每小时尿量持续少于 17ml。无尿是 24 小时尿量少于 100ml 或 12 小时内无尿液排出。病理性少尿常见于高热、剧烈呕吐、腹泻等肾前疾病;肾衰竭、急性肾小球肾炎等肾脏疾病;输尿管结石、肿瘤等肾后疾病。

2. 尿色改变 病理性尿色改变常见于血尿、血红蛋白尿、脓尿、乳糜尿、胆红素尿。

3. 尿比重改变 尿比重增高见于脱水、心力衰竭、糖尿病、急性肾小球肾炎等。尿比重减低见于慢性肾炎、尿崩症、大量饮水等。

二、尿液化学检查

【参考值】

1. 酸碱度 正常饮食条件下,晨尿 pH 5.5~6.5;随机尿 pH 4.5~8.0。
2. 蛋白质 定性:阴性;定量:0~80mg/24h。
3. 葡萄糖 定性:阴性;定量:0.56~5.0mmol/24h。
4. 胆红素与尿胆原 尿胆红素定性呈阴性;尿胆原定性为阴性或弱阳性。

【临床意义】

1. 酸碱度 尿液酸碱度检测主要用于了解机体酸碱平衡、诊断呼吸性或代谢性酸/碱中毒的指标。

2. 蛋白质 正常情况下,尿中的蛋白质含量很少,当尿液中的蛋白质超过 150mg/24h(或超过 100mg/L)时,称为蛋白尿。

(1)生理性蛋白尿:见于功能性蛋白尿、体位性蛋白尿、偶然性蛋白尿等。

(2)病理性蛋白尿:主要见于肾小球性蛋白尿、肾小管性蛋白尿、混合性蛋白尿、溢出性蛋白尿。

3. 葡萄糖 健康人尿液中有微量葡萄糖,当血糖浓度超过 8.88mmol/L 时,尿液中开始出现葡萄糖。

(1)血糖增高性糖尿:常见于短暂性糖尿、内分泌性糖尿。

(2)血糖正常性糖尿:又称肾性糖尿,是因肾小管重吸收葡萄糖的能力降低所致,主要见于家族性糖尿病患者、妊娠或哺乳期妇女。

(3)暂时性糖尿:见于应激性糖尿。

4. 胆红素 胆红素包括非结合胆红素(UCB)、结合胆红素(CB);当血液结合胆红素增高,超过肾阈值时,即可从尿液排出。尿液胆红素阳性见于胆汁淤积性黄疸、肝细胞性黄疸,而溶血性黄疸时为阴性。

5. 尿胆原 尿胆原检查对于黄疸的诊断与鉴别诊断具有重要意义。肝细胞性黄疸尿胆原是阳性,溶血性黄疸呈强阳性,而胆汁淤积性黄疸尿胆原为阴性。

三、尿液有形成分显微镜检查

尿液有形成分是指通过显微镜下检查到的有形成分,如细胞、管型、结晶和病原体等。

【参考值】

1. 红细胞 离心直接涂片法:0~3 个/HP;定量检查:0~5 个/μl。

2. 白细胞 离心直接涂片法:0~5 个/HP;定量检查:0~10 个/μl。

3. 管型 健康人尿液中偶见透明管型。

【临床意义】

1. 红细胞 新鲜尿液中红细胞形态可鉴别肾小球源性血尿和非肾小球源性血尿。

(1)肾小球源性血尿:尿液中多形性红细胞大于80%,又称非均一性红细胞血尿,常见于急性肾小球肾炎、红斑狼疮性肾炎、慢性肾炎、肾病综合征等。

(2)非肾小球源性血尿:尿液中多形性红细胞小于50%,称均一性红细胞血尿,主要见于肾结石、肾结核、泌尿系统肿瘤、急性膀胱炎等。

2. 白细胞 健康成人尿液中的少量白细胞主要为中性粒细胞,也可出现淋巴细胞、单核细胞及嗜酸性粒细胞。

(1)中性粒细胞大量增多:常见于泌尿系统炎症,也可见于肾肿瘤。

(2)淋巴细胞和单核细胞增多:见于肾移植后排斥反应、病毒感染等。

(3)嗜酸性粒细胞增多:见于间质性肾炎、变态反应性泌尿系统炎症。

3. 管型 管型是蛋白质、细胞及其崩解产物在肾小管、集合管内凝固而成的圆柱形蛋白凝聚体。

(1)透明管型:于肾病综合征、慢性肾炎等肾实质性病变时增多;恶性高血压和心力衰竭时也可增多。

(2)颗粒管型:见于慢性肾炎、肾盂肾炎或药物中毒等原因引起的肾小管损伤。

(3)细胞管型:是细胞含量超过管型体积的1/3。红细胞管型见于肾小球或肾小管出血;白细胞管型常见于肾盂肾炎、间质性肾炎等;肾小管上皮细胞管型见于肾小管病变。

(4)蜡样管型:是由颗粒管型、细胞管型在肾小管中长期停留变性或直接由淀粉样变性的上皮细胞溶解后形成,质地厚、有切迹或扭曲、折光型强的浅黄或浅灰色蜡烛状。健康人尿液中无蜡样管型,蜡样管型出现较多提示有严重的肾小管变性坏死,预后差。

(5)脂肪管型:是指管型中含有大小不一、折光性强的椭圆形脂肪球。健康人尿液中无脂肪管型。出现常见于肾病综合征、慢性肾小球肾炎急性发作及肾小管上皮细胞脂肪变性。

(6)肾衰竭管型:是由颗粒管型和蜡样管型演变而来,易折断,有时呈扭曲状。健康人尿液中无肾衰竭管型。出现时提示肾脏病变严重,预后不良。

【提问要点】

1. 尿液中有形成分检查包含哪些内容？
2. 均一性和非均一性血尿红细胞的形态特点及其临床意义是什么？

（李小宁）

第三节　粪便常规检验

粪便（stool）是食物在体内经过消化的最终产物。粪便常规检查（stool routine test）主要应用于了解消化道有无感染、出血，胃肠道和肝胆系统的功能状况。

一、粪便理学检查

【参考值】

1. 粪便量　健康成人排便频率多为每天1次，每次排便量约为100～250g（干重25～50g）。
2. 颜色　健康成人粪便呈黄褐色。
3. 性状　健康成人粪便呈为软条带状，其性状、硬度常与进食的食物种类有关。

【临床意义】

1. 粪便量　当胃肠道、胰腺有炎症或功能紊乱时，粪便量和排便次数有不同程度增加。
2. 颜色　健康成人粪便因含粪胆素呈黄褐色，但是进食不同的食物或药物粪便会呈现不同的颜色。粪便的颜色变化及可能原因（表14-2）。

表14-2　粪便的颜色变化及可能原因

颜色	非病理性	病理性
鲜红色	食入西瓜和番茄	肠道下端出血（如：痔疮、直肠癌等）
果酱色	食用巧克力、咖啡	阿米巴痢疾、肠套叠等
灰白色	服用硫酸钡、脂肪	胆道梗阻、肠结核、胰腺疾病等
绿色	食用蔬菜	婴儿肠炎
黑色	食用肝脏、动物血等铁剂	上消化道出血
黄色	服用大黄、新生儿粪便	胆红素未氧化、脂肪未消化

3. 性状　健康成人的粪便为圆柱形或条带状软便。病理情况下，粪便性状变化特点及临床意义（表14-3）。

表14-3　粪便性状变化特点及临床意义

粪便	特点	临床意义
稀汁便	脓样，含有膜状物	伪膜性肠炎、隐孢子虫感染
	洗肉水样	副溶血性弧菌食物中毒
	稀糊或稀汁样	急性（胃）肠炎
米汤样便	白色淘米水样	霍乱、副霍乱弧菌感染

粪便	特点	临床意义
黏液样便	小肠病变黏液混于粪便中 大肠病变黏液附着粪便表面	肠道炎症、某些细菌性痢疾
胨状便	粘胨状、膜状物	过敏性肠炎、慢性细菌性痢疾
鲜血便	鲜红色	直肠癌、直肠息肉、痔疮或肛裂
脓血便	黏液脓血样便	细菌性痢疾、阿米巴痢疾、溃疡性结肠炎、结肠癌、肠结核
柏油样便	食用动物血、肝或服用铁剂	上消化道出血
乳凝块	黄白色乳凝块或蛋花样	脂肪消化不全、婴儿腹泻
变形便	细条、扁片状	习惯性便秘、老年人排便无力

二、粪便隐血检查

上消化道少量出血(出血量小于5ml),且红细胞被消化破坏,是肉眼和显微镜检查均不能见到血液或红细胞。需用化学法或免疫法等证实的出血,称为隐血,检查粪便隐血的试验称为粪便隐血试验(fecal occult blood test,FOBT)。

【参考值】

阴性。

【临床意义】

FOBT主要用于消化道出血、消化道肿瘤的筛检和鉴别。

1. 消化道出血的判断 FOBT阳性见于消化道出血、药物导致的胃黏膜损伤(如服用阿司匹林、糖皮质激素等)、肠结核、胃溃疡、结肠息肉、钩虫病、消化道恶性肿瘤等。

2. 消化性溃疡与肿瘤出血的鉴别 FOBT对消化性溃疡的阳性诊断率为40%～70%,呈间断性阳性;而消化道恶性肿瘤FOBT是呈持续性阳性,阳性率可高达95%。

三、粪便显微镜检查

粪便显微镜检查主要是检查粪便中有无细胞、寄生虫及虫卵、致病细菌、真菌、原虫等。

【参考值】

1. 红细胞 正常粪便中无红细胞。

2. 白细胞(脓细胞) 正常粪便中无或偶见白细胞。

3. 巨噬细胞 正常粪便中无巨噬细胞。

4. 寄生虫虫卵 正常粪便中无寄生虫虫卵。

【临床意义】

1. 红细胞 下消化道出血、痢疾、溃疡性结肠炎、结肠和直肠癌时可见红细胞;细菌性痢疾时红细胞少于白细胞;阿米巴痢疾时红细胞多于白细胞,红细胞成堆出现且有残碎现象。

2. 白细胞(脓细胞) 肠道炎症时白细胞增多。过敏性肠炎、肠道寄生虫病时见嗜酸性粒细胞增多。

3. 巨噬细胞　粪便中出现巨噬细胞见于细菌性痢疾、出血性肠炎,偶见于溃疡性结肠炎。

4. 寄生虫虫卵　粪便涂片中可见到如蛔虫、蛲虫等寄生虫虫体或虫卵,可诊断相应寄生虫感染。

【提问要点】

1. 粪便颜色、性状变化的临床意义是什么?

2. 粪便隐血试验的临床意义是什么?

(李小宁)

第四节　脑脊液及浆膜腔积液常规检验

一、脑脊液检查

脑脊液(cerebrospinal fluid,CSF)是存在于脑室、蛛网膜下腔和脊髓中央管中的无色透明液体,健康成人脑脊液总量约为90～150ml。

【参考值】

1. 理学检查　包括透明度、颜色、凝固性等。

(1)透明度:清澈透明。

(2)颜色:无色或淡黄色。

(3)凝固性:无凝块、无沉淀(放置24小时不形成薄膜)。

2. 化学检查　包括蛋白质、葡萄糖、氯化物含量。

(1)蛋白质:定性是阴性或弱阳性。定量0.20～0.45g/L(腰椎穿刺)。

(2)葡萄糖:2.5～4.5mmol/L(腰椎穿刺)。

(3)氯化物:120～130mmol/L(成人),111～123mmol/L(儿童)。

3. 细胞学检查　包括红细胞、白细胞计数、白细胞分类。

(1)红细胞:无。

(2)白细胞:$(0～8)×10^6/L$(成人),$(0～15)×10^6/L$(儿童)。

(3)白细胞分类:多为淋巴细胞及单核细胞(7:3)。

【临床意义】

1. 中枢神经系统感染性疾病的诊断与鉴别诊断　常见中枢神经系统疾病脑脊液检查的鉴别要点(表14-4)。

2. 协助脑部肿瘤的诊断。

表14-4　常见中枢神经系统疾病脑脊液检查的鉴别要点

	外观	蛋白质定性	葡萄糖	氯化物	细胞总数及分类	致病菌
正常人	无色水样,无薄膜形成	正常	正常	正常	正常	无
化脓性脑膜炎	浑浊有凝块	＋＋＋以上	↓↓↓	↓	显著增加,以中性粒细胞为主	可发现

续表

	外观	蛋白质定性	葡萄糖	氯化物	细胞总数及分类	致病菌
结核性脑膜炎	毛玻璃样浑浊,静置后有薄膜形成	+～+++	↓↓	↓↓	中度增加,以淋巴细胞为主	可发现抗酸杆菌
病毒性脑膜炎	清或微浑	+～++	正常或轻度↑	正常	轻度增加,以淋巴细胞为主	无

二、浆膜腔积液检查

人体胸膜腔、腹膜腔和心包膜腔统称为浆膜腔(serous cavity)。病理情况下,浆膜腔内有大量液体潴留而形成浆膜腔积液(dropsy of serous cavity)。浆膜腔积液可分为漏出液和渗出液。

【参考值】

1. 理学检查

(1)量:健康人胸膜腔、腹膜腔和心包膜腔内均有少量的液体。

(2)颜色:淡黄色。

(3)透明度:清澈透明。

(4)比重:漏出液<1.018,渗出液>1.018。

(5)凝固性:不易凝固。

2. 化学检查

(1)蛋白质:①粘蛋白定性试验(Rivalta 试验):漏出液为阴性,渗出液为阳性;②蛋白质定量试验:漏出液<25g/L,渗出液>30g/L。

(2)葡萄糖:3.6～5.5mmol/L。

3. 细胞学检查 ①有核细胞计数:漏出液<$100×10^6$/L;渗出液>$500×10^6$/L。②有核细胞分类:漏出液主要是淋巴细胞和间皮细胞。

【临床意义】

1. 鉴别漏出液和渗出液 漏出液和渗出液实验室检查的鉴别要点(表 14-5)。

2. 寻找积液的病因 浆膜腔积液是临床常见体征,其病因复杂。腹膜腔积液主要病因是肝硬化、肿瘤和结核性腹膜炎等。胸膜腔积液主要病因是结核性胸膜炎和恶性肿瘤。

表 14-5 漏出液和渗出液实验室检查的鉴别要点

鉴别要点	漏出液	渗出液
原因	非炎症所致	炎症、肿瘤、化学或物理性刺激
外观	淡黄色,浆液性	可为血性、脓性、乳糜性等
透明度	透明、微浑	多浑浊
比重	低于 1.018	高于 1.018
凝固	不自凝	能自凝
粘蛋白定性	阴性	阳性
蛋白定量(g/L)	<25	>30

续表

鉴别要点	漏出液	渗出液
葡萄糖定量	与血糖相近	常低于血糖水平
细胞计数($\times 10^6$/L)	常<100	常>500
细胞分类	以淋巴细胞、间皮细胞为主	中性粒细胞或淋巴细胞为主
细菌学检测	阴性	可找到病原菌

【提问要点】

1. 实验室如何鉴别化脓性脑膜炎和结核性脑膜炎？
2. 实验室如何鉴别漏出液和渗出液？

(李小宁)

第十五章　常用实验室检查项目选择与应用 >>>

实验室检查可为疾病的诊断、疗效观察、预后判断等提供客观资料。本章旨在帮助临床医师掌握常用实验室项目选择及临床应用，通过对临床常见的肝脏、肾脏、急性心肌梗死、糖尿病及急性胰腺炎等疾病的实验室检查项目归纳和介绍，提高对实验室检查结果的分析和判断能力。

第一节　肝脏疾病实验室检查

肝脏是机体各种物质代谢的中心和枢纽，合成除 γ 球蛋白以外的血浆蛋白质，合成并分泌胆汁以促进消化和吸收。

肝细胞受损时，机体的代谢会受到一定的影响，产生一些相应的病理变化。通过与肝脏功能相关的实验项目检测，可诊断肝脏受损情况、评价肝脏功能状态、观察治疗疗效、判断预后。

一、常用实验检测项目

为了解肝脏实时功能状态，判断肝脏损伤的情况，临床实验室组合与肝脏功能相关实验项目，统称为肝功能试验。常用的有蛋白质代谢功能、脂类代谢功能、胆红素代谢功能、胆汁酸代谢功能、血清酶及同工酶检测等。

【检测项目】

血清总蛋白（serum total protein，STP）、白蛋白（albumin，ALB，A）、白蛋白（A）与球蛋白（globulin，G）比值（A/G）、血清蛋白电泳、血清结合胆红素（conjugated bilirubin，CB）、血清总胆红素（serum total bilirubin，STB）、尿胆红素、尿胆原、胆汁酸（bile salts，BA）、丙氨酸氨基转移酶（alanine aminotransfersae，ALT）、天门冬氨酸氨基转移酶（aspartate aminotransfersae，AST）、碱性磷酸酶（alkaline phosphatase，ALP）、γ 谷氨酰转移酶（γ-glutamyl transferase，γGT）、乳酸脱氢酶（lactate dehydrogenase，LD）、脂蛋白-X（lipoprotein-X，LP-X）等，反映肝脏纤维化常用项目：单胺氧化酶（monoaminne oxidase，MAO）、Ⅲ型前胶原氨基末端肽（aminno terminal type Ⅲ，PⅢP）、脯氨酰羟化酶（prolyl hydroxylase，PH）、层黏连蛋白（laminin，LN）、Ⅳ型胶原（collagen Ⅳ，CⅣ）、甲胎蛋白（alpha fetoprotein，AFP）、α-L-岩藻糖苷酶（α-L-fucosidase，AFU）等。

【参考值】

STP：60～80g/L，ALB：40～55g/L，G：20～30g/L，A/G ＝（1.5～2.5）∶1；

STB:3.4~17.1μmol/L,CB:0~6.8μmol/L,UCB:1.7~10.2μmol/L;

ALT:5~40U/L(速率法,37℃),AST:8~40U/L(速率法,37℃);

ALP:成人 40~110U/L,儿童＜250U/L(连续检测法,30℃);

γGT:＜50U/L(连续检测法),LD:95~200U/L（速率法）,BA:0~10μmol/L(酶法)。

【临床意义】

1. 急性肝炎蛋白质多正常;黄疸型肝炎结合胆红素、非结合胆红素、总胆红素均增高,非黄疸型肝炎胆红素代谢正常;转氨酶活性显著增高,通常 AST＞200U/L、ALT＞300U/L,ALT/AST＞1,AST 和 ALT 峰值可达参考值数十至一百倍左右;ALP 多达参考值上限 3 倍以内;γGT 轻到中度增高,持续性增高提示病情在进展中。

2. 慢性肝炎蛋白质中球蛋白(主要为 γ 球蛋白)可出现增高,A/G 比值降低;重症肝炎时白蛋白出现降低,并且与肝细胞坏死数量成反比;转氨酶活性轻度增高,通常在参考值上限的 4 倍以内,ALT/AST＜1 时提示进入慢性肝炎活动期;酒精性肝炎时 γ-GT 可中度增高,且增高幅度明显高于转氨酶。

3. 胆汁淤积时血清蛋白质变化不大;血清胆红素明显增高,其中以结合胆红素增多为主,可达总胆红素 50％以上,尿液可出现胆红素;完全阻塞性淤积时,胆红素明显高于部分阻塞性,且呈进行性增高;转氨酶轻度增高或正常,ALP 和 γGT 明显增高;肝内局限性胆道堵塞时,胆红素、ALT 可正常,ALP 和 γGT 明显增高。

4. 肝硬化由慢性活动性肝炎持续反复发作引起,中晚期肝硬化患者可出现总蛋白与白蛋白降低、球蛋白(主要为 γ 球蛋白)增高,A/G 比值降低,并且晚期肝硬化患者可出现异常蛋白质;ALT 活性轻度增高或正常,AST 通常增高,常出现 ALT/AST＜1;纤维化指标 MAO、PH、P$\mathrm{I\!I\!I}$P 等有助于判断病情进展和预后。

二、实验项目选择与应用

【项目选择】

临床常用实验室检查主要有蛋白质代谢功能、脂类代谢功能、胆红素代谢、胆汁酸代谢、血清酶及同工酶检测等;引起肝炎最常见的病因是乙型肝炎病毒,因此,肝炎病毒相关检查与肝功能实验同步进行是可行的,但其不属于基本肝功能实验。

肝脏疾病的实验室检测指标种类繁多,根据检测目的可分为:

1. 健康体检可选择 STP、A/G、ALT、AST、STB 等。

2. 无黄疸性肝病

(1)急性:STP、ALB、A/G、STB、CB、ALT、AST、γGT、尿胆原等;

(2)慢性:STP、ALB、A/G、STB、CB、ALT、AST、γGT、ALP、血清蛋白电泳等。

3. 黄疸性疾病诊断与鉴别诊断 STP、ALB、A/G、STB、CB、ALT、AST、γGT、ALP、尿胆原、尿胆红素、LP-X、BA 等。

4. 肝硬化 STP、ALB、A/G、STB、CB、ALT、AST、γGT、ALP、BA、血清蛋白电泳、MAO、PH、P$\mathrm{I\!I\!I}$P 等。

5. 肝癌 STP、ALB、A/G、STB、ALT、AST、γGT、ALP、AFU、AFP 等。

【项目应用】

1. 指标的灵敏度 人体肝脏代偿能力很强(30％左右的功能,就能满足机体代谢需求),少部分肝细胞受损一般不会影响机体代谢,因此肝功能正常并不能排除肝脏轻微损伤,肝脏损伤到相当的程度才能在实验室检测中反映出来。

2. 指标的特异性　人体是协调统一的整体,组织和器官功能交叉,或者具有共同成分,某些肝外疾病时肝功能检测指标也可异常。

3. 指标的合理组合　肝脏功能强大,单项实验只能反映肝功能一个侧面,不足以全面反映肝脏功能;可靠的肝功能应较全面反映肝脏代谢、分泌等功能,以利于正确判断和评估肝脏状态。因此,肝脏功能实验项目应合理组合,实验的结果应综合分析,避免得出片面的结论影响诊断和治疗(表 15-1)。

表 15-1　肝功能检查的分类

检测功能	常用试验	扩展试验
蛋白质代谢	血清总蛋白和白蛋白、球蛋白、白蛋白/球蛋白比值、蛋白电泳	血清 α_1 抗胰蛋白酶、血清前白蛋白、血浆凝血因子测定、血氨
脂类代谢	阻塞性脂蛋白-X	血清胆固醇和胆固醇脂
胆红素代谢	血清总胆红素、血清结合胆红素、血清非结合胆红素	尿胆红素、尿胆原
胆汁酸代谢	血清胆汁酸	
血清酶及同工酶	血清丙氨酸氨基转移酶、血清天门冬氨酸氨基转移酶、血清碱性磷酸酶、血清 γ-谷氨酰转移酶、血清乳酸脱氢酶	α-L-岩藻糖苷酶、5′-核苷酸酶、碱性磷酸酶同工酶、乳酸脱氢酶同工酶、单胺氧化酶、脯氨酰羟化酶、Ⅲ型前胶原氨基末端肽、Ⅳ型胶原

【提问要点】

常用肝功能检查的分类?

（浦　春）

第二节　肾脏疾病实验室检查

肾脏是尿液形成、排泄的器官。它不仅在人体的泌尿系统中有重要的作用,而且是重要的内分泌器官,有维持机体内环境稳定的重要作用。

实验室检查对于肾脏疾病患者血液和尿液中出现一些异常物质或正常物质的异常累积检测,能反映疾病病程、发展并可判断疾病转归,因此对肾脏疾病的诊断和鉴别诊断、病情检测、治疗和预后判断有着重要的价值。

一、常用实验检测项目

【检测项目】

尿常规检测、血尿素氮(blood urea nitrogen, BUN)、血肌酐(creatinine, Cr)、血尿酸(blood uric acid, BUA)、内生肌酐清除率试验(endogenous creatinine clearance rate, Ccr)、尿微量白蛋白、胱抑素 C(cystatin C, cys C)、α_1 微球蛋白(α_1-microglobulin, α_1MT)、视黄醇结合蛋白(retinol-binding prolein, RBP)、β_2 微球蛋白(β_2-microglobulin, β_2MT)、尿 24 小时

蛋白定量测定等。肾脏功能检测以组合项目为主,不同疾病或同一疾病不同时期均可有差异。

【参考值】

BUN:成人 3.2～7.1mmol/L,儿童 1.8～6.5mmol/L;

Cr:全血:76～88.4μmol/L;血清:男性 53～106μmol/L,女性 44～97μmol/L;

BUA(酶法):男性 208～428μmol/L,女性 155～357μmol/L,儿童 119～327μmol/L;

cys C:成人 0.6～2.5mg/L,Ccr:成人 80～120ml/L;

尿蛋白定量:0～80mg/24h。

【临床意义】

1. 肾前性 由于血容量不足,肾脏灌注不足疾病(心力衰竭、脱水、肝肾综合征等),导致少尿时,BUN 增高,Cr 可正常,BUN/Cr(以 mg/dl 计算)>10:1,通常 Cr<200μmol/L。

2. 肾性 各种原因导致肾脏器质性损伤;由于肾脏的储备和代偿能力强大,故肾脏早期受损,肾功能基本正常;但当损伤达一定程度时 Cr 变化比 BUN 早,BUN 待损伤到一定程度时才出现增高,BUN>9mmol/L、Cr>178μmol/L,为肾失代偿期;BUN>20mmol/L、Cr>200μmol/L,为肾衰竭期,Cr>445μmol/L,预示患者预后不好。

3. 肾后性 由于尿路梗阻导致的尿液排泄不畅时(尿路结石、尿道肿瘤、前列腺肿大等),以 BUN 增高为主,血 Cr 值可正常。

4. 体内蛋白质分解过度 急性传染病、上消化道大出血、大面积烧伤、甲状腺功能亢进症等疾病,因大量蛋白质分解破坏过多,可造成 BUN 增高,血 Cr 值正常。

5. 其他肾脏损伤 在肾脏早期受损时血液中 BUA 可出现增高,较血液中 BUN 和 Cr 灵敏,但需注意鉴别是否为体内代谢生成过多。cys C、α_1MT、β_2MT 在肾脏早期受损时也可出现增高,是肾脏受损的敏感指标,较血液中 BUN 和 Cr 灵敏,并可作为肾小球滤过功能的灵敏和特异指标。

二、实验项目选择与应用

【项目选择】

人体肾脏有强大的储备能力,部分肾单位即可满足机体需要。因此在肾脏的轻度病变时,临床症状与体征不明显,如出现临床症状,说明肾功能减退已经达到较严重程度。早期病变的诊断主要依靠临床实验室生化指标的检查。

肾脏疾病的实验室检测指标种类繁多,根据检测目的可分别选择:

1. 健康体检或常规检查 尿一般性检测(主要为干化学试纸条检测及显微镜检查)及尿沉渣检测,有异常结果时进一步选择相应检测项目。

2. 全身性疾病所致的肾损伤 糖尿病、高血压、系统性红斑狼疮等疾病可导致肾脏功能损伤,在并发症的监控过程中宜选择较敏感的尿微量白蛋白、胱抑素 C、α_1 微球蛋白、视黄醇结合蛋白及 β_2 微球蛋白等检测项目。

3. 常见肾脏病变

(1)肾小球肾炎:尿常规、Cr、BUN、cys C、血 C_3、Ccr 等;

(2)肾小管性酸中毒:尿常规、Cr、BUN、cys C、血钾离子、血氯离子、α_1MT、β_2MT 等;

(3)肾病综合征:尿常规、Cr、BUN、cys C、血清白蛋白、24 小时尿蛋白定量测定等;

(4)肾衰竭:尿常规、Cr、BUN、cys C、Ccr、血气分析等。

【项目应用】

1. 肾功能检测根据试验敏感度可分为高度敏感实验、中度敏感实验、低度敏感实验,应根据患者的具体情况选用适当的检查方法(表 15-2)。

表 15-2　肾功能试验的分类

敏感度	检查项目	评价
高度敏感	肌酐清除率、酚红排泄实验、血胱抑素 C	当功能性肾单位丧失达 25％时,出现结果异常
中度敏感	血尿素、血肌酐、血尿酸	当功能性肾单位丧失达 50％时,出现结果异常
低度敏感	血清磷、血清钾、浓缩-稀释实验	肾衰竭末期时,出现结果异常

2. 临床应用时,根据需要选择合适的检测指标评估肾脏结构与功能的异常改变。主要的肾功能分段检查试验(表 15-3)。

表 15-3　肾功能分段检查试验

测定部位	检测功能	常用试验	其他试验
肾小球	滤过功能	内生肌酐清除率 血胱抑素 C、尿素、肌酐、尿酸测定	菊粉、尿素清除率 尿中分子物质测定
	屏障功能	尿蛋白、尿蛋白选择性指数、聚乙酰吡咯酮清除率	右旋糖酐清除率
近端肾小管	排泄功能	酚红排泄试验	对氨基马尿酸最大排泄量
	重吸收功能	尿氨基酸、尿葡萄糖、尿钠、尿钠排泄分数、β_2-m 清除率	葡萄糖最大重吸收量
远端肾小管 (集合管)	水、电解质调节功能	尿比重、尿渗量测定、浓缩稀释试验	自由水清除率
	酸、碱平衡功能	血和尿 pH 测定、二氧化碳结合力	酸、碱负荷试验 可滴定酸测定 氨滴定测定
肾血管和 肾单位等	滤过、排泄和血循环等综合功能	肾血浆流量(PAH 清除率) 肾血流量 有效肾血流量	碘锐特清除率 酚红清除率 肾同位素扫描 肾血管造影

肾脏疾病特别是急、慢性肾衰竭常可引起全身各系统并发症,因此对肾脏疾病相应并发症的检测对疾病的治疗和预后也同样重要。

【提问要点】

常用肾功能分段检查项目及临床意义?

(浦　春)

第三节 急性心肌梗死实验室检查

急性心肌梗死(acute myocardial infarction,AMI)是冠状动脉血供急剧减少或中断,使相应心肌严重而持久地缺血所导致的部分心肌急性坏死。

AMI临床表现为胸痛、急性循环功能障碍,反映心肌急性缺血、损伤和坏死的一系列特征性心电图改变及血清心肌标志物的升高。

一、常用实验检测项目

心肌损伤实验室检测的标志物是诊断心肌梗死重要依据,其增高程度与心肌坏死范围及预后明显相关。

【检测项目】

1. 血液常规检验 起病24~48小时内,白细胞增多,主要是中性粒细胞增多,嗜酸细胞减少或消失;红细胞沉降率加快,一般在数日后增加,可持续1~3周,能反映坏死组织的被吸收过程。

2. 心肌损伤标志物 心肌肌钙蛋白T或I(cardiac troponinT/I,cTnT/cTnI),血清肌红蛋白(myoglobin,Mb)或血清心型游离脂肪酸结合蛋白(heart-fatty acid binding protein,h-FABP),肌酸激酶MB型同工酶(creatine kinase-MB,CK-MB),心肌酶(包括CK、AST、LD)。

3. 其他 C反应蛋白(C reactive protein,CRP)、B型利钠肽(brain natriuretic peptide,BNP、NT-pro-BNP)等。

【参考值】

cTnT:$0.02\sim0.13\mu g/L$,cTnI:$0\sim0.2\mu g/L$;

CK-MB:活性$\leqslant15U/L$,CK-MB/CK$<5\%$;CK-MB质量$<5\mu g/L$;

CK(连续检测法):男性37~174U/L,女性26~140U/L;

LD:95~200U/L(速率法),$LD_1/LD_2<0.7$;

Mb:$50\sim85\mu g/L$(ELISA法),FABP:$<5\mu g/L$;

BNP:$<100pg/L$,NT-proBNP:$<125pg/L$(<75岁),$<450pg/L$(>75岁)。

【临床意义】

1. cTnT或cTnI 目前临床特异性最强的诊断心肌损伤标志物。肌钙蛋白对微小的、小灶性心肌梗死的诊断有重要价值。不稳定型心绞痛时若cTnT及cTnI增高超过参考区间3倍,应考虑心肌梗死。cTnT及cTnI的动态变化与心肌梗死时间、梗死范围大小、溶栓治疗及再灌注有密切关系,因其诊断窗口期长(cTnT为5~14天,cTnI为4~10天),对在此期间出现的胸痛,判断是否有新的梗死不利。对监测溶栓治疗和诊断胸痛发生后1~2周内的亚急性心肌梗死和隐匿性心肌梗死有一定的意义。

2. Mb或H-FABP 对患者的早期诊断和静脉溶栓治疗有着重要的意义,但是Mb并非为心肌特有,因此特异性差。

3. CK及CK-MB 心肌损伤3~6小时后开始增高,其高峰出现早,消失快,对诊断发病较长的AMI时有困难,但对心肌再梗死的诊断有价值。传统的心肌酶包括CK、AST、LD,其特异性及敏感性均远不如上述心肌损伤标记物,但仍有一定的参考价值。

4. CRP、BNP 在发生 AMI 后均增高。高敏 C 反应蛋白水平不仅有助于急性心肌梗死的诊断,也有助于判断 AMI 的面积、疗效及预后。BNP 是心肌梗死后心功能衰竭的监测和预后判断的指标。AMI 发病早期(6~24 小时)BNP 水平即明显升高,1 周后达高峰,但此时临床可能不一定有心衰表现;BNP 水平还可以反映梗死面积和严重程度。

二、实验项目选择与应用

【项目选择】

通过临床表现,心电图以及心肌损伤的实验室检查即可对急性心肌梗死以及其他急性冠脉综合征做出诊断。实验检测指标包括血液常规检测和心肌损伤标志物检测以及其他生化指标的检测(表 15-4)。

表 15-4 心肌梗死临床常用生物化学检验项目

种类	项目	机制
心肌酶	肌酸磷酸激酶(CK)	各种原因导致的心肌细胞受损时,细胞内酶释放进入外周血中,使血液中浓度增高
	肌酸磷酸激酶同工酶(CK-MB)	
	乳酸脱氢酶(LD)	
	乳酸脱氢酶同工酶(LD$_1$ 或 HBD)	
	天门冬氨酸氨基转移酶(AST)	
心肌蛋白	肌钙蛋白 I(cTn I)	心肌细胞由于缺血、缺氧,导致心肌细胞损伤时,释放或诱导产生的蛋白质或多肽含量增多
	肌钙蛋白 T(cTn T)	
	肌红蛋白(Mb)	
	心脏型脂肪酸结合蛋白(h-FABP)	
	B 型利钠肽(BNP)	
	B 型利钠肽原 N 端肽(NT-proBNP)	
其他	超敏 C 反应蛋白(hs-CRP)	心肌细胞发生炎症、坏死后,导致的机体免疫反应性蛋白质增多
	缺血修饰性白蛋白(IMA)	
	同型半胱氨酸(Hcy)	机体缺乏维生素或有遗传性疾病时增高
	与原发性高血压相关的激素	
	与继发性高血压相关的病因检查	

【项目应用】

1. 生化检验项目的特异性和灵敏度 cTnI 或 cTnT、CK-MB、是临床效能较高项目,LD、HBD、CK 是临床效能一般项目,Mb、h-FABP 是反映早期心肌损伤的项目,BNP、NT-proBNP 是检测心力衰竭的较佳标志物,hs-CRP、IMA、Hcy 等项目可与其他心血管疾病检测指标相结合,对心血管疾病进行综合分析判断(表 15-5)。

表 15-5 心肌梗死常用生物化学检查指标特异性和敏感性

项目	开始时间 (小时)	峰值时间 (小时)	恢复时间 (小时)	灵敏性 (%)	特异性 (%)
Mb	0.5~2	5~12	18~30	50~59	77~95
h-FABP	0.5~3	6~8	12~24	78	

续表

项目	开始时间	峰值时间	恢复时间	灵敏性	特异性
	（小时）	（小时）	（小时）	（%）	（%）
cTn I	3～6	10～24	120～148	6～44	93～99
cTn T	3～6	14～20	240～360	50～59	74～96
CK	3～8	10～36	72～96	—	—
CK-MB	3～8	9～30	48～72	17～62	92～100
LD	8～18	24～72	144～240	—	—
LD₁	8～18	24～72	144～240	—	—

2. 生化检验项目联合检测的应用价值 在急性心肌梗死的实验诊断项目中,在心肌梗死早期(症状出现在 6 小时内),可选择早期标志物,如 Mb 或 h-FABP、CK、CK-MB、cTnT 或 cTnI,其中 Mb 或 H-FABP 是 AMI 发生后最早出现的标志物;而在症状出现 2～3 天或更长时间的患者,则可选择 LD 及其同工酶、cTnT 和 cTnI 等,故应根据标志物的不同特点选择使用或联合应用。

由于 cTn 检测的高敏感性和特异性,已成为心肌梗死的诊断标志物,是急性心肌梗死的实验诊断的首选项目;其血液循环量与心肌损伤程度相关,即梗死面积越大,cTn 量含量越高;对心肌细胞损伤情况的判断、治疗疗效观察、预后判断有重要作用。

【提问要点】

1. 急性心肌梗死实验室肌钙蛋白检测临床意义。

2. 急性心肌梗死实验室早期诊断指标及临床意义。

（浦 春）

第四节 糖尿病实验室检查

糖尿病(diabetes mellitus,DM)是由遗传因素、免疫功能紊乱、微生物感染及毒素等多种致病因子作用于机体导致胰岛功能减退和(或)胰岛素抵抗等而引发的糖、蛋白质、脂肪、水和电解质等一系列代谢紊乱综合征,临床上以高血糖为主要特点。分为 1 型糖尿病、2 型糖尿病、妊娠糖尿病及其他类型的糖尿病。

一、常用实验检测项目

实验室检查是诊断糖代谢紊乱的重要手段,其中空腹血糖是最常用和最重要的指标。

【检测项目】

1. 糖化血红蛋白(glycosylated hemoglobin,GHb) 其中葡萄糖结合血红蛋白(HbA1c)是 GHb 中比例最高(达 80% 左右)部分,由葡萄糖与血红蛋白反应产生,其浓度取决于血糖水平、高血糖持续的时间。

2. 空腹血糖(fasting blood-glucose,FBG) 是诊断糖尿病最常用的指标,也是评价疗效的主要检测项目。

3. 葡萄糖耐量试验 是一种葡萄糖负荷试验,用以了解机体对葡萄糖代谢的调节能力。①口服葡萄糖耐量试验(oral glucose tolerance test，OGTT)：血糖高于参考区间但又未达到糖尿病诊断标准的患者进行 OGTT；②静脉注射葡萄糖耐量试验：只适用于胃切除术后、胃空肠吻合术后、吸收不良综合征患者和有胃肠功能紊乱患者。

【参考值】

FBG：3.9～6.1mmol/L；餐后 2 小时血糖：<7.8mmol/L；糖化血红蛋白（GHb）HbA$_1$c：4%～6%。

【临床意义】

1. FBP 异常

(1)FBG 高于参考值上限，小于 7.0mmol/L 时，为临床临界值；大于 7.0mmol/L 时为增高，病理情况下常见于糖尿病、甲状腺功能亢进、巨人症、应激性反应(颅脑损伤、中枢神经系统感染、心肌梗死、大面积烧伤时等)。

(2)FBG 低于参考值下限，病理情况下常见于胰岛素瘤、拮抗胰岛素激素不足(肾上腺皮质激素、生长激素缺乏)、肝糖原储存缺乏(急性重症肝炎、肝癌等)、急性乙醇中毒等。

2. 餐后 2 小时血糖异常　可用于观察机体对葡萄糖代谢的调节能力，帮助区分糖代谢紊乱疾病：糖尿病(DM)、空腹血糖受损(IFG)和糖耐量减低(IGT)。

3. 糖尿病监控指标

(1)血糖：一次血糖测定(空腹血糖、餐后 2 小时血糖或随机血糖)仅代表瞬间血糖水平，称点值血糖；一日内多次测定血糖可更准确反映血糖控制情况。血糖监测时间间隔可根据糖尿病类型和病情确定。

(2)尿糖：尿糖是间接监测血糖浓度的辅助方法；但尿糖阴性也不能排除糖尿病的可能。如糖尿病肾病时肾糖阈升高，血糖已增高，尿糖仍阴性；而妊娠时肾糖阈降低，血糖正常尿糖阳性；在肾功正常时，尿糖与血糖代谢紊乱的程度有较高的一致性，故可作为判定血糖控制的参考指标。

(3)糖化血红蛋白：糖化血红蛋白能反映采血当日前 6～8 周血糖水平。血糖控制好的患者半年至一年查一次糖化血红蛋白，血糖控制不好的患者应该三个月查一次糖化血红蛋白。

4. 胰岛 β 细胞功能检查

(1)胰岛素测定：应用外源性胰岛素治疗的患者可能产生胰岛素抗体，抗胰岛素抗体与胰岛素原有部分交叉反应，但与 C-肽无交叉反应。

(2)C-肽测定：C-肽与胰岛素等摩尔数产生并分泌进入血液，C-肽的半寿期约 35 分钟。C-肽测定不受外源性胰岛素和胰岛素抗体的干扰。

(3)OGTT 胰岛素(或 C-肽)释放试验：在 OGTT 同时测定血胰岛素和(或)C-肽，能了解胰岛 β 细胞功能，有助于糖尿病的分型、病情判断及治疗指导。

二、实验项目选择与应用

【项目选择】

1. 区分糖代谢紊乱类型　可选 FBG、OGTT 等。

2. 确定糖尿病分型　胰岛素、C 肽释放试验、糖尿病自身抗体测定等。

3. 糖尿病患者并发症判定　FBG、糖化血红蛋白 HbA$_1$c、尿微量白蛋白、血 BUN 及 Cr 等。

4. 胰岛 β 细胞功能检查　胰岛素、C-肽、OGTT 胰岛素（或 C-肽）释放试验。

【项目应用】

1. 根据 FBG、OGTT 测定结果，对高血糖进行分类（表 15-6）

表 15-6　高血糖分类

高血糖分类	空腹血糖(mmol/L)	OGTT 2h 血糖(mmol/L)
空腹血糖受损 FBG	空腹血糖　6.1~7.0	OGTT 2h 血糖<7.8
糖耐量减低 IGT	空腹血糖<7.0	OGTT 2h 血糖 7.8~11.1
糖尿病 DM	空腹血糖≥7.0	OGTT 2h 血糖≥11.1

2. 糖尿病及其并发症的实验室检测（表 15-7）

表 15-7　糖尿病及其并发症的实验室检测

临床用途	建议检测项目
糖尿病的临床诊断	血糖（包括空腹与随机）；OGTT
急性并发症的诊治监测	血糖与尿糖；血酮体与尿酮体；酸碱失衡情况（如 pH 和碳酸氢盐）；细胞内脱水或治疗中的异常情况（如钾、钠、磷酸盐和渗透压等）
慢性并发症的诊治监测	血糖与尿糖；糖化蛋白（如 GHb 与果糖胺）；尿蛋白（微量清蛋白尿与临床清蛋白尿）；其他并发症评估指标（如肌酐、胆固醇和三酰甘油等）；胰腺移植效果评估指标（如 C-肽与胰岛素）

【提问要点】

糖代谢实验室检查的临床意义？

（浦　春）

第五节　急性胰腺炎实验室检查

急性胰腺炎（acute pancreatitis，AP）是多种病因导致胰酶对胰腺组织自身消化所致的炎性损伤。实验室检查以血、尿淀粉酶或脂肪酶升高为特点。多数患者病情轻，预后好；少数患者可伴发胰腺出血坏死，伴多器官功能障碍及胰腺局部并发症，死亡率高。

一、常用实验检测项目

实验室检查是急性胰腺炎诊断和鉴别诊断的主要手段，临床根据实验室检查鉴别急腹症类型。

【检测项目】

血液常规检验，血、尿淀粉酶（amylase，AMS）测定，血脂肪酶（lipase，LPS）测定，淀粉酶/内生肌酐清除率比值（Cam/Ccr%）〔尿淀粉酶（Somogyi 法）/血淀粉酶（Somogyi 法）〕×（血肌酐/尿肌酐）×100%，血钙测定（Ca^{2+}）等。

【参考值】

AMS：血 20~115U/L（酶偶联法），尿<1000U（Somogyi 法）；

LPS:0～79U/L（比色法），Cam/Ccr ％:1％～4％，Ca^{2+}:2.25～2.58mmol/L。

【临床意义】

1. 血液常规检验　发病后白细胞增多，主要是中性粒细胞增多并核左移。

2. 淀粉酶和脂肪酶　诊断急性胰腺炎最常用的标志物。急性胰腺炎时血清淀粉酶于起病后2～12小时开始升高，48小时达到高峰后开始下降，持续3～5天，尿液淀粉酶于发病后12～24小时开始升高，持续3～7天。血清脂肪酶于起病24小时内升高，持续7～10天，超过正常上限3倍有诊断意义，在慢性胰腺炎脂肪酶检测更敏感。

3. 淀粉酶/内生肌酐清除率比值（Cam/Ccr ％）　急性胰腺炎时，由于血管活性物质增加，导致肾小球的通透性提高对淀粉酶清除增加而对肌酐清除不变，Cam/Ccr ％增加可达到正常3倍。

二、实验项目选择与应用

急性胰腺炎时释放出大量的酶（淀粉酶、脂肪酶等）、激肽和缓激肽、细胞因子（TNF、IL-1等）、炎症细胞等是诊断和评估胰腺炎严重程度的重要指标。

【项目选择】

1. 淀粉酶和脂肪酶联合检测对急性胰腺炎诊断的敏感性、特异性高于单独使用淀粉酶或脂肪酶检测，因此二者应联合使用。

2. 重症胰腺炎时血清钙下降，且与临床严重程度平行。

【项目应用】

1. 实验室检查除了测定血清酶活性外还可以检查其他非特异的生化指标以全面反映急性胰腺炎的病理生理变化（表15-8）。

表15-8　急性胰腺炎常用的实验室检测指标及意义

检测指标	意义
白细胞↑	炎症或感染
C反应蛋白＞150mg/L	炎症、胰腺坏死
血糖（无糖尿病史）＞11.2mmol/L	胰岛素释放减少、胰腺坏死
TB、AST、ALT↑	胆道梗阻、肝损伤
白蛋白↓	大量炎性渗出、肝损伤
BUN、肌酐↑	肾功能不全
血钙＜2mmol/L	胰腺坏死
血甘油三酯↑	急性胰腺炎病因，也可能是其后果
血钠、钾、pH异常	肾功能损伤、内环境紊乱

2. 与其他淀粉酶升高的疾病相鉴别。多数急腹症患者，如消化性溃疡穿孔、肠梗阻等均可以引起淀粉酶升高，但一般不超过正常参考上限的3倍。

3. 并非所有的急性胰腺炎淀粉酶均升高，不升高的情况有：①极重症急性胰腺炎；②极轻胰腺炎；③慢性胰腺炎急性发作；④急性胰腺炎恢复期；⑤高脂血症相关性胰腺炎，甘油三酯可能抑制淀粉酶升高。

【提问要点】

急性胰腺炎常用的实验室检测指标及意义？

（浦　春）

参 考 文 献

1. 刘成玉,罗春丽. 临床检验基础. 第 5 版. 北京:人民卫生出版社,2013

2. 陈文斌,潘祥林. 诊断学. 第 8 版. 北京:人民卫生出版社,2013

3. 丛玉隆. 检验医学. 北京:人民卫生出版社,2009

4. 潘世扬. 临床分子诊断学. 北京:人民卫生出版社,2013

5. Carl A,Edward R,David E. Tietz Textbook of Clinical Chemistry and Molecular D iagmostics. 5th ed. Saunders,an imprint of Elsevier,2012

医学影像学篇

自 1895 年德国物理学家 Wilhelm Conrad Röntgen 发现 X 线，建立 X 线诊断学（diagnostic radiology）以后，相继出现超声成像（ultrasonography，USG）、X 线计算机体层成像（X-ray computed tomography，简称 X-ray CT 或 CT）、磁共振成像（magnetic resonance imaging，MRI）以及发射体层成像（emission computed tomography，ECT），包括 SPECT 和 PET-CT，从而形成了包括 X 线、超声、CT、MRI 以及 PET-CT 诊断的影像诊断学。

随着数字 X 线成像（digital radiology，DR）以及数字减影血管造影（digital subtraction angiography，DSA）技术的发展，在影像系统的监视下，利用特制的器材，对人体的疾病进行微创诊断和治疗，开辟了介入放射学（interventional radiology，IVR）的新纪元。从此，诞生了一个融影像诊断与介入治疗为一体的新型学科——医学影像学。

第十六章 医学影像学基本知识 >>>

医学影像学(medical imageology)包括放射医学(radiological medicine)、超声医学(ultrasound medicine)和核医学(nuclear medicine),涉及全身各系统多种疾病的诊断和治疗。其中放射医学涵盖普通放射、CT、MRI及介入放射学。每项检查技术涉及成像原理、检查方法、图像特点及临床应用,是医学影像诊断的基础。本章仅对X线、CT及超声三种成像的相关知识加以介绍。

第一节 X 线 成 像

早在1895年,德国的物理学家Wilhelm Conrad Röntgen发现一种能穿透人体的射线,由于当时对其性质不明,故称为X线或叫伦琴射线。此后,X线被用于对人体的检查,进行疾病的诊断。

【基本原理】

1. X线的产生 X线机的基本构成包括X线球管、变压器和操作台,其中X线球管是主要部件,产生X线需要具备以下条件:

(1)高速运行的电子流。

(2)电子流被某种物质突然阻挡,此时发生了能量转换,其中99%以上转换为热能,仅1%转换为X线。

2. X线影像的形成 基于X线特性和人体组织结构特征,使胶片形成黑白对比的影像,通常应具备以下条件:

(1)X线具有一定的穿透能力,能穿透人体的组织结构。

(2)被穿透的物质存在密度和厚度的差异。

(3)穿透后剩余X线需经过显像过程,如X线胶片等。

3. 人体组织结构的分类 由于人体各部位存在密度和厚度的差异,所以X线穿透时可产生差别剩余X线,人体这些组织结构根据密度的高低分为三类:

(1)高密度:如骨骼,因组织密度高,对X线吸收多,在胶片上显示白影。

(2)中等密度:如软组织,介于高、低密度组织之间,在胶片上显示灰影。

(3)低密度:如气体,因组织密度低,对X线吸收少,在胶片上显示黑影。

【X线特性】

X线是一种波长很短的电磁波,其波长范围在0.0006~50nm之间。通常所用的X线波长范围为 0.008～0.031nm(相当于 40～150kV),其肉眼不可见。在电磁辐射谱中,居 γ 射线和紫外线之间,具有以下特性。

1. 穿透性　穿透能力与 X 线管电压成正比;与被穿透物质的密度和厚度成反比。这种穿透性是 X 线成像的基础。

2. 荧光效应　X 线是一种肉眼不可见的射线,但它可激发荧光物质产生肉眼可见的荧光。这种荧光效应是进行透视的基础。

3. 摄影效应　X 线和普通光线一样,可使胶片感光,这种效应是形成 X 线图片的基础。

4. 电离效应　X 线射入人体,可引起生物学方面的改变,即电离生物效应,具有放射治疗和放射防护学意义。

【设备与用途】

1. X 线机的主机基本构成

(1)X 线管:为一真空二极管,阴极内有灯丝,阳极是金属靶面(常用钨靶)。

(2)变压器:有降压变压器和升压变压器。通常低电压为 12V 以下,高电压为 40～150kV 之间。

(3)操纵台:主要调节电压、电流和曝光时间。包括电压表、电流表、计时器、调节旋钮和开关等。

2. 机械装置

(1)诊视床:包括荧光屏式诊视床、遥控床及摇篮床。

(2)摄影床:包括普通摄影床、间接摄影床及特殊摄影床。

(3)支持装置:包括立柱式、悬吊式和 C 形臂式支持装置。

3. 设备的类型与用途

(1)普通摄影 X 线机:主要用于全身各部位的摄片,通常称平片。

(2)胃肠造影机:主要用于消化道造影。

(3)乳腺 X 线机:系软组织摄影,主要用于检查乳腺。

(4)床旁摄片机:主要用于危重患者,不宜搬动而进行床边摄片。

(5)口腔全景机:主要用于口腔、颞颌关节的摄片。

【检查方法】

1. 普通检查

(1)荧光透视:具有能转动病人体位、观察器官的动态变化等优点。一般不单独使用,主要用于胃肠道造影、骨折复位及介入诊断和治疗等。

(2)X 线摄影:所照片称为平片。主要用于胸部和骨骼系统,特别是数字化摄影,具有高清晰度,低辐射量,成为影像诊断的主要基本检查方法。

2. 特殊检查

(1)软 X 线摄影:检查软组织,特别是乳房检查,钼靶(或铑靶)X 线摄影成为乳腺的主要影像检查方法。

(2)X 线减影技术:采用 CR 或 DR 减影功能,可获得局部某种组织(如骨或软组织等)的图像,从而提高对疾病的诊断能力。

3. 造影检查

(1)造影剂:分为高密度造影剂和低密度造影剂两大类。高密度造影剂有钡剂和碘剂。钡剂用作胃肠道的检查。碘剂主要用于血管造影、泌尿及胆道系统造影、支气管和子宫输卵管造影。低密度造影剂：如空气，常用于消化道造影。

（2）造影方法：主要包括消化道造影、胆道系统及泌尿生殖系统造影等方法。

【图像特点】

1. X线图像是灰阶图像　是X线透过人体直接形成的图像，其黑白影像反映组织的解剖和病理状态。人体胸部具有良好的自然对比，胸片上清楚地显示肋骨、软组织和肺内气体。所获得的图像仍然是灰阶图像。

2. X线图像是综合投影　X线图像是X线穿透身体某部位的所有组织结构的投影总和，如正位胸片，包括了胸部所有组织和结构。

3. X线图像放大和变形　由于X线束呈锥形投照，所以，图像的中心部分有放大，边缘部分不仅有放大，还有原来的形状失真。

【临床应用】

胸部平片为肺部疾病的主要检查方法，如炎症、结核、肿瘤以及全身疾病的肺部表现。对胸腔积液、气胸及胸膜肿瘤显示较清楚。软线摄影对乳腺癌的诊断是必不可少。腹部平片主要用于急腹症的检查，如肠梗阻、消化道穿孔等。钡剂造影是消化道的首选检查方法。静脉肾盂造影为泌尿系病变常用检查方法；逆行尿路造影为静脉尿路造影的补充；子宫输卵管造影显示子宫形态和输卵管走行及通畅情况。骨、关节平片对骨关节外伤、感染、肿瘤、发育异常、内分泌性骨病、慢性关节病等具有重要诊断价值。

【要点提示】

X线特性包括穿透性、荧光效应、摄影效应和电离效应，前三种与成像有关，电离效应具有放射治疗和放射防护学意义。

（陈方满）

第二节　计算机体层成像

X线计算机体层成像（x-ray computed tomography，CT）是电子计算机与体层摄影的结合。1969年由英国EMI公司工程师Hounsfield设计成功，1971年研制出第一台头部CT扫描机，开创了影像诊断新纪元。近30年来，CT的硬软件技术经历了几次大的革命性进步，其技术取得了突飞猛进的发展。

【基本原理】

CT成像可归纳为以下三个步骤：

1. 数据采集　高度准直的X线束射入人体，环绕人体一定厚度的横断层面进行扫描，被人体吸收而衰减。探测器采集衰减后的X线信号，经模/数转换器转变为数字信号，送入计算机。

2. 重建图像　计算机将数据加以校正处理，构成数字矩阵，再通过数-模转换，用不同等级灰度的像素重建为CT灰阶图像。

3. 图像储存及显示　由于是数字图像，可以磁带、光盘、软盘形式储存，也可以荧光屏、胶片显示。

【设备与用途】

1. CT设备主要组成部分

（1）扫描部分：X线球管、探测器、扫描架、扫描床。

(2)计算机系统。

(3)图像显示和存储系统。

2. 设备发展与类型

(1)多层螺旋CT：是目前广泛应用的CT。扫描时，患者躺在检查床上以匀速进入CT机架，同时X线球管连续旋转式曝光，这样采集的扫描数据分布在一个连续的螺旋形空间内，所以多层螺旋CT也称容积CT。由于得到这一区域的信息，可以组成任意平面或方向的重建，如矢状、冠状等，得到真正的三维图像，诊断价值有很大提高。螺旋CT扫描时间短，扫描层厚薄，连续扫描的范围长，可开展如心脏冠脉检查、CT灌注成像、超长度的CT血管造影等。

(2)双源CT：是同一CT设备内配置2个X线管和两组探测器的多层螺旋CT，更进一步提高了时间分辨力，也可进行能谱成像。

(3)能谱CT：是一种具有崭新能谱成像功能的多层螺旋CT。CT是通过计算物体对X线的衰减来成像的。任何物质都有对X线衰减的特征吸收曲线，即对X线的吸收随X线能量变化而变化。能谱CT是在扫描中行两种电压（80kVp和140kVp）的瞬时切变，利用所获得的两组X线吸收系数数据，计算出不同物质空间分布的密度值，而该物质密度值与X线能量无关。通过CT能谱成像不仅可以获得基物质图像，还可以获得一系列特定能量水平的单能量图像。

【检查方法】

1. 平扫 指不用造影剂的普通扫描。

2. 增强扫描 指经静脉注入水溶性有机碘造影剂后再行扫描的方法，目的是提高病变组织同正常组织的密度差。根据注射对比剂后扫描方法的不同，可分为常规增强扫描、多期增强扫描、CT血管成像、CT灌注成像。

(1)CT血管成像(CT angiography，CTA)：CTA指静脉注射对比剂后，在循环血中及靶血管内对比浓度达到最高峰的时间内，进行CT扫描，经计算机最终重建呈靶血管数字化的立体影像。用于血管病变的诊断。

(2)CT灌注成像(CT perfusion imaging，CTPI)：是在常规CT增强扫描的基础上，结合快速扫描技术和先进的计算机图像后处理技术，分析脏器局部血流量的动态变化并以图像形式显示的一种成像方法。CTPI能反映组织的血管化程度及血流灌注情况，属于功能成像。CTPI早期主要用于脑的灌注，近年来开始用于心、肝、肾和胰腺等器官，取得较好的效果。

3. CT能谱检查 能获取各种单能量CT图像、能谱CT值曲线、消除金属伪影、虚拟平扫等，从而为病变的检出和诊断提供更多信息。

4. 图像后处理技术

(1)二维显示技术：包括薄层重组、多平面重组、曲面重组。

(2)三维显示技术：常采用最大密度投影、表面遮盖显示和容积再现等。

(3)其他：包括CT仿真成像、肺结节分析、骨密度分析技术等。

【图像特点】

1. CT图像是由一定数目从黑到白不同灰度的像素按矩阵排列所构成的灰阶图像。这些像素反映的是相应体素的X线吸收系数，即组织结构的密度。

2. CT具有高的密度分辨力，相当于普通X线图像的10～20倍。人体软组织的密度差别虽小,但在 CT 图像上也能形成对比。

3. CT 不仅可反映组织的密度差异,还可对组织进行量化测量来反映不同组织对 X 线的吸收差异,测量的值即 CT 值,单位为 HU。

4. CT 图像是断层图像,组织结构影像无重叠,并且可以通过 CT 设备上图像重建技术,重组出冠状面、矢状面及任何方位的断层图像。

【临床应用】

CT 检查由于具有很高的密度分辨力,易于检出病灶,尤其是螺旋 CT 及多种后处理软件的开发,使其应用领域进一步扩大,目前其应用范围几乎涵盖了全身各个系统。主要用于中枢神经系统、五官及颈部、呼吸系统、循环系统、腹盆腔及骨骼系统等疾病的检查;并可行 CT 引导下病变的穿刺活检等。

【要点提示】

CT 不仅有高的密度分辨力,还可对其行量化测量,测量的值即 CT 值。CT 图像是断层图像,并可通过重建技术,重组出冠状位、矢状位及任何方位的断层图像。CT 检查方法包括平扫、增强、能谱成像及各种图像后处理技术。

(俞咏梅)

第三节 超声成像

超声(ultrasound)是声波的一种,属机械波,其振动频率在 20 000Hz 以上,超过人耳听觉范围的声波。超声诊断是指运用超声波的物理特性和人体组织器官声学性质上的差异,以波形、曲线或图像的形式显示和记录,从而对人体组织的物理特征、形态结构、功能状态作出判断而进行疾病诊断的一种非创伤性的检查方法。

【基本原理】

超声成像过程包括:发射、传播、接收、信号处理和显示五个方面。其成像原理是通过压电晶体向被检人体组织发射超声波,并接收经人体组织反射后产生的回波,检出回波某种物理参量的变化(如幅度、频率等),然后以波形、曲线或图像等方式在显示器上显示,并由记录仪记录,供医生诊断分析。因此,超声诊断仪最基本的结构包括探头、主控、显示器和记录器等部分。

探头内主要功能元件由很多压电晶体构成,压电晶体具有两种可逆的能量转变效应。正压电效应,由声波的压力变化使压电晶体两端的电极随声波的压缩(正压)与弛张(负压)发生正负电位交替变化,即由声能转变为电能,称为正压电效应。在正压电效应中,压电晶体成为回声接收器。逆压电效应,在变电场的作用下导致晶体厚度的交替改变从而产生振动,即由电能转变为声能,称为逆压电效应。在逆压电效应中,压电晶体成为超声发生器。

【超声特性】

超声波通常以纵波的方式在弹性介质内传播,在一定距离内沿直线传播,具有良好的束射性和方向性。医用超声所使用的振动频率一般在 1～10MHz,常用频率 2.5～5MHz,通常把 5MHz 以上频率的声波称为高频超声。

1. 超声波的三个基本物理参数

(1)频率(f):声波每秒振动次数,单位 Hz。

(2)波长(λ):声波在一个振动周期内所通过的距离,单位 mm。

(3)声速(C):声波在介质中每秒传播的距离,单位 m/s。三者间关系为 c=f·λ 或 λ=c/f。

2. 超声波的物理特性

(1)反射:超声波遇到界面被返回的现象。

(2)折射:从一种介质斜射入另一种介质时,传播方向一般会发生变化,这种现象叫折射。

(3)绕射:指声波等各种波在传播时,如果被一个大小接近或小于波长的物体阻挡,就绕过这个物体,这种现象称为绕射或衍射。

(4)散射:当声波遇到直径与波长相差数倍的小物质时,产生散射。

(5)衰减:超声在传播过程中,受吸收和反射等因素影响,声能随着传播距离增加而逐渐减弱的现象。衰减量=频率×深度。

(6)多普勒效应:声源与接受体的相对运动而使波的发射频率和接受频率之间产生偏差称为多普勒频移,此种物理效应为多普勒效应,当两者相互接近时频率增加,呈正频移;相互背离时,频率减少,呈负频移。

【设备类型】

1. A 型(amplitude mode) 单一声束,为振幅调制型 单声束在传播途径中遇到各个界面所产生的一系列的散射和反射回声,在示波屏时间轴上以振幅高低表达。

2. B 型(brightness mode) 亮度显示型,又称二维超声,将从人体反射回来的回波信号以光点形式构成切面图。

3. M 型(motion type) 运动型,以单声束取样,获得活动界面回声。

4. D 型(doppler) 连续波式和脉冲波式多普勒。连续波式:对声束线上所有的血管内血流均可获得回声,优点是可测高速血流。脉冲波式:脉冲发射超声波,在接收器中设选通门,其门宽及浅深均属可调,为双向型显示。

5. 彩色多普勒(color doppler flow imaging,CDFI) 系在二维显像基础上,对血流的多普勒信号进行彩色编码,红色表示血流方向朝向探头,蓝色表示血流方向背离探头,湍流则以绿色或多彩表示。

【图像特点】

1. 强回声 反射系数＞50％以上,灰阶强度明亮,后方伴声影,如:结石、骨骼。

2. 高回声 组织界面声阻抗较大,反射系数＞20％左右,灰阶强度较明亮,后方不伴声影。如:肾窦及纤维组织。

3. 等回声 灰阶强度呈中等水平,如:正常肝、脾等实质性器官。

4. 低回声 灰阶强度呈灰暗水平,如:肾皮质等均质结构。

5. 弱回声 灰阶强度较低呈暗区水平,如:肾锥体。

6. 无回声 声波遇到无声阻抗均匀物质时,能量完全穿透过,不能产生反射信号现象。均匀的液体内无声阻差异界面,呈无回声暗区,如:胆囊、膀胱。

【临床应用】

超声检查具有无创、图像直观、实时动态、检查方便、价格便宜、报告及时、诊断准确等优点。主要用于眼球、甲状腺、乳腺、肝、胆、胰、脾、肾、子宫及附件、胎儿、腹膜后、腹盆腔、肌肉软组织、心脏和四肢血管疾病的检查;病变穿刺活检、抽吸引流、术中引导等。

【要点提示】

超声波的物理特性包括反射、折射、绕射、散射、衰减和多普勒效应。超声图像特点包括强回声、高回声、等回声、低回声、弱回声和无回声。

（江　峰）

第四节　影像读片方法和诊断原则

影像诊断(imaging diagnosis)是根据图像表现为依据,掌握正确的读片方法和遵循诊断的基本原则是作出精准诊断的前提条件。

【读片方法】

1. 评价图片质量

(1)核对申请单和图片的患者姓名及检查号是否一致,图片中不应有伪影重叠,图片上的日期、号码、部位标识应齐全。

(2)明确检查目的和所用的成像技术是否适用于该疾病的检查与诊断。

(3)观察图像质量是否合乎诊断要求,包括位置、范围是否正确,如腹部立位平片,应包括双侧膈肌顶部,以免遗漏膈下游离气体而导致消化道穿孔的漏诊;图像应具有适当的投照条件和良好的对比度。

2. 全面观察　对图像的部位、所有层面、所有检查方法和图像进行全面、系统的观察,不应有遗漏。例如,在阅读胸片时,应由外向内依次观察胸壁、肺、肺门、纵隔、心脏、横膈,自肺尖至肺底,自肺周到肺门,两侧对比有顺序地进行观察。对于胸部 CT 图片,首先认识肺窗、纵隔窗,逐层观察每幅图片等。

3. 重点分析　在全面观察过程中,发现异常表现,详细描述病变的部位、大小、形态、密度(回声)、边缘、周围情况等,是否强化以及强化的程度等。

【读片内容】

1. 部位　一些疾病有特定的发生部位或好发部位,如肺结核好发于上叶尖后段和下叶背段,听神经瘤只发生在内耳道和桥小脑角区,骨肉瘤则好发于长骨干骺端。

2. 数目　原发性肿瘤多为单发,而转移瘤常为多发。

3. 形状　大叶肺炎实变期,病变形状多与肺叶一致,而肺部恶性肿瘤多呈结节状、球状或分叶状。

4. 大小　对诊断仅有一定的参考价值,如骨样骨瘤直径常小于1.5cm,肺结核球直径多为2~3cm。乳腺恶性肿瘤,触诊到肿块往往明显大于图片测量的大小。

5. 边缘　一般而言,良性肿瘤、慢性炎症或病变愈合期,边缘锐利,而在恶性肿瘤、急性炎症或病变进展阶段,边缘常模糊不清。

6. 密度　可反映病变内部的组织结构,在X线或CT图像上显示其组织密度,如高密度为骨骼与钙化,低密度为脂肪或气体,中等密度为软组织或液体。

7. 邻近器官与结构的变化　邻近器官或结构可受病变压迫或侵蚀,例如肺门肿块,可引起相应肺叶阻塞性肺炎或阻塞性肺不张,恶性病变可直接侵犯邻近器官或组织。

8. 器官功能的改变　观察器官功能如心脏大血管的搏动、膈肌的呼吸运动和胃肠道蠕动的改变。

【诊断原则】

1. 掌握正常影像表现　虽然解剖与正常影像表现是两个概念,但正常影像表现是直接建立在解剖基础之上。当然,还要考虑年龄、性别和个体差异,结合成像原理和图像特点。

2. 正确认识异常影像表现 异常影像表现是建立在病理解剖和病理生理基础之上,透过现象看本质,正确认识异常表现才能得出正确的影像诊断结果。

3. 异常表现的分析归纳 将图像上所观察到的异常影像表现归纳在一起,进一步对照和分析,评估它们所反映的病理变化,以利于作出诊断。

4. 结合临床资料进行诊断

(1)一部分疾病具有影像特征性表现,影像表现独一无二,但在实际工作中,这些疾病只占少部分。

(2)大部分疾病缺乏典型影像表现,即存在"同病异影","异病同影"。例如,大叶性肺炎早期胸片无特殊表现,实变期可出现典型表现,应与肺不张鉴别,消散期应与浸润性肺结核鉴别。

(3)临床资料包括患者的年龄、性别、职业史和接触史、生长和生活居住地、家族史以及患者的症状、体征和主要相关实验室检查结果。

【诊断结果】

影像诊断结果是根据异常表现归纳、分析,结合临床病史资料综合判断的结果,通常有以下四种结果。

1. 肯定性诊断 一些疾病具有特征性影像表现,经过检查不但能发现病变,并且能做出准确的定位、定量和定性诊断。

2. 否定性诊断 经过检查排除了临床所怀疑的病变,如临床怀疑胃溃疡,胃肠钡餐检查未见龛影。

3. 符合性诊断 由于疾病存在着"异病同影"或影像表现不具有特征性,但所见异常影像表现符合临床诊断。

4. 可能性诊断 发现了一些异常表现,并能够确切显示病变的位置、范围和数目,但难以明确病变的性质,此时可提出几种诊断可能性。

【要点提示】

影像诊断结果是根据异常表现归纳、分析,结合临床病史资料综合的结果,通常有以下四种结果:①肯定性诊断;②否定性诊断;③符合性诊断;④可能性诊断。

(陈方满)

第十七章 常见疾病的影像学表现 >>>

随着医学影像设备和检查技术的不断创新和发展,影像学检查在临床疾病诊断中起着重要作用,涉及全身各部位所有系统的多种疾病的诊断。本章从胸部、腹部、骨骼、中枢神经及头颈部方面列举常见疾病的 X 线、CT 和超声表现。

第一节 胸 部 疾 病

一、支气管扩张

支气管扩张(bronchiectasis)是指支气管内径的异常增宽,分为先天性和后天性,但前者甚少。高分辨力 CT(high resolution CT,HRCT)是诊断的主要手段,其诊断敏感性可达 96%。根据形态特点分为囊状、柱状和静脉曲张状,三种类型可混合存在或以其中一种为主。

【X 线表现】

1. X 线平片 可无异常表现,有时表现为局部肺纹理增多、增粗、紊乱。囊状支气管扩张形成多发的囊状影,呈蜂窝状。合并感染时表现为片状模糊影。

2. 支气管造影 可显示支气管的柱状、静脉曲张状及囊状扩张的形态。支气管造影是诊断本病的金标准,但由于检查时可给患者造成痛苦,目前较少应用。

【CT 表现】

1. 囊状扩张 支气管远端囊状膨大,成簇的囊状扩张可呈串珠状或蜂窝葡萄状(图 17-1),合并感染时其内可有气液平且囊壁增厚,充满黏液则呈结节状。扩张的支气管与伴行的肺动脉可形成特征性的"印戒征"。

2. 柱状扩张 扩张的支气管呈柱状或管状。扩张的支气管走行与扫描平面平行时表现为特征性的"轨道征"。

3. 静脉曲张扩张 扩张的支气管管径粗细

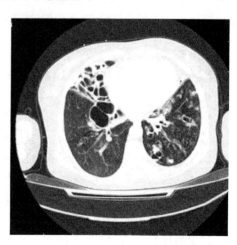

图 17-1 支气管扩张并感染
两下肺支气管囊状扩张,管壁增厚,
部分可见气液平

不均,呈蚯蚓状迂曲。

二、肺炎

肺炎(pneumonia)为肺部常见病、多发病。按病变的解剖分布分为大叶性、小叶性和间质性肺炎。

(一) 大叶性肺炎

大叶性肺炎(lobar pneumonia)多见于青壮年,病原菌多为肺炎双球菌,影像表现与其病理变化分期有关。

【X线表现】

早期可为正常表现,或仅可见局限的肺纹理增强。实变期显示整个肺叶、肺叶大部分或肺段呈密度增高影,致密影的密度均匀一致(图17-2),在大叶致密影内常可见含气支气管影,即"空气支气管征"。消散期病变范围逐渐减小,致密影密度减低,呈不均匀斑片状影。病变多在两周内吸收。

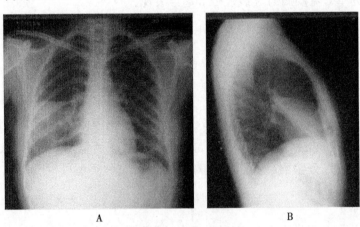

图 17-2 右中叶肺炎

A. 正位胸片显示右中下肺野大片密度均匀致密影,上缘清晰;

B. 右侧位显示尖端指向肺门、基底部位于前胸壁的三角形致密影

【CT表现】

早期表现为肺叶内的磨玻璃或稍高密度影,密度不均,边缘模糊。实变期表现为肺叶内全部或大部分实变,密度均匀或不均匀,部分病灶内可见"空气支气管征"。消散期病变呈散在大小不等的斑片状影,密度不均。

(二) 小叶性肺炎

小叶性肺炎(lobular pneumonia)又称"支气管肺炎",多见于婴幼儿、老年人及体弱者。

【X线表现】

平片主要表现为两中下肺野内中带,沿两下肺纹理分布、模糊小结节及斑片状影。合并肺气肿时表现为两肺野透亮度增高。

【CT表现】

多位于两肺中、下部内中带,沿支气管分布,呈大小不等的斑片、结节状高密度影,边缘模糊,可融合成大片状。可出现局限性肺气肿。当透亮度增高的气肿区与正常含气区域夹杂,形成"马赛克征"。

（三）间质性肺炎

间质性肺炎(interstitial pneumonia)的病因可为感染性或非感染性,为肺间质和小支气管壁的炎性细胞浸润等。HRCT 为主要的检查手段。

【X 线表现】

1. 好发于肺门区附近及下肺野,常表现为肺纹理增粗、模糊,交织成网状或小斑片状影。

2. 肺野内可见广泛的细小结节影,可伴有弥漫性肺气肿。

3. 慢性者可表现为肺间质纤维化。

【CT 表现】

1. 多表现为两肺外带或胸膜下网格状高密度影,边缘模糊,可伴蜂窝影。

2. HRCT 可见小叶间隔增厚、胸膜下线。

3. 两肺支气管血管束增粗,并伴毛玻璃样、小斑片及小结节状密度增高影。

三、肺脓肿

肺脓肿(lung abscess)是由多种病原菌引起的肺化脓性炎症,病灶中心的液化、坏死物经支气管排出后形成空洞为其特征。

【X 线表现】

1. 急性期　显示大片状模糊致密影,多位于上叶后段及下叶背段,靠近胸膜下。空洞形成后,在大片影中有低密度区及气液平,空洞壁较厚,内缘光滑,外缘模糊。周围有斑片状浸润影。

2. 慢性期　为边界清楚的厚壁空洞,或实性肿块内多发小空洞,可有液平。

【CT 表现】

1. 急性期　表现为较大片状高密度影,边缘模糊,中心坏死、液化区呈低密度。有空洞者内可见气-液平面或液-液平面,洞内壁毛糙、多不规则,增强后脓肿壁呈明显环状强化。

2. 慢性期　常表现为厚壁空洞,周围较广泛纤维条索影、支气管扩张和胸膜增厚。空洞内壁清楚、可呈多房或分隔蜂窝状。

四、肺结核

肺结核(pulmonary tuberculosis)是由结核分枝杆菌引起的一种常见的慢性传染性疾病。按 1998 年 8 月中华结核病学会制定的结核病分类法分为五型:Ⅰ型原发型肺结核;Ⅱ型血行播散型肺结核;Ⅲ型继发型肺结核;Ⅳ型结核性胸膜炎;Ⅴ型其他肺外结核。

（一）原发型肺结核

常见于儿童,少见于成人,为初次结核感染所致的临床病症,包括原发综合征和胸内淋巴结结核。

【X 线表现】

1. 原发综合征　原发病灶表现为圆形、类圆形或斑片状边缘模糊影,或为肺段、肺叶范围的致密影,边缘模糊不清。当原发灶通过引流淋巴管致肺门淋巴结增大时,三者呈哑铃状,又称双极期。

2. 胸内淋巴结结核　单发的淋巴结增大表现为纵隔突向肺内的肿块,以右侧支气管旁淋巴结增大为常见。多数的纵隔淋巴结增大融合可引起一侧或两侧纵隔增宽,边缘凹凸不平或呈波浪状。

【CT表现】

1. 原发病灶　呈小斑片或大片状高密度影,可为一个或数个肺段甚至整个肺叶实变;病灶可发生干酪样坏死形成空洞,发生支气管、淋巴或血行播散。

2. 淋巴结结核　表现为纵隔淋巴结呈结节状影。增强后肿大淋巴结呈环状强化。

(二)血行播散型肺结核

分为急性粟粒型肺结核和亚急性或慢性血行播散型肺结核。

【X线表现】

1. 急性粟粒型肺结核　表现为肺野呈毛玻璃样改变,正常肺纹理显示不清,取而代之的两肺弥漫分布的粟粒样大小结节影,结节的直径多在1～3mm之间,结节的大小均匀、密度均匀和分布均匀,即"三均匀"。

2. 亚急性或慢性血行播散型肺结核　表现为两肺多发结节阴影,其结节大小、分布、密度不均,即"三不均匀"。病灶大小为粟粒至直径1cm不等;分布以两中上肺野为多;密度不均匀,增殖灶与渗出灶同时存在。

【CT表现】

1. 急性粟粒型肺结核　特征性表现为两肺可见弥漫性的直径1～2mm的粟粒结节,其分布、大小及密度均匀。HRCT有助于显示。

2. 亚急性或慢性血行播散型肺结核　两肺多发结节,其分布、大小及密度不均;可伴渗出增殖、空洞、钙化及纤维硬结灶。

(三)继发型肺结核

最为常见,多见于成人。多为已静止的原发灶重新活动,偶为外源性再度感染。好发于肺尖、锁骨下区及下叶背段。

【X线表现】

多种形态病灶并存,可见斑片状、小结节、空洞及条索影。空洞壁多较薄,周围有结节及条索状的卫星灶。纤维化病变多发生在一侧或两侧肺的上叶,肺叶的体积缩小、密度增高。肺门血管及支气管向上移位。中下肺野的血管分支牵拉呈垂柳状(图17-3)。广泛的纤维化病变可使胸廓塌陷,纵隔向患侧移位,下肺呈代偿性肺气肿。有胸膜增厚、粘连。

【CT表现】

渗出性病变表现为小片状或斑片状稍高密度影,边缘模糊,密度均匀或不均,可伴空洞及钙化。增殖性病变显示密度较高,边缘清楚,可伴空洞、钙化。空洞形态多不规则、壁厚,有时其内可合并真菌感染呈特征性的"滚球征",周围常存在广泛条片及索条状纤维化病灶。

【特殊类型】

1. 干酪性肺炎　呈大片或肺叶分布的实变影,其内可见支气管扩张、液化及多个空洞。

2. 结核球　呈圆形、类圆形,多数密度不均,

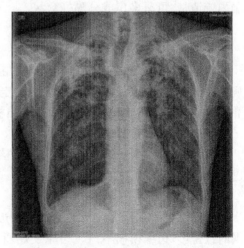

图17-3　两上肺结核

两中上肺野可见片状、融合不均匀致密影,边缘模糊,两肺门上抬,下肺纹理呈垂柳状

周边或中央常见钙化,中心有时可见小空洞;周围常见斑点或结节状卫星灶。

(四)结核性胸膜炎

主要表现为胸腔积液,见本节胸膜病变。

五、肺癌

肺癌(lung cancer)是肺内最常见的恶性肿瘤。根据肺癌的发生部位,分为中央型、周围型和弥漫型。

(一)中央型肺癌

【X 线表现】

1. 早期　胸片上可无异常发现,或表现为支气管狭窄的继发改变,即同一部位反复发生阻塞性肺炎及局限性肺气肿表现。

2. 中晚期　表现为肺门肿块及支气管阻塞性肺不张改变。肺不张表现为肺叶、肺段或一侧肺的密度增高影。右上叶肺不张与肺门肿块融合形成反"S"下缘。

【CT 表现】

1. 早期　支气管可见管壁不规则增厚和管腔狭窄,腔内、外可见小结节等。支气管狭窄可致相应肺叶呈阻塞性肺炎、阻塞性肺气肿甚至阻塞性肺不张。

2. 中晚期　可清楚显示肺门区肿块及周围阻塞性改变。当肿块致肺不张时可能致肿块轮廓不清,增强扫描可见不张内的肺门肿块密度低于不张肺组织。

(二)周围型肺癌

【X 线表现】

部分患者早期表现为结节影,呈分叶状轮廓,边缘模糊,有毛刺或胸膜凹陷征。少数病例为浸润影、空洞及条索状致密影。肿块达到 2cm 以上,表现为肺内可能有分叶、毛刺或胸膜凹陷征,有空洞者多为厚壁空洞,内缘凹凸不平。

【CT 表现】

1. 瘤体可呈实性结节、磨玻璃样密度结节、磨玻璃样密度与实性的混合密度结节,磨玻璃密度结节内可见血管影像。

2. 肿瘤边缘模糊、毛糙有毛刺,表面凹凸不平呈"分叶征"改变,分叶间的凹陷处可有血管影像(图 17-4)。

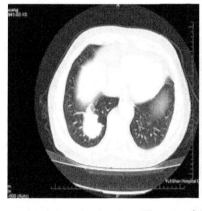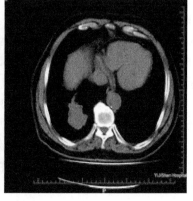

图 17-4　右肺下叶肺癌

右肺下叶见一不规则分叶状软组织密度块影,边缘见长短毛刺,密度欠均匀

3. 空泡征为结节内数毫米的含气影像。

4. 胸膜凹陷征为肿瘤与胸膜之间的线形或三角形影。

5. 血管集中征为相邻肺段或次肺段的血管向肿瘤聚拢,集中的血管可为肺动脉或肺静脉。

6. 较大的肿块可发生坏死,出现偏心性厚壁空洞,洞内壁凹凸不平并可见壁结节向洞内突入。

六、胸膜病变

(一) 胸腔积液

多种疾病可以累及胸膜产生胸腔积液(pleural effusion),常见原因为结核、炎症、肿瘤转移及外伤,也可为系统性疾病表现之一。

【X线表现】

1. 游离性胸腔积液 根据积液量的多少,分为少量、中等及大量积液。中等量胸腔积液的液体上缘达第 4 前肋水平,呈外高内低的弧形致密影(图 17-5)。大量胸腔积液时上缘达第 2 肋水平,肺野呈均匀致密影,或仅有肺尖部保持肺充气状态。

2. 局限性胸腔积液 积液位于胸腔某一个局部称为局限性胸腔积液,如包裹性积液、叶间积液、肺底积液和纵隔积液等。

(1)包裹性积液:下侧后胸壁较多见。由于脏层和壁层胸膜粘连使胸腔积液位置局限称为包裹性积液。病变边缘与 X 线呈切线位时表现为自胸壁突向肺内的半圆形或扁丘状影,边缘清楚,与胸壁的夹角呈钝角。

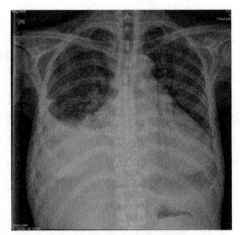

图 17-5 右侧胸腔积液
右中下肺野大片状致密阴影,上缘呈凹面向上,
边缘模糊,右膈面及肋膈角消失

(2)叶间积液:局限于水平叶间裂或斜裂的胸腔积液称为叶间积液。侧位胸片易于显示液体与胸膜的关系,典型表现为位于叶间裂部位的梭形影,上、下缘清楚,密度均匀。

(3)肺底积液:是指胸腔积液位于肺底与横膈之间。积液上缘呈圆顶形状,膈顶的最高点偏外,形成"假横膈征"。

【CT 表现】

1. 游离积液 少量到中等量积液表现为沿后胸壁的弧线状或新月形水样密度影。大量积液可完全充满胸腔,常压迫肺组织导致肺不张,压缩的肺组织内可见含气支气管影像。

2. 包裹性积液 表现为基底较宽的凸镜状水样密度影,与胸壁呈钝角相交。

3. 叶间积液 表现为叶间裂方向走行的梭状水样密度影,叶间胸膜常增厚。

【超声表现】

局部胸膜增厚,胸膜的壁层和脏层之间的胸膜腔出现异常增多的液性无回声暗区。血性胸腔积液、脓胸时,因液体黏稠,纤维素成分增加,在无回声区内出现散在漂浮的带状中等回声。

(二) 气胸与液气胸

气胸(pneumothorax)为空气进入胸膜腔内。胸膜腔内液体和气体同时存在称为液气胸(hydropneumothorax)。

【X 线表现】

1. 气胸　可见压缩的肺与胸壁之间出现透明的含气区,其中无肺纹理存在,肺组织向肺门方向压缩,被压缩的肺边缘呈纤细的线状影,称为气胸线(图 17-6),患侧膈肌下降、肋间隙增宽,纵隔向健侧移位。

2. 液气胸　气体和液体较多时立位胸片可见液平面横贯胸腔,气体及液体较少时,可只见小的液平面而不易显示气胸征象。

【CT 表现】

1. 气胸　表现为肺外侧带状无肺纹理的极低密度区,其内侧见与胸壁平行的弧线形的脏层胸膜影。肺组织有不同程度的受压萎陷。

2. 液气胸　仰卧位扫描,液体分布于背侧,气体分布于腹侧,并见两者间形成的气-液面,内侧可见压缩的肺组织。

七、纵隔肿瘤

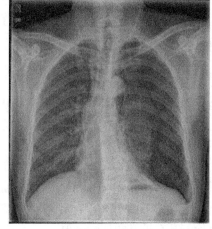

图 17-6　左侧气胸

左肺野中外带密度减低,其中无肺纹理,肺组织向肺门方向压缩,压缩的肺边缘清晰可见

纵隔肿瘤(mediastinal tumor)是一组起源于纵隔的肿瘤,其种类较多,不同种类在纵隔内有其好发部位。前纵隔肿瘤中包括胸内甲状腺肿、胸腺瘤和畸胎瘤多见。中纵隔肿瘤包括淋巴瘤、支气管囊肿、心包囊肿。后纵隔常见肿瘤为神经源性肿瘤。胸腺瘤(thymoma)是前纵隔最常见的肿瘤,以下为胸腺瘤的影像学表现。

【X 线表现】

非侵袭性胸腺瘤呈圆形或椭圆形肿瘤,可出现分叶状轮廓。通常向纵隔的一侧突出,较大的可向两侧突出。部分囊性胸腺瘤则因液体的重力,使其上部较扁、下部较宽大且较为突出,侧位胸片可表现肿块上缘不清楚、下缘较清楚。侵袭性胸腺瘤边缘不清,可伴有心包、胸腔积液表现。

【CT 表现】

非侵袭性胸腺瘤多位于前中上纵隔,肿瘤多呈类圆形,可有分叶,沿包膜完整,边缘较光滑,密度较均匀,增强呈较均匀强化。侵袭性胸腺瘤呈浸润性生长,常前纵隔间隙向下爬行生长、范围较广,边缘不规则,密度不均匀,可发生出血、坏死和囊变。常易侵犯胸膜、心包、肺和胸骨,形成胸膜结节、肺炎样改变、胸腔积液和心包积液等。

八、冠状动脉粥样硬化性心脏病

冠状动脉粥样硬化性心脏病(coronary atherosclerotic heart disease)简称"冠心病"。是冠状动脉主干及大分支的粥样硬化使血管管腔狭窄阻塞,导致心肌缺血缺氧而引起的心脏病变。

【X 线表现】

大部分冠心病 X 线平片可表现正常,对诊断的价值不大。

【CT 表现】

目前多层螺旋 CT 临床应用广泛,可用于初步筛查、判断狭窄程度、评估斑块的类型和稳定性、支架植入及搭桥术后的随访。

1. 平扫主要用于评估冠状动脉钙化及钙化积分分析。

2. 增强扫描后结合二维及三维重组技术可良好地显示冠状动脉管腔狭窄及程度。依粥样斑块的成分不同可分为钙化斑块、纤维斑块和混合斑块。

3. 冠状动脉支架内的管腔评估,能显示原有血管及支架远端血管情况。

4. 可测量不同时相心腔大小,计算出左室射血分数。根据心室壁的厚度可判断心肌缺血情况。

【超声表现】

1. 冠状动脉起始段改变　表现为动脉壁不规则增厚、管腔不同程度狭窄,管腔内暗区显示不规则,有时管壁可见强回声钙化斑。

2. 心肌缺血　当某一部位心肌发生缺血时,超声心动图上表现为节段性室壁运动减低不同步;室壁收缩期增厚率减低。

3. 心肌梗死　主要表现为梗死部位心肌变薄、收缩期增厚率减低和室壁运动明显减低、消失或反向运动,非梗死部位心肌出现代偿性室壁运动幅度增强。

4. 心肌梗死并发症　如室壁瘤、腔内附壁血栓形成、室间隔穿孔和乳头肌功能不全,超声检查具有较高的诊断价值。

九、风湿性心脏病

风湿性心脏病(rheumatic heart disease)包括急性或亚急性风湿性心肌炎及慢性风湿性瓣膜病。前者为风湿热累及心脏,影像学改变无特异性;后者为急性期后遗留下来的心脏病变,以二尖瓣狭窄最为常见,其影像学表现如下。

【X 线表现】

典型二尖瓣狭窄的心影呈"二尖瓣型",左心房增大、肺瘀血、肺动脉段突出及不同程度的右心室增大,左心室及主动脉球相对较小,二尖瓣钙化是本病的直接征象。

【CT 表现】

平扫可显示二尖瓣或左心房壁钙化、肺静脉高压所致的间质性改变;增强扫描可显示左心房、右心室增大及左心房内继发性血栓等,表现为均匀低密度或混合密度的充盈缺损,但不能显示瓣膜受损的情况。

【超声表现】

1. 二尖瓣回声增粗、增强,开放明显受限,开放面积缩小。舒张期二尖瓣前叶与后叶呈同向运动。左心房、右心室扩大。

2. M 型正常的双峰曲线随病情加重呈平台样或"城墙"样。

3. 频谱多普勒显示二尖瓣口舒张期血流流速加快,彩色多普勒显示舒张期二尖瓣口进入左心室的血流呈五彩镶嵌状。

4. 食管超声心动图可显示左心房内血栓,尤其是左心耳部血栓多见。

十、慢性肺源性心脏病

肺源性心脏病(pulmonary heart disease)是指由支气管-肺组织、胸廓或肺血管病变引起肺循环阻力增加,导致肺动脉高压,继而右心室功能和结构发生改变的疾病。

【X 线表现】

1. 慢性肺胸疾患　最常见的是慢性支气管炎和肺气肿,其次肺结核、胸膜增厚和胸廓畸形等;肺血管病多为肺动脉栓塞、大动脉炎等。

2. 肺动脉高压 表现为右下肺动脉增宽(横径>15mm);中心肺动脉扩张而外围分支细小,即"残根征";肺动脉段突出。

3. 心脏增大 主要为右心房室增大,可见心缘和肺动脉段搏动增强。

【CT表现】

平扫可显示肺部原发疾患,增强扫描可显示肺动脉高压的变化。对肺动脉血栓栓塞的诊断价值较大,已广泛应用于临床。

【超声表现】

二维超声表现为右心扩大,右心室壁增厚,右心室流出道及肺动脉增宽,腔静脉及其属支扩张。彩色多普勒显示三尖瓣反流和肺动脉瓣反流的空间分布。

十一、先天性心脏病

(一) 房间隔缺损

房间隔缺损(atrial septal defect,ASD)是最常见的先天性心脏病之一,女性发病略高。

【X线表现】

典型者心影呈"二尖瓣"型,以右心房、右心室增大为主;肺血增多,肺动脉段突出,透视下出现肺门舞蹈征;主动脉结缩小;左心房、左心室一般不大。小的房间隔缺损X线平片上肺血和心脏大小形态无明显改变。

【超声表现】

1. 右心房、右心室扩大和右心室流出道增宽。房间隔中部或上部连续性中断。

2. 彩色多普勒血流:分流束自左心房经缺损流向右心房。脉冲频谱多普勒于分流处可探及连续性湍流频谱。

(二) 室间隔缺损

室间隔缺损(ventricular septal defect,VSD)分先天性和后天性两种,后者可由外伤或急性心肌梗死所致。先天性VSD是最常见的先天性心脏畸形。临床上根据血流动力学影响和症状分小、中、大三型。

【X线表现】

中型空间隔缺损可见肺血多,肺动脉段隆起,左右心室均增大,以左室增大为主。大型室间隔缺损时典型者心影呈"二尖瓣"型,肺血多和肺动脉段突出,右心室增大比左心室明显,常伴肺间质水肿及肺泡性水肿。

【超声表现】

1. 左心室内径增大,室壁运动增强,右心室流出道增宽。当肺动脉压重度升高时,左心室内径可正常,右心室内径可增加,右心室前壁增厚。多个切面显示室间隔连续性中断。

2. 彩色多普勒成像:分流束自左心室经缺损流向右心室,当合并肺动脉压增高时,出现右心室腔内血流经缺损流向左心室腔内,脉冲频谱多普勒于分流处可探及连续性湍流频谱。

(三) 动脉导管未闭

动脉导管未闭(patent ductus arteriosus,PDA)是最常见的先天性心脏病之一,发病率女性高于男性。可单发,也可合并其他畸形。

【X线表现】

平片见肺血增多、肺动脉段突出、左心房左心室增大、主动脉结突出或增宽,部分病例可有"漏斗征",分流量大时可发生肺动脉高压。

【超声表现】

1. 大动脉短轴切面可显示主肺动脉远端,左、右肺动脉分叉处与降主动脉之间有一异常通道,即为未闭之动脉导管。左心室流出道、左心室、左心房扩大。主肺动脉增宽,左、右肺动脉可扩张。

2. 彩色多普勒:显示动脉导管的异常分流束,自降主动脉至肺动脉的高速双期分流。

3. 脉冲或连续多普勒:将取样容积置于动脉部位,可探及持续整个心动周期的连续性血流频谱。若合并重度肺动脉高压,则呈现双向分流频谱。

(四) 法洛四联症

法洛四联症(tetralogy of fallot,TOF)为一组复杂的心血管畸形,是最常见的发绀型先天性心脏病。

【X线表现】

典型表现为心影呈靴形,肺血少,主动脉增宽,心腰部凹陷,心尖圆隆上翘,右心室增大。

【超声表现】

主动脉明显增宽,骑跨于室间隔之上,主动脉前壁与室间隔连续性中断;肺动脉狭窄;右室壁肥厚;多普勒超声检查可显示狭窄肺动脉内血流及狭窄程度。

十二、心包炎

(一) 心包积液

正常心包内有 20 ～ 50ml 液体,若液体量多于 50ml 即为心包积液(pericardial effusion)。少量积液指积液量少于 100ml,中等量积液指积液量 100～500ml,大量积液指积液量大于 500ml。CT 对积液敏感,可检出少量积液。

【X线表现】

1. 少量积液　X线检查常无异常表现。

2. 中等量积液　心影向两侧普遍扩大,心缘正常弧度消失,呈烧瓶状或球形,肺纹理在正常范围。卧位心底部阴影增宽,心脏右界向右移位不如直立位时明显。X线透视检查见心脏搏动减弱。

3. 大量积液　心影呈球形占据两侧胸腔大部。

【CT表现】

1. 少量积液　仰卧位扫描液体聚集于左室背侧。

2. 中等量积液　液体扩展至心脏腹侧或环绕大血管的起始部。

3. 大量积液　环绕心脏及大血管根部轮廓外、不对称的液体密度影,心包脏、壁层间距明显增宽,下界可达膈水平。

【超声表现】

心包脏、壁层分离,其间见无回声液性暗区;心包积液为纤维素性时,心包脏、壁层可见絮状、条带样或网格状中等回声附着,位于局部或分布在整个心包腔,可飘动;大量积液时,心包腔内见大量液性无回声暗区,并可见心脏摆动征,心包脏、壁层分离达 25mm 以上;心包填塞时,可见右心室前壁舒张期塌陷。

(二) 缩窄性心包炎

缩窄性心包炎(constrictive pericarditis)是指因心包炎症引起心包增厚、粘连而限制心室充盈所致循环障碍的疾病,多为慢性。

【X线表现】

心影正常或轻度增大;由于心包增厚粘连,两侧或一侧心缘僵直,各弓分界不清,典型心影外形呈三角形或多边形;结核性心包炎特征性表现为心包钙化,呈蛋壳状、带状等;部分病例有不同程度的胸膜增厚和粘连,并可伴有胸腔积液。

【CT表现】

平扫心包不规则增厚(>4mm),显著者可达10mm以上,部分可见钙化。增强扫描能够显示继发性心血管形态和功能的改变。缩窄部位不同累及相应心房、心室改变。常伴上腔静脉、奇静脉扩张,继发性肝脾肿大、腹水和胸腔积液等征象。

十三、主动脉夹层

主动脉夹层(aortic dissection)是由于主动脉壁中膜病变,在血流压力增高时,内膜撕裂,血流经破口灌入,将主动脉壁中层分离呈"双腔",即扩张的假腔和受压变形的真腔。现多采用Stanford分型:A型,破口在升主动脉;B型,破口在降主动脉。

【X线表现】

平片诊断价值有限。

【CT表现】

1. 平扫　可显示伴有钙化内移的内膜、假腔内血栓、外渗的血液、纵隔血肿、心包和胸腔积血等。

2. 增强　结合二维及三维重组:可直观显示真假腔(假腔多大于真腔)、内膜片、破口和出口位置、夹层范围、主要分支血管开口及受累情况。

【超声表现】

主动脉增宽,内可见撕裂的内膜,呈纤细膜样回声,并将主动脉分为真假两腔;撕裂的内膜上有时可见连续性中断,为真假腔相交通的破口,多位于夹层病变的近段;在夹层病变的远端,有时可见再破口;假腔内有时可见血栓形成;真腔内血流流速相对较快,假腔内血流速度缓慢或无血流显示;如夹层病变累及主动脉瓣根部时,彩色多普勒常探及主动脉瓣反流。

十四、乳腺癌

乳腺癌(breast carcinoma)占乳腺恶性肿瘤约98%。影像学检查主要依赖X线及超声检查。

【X线表现】

常见表现包括肿块、钙化、肿块伴钙化、结构扭曲或结构扭曲伴钙化和局限性不对称致密等。另外还可见乳腺癌引起的异常征象包括导管征、皮肤增厚和局限性凹陷、乳头内陷、异常血管影、腋下淋巴结肿大等,这些征象可伴随出现,也可以单独出现(图17-7)。

【CT表现】

CT表现与X线表现基本相同,但在某些征象的显示上两者各有优缺点。对致密型乳腺,CT发现病变的能力优于X线检查。但由于CT电压高、穿透力强,且受部分容积效应的影响,对细微钙化的显示不及普通X线。

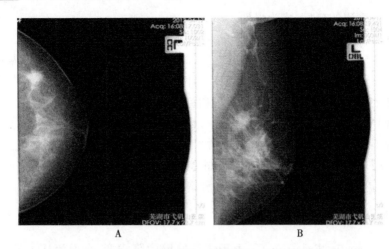

图 17-7　左乳癌

A. CC 位；B. MLO 位：左乳外上象限可见结节，边缘可见毛刺，
邻近皮肤增厚，引流血管增粗，左腋前下可见肿大的淋巴结

【超声表现】

　　肿块形态不规则，纵径通常大于横径，与周围组织分界不清，边缘可表现为不规则、成角、分叶或毛刺状，无包膜回声，肿块内部多为不均匀的低回声，如有钙化可出现强回声光点，部分有声影，肿块后方回声衰减，侧方声影少见。彩色多普勒显示乳腺肿块有较丰富的高阻血流信号。部分患者可见患侧腋窝处回声减低的异常增大淋巴结。

第二节　腹部疾病

一、急腹症

(一) 单纯性小肠梗阻

　　肠梗阻（intestinal obstruction）是指肠内容物运行通过障碍。肠梗阻一般分为机械性、动力性和血运性三类，以机械性肠梗阻最为常见。机械性肠梗阻又分为单纯性和绞窄性两种，以单纯性小肠梗阻为例，介绍其影像学表现。

【X 线表现】

　　1. 立位腹部平片　梗阻以上肠曲扩张积气积液，高低不等的"阶梯状"液平面（图 17-8）；梗阻远侧肠管无气体。

　　2. 卧位腹部平片　扩张的空肠内见到较多横贯肠腔、密集排列的线条状或弧线状皱襞，形似鱼肋骨样影，称之"鱼肋征"，扩张的回肠表现为连贯、均匀透明的肠管，呈腊肠状。

　　3. 碘水造影表现　临床怀疑肠梗阻，应禁止作

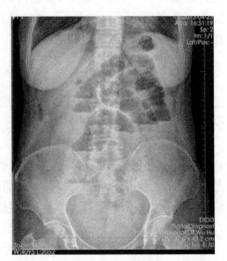

图 17-8　肠梗阻

立位腹部平片显示：中上腹部显示扩张的
小肠，且可见阶梯状液平面

口服钡剂检查。如要了解梗阻的部位，可用碘水造影。

【CT表现】

CT检查可显示肠管扩张、积气、积液，有时可显示梗阻部位的结构，对梗阻部位和梗阻原因判断提供重要依据。

（二）胃肠道穿孔

胃肠道穿孔（gastro-intestinal perforation）是常见的急腹症，是由于某种原因造成胃肠道破裂，使胃肠腔内的气体和液体逸入腹腔，引起腹腔积气、积液，继而发生局限性或弥漫性腹膜炎。

【X线表现】

1. 立位腹部平片　主要X线征象是腹腔内游离气体，立位X线检查，显示为膈下游离气体，可出现在一侧或双侧膈下，表现为线条状、新月状的透亮影，边缘清楚，其上缘为膈肌。

2. 胃肠道碘水造影　临床疑为消化道穿孔，应禁用钡剂造影检查，以免加重病情。但在必要情况下，为明确穿孔部位，可使用碘水造影。

【CT表现】

仰卧位时气体上浮，在前腹壁与脏器之间有一带状气体阴影。一般不作为常规检查。但在穿孔后胃肠液漏出产生腹腔积液，如形成腹腔脓肿，具有定位价值。

（三）脾外伤

脾外伤（trauma of the spleen）在腹部创伤中较多见，严重时可致生命危险。CT应为首选检查方法。

【CT表现】

1. 脾包膜下血肿及脾内血肿　平扫血肿密度与受伤时间有关。新鲜血肿呈等或稍高密度，随后逐渐变为低密度，增强后无强化。包膜下血肿表现为紧贴脾外缘的新月形或半月形影，邻近脾实质可受压、变形。脾内血肿表现为实质内圆形或卵圆形高、等或低密度影。

2. 脾破裂　破裂局限，仅表现为脾内局限性低密度或稍高密度区，边缘连续性中断。完全破裂，则还可见脾周及腹腔内不规则血肿。

【超声表现】

1. 中央型破裂　脾体积增大，脾实质回声紊乱，局部不规则，血肿呈无回声改变；与正常脾组织境界不清晰，无完整包膜。

2. 脾包膜下破裂血肿　脾体积增大，脾实质表面与脾包膜间见片状或半月形无回声区，脾实质边缘毛糙，缺损；脾包膜完整；正常脾实质区回声均匀，血管清晰。

3. 完全性脾破裂　脾外形失常，不光滑，包膜连续性有中断，实质外形缺损，内见多个不规则的斑片状回声，部分为低回声及无回声区，边界不规则；脾周、左膈下、脾肾间隙有无回声暗区；大量出血时，腹盆腔见游离无回声暗区。

二、消化道疾病

（一）食管癌

食管癌（carcinoma of esophagus）是常见的食管疾病，主要依赖于钡餐造影检查。

【钡餐造影表现】

1. 早期　仅表现为局部黏膜破坏、管壁不光整。

2. 中晚期　可表现为黏膜破坏,病变与正常组织分界清楚,局部管壁不规则和蠕动消失。不同类型有其相应的表现:髓质型具有不规则充盈缺损伴有软组织阴影;蕈伞型具有腔内偏心性菜花状充盈缺损;溃疡型具有长形龛影位于食管轮廓之内;硬化型具有环状狭窄伴上方扩张;腔内型具有充盈缺损、管腔扩张而狭窄梗阻不明显。

(二) 食管静脉曲张

食管静脉曲张(esophagus varices)绝大多数是门静脉高压的并发症,钡餐造影是其主要检查方法。

【钡餐造影表现】

1. 早期　食管下段局限性黏膜皱襞增宽、迂曲,管壁边缘不光整。

2. 典型表现　食管中下段的黏膜皱襞明显增宽、迂曲,呈蚯蚓状或串珠状充盈缺损,管壁边缘呈锯齿状。食管张力降低,蠕动减弱,但管壁柔软,伸缩自如。

3. 检查时注意事项　避免反复吞咽或调制钡剂时产生气泡造成负性阴影;早期静脉曲张可作增加腹内压试验以显示曲张的静脉。

(三) 胃溃疡

胃溃疡(ulcer of the stomach)是胃局限性慢性消化性溃疡。主要检查方法是钡餐造影检查。

【钡餐造影表现】

1. 直接征象　主要是龛影,正位观察显示圆形钡斑及周围黏膜纠集。切线位观察龛影形状为乳头状;位置在胃轮廓之外;龛影口部黏膜水肿形成的透明带,依水肿程度不同表现为黏膜线、项圈征和狭颈征。

2. 间接征象　痉挛性改变;胃液分泌增多;胃蠕动的变化。

3. 特殊类型溃疡　穿透性溃疡,溃疡深达浆膜层;急性穿孔,浆膜层被穿破,出现膈下游离气体;胼胝性溃疡出现龛影半里半外征象。

4. 溃疡恶变表现　龛影周围出现小结节状充盈缺损;周围黏膜皱襞呈杵状增粗或中断;龛影变为不规则或边缘出现尖角征;治疗过程中龛影增大。

(四) 胃癌

胃癌(gastric cancer)是胃肠道最常见的恶性肿瘤,主要检查方法是钡餐造影。

【钡餐造影表现】

1. 早期胃癌表现　隆起型呈类圆形向腔内突出,其高度超过 5mm;表浅型表现为肿瘤隆起及凹陷均＜5mm;凹陷型表现为肿瘤凹陷的深度超过 5mm。

2. 进展期胃癌表现　巨块型表现为充盈缺损;溃疡型表现为不规则龛影;浸润型表现为胃腔狭窄。所有类型均具有黏膜破坏和局部蠕动消失。

【CT 表现】

CT 能显示肿瘤的大小、形态和周围情况,一般不作为常规检查,其价值在于对肿瘤进行分期。

(五) 十二指肠溃疡

十二指肠溃疡(duodenal ulcer)是最常见的消化性溃疡,好发于球部,钡餐造影是其主要检查方法。

【钡餐造影表现】

1. 直接征象　表现为龛影,呈类圆形或点状钡影,边缘光滑,周围有水肿透明带或黏膜纠集征象。

2. 间接征象　在实际工作中典型龛影并非常见，所以在诊断十二指肠溃疡，间接征象尤为重要，主要表现为球部持久变形（山字形、花瓣形等）、激惹征和球部固定压痛。溃疡愈合后可表现为球部畸形，严重者可致梗阻。球后溃疡表现为球部与降部之间狭窄。

（六）结肠癌

由于大肠癌中70％发生于直肠、乙状结肠，通常称结肠直肠癌（colorectal carcinoma）。主要检查方法是钡剂灌肠造影。

【钡剂灌肠表现】

不同类型表现为充盈缺损、肠管狭窄和不规则龛影。所有类型均表现为黏膜破坏、结肠袋消失。

【CT表现】

可显示肠壁肿块、周围侵犯范围和有无淋巴结转移。对于结肠癌的临床分期，对评价预后及制订治疗方案具有重要意义。

三、肝、胆、胰、脾疾病

（一）肝硬化

一种或多种病因长期或反复作用，致肝细胞弥漫性变性、坏死，进而纤维组织增生和肝细胞结节状再生，肝脏逐渐变形、变硬而发展成为肝硬化（cirrhosis of liver）。

【CT表现】

1. 肝脏体积和形态改变　典型肝表面凹凸不平呈波浪锯齿状或结节状，某叶或全肝体积萎缩、变形，肝门、肝裂增宽，肝叶比例失调。

2. 肝脏密度改变　呈弥漫性或不均匀性减低。再生结节表现为散在的略高密度结节，增强强化方式同肝实质，呈均匀强化。

3. 继发性改变　脾大，脾外缘超过5个肋单位或脾下缘低于肝下缘；腹水；门静脉主干扩张，侧支循环形成。

【超声表现】

1. 早期肝轻度肿大，晚期常缩小，肝表面不平整不光滑，呈锯齿状，下缘角变钝。

2. 肝实质回声光点增强增粗，呈弥漫性，回声不均匀；肝内血管扭曲变形，显示欠清晰或局部消失。

3. 门静脉增宽＞13mm，可见侧支循环形成，胃底冠状静脉扩张，呈串珠状或蜂窝状，内见单向平坦波形血流频谱。

4. 可有胆囊壁增厚、脾大、腹水等。

（二）肝脓肿

肝脓肿（hepatic abscess）是各种致病菌所引起的肝组织局限性化脓性炎症。临床上以细菌性肝脓肿常见。CT和超声是最常用的检查方法。

【CT表现】

典型表现为中心低密度脓腔，周围出现不同密度的环形带称"环征"或"靶征"，少数脓肿内可见气体影及气液面的特征性表现。环形带可以是单环（代表脓肿壁）、双环（内环-脓肿壁，外环-水肿带）、三环（内环-炎性坏死组织、中环-纤维肉芽组织、外环-水肿带）。增强后脓腔内坏死组织和周围水肿带无强化,脓肿壁明显强化。

【超声表现】

肝脏常肿大,形态失常,表面局部隆起,脓肿可呈不规则虫蚀样,壁增厚,不规则,内部见不均匀液性暗区,黏稠脓液可见密集低回声或无回声,早期肝脓肿未液化时,内部可呈低中等不均匀的回声,应与肝癌相鉴别。

(三) 肝海绵状血管瘤

肝海绵状血管瘤(cavernous hemangioma of liver)是肝脏最常见的良性肿瘤,90％为单发。

【CT 表现】

1. 平扫　呈境界清楚的圆形或类圆形低密度影,密度多均匀。较大者中心可出现裂隙状、星状或不规则形更低密度区,代表疤痕组织、血栓形成或陈旧性出血灶。

2. 增强　动脉期呈周边结节状明显强化,强化程度类似同层大动脉血管;门静脉期到延迟期强化范围向中心扩展,同时强化密度下降;大多数肿瘤延迟 7～15 分钟后扫描整个病灶最终呈等密度填充。少数中心仍有裂隙状或不规则形无强化区,为纤维疤痕组织或血栓化部分。整个强化过程呈"早出晚归"表现。

【超声表现】

肿块形态欠规则,内部回声呈蜂窝状,低回声区内夹杂有条带状强回声,肝表面或左叶较多见。

(四) 肝细胞癌

肝细胞癌(hepatocellular carcinoma)简称"肝癌",中老年男性多见。分为三型:巨块型,肿块直径≥5cm,最常见;结节型,每个癌结节<5cm;弥漫型,弥漫小结节分布全肝,每个癌结节<1cm。

【CT 表现】

1. 平扫　呈圆形、类圆形或不规则形,单发或多发,境界多不清楚,以低密度为主,较大者中心因坏死密度多不均匀。巨块型边缘可见环绕的低密度或等密度的假包膜而境界清楚。

2. 增强　动脉期呈明显强化,较大肿瘤多为不均匀强化、中心见异常强化的肿瘤血管影,肿瘤较小时可呈均匀结节状强化;静脉期强化程度下降,相对于正常肝组织呈相对低密度;延迟 3～10 分钟扫描呈低密度。假包膜多为延迟强化。整个强化过程呈"快显快出"表现(图 17-9)。

3. 其他　伴有肝硬化表现;静脉瘤栓,表现为门、腔静脉增宽,增强后其内见低密度充盈缺损区;淋巴结转移;胆管受侵及胆管扩张表现。

【超声表现】

1. 直接征象　肝脏形态改变,包膜不光滑,局部表面隆起,肝内光点增粗不均匀,实质区见异常实质性肿块,边界较清,形态不规则,内部呈强弱不均匀回声,大结节呈混合性较高回声,内见不规则低回声区,小结节呈较低不均匀回声,肿块周边有声晕,可见半环状动静脉彩色血流信号。

2. 间接征象　多数病例合并有肝硬化,如门静脉或胆管内癌栓,则在扩张的门静脉内或胆管内见到高回声病灶;腹膜后淋巴结转移,表现为多发增大的低回声淋巴结。

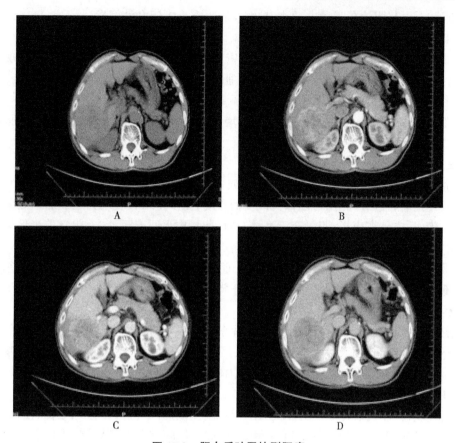

图 17-9 肝右后叶巨块型肝癌

A. 平扫 肝右后叶见一类圆形低密度肿块,密度不均匀,边界尚清;

B. 动脉期 肿块明显不均匀强化、高于邻近正常肝组织;

C. 静脉期 强化幅度迅速下降;

D. 延迟期 肿块较周围正常肝实质呈低密度影,整个强化过程为"快显快出"表现

(五) 肝转移瘤

肝转移瘤(hepatic metastases)是肝脏最常见的恶性肿瘤之一,发病率仅次于原发性肝癌。任何脏器的恶性肿瘤均可转移至肝脏,转移途径主要有直接侵犯、淋巴、门静脉及肝动脉转移。

【CT 表现】

1. 平扫 呈多发、大小不一、圆形或类圆形的低密度影,少数单发;边缘多模糊不清;密度多不均匀,中心易坏死,可伴钙化或出血。

2. 增强 典型表现为肿瘤呈不规则边缘环状强化,中央坏死区无强化的"牛眼征"表现。

【超声表现】

肝形态可无明显改变,肿块体积大者局部隆起;肝实质回声光点增粗欠均匀,肝内可见单个或多个结节,边缘不规则,形态相似,中等或低回声,呈"牛眼征"或"靶环征"。

(六) 胆石症与胆囊炎

胆石症(cholelithiasis)包括胆囊结石和胆管结石。分为胆固醇性、胆色素性和混合性胆结石。胆结石引起胆汁在胆囊内淤滞，易继发胆囊炎。中年女性好发。

【CT 表现】

1. 胆结石　CT 仅能发现含钙量高的高密度结石，如胆色素和混合性结石，表现为单发或多发、圆形、多边形或泥沙样的高密度影。胆总管结石可致其上胆道扩张，典型者结石部位见圆形高密度结石、周围有低密度胆汁影环绕的"靶征"或部分环绕的"新月征"。

2. 胆囊炎　胆囊增大或缩小，囊壁均匀增厚≥3mm，增强呈均匀强化。急性胆囊炎可见胆囊壁周围无强化的环形低密度影。

【超声表现】

1. 胆结石　胆囊内或胆管腔内见一个或多个强回声光团，强回声光团后方伴有声影；发生在胆囊内者，强回声光团可随体位改变而移动；泥沙型结石表现为胆囊后壁处细小的强回声光点带，后方伴宽声影；胆囊充满型结石时，胆囊内无回声区消失，胆囊前半部呈弧形强光带，后方伴较宽声影，强回声光团位置稳定。

2. 胆囊炎　急性胆囊炎表现为胆囊肿大，胆囊壁增厚≥3mm，胆囊内胆汁透声差，可伴有胆囊颈部结石嵌顿。慢性胆囊炎时胆囊大小正常或缩小，胆囊壁增厚，边缘毛糙，回声增强。

（七）急性胰腺炎

急性胰腺炎(acute pancreatitis)为最常见的胰腺疾病，是多种病因导致胰腺组织自身消化所致的胰腺水肿、出血及坏死等炎性损伤。常见病因为胆系疾病并多由饮酒或暴饮暴食而诱发。分为急性水肿型胰腺炎和急性出血坏死型胰腺炎。

【CT 表现】

1. 急性水肿性胰腺炎　典型者胰腺体积弥漫性或局限性肿大，边缘毛糙、模糊不清，胰周脂肪间隙模糊、见絮状或液体密度影聚集，积液可从胰周扩散到胃周、小网膜、结肠间隙，甚至达盆腔。整个实质密度均匀或稍减低，增强呈均匀强化。肾前筋膜增厚是诊断的重要标志，且以左侧为最常见。

2. 急性出血坏死性胰腺炎　胰腺形态及胰周改变同水肿性胰腺炎并更加显著；与水肿性胰腺炎的主要区别为胰腺密度不均，可见高密度出血区或低密度坏死区，增强后坏死区无强化。

【超声表现】

少数患者胰腺局部肿大，或轻度增大，轮廓不规则；多数急性胰腺炎表现为胰腺弥漫性肿大，形态饱满，边缘欠整齐，后壁可见轻度增强效应；胰腺内部回声减低，不均匀；主胰管可增宽超过 2mm；胰周及网膜囊伴有无回声积液，或腹盆腔有积液；当胰周区气体反射性增强时，可使胰腺轮廓显示不清。

（八）胰腺癌

胰腺癌(pancreatic carcinoma)系胰腺外分泌腺的恶性肿瘤。通常起源于胰腺导管上皮细胞。60%～70%发生于胰头，侵犯胆总管下端可致低位胆道梗阻。

【CT 表现】

1. 胰腺形态改变　局部增大或形成肿块；发生于胰头处可使正常三角形钩突变圆隆或球形，胰体尾可有不同程度的萎缩。

2. 密度改变　平扫多为等密度或略低密度，肿块较大时，其内可见更低密度液化坏死区；增强后肿瘤呈轻度强化，相对于明显强化的正常胰腺组织呈相对低密度，其内坏死区无强化。

3. 胰管及胆管扩张　胰头癌侵犯胆总管可致梗阻近端肝内外胆管扩张，远端胰管扩张。典型可见胰管、胆总管均扩张的"双管征"。

【超声表现】

以胰头癌多见,胰头局部体积增大,形态失常,表面不规则,边界模糊,可呈蟹足样浸润;肿块内部回声减低不均,后方可见声衰减效应,内部血流信号较丰富;主胰管受压出现中断、扩张、扭曲或串珠状,内壁光滑不整;胰腺周围见多个低回声团块或淋巴结肿大。

四、泌尿生殖系统疾病

(一)泌尿系结石

泌尿系结石(urinary calculi)以发生部位分为肾结石、输尿管结石、膀胱结石和尿道结石。腹部平片和超声常为初查手段,必要时行尿路造影和 CT 检查。

【X 线表现】

腹部平片显示阳性结石。肾结石表现为鹿角状;输尿管结石表现为卵圆形,其长轴与脊柱平行;膀胱结石呈圆形、分层状致密阴影。

【CT 表现】

平扫即可确切发现位于肾盏、肾盂、输尿管走行区及膀胱内的结石,表现为点状、结节状高密度影,并可见梗阻近端的尿路扩张积水。

【超声表现】

1. 肾结石　在肾盂或肾各盏内见单个或多个强回声光团,伴后方声影,小的结石后方可见彗星尾征,致密的结石往往只见表面的回声呈弧形强光带,疏松的结石可见整个结石轮廓。

2. 输尿管结石　输尿管走形区内米粒大小的强回声光团,后方伴有声影。其间接征象为结石上方肾盂、肾盏和输尿管扩张并积水。

3. 膀胱结石　表现为膀胱腔内强回声团,后方伴有声影,并随体位改变而移动。

(二)肾囊肿

单纯性肾囊肿(simple cyst of kidney)极为常见。可单发或多发,多位于皮质,大者常突向肾外。

【CT 表现】

肾实质内单发或多发类圆形、境界清楚、密度均匀、边缘光滑锐利的水样低密度影,增强后无强化,但显示更清楚。

【超声表现】

可单发或多发,在肾实质区出现边界清楚的圆形无回声暗区,局部外凸,囊壁光滑,后方回声增强,可见侧壁声影。

(三)肾细胞癌

肾细胞癌(renal cell carcinoma)简称"肾癌",约占肾恶性肿瘤的 85%,中老年男性多见。CT 为最主要的检查方法。

【CT 表现】

CT 表现与其病理分型有关,临床上以透明细胞癌最常见、约占 70%。

1. 平扫　呈圆形、类圆形或不规则形低、等或略高密度肿块,较大者常突出于肾轮廓之外;体积较小肿块密度可较均匀,较大肿块内因出血、液化坏死而密度不均匀,少数肿块内可伴点状或不规则钙化。

2. 增强 常见的透明细胞癌在皮质期呈明显不均匀强化、强化程度接近邻近大动脉血管,实质期及排泄期强化迅速下降,呈"快进快出"表现。

【超声表现】

肿块无明显包膜,回声稍高于肾皮质,光点分布不均,边界不规则,内部可有出血、液化坏死,肾周边相应处包膜突起,肿块周边见半环状动脉彩色血流信号。

（四）嗜铬细胞瘤

嗜铬细胞瘤(pheochromocytoma)是起源于交感神经嗜铬细胞的肿瘤,90%发生于肾上腺髓质。也称为 10%肿瘤,即 10%位于肾上腺外,10%为双侧,10%为恶性,10%为家族性。

【CT 表现】

肾上腺嗜铬细胞瘤 肾上腺较大圆形或类圆形肿块,直径多在 3~5cm,少数可达 10cm以上。较小者密度均匀,较大者可因出血、坏死而密度不均匀。增强后肿瘤实性部分多呈明显强化且下降缓慢,囊变区无强化。

【超声表现】

肾上腺区域见椭圆形实性中等回声肿块,大小常在 5cm 及以上,圆形或椭圆形,肿瘤周边有包膜,实质回声欠均匀,内部可见少许低回声或无回声区。常合并有出血或囊性变,部分肿瘤内可见钙化。

（五）良性前列腺增生

良性前列腺增生(benign prostatic hyperplasia)是老年男性的常见疾病,60 岁以上发病率高达 75%。

【CT 表现】

正常前列腺上界不超过耻骨联合上缘 1cm,如前列腺超过耻骨联合上缘 2cm 或以上,和(或)前列腺横径超过 5cm,即可诊断为前列腺增生。平扫表现为前列腺体积弥漫对称性增大,密度均匀、可伴点状钙化,较大者可向上突入膀胱腔内;增强呈均匀或不均匀斑片状强化。CT 无法鉴别前列腺增生和早期前列腺癌。

【超声表现】

前列腺各径线超过正常,包膜完整,内部回声增强,分布均匀,横切面呈类圆形改变,两侧对称,增大的中叶或侧叶常向膀胱底部凸入,可见增生结节,呈低或中等回声,前列腺内、外腺比例增大,内、外腺之间出现弧形排列的强回声,长期尿路梗阻导致膀胱壁增厚、小梁小房形成,膀胱憩室,尿潴留,膀胱结石及肾盂积水。

（六）卵巢肿瘤

卵巢肿瘤(ovarian tumor)常见的良性肿瘤有浆液性囊腺瘤、黏液性囊腺瘤和畸胎瘤,恶性肿瘤以浆液性囊腺癌和黏液性囊腺癌常见。

【CT 表现】

1. 囊腺瘤 一般体积较大,巨大者可占据大部分腹盆腔;呈单房或多房的水样密度肿块,囊壁薄而均匀、可伴钙化,囊内可见分隔。增强后囊壁及分隔强化,囊内容物无强化。

2. 囊腺癌 典型者为腹盆腔内较大囊实性肿块,内可见多分隔,囊壁和分隔厚薄不均。增强后囊壁、分隔及实性部分明显强化。常伴腹水。肿瘤常引起腹膜和网膜转移,表现为腹膜和网膜弥漫增厚、密度不均,形如饼状。肿瘤破裂入腹腔,形成腹盆腔内低密度块,内有明显分隔和囊壁,可压迫肝表面形成多个扇形压迹,呈"腹膜假性黏液瘤"。

【超声表现】

1. 囊腺瘤 卵巢囊腺瘤分浆液性囊腺瘤和黏液性囊腺瘤两种。浆液性囊腺瘤囊壁薄,单房,囊内透声均匀;黏液性囊腺瘤中等大,肿块边界较清,囊壁增厚,可见中等回声乳头向囊内突起,常为多房,囊内液性区透声较差,见散在细小的点状弱回声,后方回声增强。

2. 囊腺癌 肿块边缘多不规则,同时具有囊性和较明显的实性部分,囊性部分透声差、不规则,实性部分呈低回声。彩色多普勒显示肿块内有丰富的血流信号,此外,肿瘤常可发生腹膜转移,表现腹水及大网膜增厚,有时还可见腹膜和肠系膜多发结节状肿块。

(七) 子宫平滑肌瘤

子宫平滑肌瘤(uterine leiomyoma)又称"子宫肌瘤",是生育期妇女最常见的良性肿瘤。

【CT 表现】

CT 缺乏典型表现,常不能明确诊断。较小肌瘤 CT 难以发现,较大的肌壁间肌瘤和浆膜下肌瘤可引起子宫体积增大、变形。平扫肌瘤的密度可等于或稍低于正常子宫肌,增强检查肌瘤强化与正常子宫肌类似。

【超声表现】

子宫体增大,形态不规则,表面不平,以多发者明显;子宫壁见单个或多个类圆形实性较低回声或等回声肿块,部分向浆膜外凸出;肿块边界较清,可见假包膜,内部回声分布不均匀,见少许点状强回声及螺旋状声影,后方回声衰减较大,子宫内膜线向对侧移位。黏膜下肌瘤时宫腔内见椭圆形团块状较高回声,宫腔线变形而不规则,可见宫腔分离征。

(八) 子宫内膜癌

子宫内膜癌(endometrial carcinoma)又称子宫体癌。

【CT 表现】

早期瘤体较小时,可表现正常。当肿瘤侵犯肌层或宫颈时,可显示子宫及宫颈不规则增大。增强扫描显示肿瘤强化低于邻近正常子宫肌,边界多不清楚。

【超声表现】

子宫壁近内膜处见灶性不均匀低回声,宫腔不规则增宽积液,呈类梭形无回声,宫腔内膜非均匀性增厚,表面不整,基底部与肌层境界不清,内膜回声杂乱不均。

第三节 骨与关节疾病

一、骨骼创伤

骨折(fracture)是骨骼创伤中最常见的疾病,X 线检查对其诊断具有重要价值。

(一) 长骨骨折

【X 线表现】

长骨骨折(long bone fracture)表现为骨折断端不规则的锐利透明裂隙,称骨折线。但嵌入性或压缩性骨折的骨折线为骨密度增高影。明确骨折后,还应注意骨折的类型、错位、成角情况、骨折愈合过程及并发症等。以下重点介绍常见部位的骨折。

1. 肱骨骨折

(1)肱骨外科颈骨折：发生在解剖颈下 2～3cm 处，成人多见，可分为裂隙样骨折、外展骨折和内收骨折，常合并肱骨大结节撕脱。

(2)肱骨髁上骨折：多见于 3～10 岁儿童，骨折线通过鹰嘴窝或喙突窝，分伸直型和屈曲型，前者多见，常有旋转移位。

2. 前臂骨折

(1)Colles 骨折：最常见，是桡骨远端 2～3cm 以内的横行或粉碎性骨折，骨折远端向背侧移位和桡侧成角(图 17-10)，可伴尺骨茎突骨折。

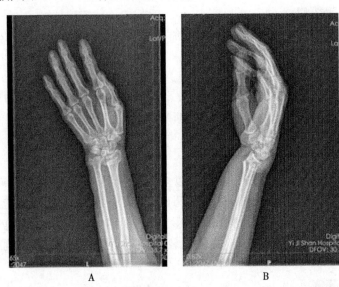

图 17-10　右侧 Colles 骨折

A. 右腕关节正位；B. 右腕关节侧位：显示右桡骨远端断裂，远端向背侧、桡侧移位

(2)蒙泰贾骨折：为尺骨上 1/3 骨折合并桡骨小头脱位。

3. 股骨颈骨折　多见于老年，根据骨折部位分为头下型、颈中型和基底部骨折，头下及颈中部骨折为关节囊内骨折，易发生股骨头缺血性坏死。

【CT 表现】

CT 检查能显示解剖结构复杂的部位或相互重叠区域有无骨折、骨折碎片的数目及位置等。三维重组可显示骨折的更多细节，进行术前评估。

(二) 脊柱骨折

脊柱骨折(spinal fracture)临床上较为常见，可分为单纯压缩骨折、爆裂骨折和骨折并脱位。

【X 线表现】

单纯压缩骨折表现为椎体变扁或呈楔形改变，椎间隙一般正常(图 17-11)。严重时发生脊柱后突成角、侧移。寰椎、枢椎骨折时，侧位或张口位片可见齿突骨折等。寰枢关节脱位可表现为齿突与寰椎间隙增宽，寰椎前移。

【CT 表现】

爆裂骨折为粉碎性骨折，表现为椎体正常外形与结构丧失，三维 CT 及多平面重组可充分显示椎体和附件骨折，骨碎片的数目和分布部位，椎管变形、狭窄，椎管内血肿及硬膜囊和脊髓受压。

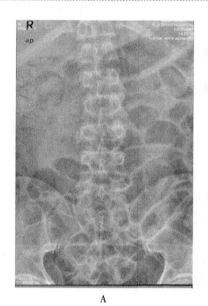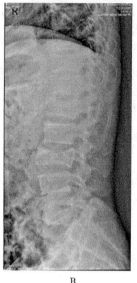

图 17-11　L3 椎体压缩性骨折

A. 腰椎正位；B. 腰椎侧位：显示 L3 椎体压缩、变扁，相邻椎间隙存在

（三）椎间盘突出

椎间盘突出（disc protrusion）可发生于脊柱的任何部位，最常见于腰椎。

【X 线表现】

平片价值有限，可显示脊柱生理曲度变直或侧弯；髓核突入椎体上或下终板呈圆形或半圆形凹陷区，边缘有硬化，称 Schmorl 结节。

【CT 表现】

表现为软组织密度影的椎间盘组织自中央或偏一侧局部突出于椎体后缘，并致硬膜外脂肪、硬膜囊及神经根受压。突出的椎间盘组织可伴钙化。

二、化脓性骨髓炎

化脓性骨髓炎（purulent osteomyelitis）是累及骨髓、骨和骨膜的化脓性炎症。致病菌多为金黄色葡萄球菌。可分为急性化脓性骨髓炎和慢性化脓性骨髓炎。

（一）急性化脓性骨髓炎

【X 线表现】

本病早期 X 线平片骨改变显示不清，表现为软组织肿胀，皮下脂肪层与肌肉间隙模糊，皮下脂肪层出现致密条纹状或网状影。

发病 2 周后，表现为干骺端局部骨质疏松，渐渐形成散在虫蚀状或不规则骨质破坏区，边界不清。此后破坏区融合扩大，并向骨干延伸，可达骨干大部或全部。骨膜可见不同程度增生，病程越长，骨膜增生越明显。

【CT 表现】

表现为骨髓腔密度增高；能显示软组织感染、骨膜下脓肿。

（二）慢性化脓性骨髓炎

【X 线表现】

主要表现为广泛骨质增生硬化，骨质密度明显增高，骨髓腔变窄或闭塞，骨外膜增生与骨皮质融合使骨干增粗,可见脓腔和长条形或大块不规则状死骨。硬化性骨髓炎和慢性骨脓肿是慢性骨髓炎的特殊类型。

【CT 表现】

显示骨皮质增厚,骨髓腔变窄,骨密度增高。容易显示小破坏区和小死骨。

三、脊柱结核

脊柱结核(tuberculosis of spine)在骨关节结核中最为常见,多见于儿童和青年,腰椎最多见。

【X 线表现】

主要表现为椎体骨质破坏、变扁,椎间隙变窄或消失。椎体严重破坏可致脊柱后突。颈椎结核可形成咽后壁脓肿;胸椎结核可见椎旁脓肿;腰椎结核可形成腰大肌脓肿。

【CT 表现】

可见破坏区内的高密度死骨影。显示椎间隙变窄,椎间盘受累。显示椎旁脓肿的大小和范围,增强扫描脓肿呈不规则厚环状强化、中央无强化。

四、骨肿瘤及肿瘤样病变

(一) 骨软骨瘤

骨软骨瘤(osteochondroma)又称外生骨疣,是最常见的良性骨肿瘤。好发于长骨干骺端,以股骨下端和胫骨上端最常见。多发性骨软骨瘤又称遗传性多发性外生骨疣。

【X 线表现】

显示肿瘤可为锥形、半球形或不规则形。肿瘤顶端多背离关节方向生长。肿瘤表面软骨帽和纤维包膜平片上不显影,软骨钙化时,出现点状或环状钙化影。

骨软骨瘤恶变时表现为肿瘤突然长大或生长迅速,软骨帽增厚或出现大量不规则钙化,已钙化软骨帽变淡或边缘模糊,肿瘤和母体骨不规则破坏,出现软组织肿块。

【CT 表现】

可显示骨盆、肩胛骨及脊椎等复杂部位病灶。软骨帽呈软骨样密度,边缘光整、可见钙化,增强扫描无明显强化。

(二) 骨巨细胞瘤

骨巨细胞瘤(giant cell tumor of bone)是一种较常见的骨肿瘤。常位于长管状骨的骨端。

【X 线表现】

肿瘤有横向生长的倾向,多呈偏侧膨胀性骨破坏,边界清楚,边缘无骨质增生硬化,邻近骨无骨膜反应。破坏区多呈分房性,呈皂泡状,其内无钙化或骨化。生长活跃者的骨壳不完整,形成软组织肿块。恶性骨巨细胞瘤有较明显的侵袭性表现,如肿瘤边界模糊,出现筛孔状或虫蚀状骨破坏,骨性包壳残缺不全,局部出现软组织肿块。

【CT 表现】

显示骨端呈囊状膨胀性骨破坏,其内为软组织密度影,肿瘤无钙化和骨化影,如肿瘤坏死液化则可见更低密度区,囊变区偶见液-液平面,破坏区边缘可见向内突起的骨嵴。生长活跃者和恶性者的骨壳不完整,并常见软组织肿块影。增强扫描肿瘤明显强化。

(三) 骨囊肿

骨囊肿(bone cyst)是一种较常见的骨肿瘤样病变,青少年多见,多发生在长骨干骺端。

【X线表现】

囊肿呈膨胀性生长,一般不超过干骺端的宽度,无骨膜反应。病变始于骺板部位,随着骨的生长而渐移向骨干,骺线闭合即停止生长。囊肿多为圆形或卵圆形,边界清楚,有硬化边,有时呈多囊状。

【CT表现】

囊肿为圆形或卵圆形、边界清楚的水样密度骨缺损区,增强无强化。

（四）骨肉瘤

骨肉瘤(osteosarcoma)起源于骨间叶组织,是最常见的原发性恶性骨肿瘤。肿瘤好发于股骨下端、胫骨上端和肱骨上端。依据骨破坏的程度和骨增生的多少可分三型:成骨型、溶骨型和混合型。

【X线表现】

1. 骨质破坏　可为溶骨性、硬化性或混合性,以混合性多见。

2. 肿瘤骨　呈云絮状、斑块状或针状。

3. 骨膜增生　骨膜新生骨可再被破坏,形成骨膜三角。

4. 软组织肿块　可出现软组织肿块,其内可见肿瘤骨(图17-12)。

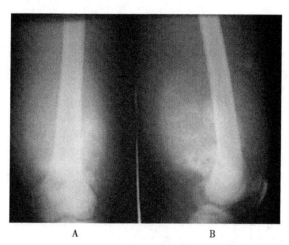

A　　　　　　　　　B

图17-12　左股骨下端骨肉瘤

A. 左股骨下端正位;B. 左股骨下端侧位:左股骨下端骨密度增高,周围软组织内可见棉絮状高密度影

【CT表现】

显示软组织肿块及其与邻近结构关系、肿瘤在髓腔蔓延范围。增强扫描肿瘤的实质部分有较明显强化。

（五）转移性骨肿瘤

转移性骨肿瘤(metastatic tumor of bone)是最常见的恶性骨肿瘤。主要经血行转移。原发肿瘤多为乳腺癌、肺癌、甲状腺癌、前列腺癌、肾癌、鼻咽癌。根据X线表现可分为溶骨型、成骨型和混合型,以溶骨型最多见。

【X线表现】

1. 溶骨型转移　多位于长骨骨干或干骺端,表现为多发或单发的骨质破坏,一般无骨膜增生,常并发病理性骨折。

2. 成骨型转移 少见,见于生长缓慢的肿瘤,如前列腺癌,少数为乳腺癌、肺癌或膀胱癌等,好发于腰椎与骨盆。

3. 混合型转移 兼有溶骨型和成骨型转移的骨质改变。

【CT 表现】

能清楚显示脊柱转移瘤所致椎体与附件骨破坏、椎旁软组织肿块及其对硬膜囊、脊髓和神经根的压迫。

五、关节疾病

(一) 关节脱位

关节脱位(joint dislocation)为关节外伤常见病,根据关节脱位的程度可分完全性脱位和半脱位,以肩、肘关节脱位多见。X 线检查一般可明确诊断。

1. 肩关节脱位

【X 线表现】

根据创伤机制分为肱骨头前脱位和后脱位。可伴有肱骨大结节骨折。可显示肩关节脱位及并发的骨折。

【CT 表现】

能明确关节脱位及并发的骨折,可以显示 X 线平片难以诊断的后脱位、肱骨头后部微小压缩骨折和肩胛盂骨折。

2. 肘关节脱位

【X 线表现】

一般 X 线平片能明确诊断。多为后脱位,常并发骨折。

【CT 表现】

重组图像价值较大,能明确 X 线平片难以诊断关节脱位及并发的骨折。

(二) 化脓性关节炎

化脓性关节炎(pyogenic arthritis)由化脓性细菌感染滑膜引起,以金黄色葡萄球菌最为常见。儿童多见,常为单关节受累,以髋、膝关节多见。

【X 线表现】

早期可见关节囊及周围软组织肿胀,邻近骨端骨质疏松。关节囊及韧带破坏易引起关节半脱位或脱位;病变进展显示关节间隙狭窄,承重面关节下骨质破坏;愈合时呈修复表现,出现骨质增生硬化;晚期严重病变可发生关节骨性强直。

【CT 表现】

可显示关节积液、细微骨质破坏、软组织脓肿及病变的范围。增强扫描显示脓肿壁呈环形强化。

(三) 关节结核

关节结核(tuberculosis of joint)大多数继发于肺结核。分为滑膜型关节结核和骨型关节结核。

【X 线表现】

1. 骨型关节结核 表现为在骨骺、干骺端结核的基础上,出现关节周围软组织肿胀、骨质破坏及关节间隙不对称性狭窄等。

2. 滑膜型关节结核 早期X线平片无特征性表现。病变发展,关节边缘出现虫蚀状骨质破坏,逐渐破坏承重区关节软骨,关节间隙变窄较晚;关节周围软组织可形成冷性脓肿,肌肉萎缩。病变愈合,可出现关节纤维性强直。

【CT表现】

显示关节囊和关节周围软组织肿胀、关节腔积液、清晰显示早期骨质破坏。关节周围冷性脓肿表现为略低密度影,增强扫描显示脓肿壁呈环形强化。

(四) 退行性骨关节病

退行性骨关节病(degenerative joint disease)又称骨性关节炎,是以关节软骨退变、关节面及其边缘形成新骨为特征的一种非炎症性慢性骨关节病。

【X线表现】

发生在四肢关节,表现为关节面硬化,关节边缘骨赘形成,关节间隙变窄,关节面下方出现圆形或不规则形透明区;晚期可见关节排列不良和关节内游离体。发生在脊椎,表现为脊椎小关节面骨质硬化、关节间隙变窄;钩椎关节间隙变窄;椎间隙变窄,椎体边缘出现骨赘及骨桥形成。

【CT表现】

可显示退行性骨关节病的各种表现,可显示椎间盘膨出、椎体边缘骨赘、小关节突增生、后纵韧带和黄韧带增厚、钙化。

(五) 类风湿关节炎

类风湿性关节炎(rheumatoid arthritis,RA)是一种以对称性侵犯手足小关节为特征的全身性自身免疫性疾病,病因不明。平片是其主要影像检查方法。

【X线表现】

早期手足小关节多发对称性梭形肿胀,进而关节邻近骨质疏松、边缘性骨侵蚀、软骨下囊性变。

晚期关节间隙变窄,周围肌肉萎缩,关节半脱位或脱位,以指间、掌指关节半脱位明显,且常造成手指向尺侧偏斜畸形,关节以纤维性强直多见。

(六) 强直性脊柱炎

强直性脊柱炎(ankylosing spondylitis)是一种病因不明的、非特异性、以侵犯中轴关节为主的慢性全身性疾病。好发于青年男性。几乎全部累及骶髂关节,并逐渐上行侵犯全脊柱。

【X线表现】

1. 骶髂关节 受累最早,开始髂骨侧关节面模糊、呈鼠咬或虫噬状破坏,病变进展,可累及骶骨,破坏的边缘逐渐出现增生硬化。

2. 脊柱 病变逐渐上行侵及脊柱,开始病变侵蚀椎体前缘上、下角和椎小关节,前者加重可形成"方椎"。晚期纤维环、前纵韧带(深层)骨化形成"竹节状脊柱"。

3. 四肢关节 髋关节是最常受累的周围关节,多双侧受累,表现为关节间隙变窄、关节面侵蚀、囊变等。

【CT表现】

主要用于骶髂关节病变检查。可显示早期的关节面侵蚀、骨质缺损;继而关节间隙狭窄,关节面下骨质硬化;晚期关节间隙消失,甚至完全性强直。

第四节　中枢神经及头颈部疾病

一、脑外伤

（一）脑挫裂伤

脑挫裂伤（contusion and laceration of brain）系外伤造成的原发性脑组织器质性损伤，包括脑挫伤和脑裂伤，多同时发生。脑挫伤是颅脑外伤引起的脑内散在出血灶、脑水肿和脑肿胀；如伴有脑及软脑膜血管的断裂，则为脑裂伤。

【CT表现】

平扫显示损伤区呈斑片状、不规则形低密度区，边缘模糊；其内可见散在斑点状高密度出血灶；常致同侧脑室受压，中线结构移位。

（二）脑内血肿

外伤所致的脑内血肿（intracranial hematoma）多位于脑表浅部位，多伴脑挫裂伤、硬膜下血肿和蛛网膜下腔出血。

【CT表现】

平扫显示急性血肿表现为圆形或不规则形均匀高密度区，周围可见少许低密度水肿带环绕，占位效应与血肿大小及部位有关；血肿吸收多自外周开始，边缘变淡、模糊，同时周围水肿范围可扩大；4周以上血肿可呈等密度。

（三）硬膜外血肿

硬膜外血肿（epidural hematoma）多数是由于颅骨骨折引起脑膜中动脉撕裂，血肿积聚在硬膜外腔。因颅内板与硬脑膜紧密相贴，血肿范围多较局限。

【CT表现】

急性血肿表现为贴颅骨内板下梭形高密度区，内缘光滑锐利，密度均匀（图17-13），周围占位效应较轻，85%伴邻近颅骨骨折。亚急性或慢性血肿密度不均，从高密度逐渐下降成等、低密度。

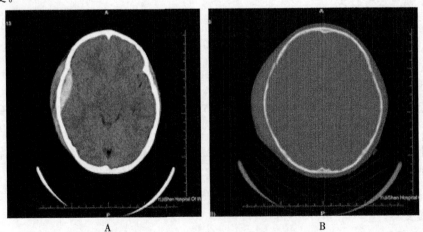

图17-13　右侧颞部硬膜外血肿

A. 右侧颞部贴颅骨内板下见一梭形高密度影，内缘光滑锐利；B. 邻近右侧颞骨骨折

（四）硬膜下血肿

硬膜下血肿（subdural hematoma）是指血肿位于硬脑膜和蛛网膜之间。由于蛛网膜下腔由疏松结缔组织组成，与硬膜结合不紧密，故血肿范围较广，占位效应往往明显。

【CT表现】

急性期表现为颅内板下新月形高密度影，范围较广，内缘毛糙，周围占位效应明显。亚急性和慢性期可表现为高、等、低或混杂密度，其内可形成分隔。

（五）蛛网膜下腔出血

蛛网膜下腔出血（subarachnoid hemorrhage）是指颅内血管破裂后血液流入蛛网膜下腔。

【CT表现】

表现为天幕区、基底池、侧裂池及脑沟裂内高密度影填充，边缘模糊。一般出血1周后呈等密度。

二、脑肿瘤

（一）脑膜瘤

脑膜瘤（meningioma）为颅内常见肿瘤，起源于蛛网膜粒帽细胞。大多位于脑外，与硬膜粘连。幕上约占85%，以大脑凸面和矢状窦旁最多见。

【CT表现】

1. 平扫　肿瘤以宽基底与颅骨或硬脑膜紧贴，呈类圆形等或略高密度，边界清楚，其内可见沙粒状钙化；邻近颅骨可增生或破坏；肿瘤周围脑组织可因静脉或静脉窦受压而出现水肿区。

2. 增强　呈较均匀显著强化。

（二）垂体腺瘤

垂体腺瘤（pituitary adenoma）是鞍区最常见的肿瘤。按大小分为：微腺瘤，指直径≤10mm并局限在鞍内的垂体腺瘤；垂体大腺瘤，为直径>10mm的垂体腺瘤。微腺瘤的主要诊断手段是MRI。

【CT表现】

垂体大腺瘤　肿瘤位于鞍区及鞍上池内，呈类圆形或不规则形，中部可受鞍隔束缚而在冠状位呈哑铃状；平扫多为等、略高密度肿块，密度可均匀或因坏死、囊变、出血而不均匀；增强后多数均匀强化，少数不均匀或环形强化；肿瘤可致蝶鞍扩大、鞍底下陷；向鞍旁生长，可包绕、侵犯海绵窦及颈内动脉；向上可压迫视交叉。

（三）听神经瘤

听神经瘤（acoustic neurinoma）是最常见的脑神经肿瘤，多起源于听神经前庭支的神经鞘，占桥小脑角肿瘤的80%。

【CT表现】

1. 平扫　桥小脑角区类圆形或分叶状等、低或混杂密度肿块，囊变常见，少数可伴钙化和出血，瘤周有轻到中度水肿；四脑室和脑干常受压移位，伴幕上脑积水；骨窗内耳道常呈锥形扩大并有骨质破坏。

2. 增强　肿瘤呈均匀、不均匀或环形较明显强化。

三、脑血管疾病

(一) 脑出血

脑出血(cerebral hemorrhage)是指脑实质内的出血。高血压和动脉硬化是脑血管疾病所致脑出血的最主要原因。

【CT 表现】

1. 急性期(72 小时之内) 血肿呈类圆形、肾形或不规则形高密度区,边界清楚,密度较均匀,周围有低密度水肿带环绕。

2. 亚急性期(3 天～2 周) 血肿周边吸收变淡、中央密度仍较高;周围水肿由明显逐渐减轻;增强病灶呈环形强化。

3. 慢性期(2 周后) 血肿吸收呈圆形、类圆形或裂隙状低密度影;2 个月后血肿完全吸收液化呈囊腔,密度类似脑脊液。

(二) 脑梗死

脑梗死(cerebral infarction)是脑血管闭塞所致的脑组织的缺血坏死。分为缺血性脑梗死、出血性脑梗死和腔隙性脑梗死。

【CT 表现】

1. 缺血性脑梗死

(1)平扫:发病 24 小时后与闭塞血管供血区一致的略呈扇形或楔形的低密度区,边缘模糊,密度可不均匀,有轻微占位效应(图 17-14);1～2 周梗死区密度进一步降低,密度均匀,边界清楚;2～3 周梗死区密度升高,范围缩小,边缘模糊,可呈等密度,称"模糊效应";4～8 周梗死区密度下降,与脑脊液相近,可形成囊腔。

(2)增强:3～7 天可出现强化,2～3 周强化最明显。主要表现为脑回状、条状、环状不均匀强化。

2. 出血性脑梗死 平扫在低密度梗死灶内出现不规则斑点、片状高密度出血灶,占位效应明显。

3. 腔隙性脑梗死 发病 24 小时后,可见脑深部的斑片状、类圆形低密度灶,无占位效应。4 周后可形成脑脊液样低密度软化灶。

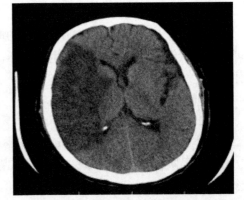

图 17-14　右侧额颞叶大面积脑梗死

右侧额颞叶皮层及皮层下见略呈楔形的低密度影,边界基本清楚,右侧脑室轻度受压,中线结构基本居中

四、脑脓肿

脑脓肿(brain abscess)是化脓性细菌侵入脑组织内所引起的炎性改变。位置以幕上颞叶居多。

【CT 表现】

1. 急性脑炎期 平扫呈大片低密度区,边界不清,有占位效应;增强无明显强化或呈斑片、脑回状强化。

2. 脓肿形成期 平扫约 50% 的病例可见呈略低密度的脓腔,部分腔内见气液平,脓腔周边可见厚约 5mm 欠规则的等密度环。增强扫描脓腔内低密度区无强化,环壁轻度强化,边缘模糊;随着脓肿壁的成熟,其强化也愈加明显。

五、鼻咽癌

鼻咽癌(nasopharyngeal carcinoma)在咽部恶性肿瘤中占 90% 左右,多发生于中年男性,常好发于鼻咽隐窝和顶壁。本病以颈部淋巴结转移最常见,也可通过血行转移到肝脏、骨骼等。

【CT 表现】

平扫可见患侧咽隐窝变浅、消失,咽鼓管圆枕增厚、僵硬,咽鼓管咽口狭窄或闭塞。有时可见等密度软组织肿块影突入鼻咽腔,咽旁间隙脂肪层消失,相邻肌束边界不清;增强扫描肿块多呈轻、中度强化,密度欠均匀。

本病易向颅内侵犯海绵窦、颞叶、桥小脑角等,并可扩大或破坏颅底骨性孔道,向顶部破坏斜坡、蝶骨等,向后破坏颈静脉孔。

六、喉癌

喉癌(laryngeal carcinoma)90% 以上为鳞癌,常见于中老年男性,好发部位依次为声门区、声门上区、声门下区。转移以淋巴道为主,亦可通过血行转移到肺、肝和骨等。

【CT 表现】

平扫可见形态不规则软组织肿块影,边界不清,密度欠均,有时其内可见更低密度坏死区。增强扫描肿块强化程度不一。

1. 声门上型癌　多好发于会厌、杓会厌皱襞等,可见不规则增厚的软组织肿块影,喉腔变形,会厌前间隙及喉旁间隙脂肪层消失。

2. 声门型癌　常见于声带前部邻近前联合处,可见患侧声带增厚、形成软组织肿块影,并侵犯前联合及对侧声带,有时可破坏甲状软骨。

3. 声门下型　最少见。如果声带下气管与环状软骨之间内侧软组织厚度大于 1mm 或见结节、肿块、变形等,则为异常。

4. 全喉型　此型为晚期表现,多累及声门区及声门上区。常常同时侵犯声带和室带,并可见颈部淋巴结多发转移及周围软组织浸润。

(陈方满　俞咏梅　江　峰)

【提问要点】

1. 肺炎的分型及 X 线和 CT 主要表现是什么?

2. 肺结核的分型及 X 线和 CT 主要表现是什么?

3. 中央型肺癌和周围型肺癌的 X 线和 CT 的主要特点有哪些?

4. 风湿性心脏病二尖瓣狭窄的 X 线、CT 和超声表现是什么?

5. 乳腺癌的 X 线和超声表现是什么?

6. 食管癌的主要 X 线钡餐造影表现是什么?

7. 胃溃疡的主要 X 线钡餐造影表现是什么?

8. 胃癌的主要 X 线钡餐造影表现是什么?

9. 肝硬化的超声和 CT 的主要表现是什么?

10. 肝癌的超声和 CT 的主要表现是什么?

11. 肝血管瘤的超声和 CT 的主要表现是什么？
12. 急性胰腺炎的超声和 CT 的主要表现是什么？
13. 胰腺癌的超声和 CT 的主要表现是什么？
14. 肾癌的超声和 CT 的主要表现是什么？
15. 子宫平滑肌瘤的超声和 CT 的主要表现是什么？
16. Colles 骨折的 X 线表现是什么？
17. 急性化脓性骨髓炎的 X 线表现是什么？
18. 脊柱结核的 X 线和 CT 表现是什么？
19. 骨肉瘤的典型 X 线表现是什么？
20. 类风湿关节炎的典型 X 线表现是什么？
21. 硬膜外、硬膜下和蛛网膜下腔出血的主要 CT 表现是什么？
22. 脑梗死的分类和主要 CT 表现是什么？
23. 脑膜瘤的 CT 表现是什么？

参 考 文 献

1. 白人驹,徐克. 医学影像学. 第 7 版. 北京:人民卫生出版社,2013
2. 白人驹,张雪林. 医学影像诊断学. 第 3 版. 北京:人民卫生出版社,2010
3. 张云亭,于兹喜. 医学影像检查技术学. 第 3 版. 北京:人民卫生出版社,2011
4. 陈方满. 放射影像诊断学. 合肥:中国科学技术大学出版社,2015

护理篇

医疗和护理虽然分属于两个不同的学科,有着各自独立的体系,但在临床医疗过程中两者是密不可分的,在疾病诊疗中各自发挥着不同的作用,缺一不可。随着从"以疾病为中心"的传统医学模式向"以病人为中心"的生理-心理-社会现代医学模式的转变,更需要建立一种"并列-互补"的新型医护关系,确保患者的顺利康复。为进一步夯实临床基本知识和基本技能,提高临床医师的岗位胜任力,相关学科的基本知识和基本技能的学习和掌握必不可少。本篇介绍了护理学部分基本知识和基本技能,旨在加强医师的临床执业能力,提高服务质量。

第十八章 护理和医院感染基本知识 >>>

护理工作是临床医疗实践的重要组成部分。在日常工作中,临床医师既要做好病人的各项诊疗工作,同时还需掌握护理基本理论和知识,以便科学地下达医嘱,指导护士准确完成相应的护理工作,以达到防治疾病、促进恢复健康、减轻患者痛苦的目的。而预防和控制医院感染对保障患者安全,提高医疗质量以及维护医务人员职业健康举足轻重,因此加强医务人员医院感染防控知识的学习,提高其认知水平,使其自觉执行医院感染管理规范,是控制医院感染,保障医疗质量与安全的重要环节。本篇将重点介绍与临床医疗相关的护理基础理论以及医院感染防控相关的基本知识。

第一节 级别护理与医院膳食

级别护理(level nursing)是指对患者进行病情评估后,根据患者病情的严重程度及患者自理能力给予不同级别的照顾与护理;医院膳食(hospital diets)是住院患者获取营养的主要途径,是根据人体的基本营养及各种疾病治疗的需要而制定的住院患者饮食。

一、级别护理

【概述】

由于住院患者病情及生活自理能力的不同,在护理实践中需对患者分为特级、一级、二级和三级进行护理,为此国家卫生主管部门制定了"分级护理制度"。分级护理就是按照卫生主管部门制定的要求和标准,对各种病情不同的患者进行相应的照顾和护理。

【主要知识点】

级别护理也称分级护理,分为四个级别即特级护理、一级护理、二级护理和三级护理。医护人员根据患者病情的轻、重、缓、急和生活自理能力来确定并实施对应级别的护理,并在治疗过程中根据患者的病情变化随时进行动态调整。

1. 特级护理 患者病情严重需要安排专人 24 小时护理,需要随时观察病情以便进行抢救。

(1)适用对象:①病情危重,随时可能发生病情变化需要进行抢救的患者;②重症监护患者;③各种复杂或者大手术后的患者;④严重创伤或大面积烧伤的患者;⑤使用呼吸机辅助呼吸,并需要严密监护病情的患者;⑥实施连续性肾脏替代治疗,并需要严密监护生命体征的患者;⑦其他有生命危险,需要严密监护生命体征的患者。

(2)护理要点:①设专人护理,严密观察患者病情变化,监测生命体征;②正确实施治疗、给药措施,准确测量出入量;③备好各种急救器材和药品,以便随时施救;④根据患者病情,正确实施基础护理和专科护理,如口腔护理、压疮护理、气道护理及管路护理等,落实患者安全措施;⑤保持患者的舒适和功能体位;⑥实施床旁交接班。

2. 一级护理 患者病情危重,需绝对卧床休息。

(1)适用对象:①病情趋向稳定的重症患者;②手术后或者治疗期间需要严格卧床的患者;③生活完全不能自理且病情不稳定的患者;④生活部分自理,病情随时可能发生变化的患者。

(2)护理要点:①巡视患者至少每小时一次,观察患者病情变化;②根据患者病情,测量生命体征;③正确实施治疗、给药措施,备好相应的急救仪器与设备,应急措施到位;④根据患者病情,正确实施基础护理和专科护理,如口腔护理、压疮护理、气道护理及管路护理等,落实患者安全措施;⑤提供护理相关的健康指导。

3. 二级护理 患者病情较重,生活不能完全自理。

(1)适用对象:①病情稳定,仍需卧床的患者;②生活部分自理的患者。

(2)护理要点:①每2小时巡视患者一次,观察患者病情变化;②根据患者病情,测量生命体征;③正确实施治疗、给药措施;④根据患者病情,正确实施护理措施和安全措施;⑤提供护理相关的健康指导。

4. 三级护理 患者病情较轻,生活能基本自理。

(1)适用对象:①生活完全自理且病情稳定的患者;②生活完全自理且处于康复期的患者。

(2)护理要点:①每3小时巡视患者一次,观察患者病情变化;②根据患者病情,测量生命体征;③正确实施治疗、给药措施;④提供护理相关的健康指导。

二、医院膳食

【概述】

医院膳食(hospital diets)是根据人体的基本营养及各种疾病治疗需要而制订的患者膳食,是住院患者获取营养的主要途径。医院膳食种类很多,通常可分三大类,即基本饮食、治疗饮食、试验饮食。

【主要知识点】

1. 基本饮食 即普通饮食、软质饮食、半流质饮食、流质饮食。

(1)普通饮食:①适用范围:病情较轻、疾病恢复期,无发热、无消化道疾患,以及不需限制饮食的患者;②饮食原则:一般易消化、无刺激性的食物均可,对油煎、强烈调味品及易胀气食物应限制;③进食方法:每日3餐,蛋白质约70～90g,总热量9.5～11MJ/d。

(2)软质饮食:①适用范围:老、幼患者,术后恢复期阶段,以及咀嚼不便、消化不良和低热的患者;②饮食原则:在普通饮食的基础上,要求以柔软、烂为主,便于咀嚼和消化吸收;③进食方法:每日3～4餐,蛋白质约60～80g,总热量8.5～9.5MJ/d。

(3)半流质饮食:①适用范围:年老体弱、术后患者,以及发热、有口腔疾患、不便咀嚼、消化功能不良等患者;②饮食原则:少吃多餐,食物要求无刺激性,便于咀嚼和吞咽,不含(或含少量)纤维素,营养丰富,呈糊状;③进食方法:每日5～6餐,蛋白质约50～70g,总热量6.5～8.5MJ/d。

(4)流质饮食:①适用范围:病情较危重、高热、各种大手术后以及吞咽困难、口腔疾患和消化道疾患等患者;②饮食原则:食物呈液体状,易吞咽和消化;③进食方法:每日 6～7 餐,每次约 200～300ml,蛋白质约 40～50g,总热量 3.5～5.0MJ/d。

2. 治疗饮食　在基本饮食的基础上,根据患者病情适当增减热能和营养素,以利治疗与康复。治疗饮食有以下几种:

(1)高热量饮食:①适用范围:热能消耗大的患者,如甲状腺功能亢进、高热、大面积烧伤、产妇,以及需要增加体重的患者;②饮食原则:在基本普通饮食的基础上加餐两次,总热量约 12.5MJ/d。

(2)高蛋白饮食:①适用范围:高代谢性疾病如结核、大面积烧伤、严重贫血、营养不良、肾病综合征、大手术后及癌症晚期等患者;②饮食原则:在基本饮食基础上,增加富含蛋白质的食物,蛋白质按体重 1.5～2g/(kg·d)计算,总量不超过 120g,总热量 10.5～12.5MJ/d。

(3)低蛋白饮食:①适用范围:蛋白质限制摄入的患者,如急性肾炎、尿毒症、肝性脑病等;②饮食原则:补充维生素和碳水化合物,限制蛋白质摄入,成人蛋白质摄入量应低于 40g/d,病情需要时也可低至 20～30g/d。

(4)低脂肪饮食:①适用范围:肝胆胰疾病、高脂血症、动脉粥样硬化、冠心病、肥胖症及腹泻患者;②饮食原则:限制脂肪的摄入,成人摄入量低于 50g/d,肝、胆、胰疾病患者低于 40g/d,尤其避免动物脂肪的摄入。

(5)低盐饮食:①适用范围:急慢性肾炎、心脏病、肝硬化腹水、重度高血压但水肿较轻的患者;②饮食原则:限制食盐的摄入,成人摄入食盐不超过 2g/d(含钠 0.8g)。

(6)无盐低钠饮食:①适用范围:同低盐饮食,但水肿较重的患者;②饮食原则:无盐饮食是指除食物内自然含钠量外,烹调时不放食盐;低钠饮食是指除无盐外,还须控制食物中自然存在的含钠量的摄入(低于 0.5g/d),禁用腌制食物。

(7)少渣饮食:①适用范围:伤寒、痢疾、腹泻、肠炎及食管胃底静脉曲张的患者;②饮食原则:选择膳食纤维含量少的食物,如蛋类、嫩豆腐等,并注意少用油,不用刺激性强的调味品。

(8)高膳食纤维饮食:①适用范围:便秘、肥胖、高脂血症及糖尿病等患者;②饮食原则:选择膳食纤维含量多的食物,如韭菜、芹菜、豆类及粗粮等。

(9)低胆固醇饮食:①适用范围:高胆固醇血症、动脉粥样硬化及冠心病等患者;②饮食原则:成人胆固醇摄入量低于 300g/d,禁用或少用含胆固醇高的食物,如动物内脏、脑、蛋黄、鱼子及高脂食物等。

(10)要素饮食:又称要素膳、化学膳、元素膳,由人工配制,含有全部人体生理需要的各种营养成分,不需胃肠道消化即可吸收的无渣饮食:①适用范围:低蛋白血症、严重烧伤、胃肠道瘘、大手术后胃肠功能紊乱、营养不良、消化和吸收不良、急性胰腺炎、短肠综合征及晚期癌症等患者;②饮食原则:可口服、鼻饲或造瘘置管滴注,温度保持在 38～40℃左右,滴速 40～60 滴/分,最快不宜超过 150ml/h。

3. 试验饮食　通过对饮食种类结构的调整来协助临床疾病的诊断,有助于实验室检查结果正确性的一种饮食。如胆囊造影饮食、隐血试验饮食及吸碘试验饮食。

【要点提示】

1. 医院膳食适应不同病情需要的患者,特定的膳食能够辅助诊断或治疗某些疾病,促进疾病的痊愈。

2.医护人员应根据患者的病情和自理能力的变化动态调整患者护理分级。

（陈花花）

第二节　医院感染性职业防护

医务人员长期与已知或未知的感染源人群接触,容易暴露于含各种病原体的血液、体液、分泌液、排泄物及其污染的环境中,被感染的风险增大。在诊疗过程中掌握和了解防护这些感染性暴露的知识和技能,既是保障医务人员自身健康的需要,也是确保医疗安全的关键。

【概述】

医务人员在从事诊疗、护理及处置污物等过程中,通过黏膜、皮肤及非胃肠道接触含感染性病原体物质而处于被感染的危险状态称之为医院感染性职业暴露。

医院感染性职业防护是指在医疗环境中预防和减轻感染性职业暴露及其危害的保护性措施,主要包括培训管理、标准防护、免疫接种、暴露后处置等。

【主要知识点】

1.医院感染性职业暴露

（1）医院感染性职业暴露分类　根据暴露部位或途径,可将医院感染性职业暴露分为:①皮肤黏膜接触;②缝针、刀片及锐利器械刺伤;③手污染;④空气污染暴露等。

（2）感染性职业暴露的评估　评估感染性职业暴露对确定其处理措施十分重要,因此,医务人员一旦发生感染性职业暴露后,应当对其暴露的严重程度和暴露源（病毒）载量水平进行准确评估。

1）感染性职业暴露按程度分级:可分为一级暴露、二级暴露、三级暴露。①一级暴露:暴露源为体液、血液或者含有体液、血液污染的医疗器械或物品;暴露源沾染了有损伤的皮肤或者黏膜,暴露量小且暴露时间较短;②二级暴露:暴露源沾染了有损伤的皮肤或者黏膜,暴露量大且暴露时间较长,或暴露源刺伤或者割伤皮肤,损伤程度较轻,为表皮擦伤或者针刺伤;③三级暴露:暴露源刺伤或者割伤皮肤,损伤程度较重,为深部伤口或者割伤物有明显可见的血液。

2）感染性职业暴露按病原体暴露源的病毒载量水平（以艾滋病病毒为例）分为轻度、重度、暴露源不明三种类型:①暴露源为艾滋病病毒阳性,但滴度低、艾滋病毒感染者无临床症状,为轻度暴露;②暴露源为艾滋病病毒阳性,但滴度高、艾滋病毒感染者有临床症状,为重度暴露;③不能确定暴露源者,为暴露源不明型暴露。

2.医院感染性职业防护　职业防护是医护人员避免感染性职业暴露最重要也是唯一的途径。医院感染性职业防护手段和措施多样,不同医疗机构可以根据实际情况按需制定,但总的来说主要包括培训管理、标准防护、免疫接种、暴露后处置几个方面。

医院感染性职业防护中最重要的措施为标准预防（standard precaution）:即认定所有的血液、体液、分泌物、排泄物（不含汗水）、破损的皮肤和黏膜都可能带有可传播的病原体,都需采取标准水平的消毒、隔离等预防措施。

【处理原则】

1.医院感染性职业防护具体措施

（1）定期培训:定期组织开展职业卫生防护知识与技能的相关培训。

(2)标准预防:具体措施包括手卫生、戴手套、戴口罩、戴护目镜或防护面罩,适时使用隔离衣与防护服,科学使用防水围裙,安全注射,正确处理污染的医疗仪器设备或物品,合理处置理疗废弃物等。

1)手卫生(hand hygiene):是医务人员洗手、卫生手消毒和外科手消毒的总称。

手卫生指征:①直接接触每个患者前后,从同一患者身体的污染部位移动到清洁部位时;②接触患者黏膜、破损皮肤或伤口前后,接触病人的血液、体液、分泌物、排泄物、伤口敷料等后;③穿脱隔离衣前后,摘手套后;④进行无菌操作前,接触清洁、无菌物品前;⑤接触患者周围环境及物品后;⑥处理药物或配餐前。

在下列情况时应先洗手,然后进行卫生手消毒:①接触患者的血液、体液和分泌物以及被传染性致病微生物污染的物品后;②直接为传染病患者进行检查、治疗、护理或处理传染病患者的污染物之后。

2)戴手套:①清洁手套适应于接触病人的血液、体液、分泌物、排泄物、呕吐物时,接触污染物品时;②无菌手套适应于医务人员为病人进行手术、诊疗、无菌操作以及接触病人破损皮肤黏膜时。操作时发现手套破损时,或疑被污染时应及时更换手套;如手部皮肤破损,应戴双层手套。

3)戴口罩、护目镜或防护面罩:①戴口罩适用于一般诊疗活动、手术或护理免疫功能低下患者。接触经空气传播或近距离接触经飞沫传播的呼吸道传染病患者时,应戴医用防护口罩;②在进行诊疗、护理操作,可能发生患者血液、体液、分泌物等喷溅时,近距离接触经飞沫传播的传染病患者时,需戴护目镜或防护面罩;为呼吸道传染病患者进行气管切开、气管插管等近距离操作,可能发生患者血液、体液、分泌物喷溅时,应使用全面型防护面罩。口罩潮湿后、受到患者血液、体液污染后,应及时更换;护目镜、防护面罩每次使用后应清洁与消毒。

4)适时使用隔离衣与防护服:①可能暴露于经接触传播的感染性疾病患者的血液、体液、分泌物、排泄物时,以及对患者实行保护性隔离时,如大面积烧伤患者的诊疗、护理时应穿隔离衣;②医务人员在接触甲类或按甲类传染病管理的传染病患者时,以及接触经空气传播或飞沫传播的传染病患者的血液、体液、分泌物、排泄物时需穿防护服。隔离衣与防护服发现有渗漏或破损应及时更换。

5)防水围裙的使用:在可能受到患者的血液、体液、分泌物及其他污染物喷溅,进行复用医疗器械的清洗时,应穿防水围裙。

6)安全注射:①使用过的针具和注射器应及时处理,不得重复使用;②锐器使用后放置于锐器盒中,在容器 3/4 满将其封口;③禁止回套针帽,免疫注射时使用自动销毁式注射器。

7)正确处理污染的医疗仪器设备及物品:物体表面、环境、衣物按规定进行消毒。

8)医疗废物应按照《医疗废物管理条例》进行处理。

(3)免疫接种:医院员工入职前及工作后,每年需体检,按需接种乙肝疫苗、流感疫苗等。

2. 感染性职业暴露后的处置

(1)医务人员发生感染性职业暴露后,应当立即实施以下局部处理措施:①用肥皂液和流动水清洗污染的皮肤,用生理盐水冲洗黏膜;②如有伤口,应当轻轻挤压,挤出损伤处的血液,用流动水进行冲洗,再用消毒液进行消毒,并包扎伤口。被暴露的黏膜,应当反复用生理盐水冲洗干净。

(2)医务人员发生感染性职业暴露后,应及时到医院感染管理科填写职业暴露登记表,并根据有关规定做好相关的化验检查及疫苗接种。

(3)医务人员发生艾滋病病毒职业暴露后,在上级医院及专家的指导下,应对其暴露的级别及暴露源的病毒载量水平进行评估和确定,并做出相应处置。

【要点提示】

1. 医院感染性职业暴露发生后,应按程度和暴露源的病毒载量水平等进行分级和评估,进而选择适当的处理措施。

2. 预防医院感染性职业防护最基本的措施是标准预防,需掌握标准预防各项措施的适用条件、注意事项。

(陶秀彬　彭　辉)

第三节　医院感染的诊断与防控

医院感染(health care-associated infection,HAI)严重威胁着住院患者和医护人员的身心健康,给社会安定和卫生资源带来了巨大的影响和负担,同时也是医学诊疗技术发展的重大障碍。因此,控制医院感染既是现代医院质量管理的重要目标之一,也是提高医疗技术水平的先决条件。

【概述】

医院感染是指住院患者在医院内获得的感染,包括在住院期间发生的感染和在医院内获得而出院后发生的感染,但不包括入院前已开始或入院时已存在的感染。医院工作人员在医院内获得的感染也属于医院感染。医院感染按原因分为内源性医院感染和外源性医院感染。内源性医院感染,即自身感染,病原体为来自患者自身,由于自身免疫力下降或体内微生态失衡等原因,使细菌生长的部位、数量、性质发生改变而引起的感染;外源性医院感染,其病原体来自其他患者、医务人员、诊疗器械和医院环境等。

【主要知识点】

1. 医院感染的诊断　依靠临床资料,实验室及其他辅助检查,以及临床医师的经验判断。医院感染的诊断力求以病原学为诊断依据,并注意鉴别诊断。感染部位诊断按《卫生部关于医院感染诊断标准(试行)的通知》(卫医发[2001]2号)执行。临床常见的医院感染诊断与鉴别情况如下:

(1)下列情况属于医院感染:①无明确潜伏期的感染,规定是入院48小时后发生的感染;有明确潜伏期的感染,自入院时起超过平均潜伏期后发生的感染;②本次感染直接与上次住院有关;③在原有感染基础上出现新的部位感染(除脓毒血症迁徙灶),或在原感染已知病原体基础上又分离出新的病原体的感染;④新生儿在分娩过程中和出生后获得的感染;⑤由诊疗措施激活的潜在感染,如疱疹病毒、结核杆菌等感染;⑥医务人员工作期间获得的感染。

(2)下列情况不属于医院感染:①皮肤黏膜开放性伤口只有细菌定植而无炎症表现;②由创伤或非生物因子刺激而产生的炎症表现;③新生儿在宫内或经胎盘获得的感染;④原有的慢性感染在医院内急性发作;⑤病原体自然扩散;⑥脓毒血症迁徙病灶。

2. 医院感染的高风险部门　一般包括重症监护室(ICU)、手术室、导管室、供应室、血透室、产房、移植病房、内镜室、新生儿科、血液科、烧伤科、感染性疾病科等。

【处理原则】

1. 医院感染病例报告

(1)散发医院感染病例报告：临床发现医院感染病例，及时填写医院感染调查表并报告科主任，于24小时内网报至医院感染管理科。

(2)医院感染暴发及疑似暴发报告：医院感染暴发是指短时间内在医疗机构或其某个科室的患者群体中发生≥3例同种同源病原体医院感染的现象。

医院感染暴发疫情分级：Ⅰ级：在短时间(1周)内连续发生≥3例同种同源感染病例，且有蔓延趋势；Ⅱ级：在短时间内连续发生≥5例同种同源感染病例，或因医院感染暴发直接导致患者死亡或导致3人以上人身损害后果；Ⅲ级：10例以上的医院感染暴发，特殊或新发病原体的医院感染，可能有重大公共影响或后果的医院感染。

出现医院感染暴发流行趋势时，临床科室应立即报告感染管理科，节假日及夜间报告医院行政总值班及主管院长和相关部门，第一时间到现场调查，控制疫情。

经查实为医院感染暴发Ⅰ级、Ⅱ级疫情时，医院应于12小时内报告当地卫生行政部门和疾病预防控制中心；经核实为Ⅲ级暴发时，应于2小时内上报。

2. 医院感染病例处理

(1)处理流程：临床发现医院感染病例→及时采取有效措施，积极治疗感染患者，避免医院感染暴发流行→24小时内报告感染管理科；感染管理科调查核实该医院感染病例→查找感染源及感染途径→指导临床落实消毒隔离等感染控制措施→跟踪监测病情进展。

(2)医院感染暴发应急处置：①隔离、诊治医院感染患者和疑似病例，及时排除或确诊疑似病例；②对易感者实施分区保护性隔离，暂停收治新病人；③及时正确采集、保留、送检标本；④进行流行病学调查，寻找感染源和传播途径；⑤做好环境清洁消毒、个人防护、垃圾处理等工作，防止感染扩散；⑥确诊为传染病者，按《传染病防治法》管理。

3. 医院感染防控要点

(1)建立健全医院感染管理体系，规范和落实各项规章制度：

1)建立和健全医院感染管理组织及各项规章制度：建立健全医院感染管理委员会、感染管理科、科室的三级监控网络。制订完善各项规章制度、培训计划，加大监管力度。

2)落实监测和督查制度：医院应配备医院感染管理专职人员，负责医院感染管理工作，开展医院感染发病率监测；定期对医务人员的手、物体表面、室内空气等进行环境卫生学监测，同时对使用中的消毒液、透析液、牙钻、高压灭菌锅等进行消毒灭菌效果监测。对监测资料进行汇总分析并及时反馈，要求整改并督查改进效果。

(2)规范医疗器械、一次性医疗用品及防护用品使用：使用经卫生行政部门批准的医疗器械、一次性医疗用品及防护用品，并严格按照批准适用的范围和方法执行；禁止使用过期和无证的医疗用品；使用后的器械按《消毒技术规范》处理。科室开展新项目所引进的设备、材料等，须向医院感染管理委员会申报，经批准后由采购部门集中办理。

(3)加强重点部门的医院感染管理：需加强内镜室、血液透析室、口腔科、ICU等重点部门医院感染发生率、环境卫生学及消毒灭菌效果的监测及督查。

(4)医疗废弃物的管理：医疗废弃物的分类、回收、储存、转运、处置需严格按照《医疗废物管理制度》执行，严格履行交接登记手续，严禁买卖医疗废物和随意倾倒医疗废物，定期对医疗废物暂存处、车辆、工具及其设施进行清洁和消毒。

(5)严格执行《医务人员手卫生规范》：制订并落实医务人员手卫生管理制度，配备有效、便捷的手卫生设备和设施。加强手卫生宣传、教育、培训活动,保证洗手与手消毒效果。

(6)医务人员的职业防护:加强医务人员职业暴露知识的培训,医务人员应严格执行标准防护措施。当出现职业暴露时,严格遵循职业暴露处理原则,按要求进行报告、登记、评估、预防性治疗和定期随访。

(7)加强医院感染管理队伍建设:医院感染管理专职人员需定期参加医院感染管理培训班,提高业务水平和自身素质,使医院的感染管理制度化、规范化、标准化。

(8)形成多部门联合协作的医院感染防控体系:医院感染防控工作涉及多学科、多部门,贯穿于临床各环节及医疗活动的整个过程,需要各部门密切配合,以及全体医务人员的共同关注和参与。

【要点提示】

1. 医院感染诊断是医院感染防控处置的前提,需参照《卫生部关于医院感染诊断标准(试行)的通知》,结合临床资料、实验室及其他辅助检查进行鉴别与诊断。医院感染病例报告流程与处置措施要及时合理。

2. 医院感染的高风险部门以及各部门医院感染的特点。

(陶秀彬 彭 辉)

第十九章 护理基本技能 >>>

随着社会的进步及医学科学技术的发展,临床护理实践也发生了巨大变化,许多护理的新知识、新技术和新方法相继问世,新的行业标准也随之出台。作为临床专业的学生和临床医师,也需要了解并适应这些变化,尤其是基础护理学的内容与发展。掌握常见的护理基本技能,可在诊治疾病、观察病情、保证患者安全和挽救患者的生命过程中发挥积极有效地作用。本章的编写立足于基础、立足于临床,重点选取临床最基本的常规护理操作技能,力求操作流程化、规范化和标准化,同时也增加了近年来发展较快的护理新技术,以便医师们掌握,更好地服务于临床,服务于患者。

第一节 生命体征的观察与护理

生命体征(vital signs)是机体体温、脉搏、呼吸及血压的总称,是机体内在活动的一种客观反应,是反映机体身心状况的可靠指标。

一、体温的测量

体温(body temperature)也称体核温度,是指身体内部胸腔、腹腔和中枢神经的温度。成人口腔温度的正常范围是 36.3～37.2℃,肛温是 36.5～37.7℃,腋温是 36.0～37.0℃。

【目的】

1. 观察体温是否正常。

2. 动态观察体温变化,分析与判断发热热型及伴随症状,了解患者病情。

【准备事项】

1. 物品准备 体温杯 2 个(一个杯放已消毒的体温计,另一杯放回收的体温计),消毒纱布、带秒针表、记录本、笔。

2. 患者准备 了解测量体温的目的、方法、注意事项及配合要点,测温前 30 分钟无运动、进食、冷热饮、冷热敷、洗澡、灌肠等。

3. 操作者准备 ①评估患者,向患者做好解释取得配合,并根据病情选择合适的测量方法;②衣帽整洁、洗手、戴口罩及帽子。

【操作方法】

1. 核对 携用物至患者床旁,核对患者身份。

2. 测量体温 将体温表水银柱甩至 35℃以下,选择具体测量体温的方法。

(1)口温:将口表水银端斜放于舌下热窝处,嘱患者闭紧口唇,用鼻呼吸,勿用牙咬体温计,测量时间3分钟。

(2)腋温:用纱布擦干腋下汗液,将体温计水银端放腋窝处,紧贴皮肤,同侧上肢曲臂过胸,夹紧体温计,测量时间7～10分钟。

(3)肛温:患者取侧卧、俯卧或仰卧屈膝位,暴露肛门,石蜡油润滑肛表水银端,对准肛门轻轻插入3～4cm,婴幼儿可取仰卧位,操作者一手握住患儿双踝,提起双腿,另一手将已润滑的肛表插入肛门(婴儿1.25cm,幼儿2.5cm),固定,测量时间3分钟。

3. 读表 取出体温计,用消毒纱布擦拭,读数,将数据记录在体温板上。

4. 绘制体温单 协助患者穿好衣裤,取舒适卧位,消毒体温计,洗手后绘制体温单。

【注意事项】

1. 测量体温前后应清点体温计总数。

2. 根据患者病情选择合适的测量体温的方法。

3. 患者进食、进行冷热敷、灌肠、坐浴等后,须隔30分钟后复测体温。

4. 凡给婴幼儿、昏迷、危重患者及精神异常者测体温时,应有专人看护。

5. 如发现体温与病情不相符合,应重新测量体温,必要时可同时测口温和肛温作对照。

二、脉搏的测量

脉搏(pulse)是指心脏收缩和舒张时动脉管壁产生有节律的搏动,临床最常选用的诊脉部位是桡动脉,正常成人的脉率与心率一致为60～100次/分。

【目的】

1. 监测脉搏变化,间接了解心血管功能状况。

2. 提供协助疾病诊断,治疗、康复和护理的依据。

【准备事项】

1. 物品准备 治疗盘内盛:带秒针表、记录本、笔。

2. 患者准备 ①患者了解测量脉搏的意义及配合要点;②患者情绪稳定,无剧烈运动、紧张、恐惧、哭闹等影响脉搏的因素存在。

3. 操作者准备 ①评估患者,并向患者做好解释取得配合;②衣帽整洁、洗手、戴口罩及帽子。

【操作方法】

1. 核对 携用物至患者床旁,核对患者身份信息。

2. 体位 患者采取舒适体位,手腕外展,手臂自然舒适位。

3. 测量 操作者以示指、中指指端按压在桡动脉处,按压力量适中。

4. 计数 正常脉搏测30秒,乘以2,若发现有脉搏短绌者,应由2名操作者同时测量,一人听心率,另一人测脉率,两人同时听心率和测量脉搏,计时1分钟。并将心率和脉搏分别记录成"心率/脉率"格式。

5. 记录 洗手后将结果绘制在体温单或护理记录单上。

【注意事项】

1. 测量脉搏前,患者应无剧烈活动和情绪激动,若有应休息30分钟后再测。

2. 不可使用大拇指测量脉搏,以免操作者拇指动脉搏动与患者脉搏相混淆。

3. 为偏瘫患者测脉搏,应选择健侧肢体。

三、呼吸的测量

呼吸(respiration)是机体从外界环境中摄取氧气,并把产生的二氧化碳排出体外,是机体与环境之间进行的气体交换过程,正常成人呼吸频率16～20次/分。

【目的】

1. 观察呼吸有无异常。

2. 动态监测呼吸频率、节律、呼吸深浅度,有无呼吸困难及伴随症状。

3. 了解患者呼吸功能情况,协助诊断呼吸系统疾病。

【准备事项】

1. 物品准备 治疗盘、带秒针表、记录本、笔。

2. 患者准备 患者了解测量呼吸的意义及配合要点,体位舒适,情绪稳定,保持自然呼吸状态。

3. 操作者准备 ①评估患者,向患者解释取得配合;②衣帽整洁、洗手、戴口罩及帽子。

【操作方法】

1. 核对 核对患者身份信息。

2. 方法 嘱患者平卧位,操作者将手放在患者的诊脉部位,似触脉状,眼睛观察患者胸腹部的起伏,胸部一起一伏为患者的一次呼吸。

3. 计数 正常呼吸测30秒,乘以2,在计数的同时观察呼吸节律、深度、呼吸形态及有无呼吸困难,呼吸异常时计时1分钟呼吸次数。

4. 记录 洗手后将结果绘制到体温单或护理记录单上。

【注意事项】

1. 呼吸的频率会受到患者意识的控制和影响,不要告诉患者正在测呼吸。

2. 如患者有剧烈运动、情绪紧张、哭闹等须稳定后30分钟再测量。

3. 遇危重患者呼吸微弱不宜观察时,可用少许干棉花絮置于患者鼻孔前,观察棉花被吹动的次数,计时1分钟患者呼吸次数。

四、血压的测量

血压(blood pressure)是血管内流动着的血液对单位面积血管壁的侧压力,心室收缩时血压称收缩压,心室舒张末期血压称舒张压。正常成人安静时收缩压90～139mmHg,舒张压60～89mmHg。

【目的】

1. 判断血压是否正常。

2. 监测血压变化,了解患者心血管及循环系统功能情况。

3. 动态观察血压,提供治疗护理的依据。

【准备事项】

1. 物品准备 血压计、听诊器、记录本、笔。

2. 患者准备 患者了解测量血压的意义及配合要点,体位舒适,情绪稳定,测量前无吸烟、运动、情绪变化等。

3. 操作者准备 ①评估患者,向患者做好解释取得配合;②衣帽整洁、洗手、戴口罩及帽子。

【操作方法】

以测量肱动脉为例

1. 核对　携用物至患者床旁,核对患者身份信息。

2. 体位　①坐位:患者上臂展开,保持肱动脉位置与第四肋在同一平面;②平卧位:患者上臂伸直与腋中线及心脏保持在同一水平线上。

3. 绑袖带　卷衣袖露出上臂,掌面向上,打开水银槽开关,驱尽袖带内余气,将袖带绑于上臂中段,下缘距肘窝约2～3cm,袖带松紧以能插入一指为宜。

4. 注气　听诊器胸件置肱动脉搏动最明显处,一手固定袖带,另一手关闭漏气阀门,挤压球囊注气,袖带内压力增高至肱动脉搏动消失再升高20～30mmHg。

5. 放气　打开漏气阀门,缓慢放出袖带内气体,放气速度以水银柱下降4mmHg/s为宜。

6. 判断　放气过程中听诊器听到的第一声搏动音时水银柱所指的刻度即为收缩压,当搏动音突然变弱或消失,水银柱所指的刻度即为舒张压。

7. 整理血压计　放尽袖带内余气,血压计右倾45°使水银全部流回槽内,关闭水银槽开关,整理袖带平放入盒内,盖上盒盖。

8. 记录　恢复体位,洗手,正确记录测量值。

【注意事项】

1. 血压计要定期检查,以保持其准确性,并应放置平稳,切勿倒置或震荡。

2. 打气不可过高、过猛,用后驱尽袖带内的余气,卷好。

3. 如发现血压听不清或异常时,应重测,必要时测双上臂血压以便对照。

4. 需要严密观察血压患者,做到四定:"定体位、定部位、定时间、定血压计",对偏瘫患者,应在健侧手臂上测量。

【提问要点】

1. 常用测量体温的方法有哪些? 体温的正常范围分别是多少?

2. 测血压要做到哪"四定"?

(陈花花)

第二节　注　射　法

一、皮内注射法

皮内注射法(intradermic injection)是将少量药液或生物制品注入皮内的方法。

【目的】

进行药物过敏试验,明确患者是否过敏以作为临床用药的依据;测定人体对某些细菌或病毒的易感性以帮助诊断;预防接种;作为局部麻醉的起始步骤。

【适应证】

需使用青霉素、链霉素、普鲁卡因等易致过敏药物的患者;需使用破伤风抗毒素(TAT)等生物制剂治疗疾病的患者;需做结核菌素试验以判定是否得过结核杆菌感染的患儿;新生儿预防接种;需在局部麻醉下进行手术、会阴切开分娩等患者。

【禁忌证】

对需使用的药物有过敏史者。

【准备事项】

1. 用物准备　治疗盘内盛消毒棉签、消毒砂轮、启瓶器、消毒液（75％酒精、0.5％碘附）、5ml及1ml注射器、5号针头、治疗单、手表、笔、弯盘、一次性治疗巾、青霉素80万单位及10ml生理盐水。抢救药品（0.1％盐酸肾上腺素、地塞米松、50％葡萄糖）。

2. 患者准备　了解皮内注射目的、注意事项及配合要点，取舒适体位。

3. 操作者准备　①评估患者病情，意识状态及注射部位状况；②根据所用药物询问过敏史、用药史、家族史；③着装整齐、戴帽子、洗手、戴口罩。

【操作方法】

以青霉素过敏试验为例。

1. 准备药物　核查药名、剂量、浓度，有无变质、沉淀、失效等，将青霉素批号记录在治疗单上。

2. 配皮试液　消毒开启药瓶，取注射器并检查包装袋的有效期、有无漏气，用5ml注射器吸取生理盐水4ml，注入青霉素80万单位/瓶内，摇匀药液；换1ml注射器抽取0.2ml药液，加生理盐水0.8ml至1ml，摇匀后弃去0.9ml；再加生理盐水至1ml，摇匀后弃去0.9ml；最后加生理盐水至1ml，摇匀药液，更换5号针头放入无菌盘内。清理治疗台，再次洗手。

3. 核对并选择注射部位　将用物携至床旁，核对床号、姓名、住院号，再次说明目的，取得合作，选取注射部位（前臂掌侧下1/3处）。

4. 消毒排气　用75％酒精棉签（如对酒精过敏改用0.1％氯己定）螺旋式由内向外消毒皮肤，直径≥5cm，待干。排净注射器内药液上方的空气。

5. 核对并注射　再次核对。左手绷紧前臂内侧皮肤，右手持注射器，针头斜面向上，与皮肤呈5°角刺入皮内后，放平注射器，左手拇指固定针栓，右手注入皮试药液0.1ml，使局部隆起形成皮丘，皮肤变白显露毛孔。

6. 拔针记录　快速拔出针头，嘱勿按揉。记录皮试时间。

7. 操作后处置　再次核对，观察并了解患者反应，交代注意事项。整理床单位，清理用物，洗手。

8. 结果判定与处理　15～20分钟后两人观察皮试结果并记录。若试验结果为阳性，则禁用青霉素，并在体温单、医嘱单、门诊病历、床头卡及治疗单上醒目地用红笔注明"青霉素＋"，同时告知患者及其家属。若对皮试结果有怀疑，可在对侧前臂做生理盐水对照试验。

【并发症及防治】

1. 过敏性休克　属Ⅰ型变态反应。发生率约为5/万～10/万。多发生在注射后5～20分钟内，甚至在数秒内即发生，可发生在皮试过程中，也可发生在肌内注射或静脉给药中（皮试阴性），极少数患者甚至还可发生在连续用药过程中。

急救措施：①一旦发生，立即停药，协助患者平卧，就地抢救；②立即皮下注射0.1％盐酸肾上腺素1ml，给予地塞米松、氢化可的松、异丙嗪药物等抗过敏治疗；③吸氧，呼吸抑制者应立即人工呼吸，给予呼吸兴奋剂，必要时气管插管并呼吸机辅助呼吸，喉头水肿导致窒息者，应尽快行气管切开；④血压下降应予扩容，升压药物；若发生呼吸心脏骤停，应立即体外心脏按压、人工呼吸等复苏急救；⑤严密观察病情变化并记录。

2. 其他过敏反应表现　如荨麻疹、恶心、呕吐、腹痛、腹泻等，应停药，对症处理。加强观察，并告知患者及家属以后禁用该类药物。

【注意事项】

1. 严格执行无菌操作原则和查对制度。

2. 做药物过敏试验前，须详细询问患者的用药史、过敏史和家族史，并备好急救药品，以防发生意外。若患者对需使用的药物有过敏史，则禁止做皮试。

3. 凡初次用药或停药 24 小时后再用，以及更换批号时，均须常规做过敏试验。皮试液须现配现用，浓度剂量准确。

4. 根据皮内注射目的选择部位。如做药物过敏试验，则选用前臂掌侧下 1/3 段；预防接种常选上臂三角肌下缘；局部麻醉则选择麻醉处。

5. 忌用碘酊、碘附消毒皮肤，以免影响对局部反应的观察。

6. 皮内注射量要准确。不宜过深，否则易将药液注入皮下，影响结果判断。

7. 做毕皮试后，嘱患者勿用手揉擦注射部位，以免影响反应的观察。并嘱患者不要离开病房，等待 15～20 分钟后观察结果。若有不适要及时呼叫。

8. 药物过敏试验结果若为阳性，除在相关医疗文书处记录外，还应告知患者或家属，不能再用该种药物。

二、皮下、肌内注射法

皮下注射法（hypodermic injection）是将少量药液或生物制剂注入皮下组织的方法。肌内注射法（intramuscular injection）是将一定量的药液注入肌肉组织起到治疗作用的方法。

【目的】

皮下注射法目的是注入小剂量药物，用于不宜口服给药，而需在一定时间内发生药效时。肌内注射法用于不宜或不能口服及静脉注射，且要求比皮下注射更迅速发生疗效者。

【适应证】

需皮下注射治疗疾病的患者；新生儿及婴幼儿预防接种；需局部麻醉下进行手术的患者。

需肌内注射治疗疾病的患者。

【禁忌证】

局部有红肿、硬结、皮疹、破溃者；对皮肤刺激性强的药物不宜皮下注射。

【准备事项】

1. 用物准备　治疗盘内盛消毒棉签、消毒液（0.5％碘附）、治疗单、消毒砂轮、弯盘、一次性治疗巾、注射器、针头、药液、抢救药品。治疗车上备速干手消毒液、锐器盒。

2. 患者准备　了解注射目的、药物作用及配合要点。取舒适体位。

3. 操作者准备　①评估患者病情、意识状态及注射部位状况；②询问治疗情况、用药史、过敏史；③着装整齐、戴帽子、洗手、戴口罩。

【操作方法】

1. 准备药物　核对患者姓名、住院号、药名、剂量，检查药物有无沉淀、变色、浑浊、絮状物及是否在有效期内。

2. 抽吸药液　锯安瓿瓶颈后消毒，抽吸药液，排尽空气，置无菌治疗巾内。

3. 核对解释　将用物携至床旁，核对床号、姓名、住院号，解释操作目的与方法，取得患者配合，拉上隔帘或屏风遮挡。

4. 选择注射部位　协助取合适体位。皮下注射最常用的部位是上臂三角肌下缘；肌内注射最常用的部位是臀大肌、其次为臀中肌、臀小肌、股外侧肌及上臂三角肌(臀大肌注射的定位方法:①十字法:从臀裂顶点向左右两侧划一水平线,再从髂嵴最高点作一垂线,将一侧臀部分成四个象限,其外上象限并避开内角处为注射区。②联线法:自髂前上棘到尾骨作一联线,其外 1/3 处为注射区)。应避开神经、血管、硬结、瘢痕、皮疹处(图 19-1)。

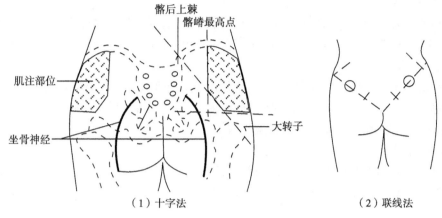

图 19-1 臀部肌肉注射部位

5. **取合适体位** 协助患者取合适体位,暴露注射部位。

6. **消毒排气** 用碘附棉签以穿刺点为中心,由内向外螺旋式旋转涂擦二遍,直径≥5cm,待干。排净注射器内药液上方的空气。

7. **核对注射** 再次核对,左手绷紧局部皮肤,右手持注射器,皮下注射者示指固定针栓,针头斜面向上与皮肤呈 30°~40°角快速刺入皮下,深度为针梗 1/2~2/3(过瘦者可捏起注射部位皮肤减小角度)。肌内注射者以中指固定针栓,用手臂带动腕部力量,将针头迅速垂直刺入约 2.5cm。左手回抽活塞柄,确定无回血后缓慢推注药液,并观察患者注射过程中的反应。

8. **拔针** 注射完毕,快速拔针,用干棉签按压针刺处片刻。

9. **操作后处置** 再次核对,交代注意事项;将针头放入锐器盒,注射器和安瓿放于弯盘内。整理床单位,清理用物,洗手并记录。

【注意事项】

1. 严格执行无菌操作原则和查对制度。两种药物同时注射时注意配伍禁忌。

2. 注射前应详细询问患者的用药史和过敏史。

3. 需长期注射者,应有计划地更换注射部位,以利药物的充分吸收。

4. 抽药时不能握住活塞体部,以免污染药液。药液务须抽净,排气时不可浪费,以免影响药量的准确性。

三、静脉注射

静脉注射法(intravenous injection)是自静脉注入药液的方法。常用的静脉有四肢浅静脉、头皮静脉和股静脉。

【目的】

不宜采用口服、皮下、肌内注射或需要迅速发挥药效时;需行某些诊断性检查等。

【适应证】

适用于静脉注射药物治疗疾病的患者;需经静脉注入造影剂行动脉、静脉血管或脏器造影检查的患者。

【禁忌证】

穿刺静脉局部有静脉瓣、炎症、瘢痕、硬结者;成年人不宜在下肢静脉,小儿不宜首选头皮静脉,乳癌根治术患者不宜选择患肢侧静脉穿刺。

【准备事项】

1. 用物准备　治疗盘内盛消毒物品(0.5%碘附、消毒棉签)1 套、消毒砂轮、启瓶器、弯盘、止血带、注射器、针头或头皮针、输液贴、治疗药物、根据情况备抢救药品、一次性治疗巾、静脉治疗单及笔等。

2. 患者准备　了解静脉注射目的、药物作用及配合要点,取舒适体位。

3. 操作者准备　①评估患者病情与合作程度,观察穿刺部位及静脉情况;②询问用药史、过敏史;③着装整齐、戴帽子、洗手、戴口罩。

【操作方法】

1. 准备药物与配制药液　参照皮下注射法。

2. 核对解释　携用物至床旁,核对床号、姓名、住院号,解释注射目的与方法,取得患者配合。

3. 选择静脉　选择弹性好、易于穿刺的血管,垫好治疗巾,在穿刺部位近心端约 6cm 处扎止血带。嘱患者握拳,充分显露静脉。

4. 消毒排气　以穿刺点为中心,用 0.5%碘附棉签由内向外螺旋式消毒局部皮肤二遍,直径≥5cm,待干。接上头皮针排气。

5. 核对穿刺　再次核对。左手拇指绷紧静脉下方皮肤,右手持针,针头与皮肤成 15°~30°角,潜行刺入静脉,见回血再进针 0.5~1cm。

6. 推注药液　松开止血带,嘱患者松拳,用输液贴固定好针头,缓慢推注药液,并观察患者反应。

7. 拔针　注射完毕快速拔出针头,在穿刺点上按压片刻至无出血止。

8. 操作后处置　再次核对,协助患者取舒适卧位,交代注意事项;将呼叫器放在患者易取位置;整理床单位,清理用物,洗手并记录。

【注意事项】

1. 严格执行无菌操作原则和查对制度。

2. 静脉注射宜选择粗直、弹性好、易于固定的静脉,并避开关节和静脉瓣。需长期注射者,应有计划地从远心端到近心端选择静脉。

3. 静脉注射对组织有强烈刺激性的药物,应先行生理盐水引针穿刺,确认已穿入静脉内才可输入药物,以避免药物外溢导致组织坏死。

4. 根据患者的年龄、病情及药物性质等,调整药物注射速度。注射过程中,应随时注意听取患者主诉,观察病情变化,并试抽回血,确认针头仍在静脉内才可继续推注。

四、静脉注射泵

静脉注射泵(Intravenous injection pump)是一种新型泵力仪器,可将少量药液精确、微量、匀速、持续地泵入体内。由控制器,微推进系统和注射器组成。

【目的】

使静脉注入的药液剂量精确、匀速、持续,保持有效血药浓度。同时减轻护士工作量,提高工作效率。

【适应证】

需静脉注入小量且严格控制输注速度和剂量的药物,如需用硝酸甘油、硝普钠、尼莫同、胰岛素及氯化钾等药物治疗疾病的患者。

【准备事项】

1. 用物准备 备静脉注射泵,注射泵延长管,20ml或50ml注射器。余同静脉注射。

2. 患者准备及操作者准备 同静脉注射。

【操作方法】

静脉注射泵的种类较多,但使用方法大致相同。具体操作简介如下:

1. 核对、配液、连接注射泵延长管、排气 同静脉注射。

2. 固定 将注射泵固定在支架上,将抽吸好药液的注射器与泵管连接,妥善固定于注射泵上。

3. 仪器自检 接通电源,打开电源开关,注射泵进行机内自检。

4. 设定参数 设定注射速度和注射时间。

5. 推注药液 将注射泵延长管与头皮针连接,再次核对,按"开始"键启动注射泵,开始推注药液。注意随时巡视患者反应及药物输入情况。

6. 改变速率 按"停止键"重新输入注射速率,再按"开始键"推注药液。

7. 操作后处理 药液推注完毕,按"停止键"关机。取出注射器,切断电源。整理床单位,清理用物,洗手,记录。

【注意事项】

1. 操作者应熟悉静脉注射泵工作原理,掌握其使用方法。

2. 输注过程中加强巡视,观察液体输注量及穿刺局部情况,倾听患者主诉。

3. 若注射泵出现报警,可能有管路堵塞或药液即将输注完毕等,应查找原因及时处理。

【提问要点】

1. 常用的静脉注射部位有哪些?

2. 静脉注射的注意事项有哪些?

3. 静脉注射泵的使用目的和注意事项有哪些?

(吕建萍)

第三节 静脉输液及输血术

一、密闭式周围静脉输液法

静脉输液(intravenous infusion)是将大量无菌溶液或药物直接输入静脉的治疗方法。

【目的】

补充水分及电解质,维持水、电解质和酸碱平衡;补充营养物质,供给热量;输入药物治疗疾病;增加有效循环血量,改善微循环维持血压。

【适应证】

适用于各种原因引起的脱水、电解质紊乱和酸碱失衡的患者;慢性消耗性疾病、不能经口进食及胃肠道消化吸收功能障碍的患者;严重创伤、大面积烧伤、大出血、休克等患者。需输入抗生素控制感染、需输入解毒药物达到解毒作用、需输入脱水剂降低颅内压的患者等。

【禁忌证】

穿刺部位有炎症、肿瘤、外伤、瘢痕患者；有严重出、凝血功能障碍患者；预置管部位有放射性治疗史、血栓史、血管手术史患者；乳癌根治术后患侧肢体等。

【准备事项】

1. 用物准备　治疗盘内盛 0.5% 碘附、消毒棉签、消毒砂轮、启瓶器、一次性治疗巾、止血带、输液器一套、输液贴、液体与药物、加药用的注射器及针头、弯盘、输液卡、输液记录单、锐器盒、笔、手表。必要时备抢救药品、输液泵。静脉留置针输液法需备静脉留置针一套及封管液。

2. 患者准备　了解静脉输液的目的、方法、注意事项及配合要点；嘱患者排尿排便，必要时给予协助。

3. 操作者准备　①评估患者的年龄、病情、意识状态及营养状态等，观察穿刺部位皮肤及静脉情况；②询问有无对所用药物、消毒剂、导管材料的过敏史；③着装整齐、戴帽子、洗手、戴口罩。

【操作方法】

1. 核查备药　核查患者床号、姓名、住院号，核查药名、剂量、性质及输液疗程。检查药物有无沉淀、变色、浑浊及有效期。

2. 加入药液　开启瓶盖中心并消毒，准确加入药液，再次核对检查，在输液卡上签名及时间。将输液卡倒贴于输液瓶上，再次消毒瓶塞，插入输液器，关闭调节器。清理治疗台，洗手。

3. 核对解释　将用物携至床旁，核对患者床号、姓名、住院号，向患者解释所用药物名称、作用及副作用。

4. 排气　挂输液瓶于输液架上，倒置茂菲氏滴管，当液面达到 1/3～1/2 时，转正滴管，排尽导管内空气，关闭调节器。若为留置针将输液器头皮针直接插入肝素帽中，打开调节器，排净套管针内气体后关闭调节器。

5. 选择静脉并消毒　选择穿刺静脉，铺治疗巾于穿刺部位肢体下，在穿刺点上方 6cm（留置针 10cm）处扎止血带，用 0.5% 碘附棉签消毒局部皮肤，以穿刺点为中心，由内向外螺旋式涂擦二遍，直径≥5cm（留置针≥8cm），待干，备好输液贴或无菌敷贴，写上日期和时间。

6. 再次核对　再次核对患者床号、姓名、住院号及所用药名、剂量、浓度、给药方法和时间。

7. 穿刺固定　嘱患者握拳，再次排气，取下针头保护套（留置针时应左右旋转松动针芯），使针头斜面向上，与皮肤成 20°～25°角（留置针以 15°～30°角）刺入静脉，见回血后降低角度再进针少许（留置针时左手持 Y 形针座将软管缓慢送入静脉内，右手同时缓慢撤出针芯，置于锐器盒中），松止血带和调节器。嘱患者松拳，观察点滴通畅后，用输液贴固定针头（留置针时用无菌敷贴固定，并注明穿刺日期和签名）。

8. 调节滴速　根据病情、年龄及药物性质调节滴速，并在输液卡上记录输液的时间、滴速，签名。

9. 操作后处置　再次核对患者床号、姓名、住院号及所用药名、剂量、浓度、给药方法及时间。撤去治疗巾，取回止血带。协助患者取舒适卧位，将呼叫器置于患者伸手易取处，交代注意事项，整理床单位。清理用物，洗手，记录。

10. 输液中巡视 输液过程中应加强巡视,发现问题及时处理。

11. 封管 留置针输液完毕需封管。将封管液 10ml(可选择生理盐水或 10～100U/ml 肝素液)注射器连接头皮针,将头皮针针尖退至肝素帽末端,脉冲式推注封管液(即推-停-推-停,反复进行),待余液至 0.5ml 左右时,用小夹子夹住延长管,快速拔针。

12. 再次输液 常规消毒肝素帽,再将输液器针头插入肝素帽内,打开套管针小夹子,回抽见血液后,进行脉冲式冲管,分开注射器,连接输液装置,完成输液。

【并发症及防治】

1. 发热反应 因输入致热源引起。多发生在输液后数分钟至一小时。根据发热反应程度给予对症处理。

2. 急性肺水肿 多由短时间内输入过多液体致循环负荷过重引起,尤其多见于原有心肺功能不全者。一旦发生则:①立即停止输液,病情允许则协助患者取端坐位,双腿下垂,以减少回心血量;②高流量吸氧,流量为 6～8L/min,同时湿化瓶内加入 20%～30%的乙醇溶液,以降低肺泡内泡沫的表面张力,改善肺换气;③遵医嘱给予镇静、平喘、强心、利尿、扩血管药物,减轻心脏负荷。

3. 静脉炎 多因长期输注刺激性较强、高浓度、高渗透压的药液,或长时间放置刺激性较强的塑料导管引起,也可因输液中无菌操作不严导致。处理:①抬高患肢、制动,局部可用 50%硫酸镁或 95%乙醇溶液湿热敷;②超短波理疗;③中药金黄散外敷;④如合并感染,予以抗生素治疗。

4. 空气栓塞 可在输液导管内空气未排尽、导管连接不紧有漏气、液体输完未及时更换药液或拔针等情况下发生,尤其在加压输液、输血无人守护时风险更大。一旦发生则:①立即协助患者左侧卧位,保持头低足高位,使气体位于右心室尖部,避免阻塞肺动脉入口;②高流量吸氧;③严密观察病情变化,对症处理;④有条件时可行中心静脉导管抽气。

【注意事项】

1. 严格执行无菌操作原则和查对制度。

2. 根据患者的年龄、病情、过敏史、药物治疗方案、药物性质等,选择合适的输注途径和静脉治疗工具。

3. 根据治疗原则合理配药,合理安排输液顺序,注意药物配伍禁忌。

4. 注意保护静脉,除抢救外,应有计划地从远心端到近心端选择静脉。使用刺激性强或特殊药物,应先行生理盐水穿刺成功后再输液。

5. 根据病情、年龄、药物性质调节输液速度。通常对心、肺、肾疾病患者、老年患者、婴幼儿以及输注刺激性强、高渗、含钾或升压药物的患者,适当减慢滴速,对大出血、严重脱水、心肺功能良好者适当加快滴速。

6. 采用静脉留置针输液法,须严格掌握留置时间。一般保留 3～4 天。

7. 输液中要加强巡视,发现问题及时处理。

二、密闭式静脉输血法

静脉输血(blood transfusion)是将全血或成分血通过静脉输入体内的方法。

【目的】

补充血容量;纠正贫血;补充血浆蛋白;供给血小板和凝血因子,有助于止血;补充抗体、补体,增加机体抵抗力;排除有害物质。

【适应证】

适用于各种原因引起的失血失液致血容量减少或休克的患者;贫血或低蛋白血症患者;凝血功能障碍患者;严重感染患者;一氧化碳、苯酚等化学物质中毒患者等。

【禁忌证】

急性肺水肿、充血性心力衰竭患者;肺栓塞患者;真性红细胞增多症患者;恶性高血压;严重肾衰竭患者;血型不合及对输血有变态反应患者等。

【准备事项】

1. 用物准备　治疗盘内盛 0.5% 碘附、消毒棉签、弯盘、生理盐水及药物、血液制品、一次性注射器、一次性输血器、一次性手套、止血带、瓶口贴、输液贴、消毒砂轮、输液卡。必要时备抢救药品,小夹板及绷带。

2. 患者准备　了解静脉输血的目的、方法、注意事项及配合要点;已查验血型和做交叉配血试验;签写了知情同意书;已排尿排便,取舒适体位。

3. 操作者准备　①评估患者的病情、血型、治疗情况、心理状态及对输血相关知识的认知程度;②观察穿刺部位皮肤及血管情况,询问有无输血史和过敏史;③着装整齐、戴帽子、洗手、戴口罩。

【操作方法】

1. 两人核对　取血后根据血型化验单和交叉配血单,进行三查十对:即查血的质量、有效期、贮血袋和输血装置是否完好;对受血者姓名、床号、住院号、血型及交叉配血试验结果,供血者的编码、血型及交叉配血试验结果和采血日期、血的种类、剂量,确认无误后置治疗盘内。医护共同在交叉配血单上签名。

2. 再次核对　将用物携至床旁,再次按"三查十对"内容逐项核对,并向患者解释,取得合作。

3. 使用抗过敏药物。

4. 建立静脉通道　按常规建立静脉通道,先输入少量生理盐水冲洗管道。

5. 摇匀血液　以手腕旋转动作将血液摇匀,勿剧烈震荡,以防红细胞破坏。

6. 连接血袋进行输血　两人再次核对准确无误后,打开贮血袋封口,常规消毒开口处塑料管,连接血袋,缓慢将血袋倒挂于输液架上。

7. 控制和调节滴速　开始≤20 滴/分,观察 15 分钟左右,如无不良反应再根据病情及年龄调节滴速,成人一般 40~60 滴/分(小儿 20~30 滴/分)。

8. 操作后查对　再次按"三查十对"逐项核对,无误后在输液卡上签全名。

9. 操作后处置　交代注意事项,并将呼叫器置于患者伸手易取处。嘱有不适及时呼叫;整理床单位,清理用物,洗手并做好输血记录。输血过程中加强巡视,注意观察有无输血反应并及时处理。输血结束后,填写血袋保存记录单,血袋保存 24 小时后按医疗垃圾处理。

【并发症及防治】

1. 溶血反应　是最严重的输血反应。一旦发生应:①立即停止输血;②给予氧气吸入,建立静脉通道,根据病情给予升压药物、抗休克、碱化尿液等治疗;③将剩余血及输血器、患者血、尿标本送检;④用热水袋热敷双侧肾区,解除肾小管痉挛,也可双侧腰部封闭,保护肾脏;⑤严密监测生命体征和尿量,保留导尿并记每小时尿量,若发生急性肾衰竭,行血液透析或腹膜透析治疗;⑥做好心理护理,消除紧张恐惧心理。

2. 过敏反应　过敏反应常发生在输血后期或输血即将结束时,其严重程度与症状出现的早晚有关,症状出现越早,反应越严重。根据过敏反应的严重程度给予对症处理。

3. 发热反应 最为常见。根据发热反应程度给予对症处理。

4. 与大量输血有关的反应 是指 24 小时内紧急输血量相当于或大于患者总血容量。常见的大量输血有关的反应有循环负荷过重、出血倾向、枸橼酸钠中毒反应等。(1)循环负荷过重的处理:同急性肺水肿。(2)出血倾向的处理:①每输库存血 3~5 单位,应补充 1 个单位的新鲜血;②严密观察患者的意识、血压、脉搏变化,注意牙龈、皮肤黏膜、伤口有无出血倾向;③补充缺乏的血小板及凝血因子。(3)枸橼酸钠中毒反应的防治:每输 1000ml 库存血,静脉注射 10% 的葡萄糖酸钙 10ml,以防低血钙的发生。

【注意事项】

1. 输血前,应了解患者血型、输血史及药物不良反应史。必须做血型鉴定及交叉配血试验。应选用同型血液输注。

2. 严格执行无菌操作及查对制度。须双人核对输血信息,无误后方可执行。

3. 血制品不应加热,不可随意加入其他药品,以防血液凝集或细胞溶解。全血、成分血及其他血制品从血库取出后应在 30 分钟内输注,1 个单位的全血或成分血应在 4 小时内输完。

4. 输血前后及 2 袋血液之间需输注少量生理盐水,以防不良反应的发生。

5. 正确控制和调节输血速度,对严重贫血、心力衰竭及年老体弱患者,应减慢滴速。

6. 输血过程中应加强巡视,观察患者有无不适反应,并告知患者常见输血反应的症状。一旦出现输血反应,立即停止输血,并积极处理。

三、输液泵

输液泵(infusion pump)是机械或电子输液控制装置,可通过调节输液导管压力控制输液速度。

【目的】

保证药物输入精确、匀速、持续。

【适应证】

需使用严格控制速度和药量的患者,如升压药、抗心律失常药及婴幼儿的静脉输液或麻醉用药等。

【使用方法】

输液泵的种类较多,但主要结构和功能大致相同。使用方法如下:

1. 固定 将输液泵固定在支架上,接通电源。

2. 排气 按常规方法排净输液皮条内的空气。

3. 仪器自检 打开"泵门",将输液皮条安置在输液泵的管道槽中,关闭泵门,打开电源开关,输液泵进行机内自检。

4. 设定参数 根据医嘱或特殊药物要求设定每毫升滴数以及输液量限制。

5. 连接输液泵 按常规穿刺静脉后,将输液针与输液泵连接。

6. 输注药液 确认设置无误后按下开始/停止键,启动输液。当输液量接近预先设置的"输液量限制"时,"输液量显示"键闪烁,提示输液结束。

7. 停止输液 输液完毕,再次按压开始/停止键,停止输液。关闭输液泵。打开"泵门",取出输液皮条。切断电源,清理用物,洗手并记录。

【注意事项】

1. 操作者应熟悉输液泵的工作原理,掌握其使用方法。

2. 输液泵使用过程中应加强巡视,若输液泵出现报警,应查找原因,如可能有气泡、输液管道堵塞或输液完毕,应及时予以处理。

3. 指导患者输液侧肢体不要大幅度活动,输液泵也不可随意搬动,防止输液管道被牵拉或电源线牵拉脱出。一旦输液泵出现报警,应及时按压呼叫器求助医护人员,以便及时处理出现的问题。

【提问要点】

1. 输血查对制度包含哪些内容?

2. 输血的注意事项有哪些?

3. 溶血反应的处理要点?

（吕建萍）

第四节　动脉穿刺术

动脉穿刺术(arterial puncture)用于采集动脉血标本。常用的动脉有股动脉、桡动脉。

【目的】

采集动脉血标本,进行血气分析,判断患者的氧化及酸碱平衡状态,指导氧疗及机械通气各种参数的调节,为治疗提供依据。

【适应证】

需要判断患者缺氧程度及有无二氧化碳潴留;判断患者有无酸碱失衡。

【禁忌证】

严重凝血功能障碍者;出血倾向者。

【准备事项】

1. 物品准备　治疗盘、2%碘酊、75%乙醇、消毒棉签、2ml 一次性注射器、肝素(12 500U)溶液、无菌软木塞或橡胶塞、无菌手套、无菌纱布、治疗巾及注射用小垫枕等。

2. 患者准备　了解动脉血标本采集的目的及配合要点。

3. 操作者准备　①与患者及家属沟通,告知其动脉采血的目的;②着装整洁,洗手、戴口罩及帽子。

【操作方法】

1. 核对与解释　将用物携至床旁,核对床号、姓名、住院号及检查项目,解释并取得合作。

2. 选择动脉　协助患者取适当体位,充分暴露穿刺部位。

3. 湿润注射器　抽取肝素溶液 0.5ml,湿润注射器管腔后弃去,套上针头保护帽放于治疗盘中。

4. 垫枕铺巾　将治疗巾铺于注射用小垫枕上,置于患者穿刺部位下方。

5. 消毒　用 2%碘酊、75%乙醇消毒穿刺部位,直径≥5cm,待干。

6. 采血　操作者戴无菌手套;用左手示指和中指摸到动脉搏动最明显处并固定动脉于两指间;右手持注射器,在两指间垂直或呈 40°角刺入动脉;见有鲜红色血液进入注射器,即以右手固定穿刺针的方向和深度,左手抽取血液 1ml。

7. 拔针按压　采血完毕,快速拔出针头,用无菌纱布加压穿刺局部止血5～10分钟。

8. 插入软木塞或橡胶塞　针头拔出后迅速将针头斜面刺入软木塞或橡胶塞,以隔绝空气,并轻轻搓动注射器使血液与肝素溶液充分混匀。

9. 操作后处理　再次核对;协助患者取舒适卧位,整理床单位;清理用物,洗手、记录;贴好条形码,注明患者当时的体温及吸氧浓度,及时送检标本。

【注意事项】

1. 严格执行查对制度及无菌操作原则。

2. 桡动脉穿刺点位于前臂掌侧腕关节上2cm,动脉搏动最明显处;股动脉穿刺点位于腹股沟股动脉搏动最明显处,穿刺时患者应取仰卧位,穿刺侧下肢伸直稍外展,充分暴露穿刺部位。新生儿不宜选择股动脉穿刺,因穿刺时垂直进针易损伤髋关节。

3. 拔出针头后应加压止血,以免穿刺局部出血或形成血肿。有出血倾向者慎用动脉穿刺法采集动脉血标本。动脉血标本必须与空气隔绝,并立即送检,以免影响检验结果。

【提问要点】

1. 动脉血标本为何要注意隔绝空气?

2. 常选择什么动脉进行穿刺? 如何预防局部出血或血肿的发生?

(谈文霞)

第五节　经外周中心静脉置管术

经外周中心静脉置管术(peripherally inserted central catheter,PICC)是指通过周围静脉穿刺置管,并将导管末端置于上腔静脉中下段的方法。此法具有创伤小、操作简单、保留时间长及并发症少的优点。

【目的】

通过经外周中心静脉置管术可为患者提供中长期静脉输液的途径,达到静脉输液及测量中心静脉压的目的。

【适应证】

需给予化疗药物等刺激性溶液的患者;需给予肠外营养等高渗溶液的患者;因外周静脉条件差且需继续用药的患者;需进行中长期静脉输液治疗的患者。

【禁忌证】

穿刺部位或附近皮肤有炎症、破损等情况的患者;严重凝血功能障碍的患者;预插管位置有放射性治疗史、血管外科手术史、血栓形成史及外伤的患者;乳癌根治术后患侧肢体等。

【准备事项】

1. 物品准备　治疗盘、0.5%碘附、75%乙醇、PICC穿刺包(无菌大单,洞巾,纱布,大头棉签,刀片,无菌手套,敷贴)、PICC导管、无菌手套、0.9%氯化钠溶液100ml、20ml注射器、弯盘、正压接头、肝素钠稀释液、皮尺、止血带、无菌隔离衣、口罩、弹力绷带、0.9%氯化钠溶液500ml。

2. 患者准备　了解PICC置管的目的,配合医生做好置管术;了解穿刺过程中不要移动体位,特别是穿刺侧肢体;不能用手去接触已消毒的部位。

3. 操作者准备　①与患者及家属沟通:告知其置管的必要性及置管可能出现的意外及并发症,应注意的相关事宜,签署知情同意书;②评估患者血管,下达PICC穿刺医嘱;③洗手、戴口罩及帽子。

【操作方法】

1. 核对与解释　将用物携至床旁,核对床号、姓名、住院号,解释并取得合作。

2. 选择静脉　在预穿刺部位以上扎止血带,常在肘部,以贵要静脉、肘正中静脉和头静脉为序选择静脉,一般选择右侧。

3. 摆放体位　助患者取平卧位,暴露穿刺部位,手臂外展与躯干呈90°角。

4. 测量定位　上腔静脉测量法:从预穿刺点沿静脉走向至右胸锁关节再向下至第3肋间隙;测量上臂中段周径:在穿刺点上9cm测量并记录。

5. 消毒铺巾　打开无菌治疗包,戴手套,将第一块治疗巾垫于患者手臂下;按照无菌原则消毒穿刺部位,注意消毒范围上下直径20cm,先用酒精棉棒清洁脱脂(3遍),再用碘附棉棒消毒(3遍),每次消毒方向需与上次相反,两种消毒剂待干;更换手套,铺孔巾及治疗巾,达到最大无菌屏障,将PICC穿刺套件及所需无菌用物置于无菌区域中。

6. 预冲导管　用注射器抽吸0.9%氯化钠溶液20ml冲洗导管,润滑导丝,修剪导管,剥开导管保护套10cm左右以方便使用。

7. 扎止血带　在穿刺点上方12cm处扎止血带,使静脉充盈。助手扎止血带时应站在对侧,避免跨越无菌区。

8. 穿刺　左手绷紧皮肤,右手持针以15°~30°角进行穿刺;确认回血,立即降低穿刺角度,再进针少许,导入鞘确认进入静脉;嘱助手松开止血带后,退出穿刺针;左手示指固定导入鞘避免移位;中指轻压导入鞘尖端上方的血管,减少血液流出;将针尖保护套放入锐器盒内。

9. 送管　手轻捏导管保护套将PICC导管从导入鞘缓慢匀速送至血管内,置入导管至肩部位置时(约15cm),嘱患者下颌靠近穿刺侧肩膀,导管顺利通过后,头恢复原位,防止导管误入颈内静脉,直至置入预定长度。

10. 退出导入鞘　置入导管剩余10~15cm后,退出导入鞘,按压导入鞘上端静脉固定导管,从静脉内退出导入鞘使其远离穿刺部位,撕裂导入鞘并从置管上撤离,在撕裂导入鞘时需固定好PICC导管,继续置入导管,匀速缓慢地将剩余导管置入静脉0刻度。

11. 抽回血撤导丝　用盛有0.9%氯化钠溶液注射器抽回血,再次确认穿刺成功。一手固定导管圆盘,一手撤导丝,移去导丝时,动作要轻缓。若导管呈串珠样皱褶改变,表明有阻力,应立即停止抽取导丝,并使导管恢复原状,然后连同导管、导丝一起退出约1~2cm,再试着抽出导丝。

12. 冲封管　用0.9%氯化钠溶液20ml行脉冲式冲管,导管末端连接肝素帽或无菌正压接头,肝素盐水溶液正压封管,移去洞巾,清理穿刺点血迹,如用酒精消毒,切记不要触及穿刺点。

13. 固定导管　将体外导管以小"S"弯固定,穿刺点上方放置4cm×4cm的无菌纱布块,用10cm×12cm无菌透明敷贴无张力粘贴在穿刺部位,用已注明穿刺时间的指示胶带粘贴在透明敷贴下缘,再用无菌胶布固定延长管。

14. X线检查　确定导管尖端的位置。

15. 穿刺后记录　操作结束后,应将有关信息记录在护理病历中,记录内容包括:穿刺日期及时间、操作者、导管的型号及规格、所选的静脉及穿刺部位、所插导管的长度及穿刺过程等。

16. **导管维护** 无菌敷贴应在导管置入后 24 小时内更换,以后每周更换 1～2 次,如发现贴膜可疑被污染、潮湿及有脱落危险时应及时更换。每次进行导管维护前,应先确认导管在体外的长度,并询问患者有无不适。

17. **拔管** 拔管时应沿静脉走向轻轻拔出,拔出后应立即压迫止血,用无菌纱布块覆盖穿刺点,再用无菌敷贴粘贴 24 小时,并查看导管有无断裂或破损等情况。

【终止标准】

1. 穿刺成功,置管顺利。

2. 穿刺不成功或穿刺成功但无法送管者,应取得患者或委托人同意后更换穿刺部位重新穿刺。

3. 置管成功后在导管使用过程中,患者如出现严重静脉炎经积极处理后无明显好转迹象或出现导管相关性感染者,应及时拔管并给予相应处理。

【并发症及防治】

1. **机械性静脉炎** 一旦发生静脉炎,穿刺侧肢体应制动休息并抬高患肢;局部湿热敷,每次 20 分钟,每日 4 次;轻微活动(握拳/松拳),若 3 天后静脉炎未见好转或加重,可进行理疗。

2. **穿刺点感染及导管相关性血源感染** 应严格无菌操作;使用抗生素治疗;加强换药;抽血进行细菌培养;必要时拔除导管。

3. **导管阻塞** 检查导管是否打折,患者体位是否恰当;确认导管尖端位置是否正确;用 10ml 注射器缓慢回抽血凝块(不可用暴力推注,以防导管破裂或栓塞);使用尿激酶溶栓;必要时拔除导管。

4. **导管断裂** ①体外部分断裂:修复导管,必要时拔除导管;②体内部分断裂:加压固定导管,用手按压导管远端的血管或立即于上臂腋部扎止血带,嘱患者制动,经 X 线摄片确定导管位置,进行静脉切开取出导管。

5. **穿刺点出血** 局部加压止血;使用敷料加压固定;嘱患者避免过度活动;必要时给予止血剂。

6. **拔管困难** 对于血管痉挛者稍等片刻再拔;当出现拔管有阻力或患者感到疼痛时,经 X 线摄片确定目前导管的位置;对静脉部位进行 20～30 分钟的热敷后再拔管;若第二次拔管仍有阻力,应间隔 12～24 小时后再拔除导管。

【注意事项】

1. 严格掌握 PICC 置管的适应证与禁忌证。

2. 送管时切勿过快,如有阻力不能强行送管,可将导管拔出少许再行送管。

3. 疑似导管移位应行 X 线摄片,以确定导管尖端所在的位置,禁止将导管体外部分移入体内。

4. 置管后应注意观察穿刺局部有无红、肿、热、痛等症状,定期测量臂围,并与置管前进行比较。

5. 输血及血制品、输脂肪乳等高黏性药物后应立即用 0.9%氯化钠溶液 20ml 行脉冲式冲管,冲管时应选择 10ml 或 10ml 以上的注射器,勿用暴力,以免压强过大导致导管破损。

6. 置管后应告知患者相关注意事项,如进行适当的功能锻炼、勿提重物及避免穿刺侧肢体受压等。

【提问要点】

1. PICC 置管常选择哪些静脉?

2. PICC置管后应选择何种注射器及何种方式进行冲管？其目的是什么？

（谈文霞）

第六节 氧气吸入法

氧气吸入（oxygen inhale）是指通过口、鼻腔及人工气道给氧，以提高动脉血氧分压（PaO_2）和动脉血氧饱和度（SaO_2），增加动脉血氧含量（CaO_2），纠正各种原因引起的缺氧，促进组织新陈代谢，维持机体生命活动的一种方法。

【目的】

纠正各种原因造成的缺氧状态，提高动脉血氧分压（PaO_2）和动脉血氧饱和度（SaO_2），促进组织新陈代谢，维持机体生命活动。

【适应证】

各种原因引起的缺氧患者。

【准备事项】

1. 物品准备 ①治疗盘内备：一次性吸氧管、棉签、纱布、小药杯（内盛冷开水）、治疗碗（内盛包裹的湿化瓶芯）、湿化瓶（内盛 1/2～1/3 灭菌注射用水）、弯盘、氧气记录卡、扳手等；②治疗盘外备：氧气筒及氧气压力表或中心供氧管道氧气装置。

2. 患者准备 了解氧气吸入目的、方法、注意事项及配合要点。

3. 操作者准备 ①与患者及家属沟通，告知其氧气吸入的目的；②着装整洁，洗手、戴口罩及帽子。

4. 环境准备 环境安静，光线充足，室温适宜，远离火源。

【操作方法】

1. 装氧气表 检查氧气筒外标牌及氧气推车固定情况；打开总开关冲去浮灰后关紧开关；左手持表向后倾斜15°置氧气筒气门上，右手旋转螺帽，扳手旋紧，使氧气表直立于氧气筒上；安装湿化瓶；先关流量表小开关，然后打开总开关，再开小开关，检查氧气流出是否通畅及有无漏气；关上小开关。（中心供氧：接芯，接湿化瓶，再关闭流量表，一手压下设备带上环形按钮，一手持流量表对好槽口并送入，听到咔嚓声说明对接成功。打开流量表检查有无氧气，关好开关。）

2. 核对解释 将用物携至床旁，核对床号、姓名、住院号，解释以取得合作。

3. 准备体位 协助患者取舒适体位。

4. 清洁检查 用湿棉签清洁鼻孔并进行检查。

5. 连接 将一次性吸氧管与湿化瓶的出口相连接。

6. 调节湿润 根据病情调节吸氧流量，将吸氧管前端放入小药杯冷开水中湿润，并检查吸氧管是否通畅。

7. 插管 将吸氧管插入患者鼻孔 1cm。

8. 固定 将吸氧管环绕患者双侧耳廓并向下放置，调节好松紧度。

9. 记录 在氧气记录卡上记录患者吸氧时间及氧流量，并签名。

10. 交代观察 向患者及家属交代用氧注意事项。观察患者缺氧症状有无改善、动脉血气结果、吸氧装置是否通畅及有无漏气、患者有无吸氧不良反应等，根据病情调节吸氧流量。

11. 停氧　取下吸氧管,关闭流量开关,并取下氧气流量表。记录停氧时间并签名。

12. 操作后处理　协助患者取舒适体位,整理床单位,并交代相关注意事项。清理用物,洗手后记录吸氧效果。

【注意事项】

1. 严格遵守操作流程,注意用氧安全,做到"五防",即防火、防热、防油、防震、防尘。氧气筒应悬挂"有氧"或"无氧"标志,便于急用时搬运,以提高抢救速度。用氧前应确保吸氧装置通畅和无漏气。

2. 使用氧气筒吸氧时,氧气筒内氧气勿用尽,压力至少要保留 $5kg/cm^2$,以防灰尘进入筒内,导致再次充气时引起爆炸。

3. 吸入的氧气应进行湿化,防止呼吸道分泌物干燥,常用的湿化液为灭菌注射用水,对于急性左心功能不全的患者,湿化液应选择 20％～30％乙醇,其目的是降低肺泡内泡沫的表面张力,使泡沫破裂消散,改善缺氧症状。

4. 应根据病情调节氧流量,防止氧中毒及呼吸抑制。用氧过程中应加强用氧效果的监测。

【提问要点】

1. 为何要在使用氧气前应先调节好流量,而停氧时先拔出吸氧管?

2. 对于急性左心功能不全的患者应选择何种湿化液?其目的是什么?

(谈文霞)

第七节　吸　痰　术

吸痰术(aspiration of sputum)指经口、鼻腔及人工气道将呼吸道的分泌物吸出,以保持呼吸道通畅,预防吸入性肺炎、肺不张及窒息等并发症的一种方法。

【目的】

清除呼吸道分泌物,保持呼吸道通畅;促进呼吸功能,改善肺通气;预防肺部感染。

【适应证】

适用于年老体弱、危重、昏迷、麻醉未清醒前不能有效咳嗽及痰液无法自行排出的患者;气管切开及气管插管的患者。

【禁忌证】

颅底骨折的患者禁止经鼻腔吸痰。

【准备事项】

1. 物品准备　①治疗盘内备:适量的一次性吸痰管、一次性无菌手套、弯盘、治疗碗内盛无菌注射用水、压舌板、纱布、听诊器、电筒,必要时备开口器、拉舌钳等;②治疗盘外备:电动吸引器或中心吸引装置。

2. 患者准备　了解吸痰目的、方法、注意事项及配合要点,保持体位舒适及情绪稳定。昏迷者取平卧位,使其头尽量后仰。

3. 操作者准备　①与患者或家属沟通,告知其吸痰的目的;②着装整洁,洗手、戴口罩及帽子。

【操作方法】

1. 核对解释　将用物携至床旁,核对床号、姓名、住院号,解释取得合作。

2. 调节负压　接通电源,打开吸引开关,检查吸引性能,调节负压(成人 400mmHg,小儿 250～300mmHg)。

3. 检查及体位　检查患者口鼻腔,取下活动义齿放入弯盘中(昏迷患者用压舌板或开口器帮助张口)。患者取仰卧或侧卧位,面向操作者。

4. 试吸　检查并打开一次性吸痰管,将吸痰管与吸引导管相连接。右手戴一次性无菌手套,用无菌注射用水试吸,检查导管是否通畅。

5. 吸痰　左手返折吸痰管后端,右手持吸痰管前端从口或鼻腔插入口咽部,放松导管返折处,先吸尽口咽部分泌物,再吸深部分泌物,由深部左右旋转向上提拉吸尽痰液。每次吸痰管退出后,用生理盐水抽吸冲洗,以防堵塞吸引导管。

6. 观察　吸痰过程中注意观察患者的面色、呼吸、心率及血压,观察吸出痰液的颜色、性状及量等。

7. 操作后处理　吸痰完毕,关闭吸引器,翻脱下手套包裹吸痰管放置弯盘中,吸引器导管末端插入保护套内。拭净患者面部分泌物,安置患者取舒适卧位。清理用物(如有义齿,清洁后放入冷开水中浸泡),洗手后记录。

【注意事项】

1. 吸痰前应检查电动吸引器或中心吸引装置是否完好,连接是否正确。

2. 严格执行无菌操作原则,每次吸痰时应更换吸痰管。

3. 吸痰动作应轻稳,防止损伤呼吸道黏膜。每次吸痰时间应<15 秒,以免引起患者缺氧。

4. 电动吸引器连续使用时间不宜过长,贮液瓶内液体不宜过多,达 2/3 满时应及时倾倒。

5. 对于痰液黏稠不宜吸出时应结合背部叩击、雾化吸入等方法,以提高吸痰效果。

【提问要点】

1. 插入吸痰管时不能有负压,其目的是什么?

2. 对于痰液黏稠的患者应采取何种方法提高吸痰效果?

(谈文霞)

第八节　灌 肠 术

灌肠术(enema)是将一定量的液体由肛门经直肠灌入结肠,帮助患者清洁肠道、排便、排气或由肠道供给药物,以确定诊断和治疗疾病的方法。

【目的】

解除便秘;清洁肠道;减轻食入性中毒;降温;镇静、催眠及治疗肠道感染。

【适应证】

适用于便秘及肠胀气者;肠道手术、检查或分娩者;食入性中毒;高热须降温者;失眠及肠道感染者等。

【禁忌证】

急腹症、消化道出血、严重心血管疾病、严重痔疮患者、妊娠妇女等禁用大量不保留灌肠。肛门、直肠、结肠手术的患者及大便失禁的患者禁用保留灌肠。

【准备事项】

1. 物品准备　①治疗车上层:灌肠筒内盛 0.1%～0.2%肥皂水液 500～1000ml(小儿 200～300ml),温度 39～41℃(降温时用 28～32℃,中暑用 4℃),保留灌肠时按医嘱准备灌肠药液 200ml,溶液温度 38℃,量杯内盛温开水 5～10ml,肛管,润滑剂,棉签,弯盘,卫生纸,血管钳或夹子,一次性治疗巾、水温计、一次性手套;②治疗车下层:便盆,生活垃圾桶,医用垃圾桶;③必要时备输液架、屏风。

2. 患者准备　了解灌肠的目的、方法、注意事项及配合要点,排尿。

3. 操作者准备　①与患者及家属沟通,告知其灌肠目的;②着装整洁,洗手、戴口罩及帽子。

4. 环境准备　关闭门窗,用屏风遮挡患者,调节室温,保持足够的光线。

【操作方法】

1. 核对解释　将用物携至床旁,核对床号、姓名、住院号,解释并取得配合,关闭门窗,必要时屏风遮挡。

2. 准备体位　协助患者取左侧卧位(保留灌肠时根据病情选择不同卧位),退裤至膝,双膝屈曲后,臀部移至床沿。

3. 垫巾　臀下垫一次性治疗巾(保留灌肠时臀部抬高约 10cm),置弯盘于臀边,盖好被子,暴露臀部。

4. 悬挂灌肠筒、戴手套　将灌肠筒悬挂于输液架上,液面距肛门 40～60cm(保留灌肠时液面距肛门 30cm),戴好手套。

5. 润滑肛管、排气　连接肛管,润滑肛管前端,排尽管内气体,夹管。

6. 插肛管、灌液　左手分开臀裂暴露肛门,右手将肛管从肛门轻轻插入直肠 7～10cm(保留灌肠时 15～20cm),左手固定肛管,右手放开血管钳使液体缓缓流入(保留灌肠时待药液流尽时,再注入温开水 5～10ml)。

7. 观察　密切观察液面下降情况及患者的反应,交代患者可能出现的情况及配合方法,如流速过慢或停止应及时移动和挤捏肛管。

8. 拔管　待液体将流尽时夹管,用卫生纸包裹肛管轻轻拔出,并拭净肛门,用余液冲管(一次性肛管则不需要冲管),取下肛管放入弯盘,脱去手套。

9. 保留灌肠液　协助患者先平卧再右侧卧位,嘱患者尽量保留 5～10 分钟后再排便(为高热患者降温灌肠后,应保留 30 分钟后再排便,保留灌肠时嘱患者尽量保留药液 60 分钟以上)。

10. 操作后处理　协助能下床的患者入厕排便,不能下床的患者需协助床上排便,观察大便的性状,必要时留取大便标本送检。清理用物,整理床单位,洗手后进行记录。

【注意事项】

1. 对于伤寒患者灌肠液不能超过 500ml,压力要低,液面距肛门不能超过 30cm。正确选择灌肠液,对于肝性脑病患者禁用肥皂水灌肠,以减少血氨的产生和吸收,心脏功能减退的患者禁用 0.9%氯化钠溶液灌肠。

2. 保留灌肠前应了解灌肠的目的及病变部位,便于选择正确卧位,如慢性细菌性痢疾病变部位在直肠或乙状结肠,应取左侧卧位,阿米巴痢疾病变部位在回盲部,应取右侧卧位,有利于药物的吸收。嘱患者排便,便于药物的吸收。为了使灌入的药液能保留较长的时间,应选择较细的肛管,而且插入的深度要深,灌入液体量不宜过多,灌入的速度不宜过快。

3. 应充分润滑肛管,插入时动作应轻柔,防止损伤黏膜,导致出血。准确掌握灌肠液的浓度、温度、流速及量。

4. 灌肠过程中患者如感觉腹胀或有便意时,嘱其深呼吸以放松腹肌,并降低灌肠筒的高度以减慢流速或暂停片刻。应严密观察患者病情,如患者出现面色苍白,出冷汗,剧烈腹痛,心慌气促等症状,应立即停止灌肠。

【提问要点】

1. 为何大量不保留灌肠时取左侧卧位？
2. 如何减轻灌肠过程中患者的腹胀或便意感？

（谈文霞）

第九节　戴口罩、穿脱隔离衣

一、戴口罩

戴口罩（wear masks）可以保护患者和工作人员，防止飞沫污染，避免交叉感染。医用口罩有纱棉口罩、一次性外科口罩、标准医用防护口罩。

【目的】

保护医护人员、患者及机体抵抗力弱的人群，防止呼吸道疾病的传播。

【准备事项】

备好适宜口罩。操作者着装整洁，洗手，戴好帽子。

【操作方法】

1. 外科口罩的佩戴方法　①将口罩拿出后辨别口罩的正反面及上下缘，将口罩下方系带在颈后系一活结，口罩内面罩住口鼻及下巴，再将口罩上方系带提起，系于头顶中部，注意系带松紧适宜；②用双手示指指尖放在鼻夹上，从中间位置向两侧内按压，根据鼻梁形状将鼻夹塑形。

2. 医用防护口罩的佩戴方法　①拿出防护口罩辨别口罩的正反面及上下缘，一手托住防护口罩外面（有金属鼻夹的为外面），用另一只手将下方系带拉过头顶，置于颈后；②鼻夹部位向上紧贴面部，将防护口罩罩住口鼻及下巴；③再将上方系带拉至头顶中部固定；④将双手示指指尖放在金属鼻夹上，从中间位置向两侧内部按压，根据鼻梁的形状将鼻夹塑形。

【注意事项】

1. 清洁物品不要接触口罩前面（污染面）。
2. 医用外科口罩属于一次性消耗品，使用后及时丢弃。
3. 口罩正常使用时间为 4 小时，若有潮湿或污染应及时更换。
4. 应根据不同的操作要求选用不同种类的口罩。

二、穿、脱隔离衣

隔离衣（isolation gown）是用于保护医务人员避免受到血液、体液和其他感染性物质污染，或者保护性隔离时防止医务人员将病原体携带给患者，避免患者感染的防护用品。

【目的】

避免交叉感染，保护工作人员和患者。

【适应证】

进入严格隔离病区时；检查、护理需特殊隔离患者。

【准备事项】

1. 物品准备　清洁隔离衣一件，型号合适，无破损潮湿。
2. 操作者准备　着装整洁，洗手，戴好帽子及无菌口罩，卷袖过肘，取下手表。

【操作方法】

1. 穿隔离衣方法(图 19-2)

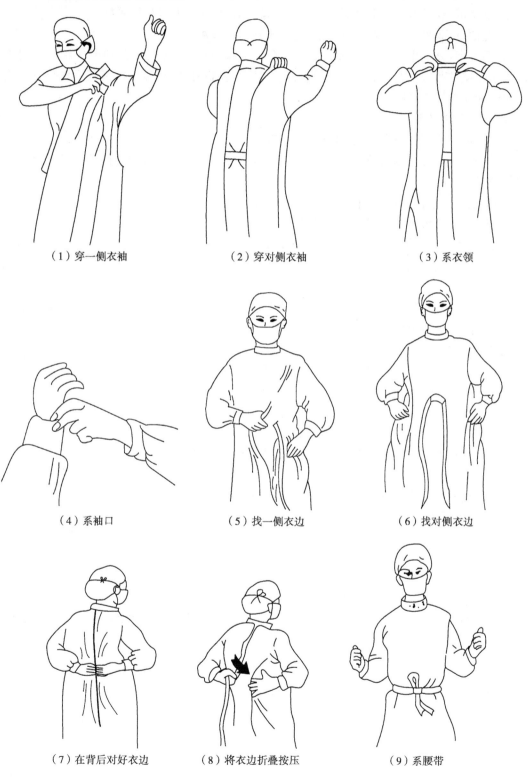

（1）穿一侧衣袖 　　　　　（2）穿对侧衣袖 　　　　　（3）系衣领

（4）系袖口 　　　　　（5）找一侧衣边 　　　　　（6）找对侧衣边

（7）在背后对好衣边 　　（8）将衣边折叠按压 　　　（9）系腰带

图 19-2　穿隔离衣

1)穿衣袖:手持衣领从衣钩上取下隔离衣,将清洁面朝向自己,一手抓衣领,另一手伸入一侧袖内穿好,用穿好衣袖的手抓住衣领,同法穿好另一袖(注意衣袖勿触及面部)。

2)系领带:双手由衣领中央顺着边缘向后摸到衣领系带,并在颈后系好。

3)扎袖口:双手交换扎好两只衣袖(这一步开始手被污染)。

4)系腰带:分别将隔离衣在两侧腰部逐渐向前拉,见到边缘两手分别捏住两侧衣边外面,再往后拉在背后将衣边对齐,向一侧折叠,用手按住折叠处,将腰带拉至背后在折叠处交叉,回到胸前将腰带系好,打一活结。

2. 脱隔离衣方法

1)解腰带:脱下污染手套,解开腰带,在胸前打一活结。

2)解衣袖:解开两侧袖带,将隔离衣袖塞入袖祥内(注意:隔离衣的外面勿触及前臂),充分暴露双手和前臂。

3)手消毒:进行前臂及手消毒,消毒的顺序由上至下,消毒两遍。

4)解衣领:用清洁的手解开衣领系带。

5)退双手:右手伸入左手袖筒内,拉下袖子遮盖过手,用遮盖着的左手抓住右手隔离衣袖子的外面往下拉,再用袖筒遮盖的双手解开腰带,双手轮换逐渐从袖筒中退出,脱下隔离衣。

6)整理:一手握住衣领,另一手将隔离衣两边对齐,污染面向外悬挂在污染区,如果悬挂清洁区或半污染区则清洁面向外。

【注意事项】

1. 隔离衣长短要合适,无破洞、潮湿和污渍。

2. 穿隔离衣前,备好需要的诊疗物品、药品。

3. 穿隔离衣后,只限在规定区域内活动,不得进入清洁区。

4. 隔离衣应每天更换,如有潮湿或被污染时,应立即更换。

5. 医务人员在接触甲类或按甲类传染病管理的传染性患者时应穿防护服。

【提问要点】

1. 分别说出在什么情况下穿隔离衣与防护服?

2. 穿、脱隔离衣的要点?

(陈花花)

参 考 文 献

1. 李小寒,尚少梅. 基础护理学. 第5版. 北京:人民卫生出版社,2012

2. 胡必杰,高晓东,索瑶,等. 医务人员血源性病原体职业暴露预防与控制最佳实践. 上海:上海科技出版社,2012

人文篇

　　医学是一门博大而精深的科学，是兼具自然科学和人文社会科学的综合性学科。现代社会的快速发展，医学模式的转变，以及人们对健康需求的不断提高，要求医务人员不仅要关注疾病本身，还要关注引起疾病的心理、行为、社会、环境等因素，更要重视对患者的尊重和关怀。因此，现代医学教育不仅要重视医学基础知识和基本技能的培养，同时要注重医学生人文素质的教育。本篇着重从医学伦理道德、职业精神、团队合作、学习能力和医患沟通技能等方面进行阐述，旨在培养医学生的人文素养，提高执业技能。

第二十章 医师基本人文素养 >>>

随着现代医学模式从传统的生物医学模式向生物-心理-社会医学模式的转变,医学与人文科学、社会科学的结合日益紧密。现代医学模式要求医师不仅要掌握医学知识和医疗技能,还要掌握心理学、社会学的知识,要有对人性的关怀、对他人的同情心,更要有高尚的医学伦理道德、崇高的医师职业精神、良好的团队协作精神和较强的学习能力等人文素养。

第一节 医学伦理道德

"医乃仁术"是一个古老的命题,强调医生应该是坚守伦理的仁者这一宏大却不空疏的道理,即只有品德高尚的人才能做医生。医学史表明,自从医学问世的那天起,就是专门关注人的生命、关注人的健康。因此,医学与伦理道德密不可分。医学伦理道德(medical ethics and morality)就是用一般伦理学的原理和道德原则,来解决和调整医疗实践中人与人之间相互关系和有关职业道德问题的一门学科。它是人文社会科学与自然科学的有机融合,两者相辅相成,相互作用。

【概述】

在人类文明发展史上,医学伦理道德伴随着人类的医疗实践活动而产生,并随着社会的发展而不断地进步。《希波克拉底誓言》《伤寒杂病论》《备急千金要方》等中外医著都对医学伦理道德进行了概括和总结,指导着当时的医疗实践活动,并为医学伦理道德的发展起到了不可磨灭的奠基作用。20 世纪 70 年代生物-心理-社会医学模式的建立,标志着人类医学伦理道德的又一次进步。本节主要对医学伦理道德的基本原则、基本准则等进行简述。

【主要知识点】

1. 医学伦理的基本原则 医学伦理的基本原则(principles of medical ethic)是指调节医学实践中各种医学伦理关系所应遵循的根本原则。它贯穿医学实践的始终,是衡量医务人员个人行为和道德品质的最高道德标准,具体包含四个方面。

(1)尊重原则:尊重原则(principles of respect for autonomy)是指医务人员尊重患者的伦理原则。欧美一般称为自主原则。尊重原则的内容主要包括尊重患者的生命、人格、隐私权、自主权及处理好相关的一些问题。

(2)不伤害原则:不伤害原则(principles of non-maleficence)是指在医务人员的整个医

疗行为中,无论动机还是效果,均应避免对患者造成伤害。不伤害原则是底线原则,是对医务人员的基本要求,其真正意义在于培养医务人员对患者高度负责、保护患者健康和生命的医学伦理理念和作风,在医疗实践中努力使患者免受不应有的医疗伤害,包括身体、精神上的伤害和经济上的损失。

(3)有利原则:有利原则(principles of beneficence)是指把有利于患者健康放在第一位并切实为其谋利益的原则。在西方被称为行善原则。它的基本精神是做好事,不做坏事;制止坏事,扬善抑恶。

(4)公正原则:公正原则(principles of justice)是指以形式公正与内容公正的有机统一为依据,分配、实现医疗和健康利益的伦理原则,即具有同样医疗需要以及同等社会贡献和条件的患者应得到同样的医疗待遇。公正原则强调的是在基本医疗保健需求上保证公正的绝对性,即人人同样享有;在特殊医疗保健需求上保证公正的相对性,即只有具备同样条件(主要是经济支付能力)的患者,才会得到同样的满足。

2. 医学道德的基本原则 医学道德的基本原则(principles of medical morality)是指在医疗实践活动中调整医务人员与患者之间,医务人员与集体、社会之间关系所应遵循的根本准则,是衡量医务人员个人行为和思想品德的根本标准,是评价医疗行为善恶的最高准则。由于存在着传统文化、现实国情等诸多方面的差异,在医学道德基本原则建构及表述方面,不同国家之间有同有异。我国当代医学道德原则践行的是社会主义医学人道主义原则,其内容包含四个层次。

(1)防病治病:这一原则明确了医学服务必须承担完整的医德责任,即无论医务人员在哪一个工作岗位,无论医疗卫生单位属于何种性质,都必须肩负起防病治病的使命。该原则要求医务人员正确认识医学服务的范围和社会责任,热爱本职工作,刻苦钻研技术,力求做到诊断及时、正确,治疗可靠、有效。

(2)救死扶伤:救死扶伤是临床医疗服务的首要道德职责,是社会主义医德基本原则的实践手段,即所有的临床医务人员都应把患者的生命和健康放在第一位,为患者谋利益。

(3)实行社会主义人道主义:实行社会主义人道主义是处理好医学人际关系必须遵循的最普遍、最现实的底线要求。

(4)全心全意为人民身心健康服务:全心全意为人民身心健康服务是社会主义医德基本原则的最高要求和最终目标。

3. 医学道德的基本准则 医学道德的基本准则(criterion of medical morality)是依据一定的医德理论和原则制定的,是医德原则的具体体现和补充,是医务人员在具体、典型的医学情景中应该遵循的职业行为准则。它既是社会对医务人员行为的基本要求,也是衡量医务人员道德水平的标准。2012 年 6 月 26 日,我国卫生主管部门颁布了《医疗机构从业人员行为规范》,提出了医疗机构从业人员应遵循的八条基本道德准则。

(1)以人为本,救死扶伤:在医疗活动中尊重人的价值,强调患者的中心地位;救死扶伤是医学服务的最高宗旨,是医务人员应该承担的首要职责。

(2)严谨求实,精益求精:为适应医学事业的发展和社会公众不断提高的健康需求,医务人员要终身学习,刻苦钻研,努力掌握新知识和新技能,不断提高专业素养,诚信求知,抵制学术不端行为。

(3)平等交往,一视同仁:医务人员要树立现代的平等观,充分尊重患者的权利和尊严,与患者平等相处,同等对待所有患者。

（4）举止端庄，语言文明：医务人员在医疗活动中要做到态度和蔼可亲，举止稳重，动作轻盈大方，遇事冷静沉着、有条不紊，着装规范、整洁、朴素、大方；使用文明语言进行沟通，并讲究语言的艺术性。

（5）廉洁行医，遵纪守法：医务人员应做到公正廉洁、不谋私利、遵纪守法，自觉抵制和纠正不正之风，不开人情方、假证明等。

（6）诚实守信，保守医密：医务人员要忠诚于患者和医学事业，言行一致，做实事，守信用，关心、爱护、尊重患者，保护患者隐私。

（7）互尊互学，团结协作：医务人员共同维护患者利益和社会公益，互相尊重、支持和帮助，互相学习、协助和监督，严守公开、公平、公正的竞争规则，使有序竞争和团结协作相辅相成，共同提高和发挥优势。

（8）乐于奉献，热心公益：医务人员在完成本职工作的前提下，积极参加的抗灾救灾、突发性卫生事件等医疗救助以及扶贫、义诊、助残、支农、援外、援边等社会公益医疗活动，主动开展公众健康教育及社区保健服务，促进和改善公众的健康状况。

【要点提示】

1. 医学伦理的基本原则是指调节医学实践中各种医学伦理关系所应遵循的根本原则，它贯穿医学实践的始终，是衡量医务人员个人行为和道德品质的最高道德标准，具体包含尊重原则、不伤害原则、有利原则、公正原则四个方面。

2. 医学道德的基本原则是指在医疗实践活动中调整医务人员与患者之间，医务人员与集体、社会之间关系所应遵循的根本准则，是衡量医务人员个人行为和思想品德的根本标准，是评价医疗行为善恶的最高准则。社会主义医学人道主义原则包含防病治病、救死扶伤、实行社会主义人道主义、全心全意为人民身心健康服务四个层次。

3. 医学道德的基本准则是依据一定的医德理论和原则制定的，是医德原则的具体体现和补充，医务人员在具体、典型的医学情景中应该遵循的职业行为准则。《医疗机构从业人员行为规范》中指出的八条基本道德准则为以人为本，救死扶伤；严谨求实，精益求精；平等交往，一视同仁；举止端庄，语言文明；廉洁行医，遵纪守法；诚实守信，保守医密；互尊互学，团结协作；乐于奉献，热心公益。

（童九翠　余结根）

第二节　医师职业精神

医师职业精神（medical professionalism）是指医师在医学实践中创立和发展并为整个医学界乃至全社会、全人类所肯定和倡导的基本从业理念、价值取向、职业人格、职业准则及职业风尚的总和，是科学精神和人文精神的统一，主要蕴含着利他主义、维护患者的最大利益、维持本行业的技术水平、行业自治、服务社会等内容。

【概述】

医师职业精神最早是由美国医生联盟、欧洲内科医学联合会等于 2002 年发布的新千年《医师宣言》中提出，其倡导将患者利益放在首位、患者自主、社会公平等原则。中国医师协会于 2005 年加入了推行"新世纪医师职业精神-医师宣言"的活动，向全国医师发出了"学习新世纪医师职业精神-医师宣言"的倡议，希望《医师宣言》所倡导的职业精神成为每个医务人员对生命意义和职业价值的终身追求和价值取向。本节着重对医师职业精神内涵、基本要素以及践行医师职业精神所应坚持的基本原则和职业职责进行阐述。

【主要知识点】

1. **医师职业精神内涵**　医师的职业精神是医师在职业活动中应具有的医学科学精神与医学人文精神的统一。其中,医学科学精神是医师求真务实、推崇理性、勇于创新以及追求医疗技术卓越的精神;医学人文精神是医师向善、求美、利他以及关注服务对象情感体验的精神。中国传统医学倡导的"医乃仁术"、"大医精诚",古希腊希波克拉底提出的"爱人与爱技术是平等的",现代医学教育始祖、临床医学泰斗威廉·奥斯勒说过的"行医,它是一种专业,一种使命,一种善良人性和友爱情感的表达"等,这些均是医学科学精神与医学人文精神在医师职业生活和职业活动中统一的体现。

2. **医师职业精神基本要素**　医师职业精神的基本要素包括职业理想、职业态度、职业责任、职业技能、职业纪律、职业良心、职业信誉和职业作风等。

(1)职业理想:医师的职业理想是指建立在医疗职业现实基础上的、对自身职业未来发展的规划和设计,将此作为自己的奋斗目标,并与为医疗卫生事业服务、为社会服务而奋斗终身的理想相结合。

(2)职业态度:医师的职业态度是从事医疗卫生事业的主观态度。个人的价值观念对职业态度有着特殊的影响。因此,医师要树立正确的职业价值观,包括追求卓越、利他主义、责任感、同情心、移情、负责、诚实、正直和严谨的科学态度等。

(3)职业责任:医师的职业责任包括职业团体责任和医务人员个人责任,即对团队、科室、专业、医院的责任,对社会的责任,对患者及家属的责任,对个人职业发展和家庭的责任,关键在于医务人员要把客观的职业责任变成自觉履行的道德义务。

(4)职业技能:医师的职业技能是专业技术发展和个人职业生涯实现的基础。随着社会的进步和医疗卫生事业的发展,医师的职业技能也要求越来越高。因此,医务人员要培养终身学习的能力,持续巩固专业知识、强化专业技能。

(5)职业纪律:医师的职业纪律是指在医疗工作中,医师要恪守相关的法律、法规,如《中华人民共和国执业医师法》、《医务人员医德规范及实施办法》等,要把这种外在的强制力转化为内在的约束力,形成自觉的行为规范。

(6)职业良心:医师的职业良心是指医师对职业责任的自觉认识,并依据职业责任或义务的要求,对自身在医疗实践活动中的行为动机、状况和效果进行自我检查、督促和评价。医务人员对履行自身义务并产生了良好效果的行为应给予自我肯定性评价,即感到满意、欣慰和自豪;反之,则给予自我否定性评价,即感到羞愧、悔恨、谴责和内疚。

(7)职业信誉:医师的职业信誉是社会对职业团体和医务人员个人的肯定评价,是医师职业行为的价值体现。医务人员要自觉地把社会的客观评价转化为自我评价,自觉发扬社会主义职业精神。

(8)职业作风:医师的职业作风是指在医疗实践过程中,医务人员所表现出来的一贯态度,即习惯性表现。医师养成了良好的职业作风,就可以互相教育、互相影响、互相监督、互为榜样,形成良好的职业舆论和职业风尚。

3. **医师职业精神践行**　作为一名医务人员,肩负着医疗卫生事业发展的重要使命,只有树立良好的职业精神,才有利于职业生涯的发展和职业尊严的提升,有利于和谐医患关系的构建和巩固。《医师宣言》所提出的三项基本原则和十项职业责任完全符合医师职业道德要求,贯彻和实施《医师宣言》,弘扬新世纪新时期的医师职业精神,不仅是医师行业自律的体现,而且有助于医师良好社会形象的树立。

(1)基本原则

1)将患者利益放在首位的原则:这一原则是建立在为患者利益服务的基础上,市场力量、社会压力以及管理的迫切需要都绝不能影响这一原则。

2)患者自主的原则:医师必须诚实地对待患者并使患者在了解病情的基础上有权对将要接受的治疗做出决定。

3)社会公平原则:医师应该努力去消除医疗卫生中的歧视,公平分配医疗卫生资源。

(2)职业责任

1)提高业务能力的责任:医师必须终生学习并且有责任不断更新所必需的医学知识、临床技能等。

2)对患者诚实的责任:医师必须保证在患者同意治疗之前以及治疗之后将病情完整而诚实地告诉他们,即患者有知情同意权,有权利对治疗做出决定。同时,医师也应该承认由于医疗不当而使患者受到伤害,只有这样做才能保证患者和社会对医师的信任。

3)为患者保密的责任:为了赢得患者的信任和信心,当提及患者的有关情况时需要有恰当的保密措施。

4)与患者保持适当关系的责任:由于患者固有的弱势和依赖性,医师和患者之间的某些关系必须避免。特别值得强调的是,医师绝不应该从患者方面获取任何利益,包括个人经济利益或其他的个人目的。

5)提高医疗质量的责任:医师必须为不断提高医疗卫生质量而努力奉献。这一责任不仅要求医师有着良好的职业技能,而且要求医师和其他专业人员紧密合作,减少医疗差错,减少医疗卫生资源的过度使用,确保医疗质量。

6)促进享有医疗的责任:医师应努力减少公平医疗保健的障碍,努力消除那些基于教育、法律、财务、地域以及社会歧视的障碍,促进患者享有平等的医疗。

7)对有限的资源进行公平分配的责任:医师必须明智而有效地利用有限的医疗资源为患者提供卫生保健,要谨慎小心地避免多余的检查和操作,避免不必要的费用。

8)对科学知识负有责任:医师有义务赞同科学的标准,促进研究、创新知识并保证知识的合理应用。

9)通过解决利益冲突而维护信任的责任:医务人员在工作中要遵循患者至上的原则,设身处地为患者着想,切实保障患者的生命和健康,并有责任认识、揭发并处理工作中的利益冲突,赢得患者的信任。

10)对职责负有责任:作为一名医务工作者,医师应该为最大限度地提高医疗水平而通力合作、互相尊重。

【要点提示】

1. 医师职业精神主要蕴含着利他主义、维护患者的最大利益、维持本行业的技术水平、行业自治、服务社会等内容,由职业理想、职业态度、职业责任、职业技能、职业纪律、职业良心、职业信誉、职业作风等基本要素组成。

2. 医务人员践行医师职业精神,必须严格恪守《医师宣言》中强调的三项基本原则和十项职业职责。

（童九翠　余结根）

第三节　团队合作精神

团队(team work)指的是为了实现某一共同目标而由自愿相互协作的个体所组成的正式群体。团队合作精神(team work spirit)是指团队成员为达到共同既定目标所显现出来的自愿合作和协同努力的精神。医务人员团队合作精神是协作精神、大局意识和服务理念的集中体现,其核心是在医务工作中协同合作,是医务合作行为产生的基本前提和重要基础,需要全体医务人员的向心力和凝聚力。

【概述】

"团队"的概念是20世纪90年代,由美国学者斯蒂芬·罗宾斯首次提出。由不同的个体组合成团队必须具有共同追求的目标、共同承担责任的担当精神、相互补充的技能和专长以及共同的工作方法。希望与人合作并善于与人合作是合作精神的主要特征,两者统一于对合作的认知、动机、品德、修养、需要、态度、兴趣、知识、情感、智力、意志力等多种心理特质,从而使团队合作精神具有更加丰富的内涵。团队合作精神是现代大学生素质教育的重要内容,更是医学生学习和将来从事医疗工作的必然要求。

【主要知识点】

1. 团队合作的要素　在同一专业、医疗单位或科室的医务人员,这基本上是医务团队合作的雏形,真正意义的团队合作包括四个要素。

(1)团队思想:团队思想是团队合作的灵魂,团队所有成员共同认可和追求的一种集体意识,是团队共同的理想信念和价值追求,是提高团队战斗力和创造力的精神支柱。医务人员团队思想统一于维护人类的健康,提高人民生活质量。

(2)团队分工:分工是团队合作的基础,是每个成员的职责和任务。医师、护士、医技人员、后勤保障人员各有分工。合理的分工可以充分发挥团队成员的专长,形成有机的整体,达到提质增效的效果。

(3)团队建设:团队建设是团队合作的助推剂,医务人员只有充分认识自身的优势和劣势,相互协作,扬长避短,才能有效统筹综合,形成合力,提升整个团队的竞争力。

(4)团队支持:团队支持是团队合作的基石,医务人员相互信任、真诚鼓励及帮助是战胜困难的动力,也是团队合作成功的必备条件。

2. 团队合作的原则　在当今日益激烈的社会竞争中,不同个体组合成团队是社会分工细化的必然要求,但要组成有利于实现多赢的团队必须遵循以下几个原则。

(1)平等友善:平等是人际交往的基本,友善是与人相处共事的升华。医务人员之间、医患之间都必须遵守平等友善的原则。

(2)谦虚谨慎:"谦受益,满招损",医务人员保持谦虚谨慎的工作作风,能使团队成员精诚合作,形成合力。

(3)善于交流:沟通是团队合作的基础,医务人员之间、医患之间在充分沟通交流的基础上形成思想、精神和行动上的默契,有利于临床医疗工作的开展。

(4)接受批评:"恭维是盖着鲜花的深渊,批评是防止你跌倒的拐杖"。每个人身上都存在不同程度的缺点,善意的批评能让你明白自己的缺点所在,虚心接受,完善自我。

(5)化解矛盾:矛盾常常是由于团队成员信念、认识、意见不同而导致,医务人员在相互尊重和互惠互利的基础上有效沟通、求同存异、建立合作,才能保持团队行动的一致性。

(6)开拓创新:"大众创业、万众创新",创新是团队的生命,是团队不断发展进步的持久动力。在临床工作实践中,医务人员不断解放思想、更新技术,有利于增强团队的核心竞争力。

3. 团队合作的形式 医务团队合作既有"医师与医师、医师与护士"之间的合作,又有"医生与患者及家属"之间的合作,还有"临床科室与医技及后勤保障科室"之间的合作。从接触患者开始,检查、诊断、治疗、护理、康复等一系列医疗活动,都需要相关的临床、医技科室及后勤保障部门的密切配合与支持。要努力培养医生的团队精神与合作意识,妥善处理好医师与医师、医师与护士、医师与患者、医师与家属四方面关系。医师与患者良好的合作关系更有助于对病情的了解,治疗的开展及后期康复的进行。

4. 团队合作出成效 现代先进的医疗是团队的医疗,是医护人员通力合作的行业,要求各个科室、各级人员之间相互沟通协作,充分信任,勇于担当,提高自己的合作能力,达到工作高效,治疗有效,努力提高医疗服务质量和医疗安全。例如,在医院危急、危重症病人处理和会诊中,医务人员加强团队合作往往会取得事半功倍的效果。据统计,诺贝尔获奖项目中,因协作获奖的占 2/3 以上。在诺贝尔奖设立的前 25 年,合作奖占 41% 左右,而现在则跃居到 80%,由此可见团队合作的重要性。

5. 影响团队合作的负面因素 团队合作中负面因素的存在是合作的障碍,它会干扰甚至阻滞团队合作的进度及成效。

(1)缺乏沟通:团队成员之间沟通不畅会导致团队合作步伐不一致,管理出现混乱,团队合作效率低下。

(2)以自我为中心:总是为自己着想,不顾及别人,有时为了自己利益甚而不择手段,无法与人共事与合作。

(3)妒忌:对比自己水平高的人感到不痛快、埋没、排挤贤良等,都是心胸狭窄、品德较差、心理承受能力低下的表现。

(4)缺乏信任:团队成员之间相互信任是合作的基础,相互信任才能建立高度默契的合作关系,才能形成凝聚力,增强团队的战斗力。

(5)自卑:自卑就是自己看不起自己,对自己的知识、能力估计过低,对自己缺乏信心,低人一等,从而不愿与人相处合作,离群索居。

(6)缺乏担当精神:勇于担当是团队成员必须具备的基本素质,更是个体的鲜明品质。面对困难和矛盾,敢于迎难而上,有利于团队克服困难,解决问题,取得较好成绩。

6. 团队合作精神的培养 培养和提升医学生团队合作能力,加强和引导医学生合作精神,实现医学生团结协作理念,其最终目的就是让医学生更好地服务于人类健康。一些医学生为独生子女,受社会多种因素的影响,团队合作精神较为缺乏,很难适应现代医学的快速发展,因此,有必要加强医学生团队合作精神的培养。

(1)在学习中合作:医学各学科的学习具有课程专业性强,学习科目繁多的特点,因此在学习中合作,在合作中共同进步尤为重要。学习方法各有不同,相互交流借鉴,不断总结和分析,寻找出最适合自己的学习方法。

(2)在实践中合作:医学生的学习过程不仅需要掌握过硬的专业知识,还需要具备较强的动手能力。医学是一门以实践为基础的学科,医学生在学习过程中离不开实践,而医学实践的过程是需要一个团队合作共同完成的过程。

(3)在工作中合作:目前的学习是为了以后更好地从事临床医疗工作,只有全面的掌握医学知识,才能在临床工作中得心应手。临床工作离不开团队的有效合作,正确处理同行、同事、医患之间的关系,团结协作,相互学习,锐意进取,才能不断提高诊疗水平。

7. 提升团队合作精神的有效途径 快速的社会发展强化着竞争意识,如何在竞争中保持合作,在合作中促进良性竞争,实现"双赢"或"多赢"是一门艺术,更是一种较高层次的胸襟和视野。

(1)熟悉了解团队成员的特性:没有完美的个人,只有无敌的团队。医务人员应积极主动发现其他成员的长处和优秀品质,取长补短,相互协作,形成合力,实现团队成功。

(2)支持和包容不同个性的团队成员:团队由一个个具有不同个性特征的成员组成,每个成员都具有自己的优点和缺点。医务人员之间要经常进行沟通和交流,有意识地尊重其他成员的智慧,积极听取他们提出的意见,求同存异,支持和鼓励其他成员开展工作。

(3)保持谦虚谨慎的工作态度:谦虚谨慎是医务人员工作态度的崇高表现,也是敬业精神的具体体现。团队成员各有专长,学习他人长处,弥补自己不足,积极主动促进团队合作。

(4)进行有效的合作教育:教育是教育者有目的地运用多种方法塑造和改造受教育者的自觉行为,使受教育者在较短的时间内形成良好个性品德的过程。有效的合作教育,有利于提高合作精神。

(5)实现团队资源有效共享:充分发挥、有效融合团队成员的各自作用,才能使团队形成合力。团队成员实现资源共享,也是一个团队凝聚力和协作能力的客观体现。

当今,医务人员正面临着在竞争中生存,在合作中发展的现实。医学生作为未来的医务工作者,培养和提高团队合作精神,是医学人才培养的需要,也是未来医学事业发展的要求。

【要点提示】

1. 团队指的是为了实现某一共同目标而由自愿相互协作的个体所组成的正式群体。成小事主要靠业务本领,凡能成大事者则依赖于个人的德行和综合素质,而合作精神就是其中的重要素质。

2. 团队合作须具备团队思想、团队分工、团队建设和团队支持;具有平等友善、谦虚谨慎、善于交流、接受批评、化解矛盾、开拓创新的合作基础,这是医务团队合作成功的必备条件。

3. 医务团队合作既有"医师与医师、医师与护士、医师与患者及家属"之间的合作,还有"临床各科室间与医技及后勤保障科室"之间的合作,要充分认识到提升团队合作精神的有效途径。随着现代医学的快速发展,团队合作发挥着越来越重要的作用。

(余结根 童九翠)

第四节 学 习 能 力

学习能力(learning ability)是指医学生在教师的科学指导下,系统掌握医学科学文化知识和临床技能的方法和潜能,也就是我们通常所说的"会学"。医学生只有"会学",才能"学会"。医学生学习能力包括学习过程中的自觉力、观察力、注意力、想象力、思考力、记忆力、应用力和创造力等。

【概述】

学习的概念有广义和狭义两种,广义的学习是指人在生活和工作的过程中获得的个体行为经验的过程。狭义的学习专指学生的学习,是人类学习的一种特殊形式,是在教师的指导下,有组织、有目的、有计划地系统掌握科学文化知识和技能,提升自身能力,逐步形成世界观和道德品质的过程。能力是指保证个体顺利完成某种活动的心理特征,直接影响整个活动的效率。

【主要知识点】

1. 学习的意义 学习是每个社会成员生存和发展的重要前提,就像空气一样无处不在,不可缺少。人类只有通过不断学习,才能推动社会不断发展和进步,促使人类文明不断传承和创新。

(1)掌握知识:通过学习掌握科学文化的基本理论、基础知识、基本技能以及基本的学习方法。

(2)发展智能:智能是指智力与能力的结合或统一。通过学习不断提高自我认识世界和改造世界的能力。

(3)培养品德:学习的意义就在于能促进社会道德内化,内化于心,外化于行,使学习者养成高尚的品德。

(4)完美人格:学习者在学习的过程中使自己的人格趋于完善,不断提升自我。

2. 医学学习的过程 医学学习的过程是指医学生在教学情境中通过与教师、同学以及教学信息的相互作用获得医学科学知识、临床技能和认知态度的过程。学习是一个系统化的过程,古今中外诸多学者对它进行多种分类和解析。我国古代教育家孔子对学习过程划分为七个阶段,即立志、博学、审问、慎思、明辨、时习、笃行。阐述为立志就是激发学习动机,博学就是多见多闻,审问就是多问多疑(不是怀疑一切),慎思就是学思结合,明辨就是形成明确的概念,时习就是及时复习,笃行就是学以致用。此观点仍具有积极的现实意义。

(1)知识学习的过程:医学科学文化知识的学习是一个长期积累的过程,从基础医学知识到临床医学知识的学习,既是知识积累的过程,又是基础与临床灵活贯通的过程,更是知识积累与贯通的辩证统一。

(2)技能学习的过程:临床实践技能的学习是医学教育重要环节,要做到早临床、多临床、反复临床。其是一个反复动手操作的过程,既是技能试练的过程,又是理论与实践的有机结合,熟能生巧的过程,更是技能试练与熟练的辩证统一。

(3)问题解决学习的过程:坚持问题导向,善于发现问题,针对解决问题式的学习是一个反复思考、不断领会的过程,既是问题试误的过程,又是顿悟的过程,更是问题试误与顿悟的辩证统一。

3. 学习的方法 医学学习的方法多种多样,适合自己的学习方法就是最好的方法。在这特别介绍四"五"学习法,是由四个"五"组成,即提高"五性"、加强"五学"、掌握"五会"、运用"五法"等。

(1)第一个"五"为五"性":即医学生要充分提高学习的自觉性、主动性、积极性、独立性和创造性。充分发挥医学生学习的主动性和能动性,会达到事半功倍的效果。

(2)第二个"五"为五"学":即医学生要愿学、好学、乐学、勤学和独立学习。这是要求医学生树立正确的学习态度,学习医学科学文化知识成功与否,态度决定一切,同时要养成自主学习的习惯。

(3)第三个"五"为五"会":即医学生要充分掌握会观察、会记忆、会想象、会思维和会注意。医学是一门博大而精深的科学,既有深奥的理论知识,又具有丰富的临床实践,要掌握正确的学习方式。

（4）第四个"五"为五"法"：即医学生要经常将模仿法、试误法、练习法、发现法和创作法运用到学习的过程中去。只有充分掌握并灵活运用一定的学习方法，才能将医学知识学好、学活。

4. 医学学习的特殊性　医学课程专业性强，科目繁多，任务繁重，实践性强，知识更新快，学习过程艰苦，有着自己独特的学习特点。

（1）系统学习，有的放矢：倡导以医学课本为主，上课认真听讲，做好笔记，听懂内容，课后及时复习，总结归纳，提高学习效果。其次，医学教科书内容繁多，系统学习任务量大，平时学习中，要不断筛选出自己掌握不牢的知识，重新组织学习，消除学习上的盲点。最后，要善于利用各种学习资源，根据自己掌握知识的不足或需求进行学习，增长专业以及相关知识，达到知识的延伸和拓展。

（2）方法得当，提高效率：医学生要寻找到适合自己学习的最佳方法。医学是一个庞大而复杂的学科体系，涉及基础医学、临床医学、公共卫生与预防医学等各个学科，而且各个学科之间知识点都是相互联系的，要夯实基础、融会贯通、举一反三。同时，医学生需要培养整体观念，理论联系实际，积极参加实验和临床实践，在实践中运用和查找不足，加深对所学理论知识的理解和掌握。

（3）灵活运用，发挥潜能："医乃仁术"要求医学生在学习科学文化知识的过程中必须具有严谨谦虚的态度，扎实的医学专业知识，娴熟的临床技能，还需要将专业理论知识和专业技能有机结合，合理选择，灵活运用。在医学学习的过程中需要认真探索、刻苦钻研、破解学习难题、弄清问题本质，更需要在追逐中敢于提出质疑，培养批判性思维，在不断地质疑、不断地推翻、不断地构建、不断地创新过程中，发挥学习潜能，迈向更高的学习领域。

（4）人文教育，大家情怀：医学生个人的发展，综合素质的全面提高，必须重视人文知识，诸如文学、艺术、道德、伦理、法律、心理、沟通、管理等相关内容的学习，有利于培养人道主义精神，加强职业责任意识，提高职业素养；有利于拓展思维，加深理解科学知识，提升职业能力；有利于实施全面素质教育，适应新常态对医学人才培养的需要。

（5）终身学习，与时俱进：终身学习的概念最早出现于 20 世纪 60 年代后期，终身学习是通过一个不断的支持过程来发挥人类的潜能，它激励并使人们有权利去获得他们终身所需要的全部知识、价值和技能，并在任何任务、情况和环境中都有信心、有创造性且愉快地应用它们。现代社会快速发展，医学知识更新加快，治疗手段日新月异，知识总量与日俱增，医务人员只有增强自主学习能力，不断学习和掌握各种最新的医学理论和操作技能，才能适应时代发展的客观要求。

（6）形式多样，学无止境："未来文盲不再是不识字的人，而是没有学会学习的人"。优秀的医务人员知道自己为什么学习、学习什么、如何学习，目标明确，方法得当，从而把学习作为一种生存和发展的意向和方式。自主学习形式多样化，可以从书本中学，向同事学，在实践中学，也可以运用网络技术手段，探索新型的医学学习方式，如远程教学、大规模开放在线课程（massive open online courses，MOOCs）等。

"博学而后成医，厚德而后为医，谨慎而后行医"。医学生未来的路依然漫长，依然充满着挑战，要清醒地认识到自己肩负的历史使命，努力提高自身综合素质和业务水平，更好地履行自己的职责，完成让世人安康幸福的神圣使命。

【要点提示】

1. 学习能力是指医学生在教师的科学指导下，系统掌握医学科学文化知识和临床技能的方法和潜能。学习的种类包括知识学习、技能学习和问题解决学习。

2. 学习的意义在于掌握知识、发展智能、培养品德、完美人格。介绍了四"五"学习法，即提高"五性"、加强"五学"、掌握"五会"、运用"五法"等。

3. 医学专业性强，课程多，任务繁重，实践性强，医学学习具有自身独特的学习特点，且医学是一门不断发展的科学，需医生具备终身学习的能力，是一个需要付出毕生精力的职业。

（余结根　童九翠）

第二十一章　医患沟通技能 >>>

近年来,随着我国公民素质的提高,患者的维权意识增强,医患双方信息不对称等导致医患关系紧张,医疗纠纷频发,冲突不断。医患纠纷已成为医院管理的难点和主要矛盾,时常困扰着医务人员,甚至严重干扰了医院的正常医疗秩序。探究医患矛盾激化的原因有多方面,但就医患双方来说,医患之间缺少有效的沟通应是其中重要因素,"医患沟通则通,不通则痛。"本章旨在阐述医患沟通的基本原理和方法,讨论良好医患沟通的方法技巧,对于构建和谐医患关系,提高医疗质量,改善医患沟通现状很有必要。

第一节　医患沟通原理

医患沟通(doctor-patient communication)是指在特殊情境下,为达到特殊目的所进行的人际沟通,即医者和患者之间进行的信息、观念、思想、情感和知识等方面的交流。医患之间良好的沟通交流有助于疾病的诊断、治疗和康复。

【概述】

在国外,医患沟通往往是从医学教育早期开始,贯穿医学教育的始终,2001 年,美国"住院医师教育评鉴委员会"就将人际沟通技能作为住院医师必须具备的六项核心能力之一,而在我国,部分医学院校也与近些年来逐步开设了医患沟通相关课程,教育部于 2015 年 9 月 15 日印发《关于推进临床医学、口腔医学及中医学专业学位硕士研究生考试招生改革的实施意见》,要求从 2017 年开始,全国硕士研究生招生要全面加强医患沟通能力、医学伦理法规等基本职业素质的考查。

【主要知识点】

1. **医患沟通的原则**　医务人员与患者的关系是一种特殊的人际关系,在与患者沟通时,医务人员应遵循一定的原则。

(1)平等和尊重原则(principles of equality and respect):医务人员应以平等的态度对待所有的患者,尊重患者的人格,尊重患者的习俗,医师和患者之间也需要相互尊重。英国近代医学家威廉·奥斯勒认为医师有三大敌人:傲慢、冷漠和贪婪。有的医生自认为患者有求于医,以患者的救世主自居,往往会以高高在上的姿态,傲慢对待患者。

(2)真诚和换位原则(principles of sincerity and transposition):理性真诚,换位思考是一个医师必备的沟通素质。爱得华·罗森邦是个行医 50 年的医学教授,晚年他患了喉癌,亲历了"医师"与"患者"两种视角,他如是感慨,"如果我能从头来过的话,我会以完全不同的方式行医,很不幸的是,生命不给人这种重新来过的机会。"医师要体谅患者的不易,当然患者也要体谅医师的辛苦。

(3)医方主动原则(principles of doctors' initiative):由于医疗服务的专业性和特殊性,同时患者缺乏医学知识,在诊疗活动中,医务人员应进行主动沟通,并做好相关安排。

(4)详尽原则(detailed principles):医务人员在与患者及其家属沟通时,告知的内容要尽量详尽,要把疾病的一般情况、可能发生的并发症、可选择的治疗措施以及疾病的愈后等,详细地告诉患者及其家属,尤其要告知可能出现的危险性,以减少患者及家属过高的期望值,避免事后心理落差。

(5)留有余地的原则(principles of leave adequate leeway):医务人员在涉及患者病情时,讲话一定要留有余地,特别对疑难病、危重症患者以及年老体弱患者,防止走极端,说出"肯定能治好"、"没问题"之类的话,否则,一旦发生意外,患者及其亲属接受不了现实容易引起纠纷。

(6)患者参与决定的原则(principles of patients involved in the decision):医师告知患者治疗方案的疗效、益处以及风险,而患者则告诉医师他对疾病以及相关风险的看法和疑虑,并最终做出正确、合理的选择。近年来,人们已不再盲从医师的决定,逐渐主动参与自己或亲人疾病诊疗决策,即"我的健康我参与"。

(7)保密原则(principles of confidentiality):在医疗活动中常涉及患者的隐私,医护人员要对患者的隐私保密,切忌取笑、歧视患者,以免严重损伤患者的自尊心;但是,如果患者的隐私涉及到法律法规,则必须按有关规定执行,如传染病要上报卫生管理部门,以避免疾病的传播和公共安全事件的发生。

(8)反馈原则(principles of feedback):医师和患者谈话时,医师应将较专业的知识尽量用患者能理解的通俗语言进行描述,同时可采用目光接触、简单发问和复述等方式探测患者是否听懂、是否有兴趣听等,以决定是否继续谈下去和如何谈下去。

2. 医患沟通的策略　在实际沟通中,根据沟通目的、人员、途径、病情和内容等情况采用各种形式的沟通策略,主要分以下几种:

(1)预见性沟通:在医疗活动过程中,如发现患者对医疗过程有疑问或疗效不满意时,应立即将其作为重点沟通对象,主动、多次反复进行沟通以得到患者理解。预见性沟通应记入病程记录,必要时由患者签字。

(2)角色变换沟通:如责任医师与患者或家属沟通有困难或有抵触情绪时,应另换其他医务人员或请上级医师、科主任与其进行沟通,以免事态扩大。

(3)书面沟通:对需进行某些特殊检查、治疗或重大手术,以及不配合、不理解医疗行为的患者,应当采取书面形式进行沟通。

(4)集体沟通:当下级医师对某种疾病诊疗的解释不明确或不能令患者满意时,应先请示上级医师或与上级医师一起与患者进行沟通。

(5)统一后沟通:对于诊断不明或病情恶化的患者,在沟通前,治疗组或全科室医师甚至邀请相关科室进行讨论,统一认识后指定一名医师向家属进行解释,避免因医务人员之间的诊疗意见不一致,使患者和家属产生不信任和怀疑。

(6)避免不当沟通:注意避免当着患者的面讨论医院内部管理存在问题,指责或怀疑其它医务人员的医疗行为。评判医疗过程中的任何技术和责任过错是相关鉴定机构的事情,现实生活中很多医疗纠纷和投诉就是因为患方听到医务人员的不当言论而造成的。

3. 医患沟通的流程 医患沟通始于患者就诊,即医患关系形成的开始。医患沟通的过程因人因时因地而不同,虽无章法可循,但基本要素是相同的,下面按照患者门诊就诊的程序介绍沟通的一般过程。

(1)问候介绍:患者进入诊室时,医师应以亲切的态度招呼,称呼得体,安排患者以舒适姿势就坐;主动向患者介绍自己的一般情况。

(2)询问病情:让患者充分表达,进行开放式提问,鼓励、启发病人如实、仔细地叙述病史,耐心倾听不要随意打断病人的陈述,适当反馈复述,避免暗示和小心处理敏感问题。

(3)诊治交流:向患者阐明诊断和治疗方案,治疗预期效果和可能风险;了解患者关注的问题,对疾病诊断和治疗的期望,以明确其诉求取得患者理解与配合。

(4)总结复诊:扼要总结本次诊疗过程,征求患者意见,对其合作表示感谢;接受咨询,交代复诊要求,并作好相关记录。

4. 医患沟通的内容和记录 每次沟通都应在病历中有详细的沟通记录,结合患者疾病的检查及治疗需要,沟通内容和要求如下:

(1)沟通内容:①疾病的诊断、主要治疗手段,重要检查项目的目的、结果及意义;②某些治疗风险及可能的严重后果;③手术方式,并发症;④患者家属意见及要求;⑤面临多种治疗方案时如何选择;⑥医药费用情况等。

(2)记录要求:①沟通的时间、地点、内容及结果(患者或家属知情同意或不同意)记录完整;②参加沟通的医护人员和患者(家属)签名;③所有的记录应在交谈结束后及时记录,以免日后记录时遗漏;④紧急情况下如术中手术医生与家属的沟通,事后一定要补写记录。

【要点提示】

1. 医患沟通是医者和患者之间进行的信息、观念、思想、情感和知识等方面的交流。在与患者沟通时,医务人员应遵循的基本原则包括:①平等和尊重原则;②真诚和换位原则;③医方主动原则;④详尽原则;⑤留有余地的原则;⑥患者参与决定的原则;⑦保密原则;⑧反馈原则。

2. 医患沟通的形式包括预见性沟通,角色变换沟通,书面沟通,集体沟通,统一后沟通和避免不当沟通。

3. 医患沟通的内容:①疾病的诊断、主要治疗手段,重要检查项目的目的、结果及意义;②某些治疗风险及可能的严重后果;③手术方式,并发症;④患者家属意见及要求;⑤面临多种治疗方案时如何选择;⑥医药费用情况等。

(徐 艳)

第二节 医患沟通方法

成功的人际交流是需要一定技巧的,医患沟通与交流也是如此。为了更好地治病救人,面对患者千差万别的情况,讲究技巧又不为技巧所囿,在临床实践中不断总结才是根本之道。俗话说"教无常法,水无常形",每个人在与他人沟通时都有其自身的特点和方法,在此简要述之。

【概述】

医患沟通分为语言性沟通(verbal communication)和非语言性沟通(non-verbal communication)两种方式。

　　语言性沟通是指医患双方在沟通过程中运用语言来表达、交流信息的沟通行为。医患之间交流的主要工具是语言,世界医学之父希波克拉底曾说过,医师有"三大法宝",分别是语言、药物、手术刀,医师高超的语言沟通能力能给患者增加一种信心、希望和战胜病魔的力量,出现临床治疗手段达不到的神奇效果。许多医患纠纷都是医患沟通语言不畅造成的,因此良好的医患语言沟通有利于建立和谐的医患关系。

　　非语言性沟通是指不使用语言而通过人的目光、表情、动作和空间距离等来进行人与人之间的信息交流。在临床医疗工作中,医师能用、善用非语言沟通,以弥补有声语言的不足,提高说话效果,同时,每天面对各种各样的不善于言谈的、性格内向、木讷寡言的患者,还要学会读懂患者的非语言线索提供的信息即"患者没说出来的话",达到医患关系和谐、就医环境稳定的目的。

　　语言沟通与非语言沟通是医患沟通方式的两个方面,二者在运用当中,有时密不可分,有时可穿插进行,视时间和场合采取不同的沟通方式而已。

　　【主要知识点】

　　1. 语言沟通技巧　　医务人员与患者直接接触,交谈是医务人员与患者沟通思想和感情的主要途径。"良言一句三冬暖",医务人员应当熟练运用的语言技巧主要有以下几种:

　　(1)使用得体的称呼:要根据患者身份、职业、年龄等具体情况因人而异,首先要避免直呼其名,不可用床号取代称谓,这是极不尊重对方的行为。

　　(2)语言表达清楚准确:要充分考虑患者及家属的接受和理解能力,用适合患者的谈话方式和易于理解的语言解释,尽量避免使用专业术语,比如,说"呕血"不如说"吐血",说"手脚皮肤感觉异常"不如说"手脚发麻"。重要的不是你说了些什么,而是患者听明白了什么。

　　(3)讲究提问的技巧:在与患者交流时,要尽量避免"审问式"提问,宜采取"开放式"和"封闭式"谈话方式。"开放式"提问有助于探究患者对自身疾患的想法,如:"你肚子(胃)怎么不舒服?";"封闭式"提问只允许有明确答案的具体问题,如:"你肚子不舒服有多久了?"两种提问方式有机结合可以帮助你迅速明确患者的问题所在。

　　(4)善于使用美好语言

　　1)安慰性语言:医务人员对患者病痛的安慰和同情,感同身受,可对他们说:"既来之,则安之,吃好、睡好、心宽,病会慢慢好起来的。"在病人有痛苦的表现时,切忌使用调笑或逗乐的言语,否则极易引起患者的反感。

　　2)鼓励性语言:医务人员对患者的鼓励,实际上是对患者的心理支持,对调动患者与疾病作斗争的积极性是非常重要的。比如产妇自然分娩宫缩时非常疼痛,可以握着患者的手,鼓励她说"马上就要当妈妈了,这会儿忍一忍,生下来就好了"。

　　3)保护性语言:在某些特殊情境下医师适当使用保护性语言,对不便直说的内容用委婉方式表达,如耳聋或跛腿,可代以"重听"、"腿脚不方便"等词以避免刺激患者或引起尴尬;对那些患有晚期肿瘤等不良预后疾病的患者,不宜直接向患者透露,可婉转地说"你所患的疾病预后可能不太好,但也不是没希望,只要你积极配合,至少能控制病情防止进一步恶化……

　　(5)注重双向交流:医师与患者谈话时,既是讲者,又是听者,首先谈话应将足够的时间让给患者,可事实并非如此,在美国仅有23%的美国医师能够允许病人完成他的首次陈述,而在我国,门诊病人叙述病情时几乎每19秒就要被医师粗暴地打断一次。当然,在谈话过程中如患者离题太远可适当引导谈话方向,要学孔子"时然后言,人不厌其言;乐然后笑,人不厌其笑。"

（6）不评判同行诊疗：由于每个医院的条件不同、不同级别的医院医疗水平参差不齐，因而对同一疾病的处理方法也有可能不同，更何况疾病诊断和治疗是一个复杂变化的过程，故医生不要随便批评同行尤其是下级医院医生的既往诊疗方案，否则会有可能引发医疗纠纷。

2. 非语言沟通技巧　非语言性沟通是另一种重要的沟通方式，在某种情形下非语言沟通影响力和感染力胜似语言沟通，那么如何进行非语言沟通呢？

（1）重视第一印象：在医患接触时，患者首先感受的是医师的举止、风度、肢体语言等外在的表现。英国行为学家罗兰德博士指出："患者初次接触医师时，他们的面前不可能放着医师的简历，医师的外表是对医师进行判断的全部依据。"当一位医师的举止粗鲁不合礼仪时，会导致患者对他的专业技术能力的怀疑。

（2）目光接触：与患者保持目光交流是必要的，对医师来说，一方面要善于通过目光接触感觉到患者隐藏的情绪和信息；另一方面运用目光鼓励患者。那种一直躲在电脑后面写病历、开处方而不去看患者一眼的医师，患者是不欢迎和不满意的。

（3）面带微笑："微笑是最美好的语言"。患者去医院就诊，由于身体不适或不知所患何种疾病，其心理常处于紧张状态。如果遇到的医师面无表情、冷若冰霜，就会给患者带来更大的压力，甚至产生抗医心理而引发医患纠纷。

（4）身体接触：据国外心理学家研究，接触动作有时会产生良好的效果。患者就诊时，普遍比较紧张、焦虑，医师可以通过适当的身体接触，让他们放松下来，如为呕吐患者轻轻拍背；术前手术医师双手紧握患者；协助孕妇起身、下床；对患儿的搂抱、抚摸等，这些都是有益的肢体接触沟通。

（5）学会倾听：倾听是沟通中最重要也是最基本的一项技巧，合格的医师应当是"一个专心的倾听者、仔细的观察者、敏锐的交谈者，而不仅仅满足于会治病"，任何心不在焉、似听非听，或者随意中断患者的谈话都是不礼貌的。

（6）善用沉默：所谓"此时无声胜有声"。与患方交流的过程中，适当地保持沉默往往比语言更有力量。当患者或家属提出一些与疾病无关的问题或无理要求时，医师一定要学会用沉默来回应，往往"化干戈为玉帛"。

3. 特殊情况下的医患沟通技巧　在临床实践中除了常规的医患沟通外，有时也会遇到以下特殊情形下的沟通：

（1）急、危重症的沟通：一般来说，急、危重症患者病情来势迅猛，起病急，变化快，死亡率较高，处理起来风险较大，所以与急、危重症患者的沟通是当前医学界的一大棘手难题。

1）积极施救：医务人员应积极果断，分秒必争，迅速投入到急救工作中去，及时挽救患者的生命，使患者及家属对医务人员产生依赖、信任和尊重，这也是与急重症患者建立良好关系的前提。

2）沟通与抢救同步：由于病情危重且变化快，患者对诊治方案的不了解，往往会觉得医师的行为不及时，产生"急惊风遇到慢郎中"的感觉，为解决双方认知上的矛盾，医护人员在紧张抢救病人的同时应随时保持与患方的沟通。对昏迷或不能用语言表达的患者，沟通的重点对象则是患者家属。

3）如实告知：如实告知患者或家属目前所进行的抢救措施以及预见可能发生的不良后果等情况，实践证明事先合理降低患者对治疗效果的期望值，有利于规避医疗纠纷。如果面对一大群情绪激动的家属，最好选择一、二个有权威的家属代表单独沟通，以免暴力事件的发生。

(2)不良信息的告知与沟通:所谓不良信息俗称"坏消息",指的是在医疗过程中人们普遍认为难以医治、预后不良的疾病情况。传达不良信息是任何医师无法绕开的重要问题,主要考虑以下几个方面:

1)区别轻重:1990年颁布的《执业医师法》第26条规定:"医师应当如实向患者或者其家属介绍病情,但应注意避免对患者产生不利后果"。如果患者所患疾病恶性程度较轻或诊断为早期,常规可以如实告知;如果疾病恶性程度重或诊断为晚期,应当有计划告知,在告知时要讲究方法和策略。

2)因人而异:对于意志坚定、心理承受能力较强的患者,可将疾病的严重程度如实告知本人,争取其密切配合以达到最佳治疗效果;对性格内向、心理承受能力较差的患者,可暂时保密,待时机成熟时告之,使其有个心理准备,但此期间应叮嘱家属或值班护士密切观察其动态,严防病人走极端,有过激行为甚至选择自杀。

3)渗透渐进:从心理学角度来看,短暂多次的弱信号刺激比快速的强信号刺激更易被接受。对诸如癌症这样的不良信息的强刺激来说,要运用含蓄语言逐渐地把坏消息传递给患者,对相关病情进行铺垫,让患者了解后再告知诊断结果;最后提出解决办法。

4)家属配合:医生在与患者沟通前,可在患者家属中选择合适人选,一起商讨告知患者病情的程度和方法。临床上80%的家属也多选择暂时不告诉患者本人,待时机成熟时告知,正式传达信息前可要求患者家属陪同,向患者述说。

(3)涉及病人隐私的沟通:《执业医师法》第22条规定:"医师应当关心、爱护、尊重患者,保护患者隐私",那么临床工作中在可能涉及患者隐私时,医师应该怎么办呢?

1)诊疗环境私密化:妇科、皮肤科、男性科等一些可能涉及患者隐私的科室,每个诊室应做到"一患,一医,一室",医护人员床头交接时不应交接医疗诊断;对异性患者实施隐私处置时,用布帘或屏风遮挡,安排异性医护人员或家属陪伴。自觉保护好病人的隐私,避免无意的侵权行为,减少医疗纠纷。

2)沟通人性化:此类患者内心世界比较复杂和敏感,作为接诊医师应以高度的耐心和同情心进行交流,不允许出现歧视目光和嘲讽话语,也不宜对患者进行私生活方面的道德评判,如果患者出现不安紧张或顾虑时,应暂停询问病史,给予理解。通过对疾病防治知识教育,消除病人恐惧认识,必要时征得患者同意,告知患者的家属(特别是其配偶),对患者给予心理支持,主动协助医生对患者进行治疗。

(4)面对患者抱怨的沟通:由于患者的医学相关知识缺乏,不了解医学技术的局限性,往往会有抱怨和投诉出现,严重的甚至导致医患纠纷。为能得到患者的理解和有效合作,医患沟通应分以下几个步骤进行:

1)听取抱怨:稳定患者情绪是有效处理患者抱怨的前提条件。有的患者抱怨时处于极度的激动状态,此时要耐心地倾听,不要轻易打断患者的叙述,更不要与之针锋相对指责患者言辞不实,以防进一步刺激恶化患者情绪。

2)表示歉意:待患者情绪稳定后,暂不论患者抱怨的理由和责任是否属于医方,医师应态度谦和友好,感谢患者给院方提出的意见。俗话说:"怒者不打笑脸人",这样会促使患者平解心绪,心平气和地进入协商解决阶段。

3)分析和处理:判断问题的严重程度以及了解患者抱怨的原因与诉求。医务人员给予适当的解释与说明,在解释问题过程中,要态度诚恳,尽量用婉转的语言提出一个合理的解决方案,通过以上处理一般均能得到患者的谅解和认可。

4)逐级上报:如果患者抱怨的问题医师无法当场解决或是权限之外的问题,应明确告诉患者处理的过程与程序,门诊患者留下姓名与联络方式,让其等待处理,如患方不同意或事情紧急,应联系科室主任,直至报告院部医务处或相关主管部门,配合院部进一步处理解决问题。

【要点提示】

1. 医患沟通分为语言性沟通和非语言性沟通两方面。

2. 医患沟通语言技巧:①使用得体的称呼;②语言表达清楚准确;③讲究提问的技巧;④善于使用美好语言;⑤注重双向交流;⑥不评判同行的诊疗。医患沟通的非语言技巧:①重视第一印象;②目光接触;③面带微笑;④身体接触;⑤学会倾听,善用沉默。

3. 特殊情况下的医患沟通技巧:①面对急、危重症的沟通;②不良信息的告知与沟通;③涉及病人隐私的沟通;④患者抱怨的沟通。

(徐　艳)

参 考 文 献

1. 孙福川,王明旭. 医学伦理学. 第4版. 北京:人民卫生出版社,2013

2. 秦敬民. 医学伦理道德学. 上海:上海科学技术出版社,2006

3. 刘惠军. 医学人文素质与医患沟通技能. 北京:北京大学医学出版社,2013

4. 梁慧敏,赵玮,赵峰,等. 浅谈医学生的合作精神培养. 中国医学伦理学,2010,23(1):87-88

5. 燕国材. 成功学习之道. 广州:广东教育出版社,2008

6. 国际21世纪教育委员会. 学习:内在的财富. 北京:中国教育科学出版社,1998

7. 张瑞宏. 医患交流与沟通. 成都:西南交通大学出版社,2011

8. 陈曙光. 医务人员服务技巧. 成都:四川大学出版社,2004

9. 姜学林. 医学沟通学. 北京:高等教育出版社,2008

10. 彼得·泰特(英). 医患交流手册. 潘志刚,刘化驰,译. 上海:复旦大学出版社,2011

11. 罗俊生,梁宇恒,孙洞箫,等. 临床技能学. 北京:科学出版社,2011

12. 张瑞宏. 医患交流与沟通. 成都:西南交通大学出版社,2011

13. 牛义民,陈琦. 临床技能实验教程. 西安:第四军医大学出版社,2010

14. (美)普拉特(Platt,F. W.),(美)戈登(Gordon,G. H.). 医患交流指南. 张勉等译. 天津科技翻译出版公司,2004

15. (英)威廉·奥斯勒. 生活之道. 邓伯宸译. 桂林:广西师范大学出版社,2007

28